全国高职高专药学类专业规划教材

浙江省高职院校"十四五"重点立项建设教材

国家级课程思政示范课程配套教材

药学服务实务

（供药学、药品经营与管理、药品服务与管理等专业用）

主　编　陈　菲　郑小红　许东航

副主编　王建美　舒　炼　孙雨诗　张卫敏　杨巨飞

编　者　（以姓氏笔画为序）

丁　旭（江苏护理职业学院）　　　　　　王立青（重庆三峡医药高等专科学校）

王松婷（亳州职业技术学院）　　　　　　王建美（金华职业技术学院）

石丽莉（江苏省徐州医药高等职业学校）　许东航（浙江大学医学院附属第二医院）

许光宇（开封大学）　　　　　　　　　　孙雨诗（红河卫生职业学院）

杨巨飞（浙江大学医学院附属儿童医院）　杨怡君（山东医学高等专科学校）

张卫敏（菏泽医学专科学校）　　　　　　张艳青（云南农业职业技术学院）

陈　菲（金华职业技术学院）　　　　　　郑小红（重庆医药高等专科学校）

胡亦沁（金华职业技术学院）　　　　　　俞　涛（金华文荣医院）

舒　炼（重庆能源职业学院）　　　　　　訾丽丽（聊城职业技术学院）

中国健康传媒集团

中国医药科技出版社

内容提要

本教材为教育部课程思政示范课程药学服务实务的配套教材,遵照创新职业教育教材形式的指导思想,同时顺应新医改背景下提供高质量的药学服务的新需求,以教育部课程思政教学团队为核心力量编写而成。教材以"三新(新规范、新理念、新思维)"引领为导向,内容包括药学服务与咨询、药品调剂与保管、常见病症的用药指导、安全用药服务、药学服务拓展五大工作领域17个项目52个子项目,同时设"创新课堂""思辨课堂""关爱课堂"等模块,力求做到知识、素养、技能有机融合。

本教材主要供高职高专院校药学、药品经营与管理、药品服务与管理等专业教学使用,也可作为相关专业工作人员参考用书。

图书在版编目(CIP)数据

药学服务实务 / 陈菲,郑小红,许东航主编. —北京:中国医药科技出版社,2023.1

全国高职高专药学类专业规划教材

ISBN 978 - 7 - 5214 - 3693 - 8

Ⅰ.①药… Ⅱ.①陈… ②郑… ③许… Ⅲ.①药物学 - 高等学校 - 教材 Ⅳ.①R9

中国版本图书馆 CIP 数据核字(2022)第 230424 号

美术编辑　陈君杞

版式设计　友全图文

出版　**中国健康传媒集团** | 中国医药科技出版社

地址　北京市海淀区文慧园北路甲 22 号

邮编　100082

电话　发行:010 - 62227427　邮购:010 - 62236938

网址　www.cmstp.com

规格　889 × 1194mm $\frac{1}{16}$

印张　20

字数　583 千字

版次　2023 年 1 月第 1 版

印次　2024 年 7 月第 2 次印刷

印刷　三河市万龙印装有限公司

经销　全国各地新华书店

书号　ISBN 978 - 7 - 5214 - 3693 - 8

定价　**65.00 元**

获取新书信息、投稿、为图书纠错,请扫码联系我们。

数字化教材编委会

主　编　陈　菲　郑小红　许东航
副主编　王建美　舒　炼　孙雨诗　张卫敏　杨巨飞
编　者　（以姓氏笔画为序）

丁　旭（江苏护理职业学院）

王立青（重庆三峡医药高等专科学校）

王松婷（亳州职业技术学院）

王建美（金华职业技术学院）

石丽莉（江苏省徐州医药高等职业学校）

许东航（浙江大学医学院附属第二医院）

许光宇（开封大学）

孙雨诗（红河卫生职业学院）

杨巨飞（浙江大学医学院附属儿童医院）

杨怡君（山东医学高等专科学校）

张卫敏（菏泽医学专科学校）

张艳青（云南农业职业技术学院）

陈　菲（金华职业技术学院）

郑小红（重庆医药高等专科学校）

胡亦沁（金华职业技术学院）

俞　涛（金华文荣医院）

舒　炼（重庆能源职业学院）

訾丽丽（聊城职业技术学院）

前言 》

本教材为教育部开展的课程思政示范课程药学服务实务的配套教材，以教育部课程思政教学团队为核心力量编写而成。教材以党的二十大报告提出的"推进健康中国建设，把保障人民健康放在优先发展的战略位置"的"健康中国"战略方针为导向，贯彻落实《国家职业教育改革实施方案》中关于创新职业教育教材形式、倡导校企"双元"合作开发的理念，同时顺应线上线下混合式教学普及化的时代需求，将纸质部分与配套数字资源（微课、视频、课件、题库系统、教学案例等）有机融合，形成书网融合、适合学习者随时随地、多终端学习的新形态教材。同时将药品购销员技能大赛要求、执业药师资格考试内容、医药购销"X"等级证书相关内容融入教材，实现岗课赛证融合。

教材在编写过程中，突出了如下特色。

1. 以"三新"引领为导向，体现教材内容选编的"新"。随着我国医疗体制改革向纵深发展，药学工作重心从保障供应型向合理用药的技术服务型转变，"以患者为中心"提供高质量的药学服务成为新时期药学新的工作模式，药学人员的职责已发生重大变化，精准化、个体化、信息化、立体化等新名词不断促进药学服务日新月异的发展。教材以"三新"引领为导向，把新规范、新理念、新思维渗透入相关项目中，如新的药品法规、最新的治疗指南和规范、药物治疗的新进展、健康宣教的新理念、临床用药的新思维等。

2. 以能力"清单"为基础，体现教材编写体例的"活"。本教材从培养学生职业能力出发，按照"工作手册式"教材编写理念，分析药学服务岗位的典型工作项目，提炼职业能力清单，架构出工作项目与职业能力相结合的教材编写框架。按工作领域—项目—子项目三级编排，分成药学服务与咨询、药品调剂与保管、常见病症的用药指导、安全用药服务、药学服务拓展五大工作领域17个项目52个子项目，每个子项目以真实项目和典型案例为载体，按学习目标、基本知识、案例引学、技能训练、学习评价五块内容进行内容的组织和编排，体现"做中学，做中教"。

3. 以"三式"课堂为载体，体现课程思政设计的"深"。作为国家级课程思政示范课的配套教材，本教材力求把课程思政做实做深，构建了以"思辨＋浸润"为融入方式的课程思政育人路径，同时渗透党的二十大提出的"健康中国"战略思想。通过"创新课堂"介绍新技术、新方法、新理念等新进展，体现对学生创新精神的培养；"思辨课堂"设置药学服务岗位道德两难情境，体现出药学服务领域应坚守的价值观和职业观，体现以"患者为中心"的价值理念；"关爱课堂"通过对患者的用药教育体现对患者的人文关怀。每个子项目通过"三式课堂"的融入，创设"思于心、践于行"的课程思政育人新路径，培植学生的创新之志、仁爱之德和济世之心，以及守护健康的职业使命。

遵循校企"双元"合作开发理念，本书编委由具有丰富药学服务实践经验的医疗机构药学专家和多年从事药学服务实务课程教学的一线教师共同组成。在本教材的编写过程中得到了各编委所在的单位的大力支持，在此表示感谢。

随着医学迅速发展，药学服务实务中许多理论和实践问题还有待进一步的探索，故本教材难免存在不足之处，敬请广大师生、同行和专家批评指正，以便进一步修订完善。

编　者
2022 年 11 月

目录
CONTENTS

项目1　初识药学服务

子项目1　药学服务认知

一、学习目标

知识目标：

1. 掌握药学服务的基本要素和服务对象。
2. 熟悉药学服务的主要内容。
3. 了解药学服务的概念。

技能目标：

1. 能表述药学服务的概念和基本要素，并初步熟悉药学服务的主要内容。
2. 初步形成优良的药学服务意识。

素质目标：

1. 通过对药学服务的基本要素和主要内容的系统学习，培养学生甘于奉献的职业道德和救死扶伤的职业情怀。
2. 通过小组合作完成针对不同人群的药学服务实践活动，培养学生严谨细致的工作态度和关爱生命的人文情怀。

二、基本知识

（一）药学服务的概念

药学服务（pharmaceutical services）是指药师利用药学专业知识和技能向社会公众提供直接的、负责任的、与药物使用有关的各类药学技术服务，以提高药物治疗的安全性、有效性和经济性，从而实现改善和提高社会公众健康水平和生活质量的目标。

现代药学的发展主要经历了三个阶段：配制出售药品和保障药品供应的传统药学阶段；参与临床用药工作，以促进合理用药为主的临床药学阶段；以患者为中心，强调改善患者生命的药学服务阶段。现代药学服务模式的形成，不仅体现在职业理念的转变，同时也体现在药学工作实践的转变。与传统的以药品供应为中心的药学工作模式相比，药学服务的对象从"药物"本身转向与使用药物有关的"社会公众"。药学服务的工作也不再为单纯地完成药品调剂、药品供应等药学基础服务，而是参与临床实践中，涵盖药物使用的全过程。

（二）药学服务的基本要素

药学服务是由药师承担的实践性极强的药学技术工作，主要包含以下几方面。

习题

PPT

1. 与药物使用有关的服务 与药物使用有关的服务是药学服务最基本的要素。所谓服务，不仅以实物形式，还要以药师提供信息和知识的形式满足社会公众在药物治疗上的特殊需要。药学服务的"服务"不同于一般服务行为的功能，由于这种服务与药物有关，其服务应涉及全社会所有用药的患者，包括住院、门诊、社区和家庭患者。因此，药学服务具有很强的社会属性。药学服务的社会属性还表现在不仅服务于治疗性用药，还要关注预防性用药和保健性用药。

2. 关注患者的生命健康 药师的工作应以提高患者健康水平和生活质量为目标，不能将工作重点仅放在药物对疾病的治疗上，而应从心理、社会等方面对患者实施人文关怀和帮助，将自身工作与改善患者生活质量联系起来。

3. 承担公众健康的责任 随着药学服务的开展，药师在医疗活动中的作用以及社会公众对药师的要求均有显著提高，这体现在与药物使用相关的所有领域和药物治疗的全过程中。例如，医生需要药师协助制定治疗计划、护士需要药师对药学监护提供指导，治疗计划的实施和评价、出院患者的随访、保健用药等都需要药师的参与。这意味着药师要在一定程度上对治疗活动负责，同时要担负一定的社会责任。

创新课堂

远程药学服务

远程药学服务是指药师借助信息技术远程为患者提供药学服务的过程。2020年2月，国家卫生健康委等六部门联合发布的《关于加强医疗机构药事管理、促进合理用药的意见》指出，药师可以利用信息化手段为患者提供个性化的合理用药指导。

国内已有医院建立了"互联网＋医联体"一体化药学服务体系，药师借助该体系可为患者提供远程随访与干预、药物咨询等药学服务。有研究显示，药师已采用"互联网＋药学服务"模式，通过远程审方、在线咨询、电话随访等形式开展了包括基因检测在内的多种形式的个体化用药指导。随着互联网诊疗的推广，国内药师将逐渐扩大服务范围，拓展远程会诊、远程科普推送等药学服务，多维度地发挥药师的作用，促进药学服务高质量发展，为实现健康中国目标贡献药师力量。

（三）药学服务的对象

药学服务的对象是与药物使用相关的社会公众，包括医护工作者、患者、患者家属及其他社会公众。

1. 医护人员 随着医药产业的发展，新药层出，药品剂型、规格也比较多，作为医疗活动的实施主体，部分医护人员出现了对药学信息掌握不足的情况。因此，药师需要为医护人员提供药物相关知识的服务。例如，药师为医师提供药物剂型选择、新药资讯、同类药物比较和特殊人群用药调整等药物知识；为护士提供药物不良反应、用药监护、配伍禁忌和正确用法等药物知识。药师应通过公众号推文、出版药讯、定期开展讲座等方式为医护人员提供药学服务。

2. 患者 患者既是药品使用的主要人群，也是合理用药的受益者。在患者群体中，尤其需要提供服务的人群包括：①用药周期长的慢性病患者，长期服药或终身服药者；②病情和用药复杂，需多种药物联合应用者；③特殊人群，如婴幼儿、儿童、老年人、过敏体质患者、妊娠期和哺乳期妇女、残障人士等；④用药效果不佳，需重新调整治疗方案和重新选药者；⑤用药后易出现不良反应者；⑥使用特殊剂型和特殊给药途径者；⑦需进行血药浓度监测者。

3. 患者家属 对于一些需要患者家属特殊监护的人群，如婴幼儿、儿童、老年人、智障患者、不能自行阅读的患者等，药师应对其家属进行用药交代和指导，由患者家属协助婴幼儿、儿童、老年人等特殊人群的合理用药。

4. 其他社会公众　随着社会经济的发展，健康人群也需要得到健康用药的相关服务。药师的职责也逐渐向健康促进延伸，为社会公众提供药物保健、健康教育、疾病预防等方面的技术服务。

（四）药学服务的主要内容

药学服务是一种实践，必须在患者治疗过程中实施并获得效果。这决定了不论是预防性、治疗性或恢复性用药，无论是在医院药房还是社会药房，无论是针对住院患者、急诊患者、门诊患者还是社区公众，药学服务须直接面向需要服务的公众，渗透于医疗健康行为的各个方面。其工作内容不仅包括药品供应与保障、药品调剂等药学基础服务，也包括参与疾病的药物治疗、用药指导、治疗药物监测、药物利用研究和评价、药品不良反应监测、药物信息服务和健康宣教等。

1. 药品供应与保障　药学服务最基础的工作内容是药品供应与保障。药师应根据医疗卫生机构的药品处方集和国家基本药物目录采购药品，并按规定的程序和要求对到货药品逐批验收，确保药品质量。药师应能根据GSP的要求陈列药品，保障药品储存和陈列场所的温湿度要求，对陈列药品实施正确的养护措施，防止药品污染。

2. 处方调剂　处方调剂是直接面向患者的工作岗位，是药师最基本、最重要的工作内容之一。提供准确高效的处方调剂服务是疾病药物治疗的基本保障。随着药学服务理念的深入，处方调剂工作也由"具体操作经验服务型"向"药学知识技术服务型"转变。药师在进行处方调剂时必须对医师处方的合法性、规范性、完整性、用药适宜性和用药合理性进行审核，这也是药师参与临床药物治疗的一种体现。

3. 用药指导　药师在发药时应同时对患者进行用药指导，随着人们健康意识的提高，传统的"一次几片、一日几次"的简单用药交代已不能满足服药患者的需求，患者希望获得更准确的药品服用方法、可能出现的药品不良反应及处理措施、用药注意事项等深层次的服务，而这些往往又是药房药师较容易忽略的问题。实施大窗口发药、设置用药咨询窗口，有利于患者及其他人群向药师咨询，也为药师发药时实施用药指导提供了便利条件。

📱 思辨课堂

您觉得药师的做法对吗？

患者李某，女，33岁。妊娠4个多月，因上呼吸道感染2日，到某三级综合医院就诊，经医生诊断后开具了2种治疗药物。李某在门诊药房取药时向药师咨询药物的使用方法及注意事项，该医院门诊药房药师建议李某到诊室问医生。您觉得药师的做法对吗？

答案解析

4. 参与临床药物治疗　药学服务要求药师参与临床药物治疗的全过程中，成为医疗团队中的一员，利用药学专业知识为临床药物治疗服务，以便患者获得最好的药物治疗效果。药师与医师、护士共同承担医疗活动的责任，通过医、药、护的有机结合，药师可以弥补医师和护士对药物知识信息的不足，参与临床治疗方案的制定。药师的服务可协助医师有效进行临床药物治疗，及时解决患者在用药过程中遇到的问题，提高药物治疗的安全性、有效性和经济性。

5. 治疗药物监测　治疗药物监测是指利用现代分析测试手段，定量分析生物样本（血液、尿液、唾液等）中药物及其代谢产物的浓度。通过对治疗药物的监测探讨患者体内的药物浓度与疗效及毒性反应的关系，以便根据患者的具体情况，评价和调整药物治疗方案，实行个体化治疗。通过治疗药物监测，可以判断患者的血药浓度与医嘱用量的预期水平之间的差异，从而推断患者在治疗过程中是否停药、减量或超量用药。治疗药物监测是判断患者用药依从性的重要手段，还可以监测药物相互作用、指导临床撤药或换药。

6. 药物利用评价 药物利用评价是对药品市场、供给、处方及其使用进行研究，重点研究药物引起的医药、社会和经济后果以及各种药物和非药物因素对药物利用的影响，减少不必要的费用。药物利用评价可以提示药物消耗的基本情况及药物应用的模式，反映药物消耗与疾病谱之间的关系，为合理用药提供科学的信息基础和决策依据。

7. 药品不良反应监测和报告 药品不良反应监测是指药品不良反应的发现、报告、评价和控制过程，是发现用药风险的重要途径，其目的是保证药品使用的安全性。药师应积极开展药品不良反应的监测，主动收集药品不良反应信息，尤其是对特殊人群、安全性差的药物及新药。在药品不良反应监测中，药师可以尽早发现药物的不良反应，并及时做出相应的处理措施，减少药源性疾病的发生。

8. 药学信息服务 药学信息包含药学领域所有的知识和数据，如药物代谢动力学、不良反应、相互作用等与药物直接相关的药物信息，如疾病变化、耐药性、生理病理状态、健康保健等与药物间接相关的信息。药学信息服务是指药师开展的药学信息收集、整理、评价、传递、提供和利用等工作，是药学服务工作的关键内容之一。药师应能够迅速、准确地为患者及家属、医师、护师、其他社会公众及医药管理者提供可靠的药学信息，以提高临床药物治疗水平和医药管理水平。

9. 参与健康教育 健康教育是通过有计划、有组织、有系统的教育活动，向公众介绍健康知识，进行健康指导，促使公众自觉地实行有益于健康的行为和生活方式。药师应主动开展对社会公众的健康宣教活动，如药品储存、用法、注意事项等合理用药宣教及科普教育等。纠正公众的用药误区，帮助人们建立健康的生活方式、消除或减轻影响健康的危险因素，最终达到预防疾病、促进人们健康和提高生活质量的目的。

三、案例引学

（一）案例描述

患者李某，女，68岁，因高血压长期服用硝苯地平缓释片，每日2次，每次1片（10mg/片），血压控制良好。近日，李某因家庭琐事缠身，感觉血压明显升高，当晚自查血压为170/110mmHg，李某便自行加服1片硝苯地平缓释片，且为达到较快的降压效果，李某将缓释片碾碎后吞服。2小时后，自查血压为160/100mmHg，李某担心血压没有得到有效控制，再次碾碎1片硝苯地平缓释片吞服。随后李某出现头晕、恶心、心悸、胸闷，继而意识模糊。请分析该患者用药是否合理？作为药师，我们应如何承担起我们的责任？

（二）案例解析

该患者用药不合理。因为多数口服缓释制剂要求不能碾碎后服用，以免破坏剂型而失去缓释作用，同时避免药物突然大剂量释放。案例中患者自行连续两次将硝苯地平缓释片碾碎后吞服，破坏了药物缓释系统，导致大剂量硝苯地平突然释放，诱发不良反应，存在重大的用药方法错误。

作为药师，首先在处方调配时，应为患者提供详细的用药指导；另外，药师应主动开展对社会公众的健康宣教活动，向公众提供合理用药信息，纠正一些用药误区，为提高全民的用药安全承担起我们的责任。

四、技能训练

（一）实训目的

1. 学会为不同人群进行药学服务实践。
2. 树立以患者为中心的服务理念，能对患者提出的问题耐心解答。
3. 养成严谨细致的工作态度和关爱生命的人文情怀。

（二）实训准备

用药咨询台、药学服务的宣传资料（药嘱单、手册、宣传单等）、模拟训练所用的药盒等。

（三）实训内容

学生分组，组内角色扮演，分别扮演药师、患者及患者家属等，根据所学知识完成下列案例药学服务实践的设计，包含用药指导、健康教育等内容。

案例 1　患者，男，41 岁。因发热到药店购药。患者主诉发热 2 日，同时伴有咳嗽、流鼻涕等症状。

案例 2　患者，女，62 岁，外企高管。患者高血压病史 1 年，到医院诊疗后，医生更换用药方案，并开具药品：卡托普利片和硝苯地平控释片。因患者年龄较大且上述药品为首次服用，患者忘记医院药师的用药交代。现拿着上述药品到药店咨询药师。

（四）实训评价

项目		分值	要求	得分
职业礼仪 （15分）	仪态仪容	5分	1. 服饰整洁（药师着工作服）、仪表端庄、举止得体 2. 吐字清晰、声音适度	
	沟通礼仪	10分	1. 主动迎客、文明待客，使用正确的语言送客 2. 认真倾听患者诉求，采用恰当方式把话题引向正确的方向	
专业能力 （65分）	询问基本信息、病情	15分	1. 询问年龄、性别、职业等信息 2. 询问疾病的持续时间、主要症状、既往病史、家族史、遗传史等	
	询问用药及检查	5分	询问发病后有无做检查或者使用药物等	
	正确推荐药品	25分	根据患者的具体病情特点推荐合适的药品，介绍药品的成分、适应证、用法用量等	
	用药指导	20分	指导患者合理安全使用药品，包括药品使用注意事项、药品不良反应、药物贮存等	
人文关怀 （20分）		20分	1. 关心患者，语言及行为上体现人文关怀 2. 对患者进行健康生活方式的宣教，包括健康饮食、生活注意要点等	
总计				

（五）实训思考

1. 药师进行用药指导应该包括哪些内容？
2. 根据药学服务的目标，您觉得针对社区公众，药师可以开展哪些药学服务？

五、学习评价

（一）单项选择题

1. 以下不属于药学服务内容的是（ ）
A. 药学信息服务　　　　B. 参与健康教育　　　　C. 药物利用评价
D. 采集患者检查标本　　E. 药品供应与保障

2. 药学服务最基本的要素是（ ）
A. 与药品使用有关的服务　　B. 与药品销售有关的服务　　C. 与药品质检有关的服务
D. 与药品运输有关的服务　　E. 与药品监管有关的服务

3. 药学服务是指药师向（ ）提供直接的、负责任的各类药学技术服务。
A. 医师　　　　B. 护士　　　　C. 患者家属
D. 患者　　　　E. 社会公众

（二）多项选择题

1. 药学服务的具体工作包括（ ）
A. 用药指导　　　　B. 处方调剂　　　　C. 参与临床药物治疗
D. 制定治疗方案　　E. 参与健康教育

2. 以下属于药学服务对象的是（ ）
A. 患者　　　　B. 患者家属　　　　C. 医师
D. 护师　　　　E. 其他社会公众

（三）案例分析题

患者，男，65岁，因消化性溃疡到医院就诊，取药后到用药咨询窗口咨询药师，药师正在电脑上忙碌。患者边拿药边问："医生，我想问问这些药该怎么吃？"药师抬头看了一下患者拿出的药，边打字边说："奥美拉唑肠溶片，一次1片，一日2次；阿莫西林胶囊，一次2片，一日2次；左氧氟沙星片，一次200mg，一日2次；枸橼酸铋钾胶囊，一次2片，一日2次。"说完继续专心忙碌电脑上的事情。

请分析上述案例药师用药指导存在哪些不当？如果您是被咨询药师，您会如何做？

（陈　菲）

子项目2　药学服务礼仪与沟通

PPT　　微课

一、学习目标

知识目标：

1. 熟悉药学服务礼仪的基本规范、投诉与纠纷中的沟通技巧。
2. 了解药学服务礼仪的基本原则、药学服务沟通的意义和主要内容。

技能目标：

1. 能理解、遵守药学服务礼仪规范，并能够在实际工作中正确运用。

2. 能熟练应用药学服务的沟通技巧，为患者提供优质的药学服务。

素质目标：

1. 通过对药学服务礼仪和沟通技巧的系统学习，培养学生关爱患者的职业情怀和协作共进的团队精神。

2. 通过小组合作完成药学服务礼仪与沟通的实践活动，培养学生严谨细致的工作态度和关爱生命的人文情怀。

二、基本知识

（一）药学服务礼仪

服务礼仪是各服务行业人员必备的素质和基本条件，是服务人员在岗位工作中通过言谈、举止、行为等对客户表示尊重和友好的行为规范。我国素有"礼仪之邦"之称。《礼记》中对礼仪的解释为"礼者，德之端也"，礼仪是道德的核心，也是道德的基础。有形、规范、系统的服务礼仪可以让服务人员在与服务对象的交往中赢得理解、好感与信任。礼仪素养的形成必须按照礼仪规范，不断地进行实践操作，并需经过长期的陶冶和磨练。医药卫生工作者所从事的是具有特殊重要性的服务型行业，良好的礼仪可以使患者产生积极的态度和行为，对改善医患关系、提高医疗活动质量具有重要促进作用，因此药师应加强个人礼仪修养。

1. 服务礼仪的基本原则

（1）尊重原则　孔子曰："礼者，敬人也"。"礼"就是以礼待人，尊重他人。服务人员要将对服务对象的重视、恭敬和友好放在第一位，这是服务礼仪的重点和核心。"尊重原则"既要求礼仪行为具有广泛性，即不论男女、老幼、尊卑，都应尊敬；也要求礼仪行为具有全程性，也就是敬人之心要长存。

（2）真诚原则　即要表达对服务对象的尊敬和友好，不能将"礼仪"作为一种道具和伪装，应真诚对待服务对象，言行一致，表里如一，做到完全无欺、无诈。

（3）适度原则　指礼仪行为应做到适度，如果太过就显得虚伪，让人不悦；若不及，又显得冷漠，让人感觉没有得到必要的尊重。在礼仪行为过程中，服务人员既要彬彬有礼，又不能低三下四，既要热情大方，又不能轻浮献媚。总之，要注意"度"的把握，掌握分寸，认真得体。

（4）宽容原则　要求服务人员应多体谅他人，学会换位思考，理解他人的苦衷，切记不能咄咄逼人，尤其是特殊服务行业，如护理、医药行业等。另外，服务人员在做到"宽以待人"的同时，也要"严以律己"。

（5）随俗原则　当今社会人员流动性大，服务过程中可能遇到不同地域、民族、国家的服务对象，这就造成了服务礼仪的多样性和复杂性。"随俗"要求我们在服务过程中坚持入乡随俗，确保言行与所处环境中绝大多数人的习惯保持一致，且不能随意批评和否定他人的习惯性做法。

2. 药学服务礼仪的基本规范　药学服务礼仪是服务礼仪在药学服务工作中的具体运用，以服务礼仪为基础，同时融入了药学服务工作的特点和要求。药学服务礼仪是药师用以指导和协调药学服务工作的行为过程，反映了药师的素质、修养、行为和气质。良好的药学服务礼仪可以帮助药师与公众建立认同感，改善医患关系，增加患者对药师的信任，提高患者用药的依从性，有利于治疗活动的开展。

（1）仪容礼仪　①头发应勤于梳洗，发型应朴素大方，忌出现特殊发型；男性不宜留长发；女性头发不应遮挡面部，前刘海不能过低。②面部要注意清洁并适度修饰；男性不留胡须，应养成每日剃须的习惯；女士应化淡妆，不能使用气味浓烈的化妆品。③保持口腔清洁，上班之前不能饮酒、吸烟或吃有异味的食品，工作过程不能吃零食或咀嚼口香糖。④指甲长短要适宜，保持指甲清洁，不能涂指甲油；制剂室、静脉用药集中调配中心等配制人员不能佩戴戒指。

（2）服饰礼仪　按要求穿着工作服上岗，工作服干净、大小得体，既不能过于宽松，也不能过于紧缩。佩戴好工作牌，工作期间不能穿拖鞋。男士领带以素色为佳。

（3）举止礼仪　①站立时，女士两脚并拢或足尖略展开，也可为丁字步，两臂自然下垂，不耸肩，身体直立，挺胸收腹，头微向下，身体重心在两足掌。男士两脚平行分开，双脚间距离约20cm，不超过肩宽，腰背胸膛自然挺直，头微向下，两臂自然下垂，不耸肩，身体重心在两足掌。不论男女，站立时应避免叉腰、抱肩、靠墙等姿势，避免脚尖或脚跟点地以及双手下意识地玩衣角、咬手指等小动作。②入座后上身自然挺直，双膝并拢，双肩平正，两臂弯曲，双目平视，面容平和自然，不靠椅背，以椅子前2/3位置为佳。入座时动作轻稳从容，交谈时应将上身朝向对方，以示尊重。

（4）语言礼仪　语言可反映人的文化素养、知识水平和精神风貌，得体的言谈可以有效消除对方的抵触情绪，起到积极的心理暗示作用，有利于双方交流。药师在与患者交流时，应加强语言修养，讲普通话，注意自身语言的简洁性、通俗性和逻辑性。对药师语言的基本要求包括：讲普通话；避免使用专业术语，方便患者理解；使用安慰性语言；语言表达确切，避免使用模糊语言；言谈清晰文雅，使用礼貌用语。如问候用语："您好，请问有什么可以帮助您？"送别用语："请慢走，祝您早日康复！"道歉用语："对不起，刚才取药的人太多，让您久等了。"应答用语："是的。""好的，我明白您的意思。"让患者感受到你在倾听。"言为心声"，良好的语言礼仪可以增加交流，显著提高药学服务效果。

思辨课堂

您觉得药师行为符合药学服务礼仪基本规范吗？

患者徐某，女，48岁。因头晕眼花、气短等到医院就诊，经过化验等检查，医生诊断为缺铁性贫血，并开具了治疗药物。徐某发现门诊药房取药人员较多，遂到院外的药店购买。药师正在打电话，边打电话边问："你要买什么药？"徐某答："治疗缺铁性贫血的药。"药师边打电话边从柜台拿硫酸亚铁糖浆等药给患者，并问："要几盒？"徐某答："先来一盒。""好的，那边付款。"药师指向收银处。您觉得药师行为符合药学服务礼仪基本规范吗？

答案解析

（二）药师沟通技能

沟通是人与人之间、人与群体之间思想与感情的传递和反馈，以求达成思想一致和感情通畅。药师沟通是发生在药师、医师、护士、患者及其家属之间的与药物使用有关的信息传递和情感交流，有效沟通是实施药学服务的基础。

1. 沟通的意义

（1）使患者获取个体化的用药指导　通过药学技术人员与患者之间的沟通与交流，药学技术人员可以了解患者的具体用药情况和身心状态，从而实施个体化的用药指导，患者也能及时发现用药的误区。可见沟通在医疗活动中起到了双向互补的作用，有利于提高疾病治疗的效果，减少不良反应的发生，提高药物治疗的有效性和安全性。

（2）改善用药依从性，提高生存质量　沟通有助于建立相互信任、开放透明的药患关系，使患者对医疗活动有更客观的认识，产生积极、乐观、开朗的正向情绪，增强战胜疾病的信心。药学技术人员获取患者的相关信息和问题，通过专业、严谨、耐心的指导，可解决患者药物治疗过程中的问题，提高患者用药依从性、安全性和有效性，减少药疗事故的发生。

（3）改善医患关系，提高药师认可度　随着沟通的深入，药学技术人员与公众之间的情感联系更加紧密，药学技术人员的服务更贴近患者，患者不仅得到更多有效的用药信息，还得到了来自药学技术人员的人文关怀，患者对治疗的满意度增加，可确立药学技术人员的价值感，树立药学技术人员的职业形象，提高公众对药学技术人员的认可度。

2. 沟通的内容　日常药学技术人员与社会公众沟通的内容主要如下。

（1）回答患者咨询内容，如有关用药目的、用药方法、用药剂量、注意事项、药物不良反应、服用药品是否影响工作和生活、联合用药等。

（2）普及用药知识、疾病防治知识、合理用药知识。

（3）接待投诉，纠正发药错误，安抚患者情绪，解决纠纷与问题。

（4）获得用药信息，收集有关药物不良反应、药品质量、服务质量和效果的反馈。

3. 沟通的技巧　有效沟通可以获得患者的信任、促进疾病康复，避免药学服务纠纷。沟通是否有效不仅在于沟通的内容，还在于沟通的方式。药学技术人员要做到在药学服务过程中游刃有余，需掌握有效的沟通交流技巧。

（1）学会观察　沟通前及沟通过程中要注意察言观色，包括患者的语言、态度、行为等，了解患者的个人特征和需求。

（2）运用同理心　同理心是指站在对方立场设身处地地进行思考的一种方式。药学技术人员在与患者沟通过程中，能够体会患者的情绪和想法、理解患者的感受、体会患者的疾苦，并能以患者的角度思考和处理问题。同理心是药患之间进行有效沟通最重要的因素。

（3）用心倾听　药学技术人员应认真倾听患者的陈述，表现出应有的同情心，并依照患者的表达思路将其引导到所要沟通讨论的议题上来，使患者感受到被尊重。倾听时注意以下几点：①不要轻易打断患者谈话的内容或强行转话题，谈话过程中应适时回应，沿患者思路把话题引向预定方向，择机转换发言者和倾听者角色，达到有效沟通。②坐姿端正，身体稍向前倾，面向患者，患者讲话时适当做笔记；保持与患者眼神接触，但避免长时间盯着患者；不要东张西望；避免跷二郎腿、双手抱胸等。③热诚、友善的态度倾听，避免任何冷漠、自我优越感、吹毛求疵的行为。④做好听取不同意见的心理准备，即使患者所说的话伤害了你，也绝不要即刻在表情、语调上表现出来。

（4）语言表达　在沟通时避免使用专业术语，应使用服务用语和通俗易懂的语言，使用简明扼要的短句，以便患者领会和理解。语气和语调上应让患者感觉到被尊重，对其所罹患疾病的同情和理解等，以增强患者战胜疾病的信心。

（5）运用肢体语言　注意运用微笑、点头、目光接触、体态、手势等肢体语言，使语言表达更有表现力、吸引力及感染力，以便获得患者的信任，增加有效沟通。

（6）控制沟通时间　沟通谈话的时间不宜过长，提供的信息不宜过多，否则患者不易掌握。为了便于患者掌握，可事先准备宣传单、小册子、展板、壁报等宣传资料，也可利用微信公众号或网络平台等发布的用药指导视频。

（7）关注特殊人群　对特殊人群，如婴幼儿、妊娠期及哺乳期妇女、老年人及肝肾功能受损的患者，需要特别详细提示服用药物的方法。

药患沟通中的人文关怀

发药窗口是患者就医过程的最后环节，我们应以患者为中心，在与患者的沟通中渗透人文关怀。多用以下语言："您好，请将您的药方递给我，我将尽快为您服务"；遇到有疑问的处方时："您好，我需要与主诊医生联系，以确保用药的准确，请稍等片刻""您的药品具体服用时间是……切记饭前服……饭后服……或睡前服……""请拿好您的药品共几种，几日的用量，在用药过程中若出现问题，请随时和我联系，我们的电话号码是……，请慢走"等，这些职业性的语言充满温暖，体现了药师的人文关怀，诠释了健康中国战略背景下"以患者为中心"的药学服务理念。

4. 投诉与纠纷中的沟通　接待患者投诉和处理纠纷是在药学服务过程中经常遇到的棘手问题。正确妥善地处理患者的投诉，可改善药学服务效果、增进患者的信任。在药事工作中常见的投诉类型有：服务态度和质量在所有药事工作投诉中的比例最高，其次是对药品数量和质量的投诉，其他还有对价格的疑义、用药过程出现不良反应和退药引起的。在接待患者投诉和处理纠纷时需要掌握一定的技巧，具体如下。

（1）选择合适的地点　投诉，特别是接受服务后随即发生的投诉，应尽快将患者带离现场，这样既可缓解患者的情绪，也可转移患者的注意力。一般情况下可选择办公室、会议室等安静的场所，有利于和患者进行沟通与交流。

（2）选择合适的人员　投诉应对人员必须是专业知识过硬、实践经验丰富、善于沟通的专业技术人员，并且要具有较高的亲和力。一般不宜由当事人直接接待，可由当事人的主管或同事负责接待。如果投诉问题比较严重或复杂，则应由店长、经理或科主任负责接待。

（3）尊重投诉人员　接待投诉时，接待人员通过语言、行为等细节使患者感到被尊重，使投诉过程由抱怨、谈判转变为倾诉和协商，有利于投诉问题的解决。接待者应表现出积极主动处理问题的态度，用平和的语气稳定投诉人员激动的情绪，站在他的立场为对方设想，主动做好投诉细节的记录，重复并确认患者所投诉的问题重点所在，就事论事，援引相关法律法规和政策制度，耐心地解释、处理。最后应感谢患者对药学服务工作的不足所提出的意见，并表示今后一定改进工作，对由于服务工作失误而造成患者的不便予以道歉。

（4）证据原则　对于患者投诉的问题应有确凿的证据，特别是有形证据，如处方、病历、清单、药历及电脑储存的相关信息，以便应对患者的投诉。

（5）使患者"移情"　所谓"移情"，是指换位思考。很多投诉是患者对医院、药店等服务方的制度、程序或其他制约条件不够了解，以致对服务不满意。此时，要通过适当的语言或方式使患者尝试站在药师的立场上，理解、体谅药学服务工作，使双方在一个共同的基础上达成谅解。

三、案例引学

（一）案例描述

患者，女，43岁。患者拿着佐匹克隆片到门诊药房投诉。患者自诉，因"入睡困难"睡前服用佐匹克隆已快一个月，服用方法为7.5mg，睡前服用，疗效较好。因家中药物不足，3日前到贵院就诊并开了相同的药。但经过两日的服用，发现药物外观、药名虽一样，但药效却大相径庭，所以要退药。请问是否可以退药？假如您是药师，应如何运用沟通技巧应对上述场景？

（二）案例解析

不可以退药。①认真接待患者的投诉，可以在办公室接待患者，缓解患者的情绪。②证据原则：对于患者投诉的问题应有确凿的证据，可以根据患者的发票、就诊卡、药品批号等确定患者的药品是否为本院所有。③利用移情：让患者理解不得退换是国家药品相关法律规定的。④站在患者的立场上分析可能原因：佐匹克隆作为新型的非苯二氮䓬类药物，可缩短入睡时间、减少觉醒时间和次数、增加总睡眠时间，可以用于入睡困难。但长期应用可产生耐受性。患者已使用佐匹克隆快一个月，可能是因为出现耐受性引起的药效降低，可以通过增加剂量的方式提高效果；同时叮嘱患者在睡眠改善后，应缓慢减量停药，防止停药反跳和药物依赖性的发生。

四、技能训练

（一）实训目的

1. 遵守药学服务礼仪规范，并能够在实际工作中正确运用。
2. 能熟练应用药学服务的沟通技巧。
3. 养成严谨细致的工作态度和关爱生命的人文情怀。

（二）实训准备

用药咨询台、药学服务的宣传资料（药嘱单、手册、宣传单等）、模拟训练所用的药盒等。

（三）实训内容

学生分组，组内角色扮演，分别扮演药师、患者及患者家属等，根据所学知识完成下列案例中药学服务礼仪与沟通实践的设计。

案例1 请实训人员根据上文"药学服务礼仪的基本规范"，纠正自己或同伴的仪容、服饰、举止等方面的不足。

案例2 患者，女，72岁。因血压连续两日超过150/95mmHg来院就诊，院内检查显示 BP 160/96mmHg，T 36.8℃，P 80次/分，R 18次/分等，医生处方：硝苯地平片10mg/次，3次/日。患者取药后拿着药物来到药学咨询台咨询。

（四）实训评价

项目		分值	要求	得分
职业礼仪 （15分）	仪态仪容	5分	1. 服饰整洁（药师着工作服）、仪表端庄、举止得体 2. 吐字清晰、声音适度	
	沟通礼仪	10分	1. 主动迎客、文明待客，使用正确的语言送客 2. 认真倾听患者诉求，采用恰当方式把话题引向正确的方向	
专业能力 （65分）	询问基本信息、病情	15分	1. 询问年龄、性别、职业等信息 2. 询问疾病的持续时间、主要症状、既往病史、家族史、遗传史等	
	询问用药及检查	5分	询问发病后有无做检查或者使用药物等	
	正确推荐药品	25分	根据患者的具体病情特点推荐合适的药品，介绍药品的成分、适应证、用法用量等	

续表

项目		分值	要求	得分
专业能力 （65分）	用药指导	20分	指导患者合理安全服用药品，包括药品服用注意事项、药品不良反应、药物贮存等	
人文关怀 （20分）		20分	1. 关心患者，语言及行为上体现人文关怀 2. 对患者进行健康生活方式的宣教，包括健康饮食、生活注意要点等	
总计				

（五）实训思考

药学服务沟通时，如果服务对象是老年人，应该注意哪些问题？

五、学习评价

（一）单项选择题

1. 以下不符合药学服务礼仪要求的是（　　）

A. 头发勤于梳洗，发型朴素大方，无特异发型

B. 工作服应清洁、整齐、大方、挺括，按要求佩戴工作牌

C. 药师接受患者咨询时双手抱肩，斜靠在柜台上与患者交谈

D. 药师与患者交谈时，全神贯注和洗耳恭听，眼睛不可到处乱看或东张西望

E. 男性不留胡须，应养成每日剃须习惯

2. 以下药事投诉的类型最多的是（　　）

A. 服务态度和质量　　　　　B. 药品数量和质量　　　　　C. 价格异议

D. 用药不良反应　　　　　　E. 退药

3. 以下不属于药学服务礼仪基本原则的是（　　）

A. 尊重原则　　　　　　　　B. 真诚原则　　　　　　　　C. 适度原则

D. 随俗原则　　　　　　　　E. 中庸原则

4. 不适合接待投诉的人是（　　）

A. 主任　　　　　　　　　　B. 当事人　　　　　　　　　C. 经理

D. 店长　　　　　　　　　　E. 当事人的主管

5. 药学服务礼仪包括（　　）

A. 仪表　　　　　　　　　　B. 服饰　　　　　　　　　　C. 服务语言

D. 肢体语言　　　　　　　　E. 以上都是

（二）多项选择题

1. 与患者的沟通技巧包括（　　）

A. 开放式提问　　　　　　　B. 认真聆听　　　　　　　　C. 尽量使用专业术语

D. 注意掌握时间　　　　　　E. 正确使用微笑，手势等肢体语言

2. 以下关于患者投诉应对描述正确的是（　　）

A. 由当事人主管接待比较合适

B. 接受服务后随即发生的投诉，应尽快将患者带离现场

参考答案

C. 应对投诉，接待者应表现出积极主动处理问题的态度，用平和的语气稳定投诉人员激动的情绪

D. 投诉接待时，接待人应尽可能推诿责任

E. 对于患者投诉的问题应有确凿的证据

3. 以下属于药学服务特别关注的人群是（　　　）

A. 老年人　　　　　　　　B. 有胃病的患者　　　　　　C. 有肝功能不全的患者

D. 妊娠期妇女　　　　　　E. 有肾功能不全的患者

（三）案例分析题

患者李某，68岁，2型糖尿病病史10年，近来每日三餐前约半小时服用1片（5mg）格列吡嗪片控制血糖，效果良好。前几日李某到医院开方取药，此时医院只有规格为2.5mg/片的格列吡嗪片，在药房拿到药物后，因与以前的药品外观不同，强烈要求退药。经过药师与李某的沟通，妥善解决此纠纷，并对李某进行回访，服药后没有出现不良反应。

请针对这个案例，如果您是当值药师，应如何解决此纠纷？

（陈　菲）

项目2　药学信息服务

习题

子项目1　药学信息获取

PPT　　微课1　　微课2

一、学习目标

知识目标：

1. 掌握药学信息的分类和获取途径。

2. 熟悉药学信息的概念。

3. 了解常用药学数据库、网站和工具书。

技能目标：

1. 能运用药学信息的分类知识进行药学信息类别的判断。

2. 能运用检索策略在综合数据库上进行信息检索。

素质目标：

1. 通过对药学信息分类和获取的系统学习，培养学生精益求精的工作态度和与时俱进的科学精神。

2. 通过小组合作完成POP海报的设计，培养学生协作共进的团队精神和关爱患者的职业情怀。

二、基本知识

（一）药学信息概念

信息化是21世纪的重要特征，信息和我们的生活息息相关，利用药学信息提供用药指导和用药咨询是每一个药学工作者必备的职业素养。药学信息也称为药物信息或药品信息，包括药学学科所有信息

和相关学科领域的信息。药学信息内容非常广泛，既包括与药物直接相关的信息，如药物剂型、适应证、用法用量、不良反应、禁忌证、体内过程、药物相互作用、药物经济学等，也包括与药物间接相关的信息如疾病变化、耐药性、生理病理状况、健康保健等信息，还包括药物研制信息、上市生产信息、监督管理、价格信息等。科技的发展，使药学信息量增加，更新周期缩短，掌握及时、全面、真实的药学信息，成为开展药学信息服务工作的基础。为适应国际药学和信息学迅猛发展的趋势，药学信息学已发展为一门新兴的交叉学科。

（二）药学信息的分类

1. 一次文献 一次文献又称一级文献、原始文献，指一个组织、集体或个人直接以其生产、科研、社会活动等实践经验为依据而创作的具有一定发明创造和一定新见解的原始文献，包括期刊论文、研究报告、专利、病历报告、会议论文、学位论文、技术标准等。期刊杂志是主要的一级信息，但并非来源于杂志的文献都是一次文献（如综述和专家评论）。

一次文献具有独创新、新颖性、实用性和学术性等特征，一次文献是数量最大、种类最多、影响最广的文献，也是指导循证医学实践的基础。对开展药学服务有帮助的国内期刊有《中国药学杂志》《中国医院药学杂志》《中国执业药师》《中国药师》《中国药房》《中国新药》和《中国医院用药评价与分析》等；国外知名药学期刊有 *Pharmacotherapy*（《药物治疗学杂志》）*The Annals of Pharmacotherapy*（《药物治疗学年鉴》）*Journal of the American Pharmacists Association*（《美国药师协会杂志》）和 *American Journal of Health – System Pharmacists*（《美国卫生系统药师杂志》）等。另外，原始研究资料、新药的原始专利资料及学术交流发表的论文等也属于一次文献。

2. 二次文献 二次文献又称二级文献，二次文献是对一次文献进行筛选、压缩、组织编排等加工处理而形成的目录、索引、题录和文摘。二次文献是情报工作者根据一定学科或专业对一次文献加以序化而形成的文献。因此，二次文献能比较全面、系统地反映某个学科或专业在一定时间范围内的文献线索及最新研究成果。

二次文献主要有两种类型，一种是数据库的形式，另一种是国内外的文摘。

（1）常见数据库 国内常用的有中国知网、维普资讯、万方数据资源系统、超星数字图书馆、国家科技图书文献中心网络资源、中国医院数字图书馆、中文科技期刊数据库等；国外常用的数据库有 Pubmed 系统、Medline 数据库、Springer Link 数据库、Embase 数据库、OVID 全文数据库、Toxnet 毒理网数据库等。这些数据库是为研究文献建立的专业索引工具，也是获取一次文献的门户。

（2）常见文摘 《国际药学文摘》（IPA）《化学文摘》（CA）《中国药学文摘》（CPA）《科学引文索引》（SCI）《医学文摘》（EM）《中国生物学文摘》（CBA）和《中国医学文摘》（ACM）等。

3. 三次文献 三次文献又称三级文献，是在合理利用一次文献和二次文献的基础上，经过综合、分析、研究而编写出来的文献。三次文献是药师最常用的参考资料，在药学服务工作中应用得最多。三次文献包括教科书、药典、处方集、综述、年鉴、指南、进展报告、数据手册、百科全书、工具书等。药师参考这类文献，可以快速了解某个学科或者某个专题的整体情况，准确获取所需的药学信息。

药师常用的三次文献有《中国国家处方集》《新编药物学》《中国药品通用名》《化学名词》《中国药典》《马丁代尔药物大典》《医生案头参考》《梅氏药物副作用》等。

（三）药学信息获取

随着互联网信息技术的快速发展，获得药学信息的途径更加便捷和多样化。药学信息获取的途径主要包括互联网信息检索、工具书和参考书、药品说明书、学术交流和临床实践等，其中互联网信息检索已成为获取药学信息的主要途径。

1. 互联网信息检索　互联网信息又称数字信息，优点是查阅方便、储存数字化、容量大、反复使用无损耗等，缺点是良莠不齐、监管难、需筛选使用。

（1）检索策略　检索策略指确定检索系统、检索文档、检索途径和检索式，并科学安排各检索词之间的位置关系和逻辑关系以及查找步骤等。检索策略主要在数据库检索中应用，具体包括以下几步：①明确检索目的；②选择合适的数据库；③编制检索式，主要包括布尔逻辑关系词、精确匹配搜索、截词检索、字段检索等；④获取全文，全文数据库（如中国知网等）可以直接下载文献全文，文摘型数据库（如 Medline 等）中只能查阅文献的摘要，可通过全文链接或其他全文数据库获取全文。

（2）检索途径　互联网信息检索途径主要包括数据库、药学类网站、搜索引擎。

1）数据库　数据库可以为药学人员提供各种药学实验数据以及药学文献的检索服务，其最大的特点是资料详细、系统稳定、具有较大的实用价值。药学常用的数据库见表 1-2-1。

表 1-2-1　药学常用数据库

数据库名称	网址	简介
中国知网	http：//www.cnki.net	目前世界上全文信息量规模最大的"数字图书馆"，资源丰富、使用频率较高
维普资讯	http：//www.cqvip.com	中国最大的综合性文献服务网，是谷歌学术最大的中文合作网站
万方数据	http：//www.wanfangdata.com	整合数亿条全球优质资源，是国内唯一的学术会议文献全文数据库
超星数字图书馆	http：//www.satcm.gov.cn	全球最大的中文在线数字图书馆之一，全文总量13亿余页，每日更新
中国生物医学文献服务系统	http：//www.sinomed.ac.cn	中国医学科学院研制，是生物医学中外文整合文献服务系统
美国国立医学图书馆	http：//www.nlm.nih.gov	目前国际上最权威的生物医学文献数据库，收集世界范围的生物医学药学文献
springer 全文数据库	http：//springer.lib.tsinghua.edu.cn	全球第一个电子期刊全文数据库，期刊60%以上被 SCI 和 SSCI 收录

2）药学类专业网站　药学类专业网站包括政府主办的官方网站和非官方的医药卫生专业网站，具体包括：医药管理部门网站、药学专业组织和协会网站、医疗卫生机构网站、药学公益网站和药学论坛等。官方网站的特点是：可靠性高、更新较快、反映政府态度，但内容往往不够全面。非官方网站的特点是：新闻性强于科学性，资料可靠性有争议。国内外常见药学网站见表 1-2-2。

表 1-2-2　国内外常见药学网站

网站名称	网址
国家药品监督管理局	http：//www.nmpa.gov.cn
中国食品药品检定研究院	https：//www.nifdc.org.cn/nifdc
中华人民共和国国家卫生健康委员会	http：//www.nhc.gov.cn
国家中医药管理局	http：//www.satcm.gov.cn
中国医药信息网	http：//www.cpi.gov.cn

续表

网站名称	网址
中国医药网	http：//www. pharmnet. com. cn
中国药学会	http：//www. cpa. org. cn
中国药师协会	http：//www. clponline. cn
药学之窗	http：//www. winpharm. net
临床药师网	http：//www. clinphar. cn
美国食品药品管理局	http：//www. fda. gov
美国药剂师协会网	http：//www. ashp. com
世界卫生组织	http：//www. who. ch
药学信息网	http：//www. pharmweb. net
药学虚拟图书馆	http：//www. pharmacy. org

3）搜索引擎　是指根据一定的策略、运用特定的计算机程序从互联网上搜集信息，在对信息进行组织和处理后，为用户提供检索服务，将用户检索相关的信息展示给用户的系统。互联网信息的优点是数量大，且获取方便快捷；缺点是信息可信度明显低于专业网站，需要慎重采纳。互联网上常用的搜索引擎有：①Google，目前全球规模最大的搜索引擎，以快速准确的搜索功能著称，其中谷歌学术收录有大量的医药类专业文献。②百度，目前全球最大的中文搜索引擎，拥有目前世界上最大的中文信息库，其中百度文库收录有大量的药学文献。③Medical Matrix，目前医药学领域最重要的搜索引擎之一，通过该引擎可以搜索到全球三千多个医学专业网站，该网站同时支持关键词检索和分类检索，功能非常强大。④其他，如中国的搜狐、新浪、网易和Yahoo等。

创新课堂

基于移动设备平台的药学信息检索

移动设备平台如智能移动电话已成为生活和工作的必备品，也是药学工作者的好帮手，通过在智能移动电话上安装合适的应用软件，药师可以方便快捷地获得药学信息。药师常用的软件有用药助手、药品通、药品信息查询、家庭药师、药品自己查、医保药品速查、用药小常识、掌上药店、家庭医药、精至手机药典等。其中用药助手已收录了上万种药品说明书，上千种临床用药指南。作为一名药学工作者，只有不断创新药学信息检索方式，才能更好地应用专业知识守护大众的健康。

2. 工具书和参考书籍　工具书和参考书籍在药学信息服务过程中提供的药学信息比较规范权威、系统全面，但信息内容更新不及时，主要有以下两类。

（1）各国药典和处方集　《中华人民共和国药典》《中国国家处方集》《英国药典》《英国国家处方集》《美国药典及处方集》《欧洲药典》《马丁代尔大药典》《澳大利亚药物处方集》以及《日本药局方》等。

（2）国内外参考书籍　参考书籍包括药学专著、教材、手册、年鉴、指南、科普读物以及各种官方文件及其汇编等。主要有查询药物相互作用和注射剂配伍变化的书籍、查询药物名称的书籍、介绍药品不良反应的书籍、介绍药物剂型和使用方法的书籍、介绍药物治疗学的书籍和特殊人群用药的书籍等。比较权威的书籍有《临床用药须知》《新编药物学》《中国医师药师临床用药指南》《默克索引》（美国）《医师案头参考》（美国）等。

3. 药品说明书　药品说明书能提供药品安全性和有效性等信息，用以指导合理用药，它由国家药品监督管理部门批准，具有法律上和技术上的意义。是医师、药师、护士和患者临床用药最重要的依据。不同药品生产企业生产的同一药品，药品说明书有所不同，使用哪个企业的药品就要阅读该企业的药品说明书。

4. 学术交流　参加学术交流是更新和获得药学信息的重要途径，通过学术交流可以了解某个专业领域最新的情况，从而弥补参考书等信息更新不及时的缺点，促进自身药学知识的更新。学术交流活动主要包括专题报告会、学术会议、论文交流会、继续教育讲座等。

5. 临床实践　药学工作人员通过临床药学实践活动与医师、护士、患者接触，从中获取第一手资料，临床实践中可以掌握很多药物信息，如药物的选择、药物的疗效、药物不良反应及处理等。临床实践具体包括药学查房、临床会诊、制定个体化给药方案、治疗药物监测、药物临床评价等。

关爱课堂

收集药学信息，提供个性化药学服务

药师收集药学信息的目的是更好地提供药学服务，药学服务的过程直接面对患者。在药学服务过程中，要以患者为中心，发自肺腑地关爱患者，根据不同患者的需求提供个性化药学服务，例如面对经济困难的患者尽可能选择性价比高的药物；老年患者因认知能力下降，药师应放慢语速，尽可能提供字体较大的书面材料；儿童患者尽可能选择色香味俱全的儿童制剂；对残疾患者必要时提供座椅且尊重患者的自尊心。

三、案例引学

（一）案例描述

患者，男，5岁，因支气管哮喘急性发作就医，医师开具：布地奈德干粉吸入剂，200μg，2次/日，药师发药并进行用药指导。用药2周后复诊，患者母亲描述其一直按医嘱用药，但患者症状未见好转。了解发现，患者未能正确掌握吸入剂的使用方法，因不能快速而深入地吸气，导致治疗效果不佳。经药师反复指导，患者仍不能掌握吸药技术。因此医师换用定量气雾剂加储雾罐给药，药师发药并指导使用，2周后再次复诊，患者病情明显好转。针对此类特殊制剂，药师应如何收集信息并指导患者及家属正确使用？

（二）案例解析

此类特殊制剂的使用关键是要有图示做明确说明，并对错误的使用进行解析，这样才能让患者真正掌握使用要点。因此做好此类特殊制剂的规范指导要做好如下三点：①药师做好信息收集，可以通过互联网信息检索、工具书和参考书、药品说明书、学术交流和临床实践等途径收集特殊剂型的使用方法。②以图文并茂、简洁通俗的形式编写特殊剂型的使用说明，或制作相关微视频。③结合当前公众知识获取习惯，建立患者及家属信息获取的便捷通道，如建立药房微信公众号并推荐患者关注，回复关键词获取合理用药说明（以图片和微视频展示）。

四、技能训练

（一）实训目的

1. 掌握收集药学信息的方法。
2. 掌握制作药品 POP 海报的方法。
3. 培养学生团队协作精神和关爱患者的职业情怀。

（二）实训准备

制作 POP 海报的文具用品。

（三）实训内容

1. 分组选题　学生分成四组，分别负责收集高血压、上呼吸道感染、消化性溃疡和缺铁性贫血的合理用药信息。

2. 小组研讨　小组收集、总结相关疾病合理用药的信息，分析海报的设计、文字描述和配色，合理分工合作，完成作品。

3. 汇报展示　各小组派代表汇报展示 POP 海报，小组互评和老师点评。

4. 课后完善　课后小组根据同学和老师的建议进一步完善作品，提交作品。

（四）实训评价

项目		分值	要求	得分
职业素养 （15分）	仪态仪容	5分	1. 衣帽整洁、仪表端庄、举止得体 2. 语言清晰、声音适度	
	汇报表现	10分	1. 思路清新 2. 重点突出	
专业能力 （65分）	信息收集	30分	1. 至少通过3种途径收集相关药学信息 2. 汇总、提炼收集的药学信息	
	整体设计	10分	1. 设计美观大方，主题突出 2. 画面生动活泼，有吸引力	
	内容	25分	1. 语言通俗易懂、符合 POP 海报的文字要求 2. 针对药品服用注意事项、药品不良反应、健康提示等做宣教，体现专业性	
人文关怀 （20分）		20分	1. 以患者为中心，突出患者合理用药的重点信息 2. 进行健康宣教，引导患者保持健康的生活方式	
总计				

（五）实训思考

1. 收集药学信息的途径有哪些？
2. 如何识别互联网药学信息的真伪？

参考答案

五、学习评价

（一）单项选择题

1. 下列不属于一次文献的是（　　　）

A. 学位论文 　　　　　　　B. 会议论文 　　　　　　C. 研究报告

D. 专利 　　　　　　　　　E. 处方集

2. 目前世界上全文信息量规模最大的"数字图书馆"（　　　）

A. 维普数据库 　　　　　　B. 中国知网 　　　　　　C. 万方数据库

D. 中国药学文献数据库 　　　E. 超星数字图书馆

3. 关于三次文献，下列说法错误的是（　　　）

A. 是在利用一次文献和二次文献的基础上，经过综合、分析、研究而编写出来的文献

B. 是药师最常用的参考资料

C. 可以快速地了解某个学科或者某个专题的整体情况

D. 在药学服务工作中应用最多

E. 文摘属于三次文献

4. 下列为临床用药最重要依据的是（　　　）

A. 药典 　　　　　　　　　B. 药品说明书 　　　　　C. 药学专著

D. 网络药物信息 　　　　　E. 数据库

（二）多项选择题

1. 下列属于二次文献的是（　　　）

A. 中国药典 　　　　　　　B. 研究报告 　　　　　　C. 化学文摘

D. 科学引文索引 　　　　　E. 综述

2. 下列属于三次文献的是（　　　）

A. 中国药典 　　　　　　　B. 期刊论文 　　　　　　C. 中国国家处方集

D. 百科全书 　　　　　　　E. 化学文摘

3. 一次文献的特征有（　　　）

A. 独创性 　　　　　　　　B. 数量最大、种类最多 　　C. 实用性和学术性

D. 新颖性 　　　　　　　　E. 指导循证医学实践的基础

（三）案例分析题

患者，男，30岁，从事计算机编程工作，因长期加班熬夜，出现角膜充血、异物感和烧灼感等症状，自行到药店购买滴眼液，并向药师咨询正确使用滴眼液的方法以及用药注意事项。

根据所学知识，您会如何收集和分享信息？

（张卫敏）

子项目 2　药品说明书解读

PPT　　微课

一、学习目标

知识目标：

1. 掌握药品说明书的概念和内容。

2. 熟悉药品说明书中的术语。

3. 了解药品说明书的意义和法律法规要求。

技能目标：

1. 能正确解读药品说明书的相关术语。

2. 能够正确使用药品说明书对患者进行用药指导。

素质目标：

1. 通过对药品说明书内容和术语的系统学习，培养学生生命攸关的用药理念和严守药律的法规意识。

2. 通过小组合作完成药品说明书的解读，培养学生严谨认真的工作态度和关爱患者的职业情怀。

二、基本知识

（一）药品说明书的概念

药品说明书是包含药学、药理学、药物代谢动力学、毒理学、临床医学等有关药品安全性、有效性的重要信息，用以指导安全、正确、合理使用药品的技术性文件。药品说明书是医师、药师和患者选择和使用药物的主要依据，具有医学及法律上的意义。

国务院药品监督管理部门在审批药品时，对药品说明书一并核准。药品上市许可持有人对药品质量全面负责，对说明书的准确性负责。药品上市许可持有人要开展药品上市后研究，按要求及时变更药品说明书，药品的说明书必须按照批准的内容注明，不得擅自增删内容。

（二）化学药品说明书的内容

2006 年 6 月 1 日起实行的《药品说明书和标签管理规定》第二章第九条规定，药品说明书应当包含药品安全性、有效性的重要科学数据、结论和信息，用以指导安全、合理使用药品。药品说明书的具体格式、内容和书写要求由国家药品监督管理局制定并发布。

《中华人民共和国药品管理法》（2019 年版）第四章第四十九条规定，药品包装应当按照规定印有或者贴有标签并附有说明书，药品说明书应当注明药品的通用名称、成份、规格、上市许可持有人及其地址、生产企业及其地址、批准文号、产品批号、生产日期、有效期、适应症或者功能主治、用法、用量、禁忌、不良反应和注意事项。麻醉药品、精神药品、医疗用毒性药品、放射性药品、外用药品和非处方药的标签、说明书，应当印有规定的标识。

化学药品说明书应当符合以下格式。

核准日期和修改日期（处方药）   **特殊药品、外用药品标识位置**

×××说明书

请仔细阅读说明书并按说明使用或在药师指导下购买和使用（非处方药）

请仔细阅读说明书并在医师指导下使用（处方药）

【药品名称】按顺序列出通用名、商品名、英文名和汉语拼音。无商品名和英文名的可以不列出，中国药典收载的品种，其通用名、汉语拼音和英文名应与药典一致。

【成份】①列出活性成份的化学名称、化学结构式、分子式、分子量。并按下列顺序分行书写：化学名称、化学结构式、分子式、分子量。②复方制剂表达为"本品为复方制剂，其组份为：……"。③多组分或者化学结构尚不明确的化学药品或者治疗用生物制品，应当列出主要成份名称，简述活性成份来源。④含有可能引起严重不良反应的成份或者辅料的，应当予以说明。⑤注射剂和非处方药应当列出所用的全部辅料名称。

【性状】包括药品的外观、臭、味、溶解度以及物理常数等。

【适应症】明确用于预防、治疗、诊断、缓解或者辅助治疗某种疾病或者症状。

【规格】指每支、每片或其他每一单位制剂中含主药（或效价）的重量或含量或装量。

【用法用量】包括用法和用量两部分。需按疗程用药或者规定用药期限的，必须注明疗程、期限。用法上有特殊要求的，应当按实际情况详细说明。

【不良反应】列出本药物所有已知的不良反应，说明不良反应的严重程度及处理方法，并按不良反应的严重程度、发生的频率或症状的系统性列出。要标明是否需要特殊处理。

【禁忌】列出禁止应用的人群或者疾病情况，并尽量阐明其原因。内容加重字体印刷。

【注意事项】包括需要慎用情况（如肝、肾功能的问题），影响疗效因素（如食物、烟、酒），用药时需观察的情况（如过敏反应，定期检查血象、肝功能、肾功能）及用药对于临床检验的影响等。滥用或者药物依赖性内容可以在该项目下列出。内容加重字体印刷。

【孕妇及哺乳期妇女用药】重点说明该药品对妊娠、分娩及哺乳期母婴的影响，并写明可否应用及用药注意事项。未进行该项实验且无可靠参考文献的，应当在该项下予以说明。

【儿童用药】主要包括儿童由于生长发育的关系而对于该药品在药理、毒理或药代动力学方面与成人的差异，并写明可否应用本品及用药注意事项。未进行该项实验且无可靠参考文献的，应当在该项下予以说明。

【老年用药】主要包括老年人在药理、毒理或药代动力学方面与成人的差异，并写明可否应用及用药注意事项。未进行该项实验且无可靠参考文献的，应当在该项下予以说明。

【药物相互作用】列出与该药产生相互作用的药品或者药品类别，并说明相互作用的结果及合并用药的注意事项。未进行该项实验且无可靠参考文献的，应当在该项下予以说明。

【药物过量】详细列出过量应用该药品可能发生的毒性反应、剂量及处理方法。未进行该项实验且无可靠参考文献的，应当在该项下予以说明。

【临床试验】准确、客观地描述临床试验概述。包括临床试验的给药方法、研究对象、主要观察指标、临床试验的结果（包括不良反应）等。没有进行临床试验的不书写该项内容。

【药理毒理】包括药理作用和毒理研究。药理作用为临床药理中药物对人体作用的有关信息。毒理研究是指与临床应用相关，有助于判断药物临床安全性的非临床毒理研究结果。

【药代动力学】应当包括药物在体内吸收、分布、代谢和排泄的全过程及其主要的药代动力学参数。未进行该项实验且无可靠参考文献的，应在该项下予以说明。

【贮藏】按《中国药典》要求书写，注明具体温度。如：阴凉处（不超过20℃）保存。

【包装】包括直接接触药品的包装材料和容器及包装规格，并按该顺序表述。

【有效期】药品有效期标注格式为：××个月。

【执行标准】列出执行标准的名称、版本及编号，如《中国药典》2020年版二部。

【批准文号】指该药品的批准文号，进口药品注册证号或者医药产品注册证号。麻醉药品、精神药品、蛋白同化制剂和肽类激素还需注明药品准许证号。

【生产企业】企业名称、生产地址、邮政编码、电话和传真号码、网址（无网址不写）。

（三）中药说明书的内容

核准日期和修改日期（处方药）   **特殊药品、外用药品标识位置**

×××说明书

请仔细阅读说明书并按说明使用或在药师指导下购买和使用（非处方药）

请仔细阅读说明书并在医师指导下使用（处方药）

【药品名称】通用名称、汉语拼音，与批准注册的该品种药品标准中的名称一致。

【成份】应列出处方中所有的药味或有效部位、有效成份等。对于处方已列入国家秘密技术项目的品种，以及获得中药一级保护的品种，可不列此项。

【性状】应与国家批准的该品种药品标准【性状】项下的内容一致。

【功能主治】/【适应症】在我国传统医药理论指导下使用的药品，该项用【功能主治】表述，在现代医药理论指导下使用的药品，该项用【适应症】表述。

【规格】应与批准注册的该品种药品标准中的规格一致。

【用法用量】应与国家批准的该品种药品标准中的用法用量一致。

【不良反应】应实事求是地详细列出该药品不良反应。并按不良反应的严重程度、发生的频率或症状的系统性列出，尚不清楚有无不良反应的，在该项下以"尚不明确"来表述。

【禁忌】应当列出不能应用该药的各种情况，例如禁止应用该药品的人群、疾病等，情况尚不清楚有无禁忌的，可在该项下以"尚不明确"来表述。

【注意事项】如有与中医理论有关的证候、配伍、妊娠、饮食等注意事项，必须列出。中药和化学品组成的复方制剂，必须列出成份中化学药品的相关内容及注意事项。

【药物相互作用】同化学药品说明书。

【贮藏】【包装】【有效期】【批准文号】同化学药品说明书。

【生产企业】企业名称、生产地址、邮政编码、电话号码、传真号码、注册地址、网址。

🔊 思辨课堂

您会如何做？

药品说明书是患者用药的依据，但说明书字体普遍较小，很多老年患者看不清楚说明书的内容。在药店顾客较多且老年患者咨询说明书有关问题的时候，药师A总是回答"回去带上眼镜看就行，好多人在排队，别耽误时间"。药师B总会耐心地给老年患者解读药品说明书。如果您是药师，您会如何做？

答案解析

（四）药品说明书术语解读

药品说明书主要是对药品成份、药理作用、副作用、适应症、禁忌、用法用量及药品贮藏、有效期、不良反应等各方面情况的详细说明，是患者用药的安全保障。国家药品监督管理局对药品说明书所用术语做出了明确详细的规定。

1. 药品名称   药品的名称通常可分为通用名、商品名、英文名、汉语拼音及其化学名称等。通用名是国家药品标准中收载的药品名称，是法定名称。商品名是指经国家药品监督管理部门批准的特定企业使用的药品名称。

2. 药品成份   药品说明书应标明药品成份，列出的化学名称、化学结构式、分子式、分子量须与国家药品标准一致。中药的成份是指处方中所含主要药味、有效部位或有效成份等。

3. 适应症或功能主治   适应症指药物主要适用于哪些病症的治疗，即根据药理作用及临床应用情况，将使用本品确有疗效的疾病列入适应范围。在中成药中常用"功能主治"表示。

4. 用法用量   药品的用法与用量是临床安全、有效用药的重要基础。应当详细列出药品的用药方法，准确列出用药的剂量、计量方法、用药次数以及疗程期限，并应当特别注意与规格的关系。给药时间详见表 1-2-3。

表 1-2-3   给药时间

给药时间	具体时间	举例
晨服	晨起饭前或饭后0.5小时	利尿药、抗抑郁药等
餐前	餐前15~30分钟	保护胃黏膜药、促胃动力药、抗酸药、止泻药、滋补药
餐时	进餐过程中	部分降糖药如二甲双胍、阿卡波糖等
餐后	餐后15~30分钟	促消化药如酵母片、铁剂如硫酸亚铁
睡前	睡前30分钟	催眠药、缓泻药、抗过敏药
空腹	餐前1小时或餐后2小时	驱虫药、盐类泻药等

5. 不良反应   药品的不良反应是指在按规定剂量正常应用药品的过程中产生的有害而非所期望的、与药品应用有因果关系的反应。

6. 注意事项   对于说明书所列的慎用、忌用和禁用的对象，权衡利弊后谨慎使用。"慎用"，指应用时应谨慎，但不是绝对不能应用，必须慎重考虑，权衡其利弊。小儿、老人、孕妇及心、肝、肾功能不全者，往往被列入"慎用"范围。"忌用"即避免使用，药物不良反应较明确，且发生几率高，尽量避免使用。如氨基糖苷类抗生素对神经系统和肾脏有一定毒性作用，故患耳鸣疾病及肾功能障碍者应忌用。"禁用"即禁止使用，一定要严格执行药品说明的规定，禁止特定人群使用。如吗啡能抑制呼吸中枢，支气管哮喘和肺心病患者应禁用，否则会对人体造成严重危害，甚至危及生命。

7. 药物的相互作用   多种疾病的患者可能同时服用多种药物，尤其是联合用药可能导致发生相互作用，影响药物疗效，甚至产生不良反应。

8. 有效期   是指该药品被批准的使用期限，表示该药品在规定的贮存条件下能够保证质量的期限。药品应按照贮藏条件保管，在有效期内用完。过期药、伪劣药不得使用。

9. 贮藏   药品的贮存保管中，影响药品质量的因素，主要有五个方面：空气（氧和二氧化碳）、光线、湿度、温度和时间。

📱 **关爱课堂** --

"药品说明书之外"的服务

药师在提供药学服务时要基于药品说明书，但不限于药品说明书，"药品说明书之外"的服务同样也要关注，例如对急需用药的患者提供热水和水杯，帮助带孩子顾客临时照看孩子等。提供药学服务时一定要做到"以患者为中心"，考虑到患者的实际需求，让患者无"后顾之忧"，"药品说明之外"的服务更容易打动患者，走进患者的内心。

三、案例引学

（一）案例描述

根据以下蒙脱石散说明书提供的信息回答以下问题：

1. 如何判别蒙脱石散是处方药还是非处方药？

2. 如何理解禁忌中的尚不明确？

3. 在成份栏目为什么要标示出辅料？

蒙脱石散说明书

请仔细阅读说明书并按说明使用或在药师指导下购买和使用。

【药品名称】通用名称：蒙脱石散

英文名称：Montmorillonite Powder

汉语拼音：Mengtuoshi San

【成份】本品每袋含有效成份为蒙脱石 3g。辅料为无水葡萄糖、阿司帕坦、香兰素。

【性状】本品为类白色或灰白色或微黄色或微红色细粉，味香甜。

【适应症】用于成人及儿童急、慢性腹泻。

【规格】每袋含蒙脱石 3g。

【用法用量】口服，成人每次 1 袋（3g），一日 3 次。儿童 1 岁以下每日 1 袋，分 3 次服；1~2 岁每日 1~2 袋，分 3 次服；2 岁以上每日 2~3 袋，分 3 次服，服用时将本品倒入半杯温开水（约 50ml）中混匀快速服完。治疗急性腹泻时首次剂量应加倍。

【不良反应】少数人可能产生轻度便秘。

【禁忌】尚不明确。

（二）案例解析

1. 在说明书的第二栏标注了"请仔细阅读说明书并按说明使用或在药师指导下购买和使用"，说明该药为非处方药。

2. 禁忌中的尚不明确指相关研究数据缺乏，并不是没有禁忌。

3. 按药品说明书管理规定：注射剂和非处方药应当列出所用的全部辅料名称。该药为非处方药，应标注。

四、技能训练

（一）实训目的

1. 学会解读药品说明书中各项目的含义和要求。

2. 学会应用药品说明书指导患者合理用药。

3. 养成严谨认真的工作态度，树立关爱患者的情怀。

（二）实训准备

教师准备心脑血管系统疾病、消化系统疾病、呼吸系统疾病、内分泌系统疾病、血液系统疾病治疗用药的药品说明书各 4 份。

（三）实训内容

1. 分组选题 学生分成四组，每组发放心脑血管系统疾病、消化系统疾病、呼吸系统疾病、内分泌系统疾病、血液系统疾病治疗用药的药品说明书各 1 份，学生按药品说明书进行解读。

2. 小组研讨 每小组选择 1 种药品，自主设计场景，小组内角色扮演，分别扮演药师、患者，药师通过解读药品说明书对患者进行用药指导，指导内容至少应包括药品适应证、用法用量、不良反应、注意事项、有效期和保存方法等。

3. 汇报展示 教师点评和学生小组互评。

（四）实训评价

项目		分值	要求	得分
职业礼仪 （25 分）	仪态仪容	10 分	1. 服饰整洁（药师着工作服）、仪表端庄、举止得体 2. 仪态大方、吐字清晰、声音洪亮	
	沟通礼仪	15 分	1. 主动迎客、文明待客，使用正确的语言送客 2. 认真倾听患者诉求，采用恰当方式把话题引向正确的方向	
专业能力 （65 分）	药品说明书解读	20 分	解读药品适应证和用法用量	
		20 分	解读用药注意事项	
		25 分	解读药品的不良反应、保存方法	
人文关怀 （10 分）		10 分	关心患者、语言及行为上体现人文关怀	
总计				

（五）实训思考

1. 解析药品说明书中慎用、忌用和禁用的区别。

2. 药品说明书的注意事项包括哪些内容？

五、学习评价

（一）单项选择题

1. 使用该药品需要定期检查肝功能、肾功能的内容应列在说明书的（   ）

A. 适应证 B. 注意事项 C. 药物相互作用

D. 不良反应 E. 禁忌

参考答案

2. 该药品可以预防、治疗某种疾病的内容应列在说明书的（　　　）

A. 适应证　　　　　　　　B. 注意事项　　　　　　　　C. 药物相互作用

D. 不良反应　　　　　　　E. 禁忌

3. 关于说明书，下列说法错误的是（　　　）

A. 某药品可用以辅助治疗某种疾病的内容应列【适应证】项下

B. 需要慎用某药品（如肝肾功能问题）内容应列【注意事项】项下

C. 某药品与其他药品合并用药的注意事项应列【不良反应】项下

D. 使用某药品需要观察过敏反应的内容应列【注意事项】项下

E. 影响药物疗效的因素（如食物、烟、酒）应列【注意事项】项下

4. 药品标签、说明书必须用中文显著标示药品的（　　　）

A. 通用名称　　　　　　　B. 商品名称　　　　　　　　C. 别名

D. 化学名称　　　　　　　E. 汉语拼音名称

5. 欲了解不能应用某药的各种情况，可查阅（　　　）

A.【用法用量】　　　　　B.【药物相互作用】　　　　　C.【禁忌】

D.【注意事项】　　　　　E.【不良反应】

（二）多项选择题

1. 药品说明书中注意事项包括（　　　）

A. 影响药物疗效的因素　　B. 药品慎用的情况　　　　　　C. 用药过程中需观察的情况

D. 用药对临床检验的影响　E. 药品的相互作用

2. 药品说明书的内容包括（　　　）

A. 药品名称、成分　　　　B. 适应证或功能主治　　　　　C. 适应证、用法用量

D. 不良反应、禁忌、注意事项　E. 有效期、批准文号

3. 关于化学药品说明书，下列说法正确的是（　　　）

A. 列出活性成份的化学名称、化学结构式、分子式、分子量

B. 复方制剂的表达为"本品为复方制剂，其组分为……"

C. 含有可能引起严重不良反应的成分或者辅料的，应当予以说明

D. 注射剂和非处方药应当列出所用的全部辅料名

E. 化学结构尚不明确的化学药品，应当列出主要成分名称

（三）案例分析题

阅读下列药品说明书并回答相关问题：

对乙酰氨基酚片说明书

请仔细阅读说明书并按说明使用或在药师指导下购买和使用

【药品名称】通用名称：对乙酰氨基酚片

汉语拼音：Duiyixian'anjifen Pian

英文名称：Paracetamol Tablets

【成分】本品每片含对乙酰氨基酚 0.5g。辅料为预胶化淀粉、碳酸钙、聚维酮 K30、海藻酸、交联聚维酮、硬脂酸镁、二氧化硅、羟苯甲酯钠、对羟基苯甲酸乙酯钠、羟丙酯、药用薄膜包衣预混辅料。

【性状】本品为白色薄膜衣片，除去包衣后显白色。

【作用类别】本品为解热镇痛类非处方药。

【适应证】用于普通感冒或流行性感冒引起的发热，也用于缓解轻至中度疼痛如头痛、关节痛、偏头痛、牙痛、肌肉痛、神经痛、痛经。

【用法用量】口服。6~12岁儿童，一次0.5片；12岁以上儿童及成人一次1片，若持续发热或疼痛，可间隔4~6小时重复用药一次，24小时内不得超过4次。

根据所学知识，请说明该药品说明书是否完整，在药店购买时是否需要处方。

（张卫敏）

子项目3 用药咨询

PPT

一、学习目标

知识目标：

1. 掌握患者用药咨询的内容和注意事项。

2. 熟悉医师的用药咨询的内容。

3. 了解护士和公众的用药咨询的内容。

技能目标：

1. 能根据不同的咨询对象采用不同的用药咨询方式。

2. 能够为患者、医护人员、公众提供用药咨询服务。

素质目标：

1. 通过对患者、医师、护士和公众提供用药咨询服务的系统学习，培养学生精益求精的工作态度和救死扶伤的职业道德。

2. 通过小组合作完成社区常见病的用药咨询服务，培养学生协作共进的团队精神和关爱患者的人文情怀。

二、基本知识

用药咨询服务是药师应用所掌握的药学知识和药品信息，包括药理学、药效学、药动学、毒理学、商品学、药品不良反应、安全信息等，承接公众（包括患者、医师、护士）对药物治疗和合理用药的咨询服务。药师开展用药咨询，是药师参与全程化药学服务的重要环节，也是药学服务的突破口，对保证合理用药有重要意义。根据用药咨询对象的不同，可以将其分为患者、医师、护士和公众的用药咨询。

（一）患者用药咨询

大多数患者是不可能全面掌握医学和药学知识的，药师应利用自己掌握的专业知识指导患者用药，最大限度地提高患者的药物治疗效果，促进合理用药。

1. 咨询环境 用药咨询的环境应遵循方便舒适、标识明确、适当隐蔽的原则：①咨询处宜紧邻门诊药房或设在药店大堂的明显位置，方便患者咨询。②用药咨询处的位置应明确、显而易见。③咨询环境应舒适并相对安静，让患者感觉信任和舒适。④多采用柜台式面对面咨询的方式，但特殊患者应单设隐蔽的咨询环境。⑤准备药学、医学的参考资料和医药科普宣传资料；有条件可以配备装有数据库的计算机及打印机。

2. 咨询方式 咨询方式分主动方式和被动方式。主动咨询包括药师主动向患者讲授安全用药知识，向患者发放合理用药宣传材料。药师日常承接的咨询多为被动咨询，多采用面对面的方式或借助其他通信工具，比如打电话、微信群和微信公众号咨询等。由于患者情况各异，药师在接受咨询时需要尽可能全面了解患者的信息，提供详细的用药咨询。

📖 **创新课堂** ··

用药指导单

用药指导单指药学技术人员在用药交代时，依据医生处方，用通俗易懂的文字（含图片）告知患者或其照护者如何正确使用药品的一种用药指导文书，包含药品的用法、用量及注意事项等信息。用药指导单是近年医疗机构为解决患者在用药过程中遇到的实际困难，为患者提供全面且高效的药学服务的一种具体表现。

用药指导单分为门诊用药指导单和住院用药指导单。主要内容包括患者姓名、年龄、联系电话，开方日期、费别，临床诊断，药品名称、药品规格、药品数量、用法用量、注意事项，金额等。用药指导单的出现体现了药师勇担健康使命，不断创新药学服务方式的价值追求。

··

3. 咨询内容 患者经常向药师咨询以下内容。①药品名称：包括通用名、商品名、别名。②适应证：药品的适应证与患者病情相对应。③用药方法：如口服药品的正确服用方法、服用时间和用药前的特殊提示。④用药剂量：包括首次剂量、维持剂量；每日用药次数、间隔；用药疗程。⑤服药后预计疗效、起效时间和维持时间。⑥药品不良反应和药物相互作用。⑦有无替代药物。⑧药品鉴定辨识、贮存和有效期。⑨药品价格、报销方式，是否进入医疗保险报销目录等。

4. 药师主动提供咨询情况 在某些情况下，药师应主动向患者提供咨询服务，具体如下。

（1）患者同时使用2种或2种以上含同一成分的药品或合并用药较多时。

（2）患者用药后出现不良反应或既往有不良反应史。

（3）患者依从性不好或患者认为疗效不理想时或剂量不足以有效时。

（4）病情需要，处方中药品超适应证、剂量与说明书不一致时。

（5）患者正在使用的药物中有配伍禁忌或配伍不当时。

（6）使用需要进行血药浓度监测的药品时。

（7）近期药品说明书有修改（如商品名、适应证、禁忌证、有效期、药品不良反应等）。

（8）患者所用的药品近期发现严重或罕见的不良反应。

（9）使用麻醉药品、精神药品或使用抗菌药、抗肿瘤药及使用特殊剂型的患者。

（10）当同一种药品有多种适应证或用法用量复杂时。

（11）药品被重新分装，而包装的标识物不清晰时。

（12）药品有特殊贮存条件或临近有效期。

关爱课堂

提高患者用药的依从性

很多患者会对用药产生疑虑，在咨询过程中应消除患者的疑虑，提高患者用药的依从性。如对哮喘患者开具的抗过敏的处方，应尽可能向患者讲解哮喘的发病机制，并解释对症治疗的原因；如老年人、儿童和孕妇等特殊患者，因其处于特殊生理状态，对药物的使用十分关注，因此在咨询过程中更应注意其生理病理等特殊状况，耐心对患者的疑虑进行解答。

5. 咨询注意事项　药师向患者提供咨询服务时，应注意语言技巧，并充分尊重不同患者群体的需求。

（1）提供个体化咨询服务　药师向患者提供咨询服务时，要注意到不同患者对信息的要求及解释上存在种族、文化背景、性别及年龄的差异，有针对性地使用适宜的方式、方法，并注意尊重患者的个人意愿。

（2）关注特殊人群　如老年人认知能力下降，向他们进行解释时语速宜慢；患者的疾病状况也是不能忽视的问题，如有肝、肾功能障碍时会影响药物的代谢和排泄。

（3）注意解释的技巧　要以通俗易懂的语言来解释，以便患者能正确理解。

（4）提供书面宣传材料　尽量提供书面宣传资料，特别是对于特殊药品和特殊患者，如第一次用药的患者，使用地高辛、茶碱等治疗窗窄的药物的患者，用药依从性不好的患者。

（5）尊重患者的隐私权　不得将患者的信息资料用于商业目的。

（6）及时解答不拖延　能当场解答就当场解答，不能当场答复的，不要冒失回答，要问清对方何时需要答复，进一步查询相关资料后尽快予以正确答复。

（二）医师用药咨询

医师用药咨询主要涉及药物的药效学、药动学、治疗方案、药品的选择、国内外新药动态、新药评价、药物相互作用、不良反应、特殊人群用药、中毒鉴别与解救等。药师可以从以下几个方面向医师提供用药咨询。

1. 新药信息　新药物和新剂型的出现、仿制药和"一药多名"等现象让医师在选择用药时难以抉择；药师要及时给予医师信息支持，使他们了解新药作用机制、药效学和药动学参数、药物评价等，为临床合理用药提供依据。

2. 合理用药信息　在医师选择用药时，药师应根据同类别药物中不同药物的特点和患者的具体情况给予信息支持，做到个体化合理用药。

3. 治疗药物监测　治疗药物监测是临床药学工作的一项重要内容。如地高辛、抗癫痫药等，治疗窗窄，需要进行治疗药物监测，为医生制订个体化合理用药方案提供依据，保证用药的安全性和有效性。

4. 药品不良反应和禁忌证　药师要做好药品不良反应的发现、整理和上报工作，还要及时收集国内外有关药品不良反应的最新报导和进展，及时为医师提供有关药品不良反应咨询，并提醒处方医师随时防范禁忌证。

5. 药物相互作用　对于有可能发生相互作用的药物，药师应及时提醒医师，特别是针对有多种基础疾病的老年患者，多种药物联合应用需特别关注药物的相互作用。

(三）护士用药咨询

护士的工作在于执行医嘱，实施药物治疗，护士用药咨询的内容主要是药物的剂量及用法、注射剂配制溶媒及浓度、输液滴注速度、药物的稳定性及配伍禁忌等信息。护士还需要获得合理用药、指导患者正确用药（包括用药的饮食宜忌等）以及用药监护等信息。药师为护理人员提供科学合理的用药咨询，将有利于提高临床护理的质量和药物治疗的效果。

📱 **思辨课堂**

该药师的作法对吗?

某药店药师接待了一位身强力壮的年轻人来咨询补钙的事，药师详细了解了该顾客的饮食起居情况，得知他爱运动，也有经常晒太阳和晨起喝牛奶的习惯，于是建议该顾客不需要额外购买含钙保健品，该药师的做法对吗?

答案解析

(四）公众用药咨询

随着社会的发展和医药知识的普及，公众的自我保健意识在不断加强，人们也更加注重日常保健和疾病预防，"大病去医院，小病去药店"已成为人们的共识。药师需要承担起新的责任，主动承接公众自我保健的咨询，积极提供健康教育，增强公众健康意识，减少影响健康的危险因素；尤其是在减肥、补钙、补充营养素等方面给予科学的用药指导，避免受虚假广告的影响。

三、案例引学

(一）案例描述

患者，女，65岁，高血压病史2年，因血压控制不理想就诊，查体，血压：170/115mmHg，医生给其换用硝苯地平控释片。患者服用一周后找药师询问："张药师，我发现吃了医生新开的降压药后，第二天大便排出了完整药片，是药物没有被吸收？还是药品质量有问题？"。假如您是张药师，应如何完成用药咨询？

(二）案例解析

该患者为老年人，在提供用药咨询服务时，应注意解释的技巧，以通俗易懂的语言来解释，以便患者能正确理解。应告知患者：该药物是控释片，控释片就是给药物穿上一件特殊的"外衣"，该药物进入人体后，硝苯地平会通过"外衣"上的一个小孔释放出来，所以您在大便里看到的药片其实就是那层"外衣"，实际上硝苯地平已经在人体释放并被吸收了，因此药物的质量也没有任何问题。

四、技能训练

(一）实训目的

1. 学会面向社区常见病患者开展用药咨询服务，指导合理用药。

2. 掌握患者用药咨询的内容和提供用药咨询时需要特别关注的问题。

3. 培养学生团队协作精神和关爱患者的人文情怀。

（二）实训准备

调查了解社区常见病，如上呼吸道感染、支气管哮喘、高血压、糖尿病等存在的用药误区，预判咨询需求；准备社区常见病用药咨询的资料，如药品外盒、指示牌和宣传单等。

（三）实训内容

1. 分组选题　学生分成四组，分别负责社区常见病上呼吸道感染、支气管哮喘、高血压、糖尿病的用药咨询。

2. 小组研讨　针对调查结果，小组讨论，从用药的原因、用法用量、疗效、不良反应及健康教育几个方面，确定开展用药咨询的方案。

3. 汇报展示　角色扮演展示用药咨询的方案，小组互评和教师点评。

（四）实训评价

项目		分值	要求	得分
职业礼仪（15分）	仪态仪容	5分	1. 服饰整洁（药师着工作服）、仪表端庄、举止得体 2. 吐字清晰、声音适度	
	沟通礼仪	10分	1. 主动迎客、文明待客，使用正确的语言送客 2. 认真倾听患者诉求，采用恰当方式把话题引向正确的方向	
专业能力（65分）	询问基本信息、病情	15分	1. 询问年龄、性别、职业等信息 2. 询问主要症状、既往病史、家族史、遗传史等	
	询问用药及检查	5分	询问有无做检查和使用药物等	
	正确推荐药品和解释推荐原因	25分	根据患者的病情特点推荐 1～2 个药物，介绍药品的成分、适应证、用法用量；简述推荐用药的原因	
	提示相关注意事项	20分	指导患者合理安全服用药物，包括药品服用注意事项、药品不良反应、药物贮存等	
人文关怀（20分）		20分	1. 关心患者，语言及行为上体现人文关怀 2. 对患者进行健康生活方式的宣教，包括健康饮食、生活注意要点等	
总计				

（五）实训思考

1. 简述患者用药咨询的内容。
2. 对患者提供用药咨询时需要注意的问题有哪些？

五、学习评价

（一）单项选择题

1. 药师需要主动向患者提供咨询的情况不包括（　　）

A. 使用需要进行血药浓度监测的药品时

B. 患者使用剂量明确、疗效确切的非处方药时

C. 当同一种药品有多种适应证或用法用量复杂时

D. 患者所用药品近期药品说明书有修改时

E. 患者所用药品近期发现严重不良反应时

参考答案

2. 下列关于用药咨询的叙述，正确的是（　　）

A. 用药咨询对象仅限于患者

B. 对患者进行用药咨询不需要提供书面材料

C. 多采用柜台式开放性面对面咨询的方式

D. 医师和护士不需要用药咨询

E. 公众不属于用药咨询的对象

3. 下列关于患者用药咨询的叙述，正确的是（　　）

A. 药品的商品名不属于咨询的内容

B. 是否进入医疗保险报销目录属于咨询的内容

C. 药品的价格不属于咨询的内容

D. 有无替代药物不属于咨询的内容

E. 咨询方式只有被动式

4. 药师在接受护士咨询时，应重点关注的内容是（　　）

A. 药品经济学知识

B. 药物制剂的等效性

C. 药品的生产厂商和批号

D. 药品在人体内的药动学参数

E. 注射剂的配制、溶媒、浓度和滴注速度

5. 下列关于患者用药咨询环境的说法，错误的是（　　）

A. 紧邻门诊药房或设在药店大堂的明显处

B. 舒适并相对安静

C. 位置应明确、显而易见

D. 准备药学、医学的参考资料

E. 特殊患者不应单设隐蔽的咨询环境

（二）多项选择题

1. 患者用药咨询的内容包括（　　）

A. 药品的名称　　　　　　B. 药品的适应证　　　　　　C. 药物相互作用

D. 每日用药次数、间隔　　E. 药品价格

2. 患者用药咨询时需要特别关注的问题（　　）

A. 提供个体化咨询服务　　B. 关注特殊人群　　　　　　C. 注意解释的技巧

D. 提供书面宣传材料　　　E. 尊重患者的隐私权

3. 下列属于医师用药咨询的内容是（　　）

A. 新药信息　　　　　　　B. 合理用药信息　　　　　　C. 药品不良反应

D. 药品禁忌证　　　　　　E. 药物相互作用

（三）案例分析题

患者，女，55岁，近一年来尿量明显增多，容易饥饿、口渴，体重下降明显，入院检查，空腹血糖10.4mmol/L，餐后2h血糖15.1mmol/L，糖化血红蛋白7.0%，诊断为糖尿病。医生给其开具了胰岛素注射液，患者不清楚应如何保存未开封和已开启的胰岛素。

根据所学知识，作为药师，应如何完成用药咨询。

（张卫敏）

工作领域 2　药品调剂与保管

项目 1　药品调剂

习题

PPT　微课

子项目 1　处方审核

一、学习目标

知识目标：

1. 掌握处方的概念、结构、颜色、书写规范、限量、保存期限，处方审核内容和流程。

2. 熟悉处方常见外文缩写、处方审核人员资质。

3. 了解处方意义、分类，处方审核依据。

技能目标：

1. 会辨识不同类型的处方和对处方进行管理。

2. 能够依据处方的相关知识对处方进行审核。

素质目标：

1. 通过对处方基本知识、处方管理和审核要点的系统学习，培养学生细致严谨的工作作风和严守药律的法规意识。

2. 通过小组合作完成处方的审核，培养学生精益求精的工作态度和关爱生命的人文情怀。

二、基本知识

（一）处方基本知识

1. 处方的概念　处方是指由注册的执业医师和执业助理医师（以下简称医师）在诊疗活动中为患者开具的，由取得药学专业技术职务任职资格的药学专业技术人员（以下简称药师）审核、调配、核对，并作为患者用药凭证的医疗文书。处方包括医疗机构病区用药医嘱单。

2. 处方的意义　处方是医生对患者用药的书面文件，是药剂人员调配药品的依据，具有法律性、技术性、经济性意义。

（1）**法律性**　医师具有诊断权和开具处方权，但无调配处方权；药师具有审核、调配处方权，但无诊断和开具处方权；一旦发生医疗差错、事故或纠纷，处方是追查医疗责任和法律责任的依据之一。因开具处方或调配处方造成医疗差错或事故，医师和药师分别负有相应的法律责任。

（2）**技术性**　开具处方或调配处方者必须由依法经过资格认定的医药卫生技术人员担任；医师对患者做出明确的诊断后，在安全、有效、经济的原则下开具处方；药师对处方进行审核，并按医师处方准确、快速调配，发给患者使用。

（3）经济性　处方是药品消耗及药品经济收入结账的凭证和原始依据；是患者在治疗疾病，包括门诊、急诊、住院全过程中用药的真实凭证。

3. 处方分类

（1）法定处方　指《中华人民共和国药典》和国家药品监督管理部门颁布的药品标准中所收载的处方，具有法律约束力。

（2）医师处方　指医师为患者诊断、治疗与预防用药所开具的处方。

（3）协定处方　由医院药学部门根据医疗机构日常用药需要，与医师协商制定的方剂。它主要解决配方数量多的处方，做到预先配制与贮备，以加快配方速度，缩短患者候药时间。协定处方便于控制药品的品种和质量，提高工作效率。

创新课堂

长期处方

长期处方是指具备条件的医师按照规定，对符合条件的慢性病患者开具的处方用量适当增加的处方。长期处方适用于临床诊断明确、用药方案稳定、依从性良好、病情控制平稳、需长期药物治疗的慢性病患者。

医疗机构可以在普通内科、老年医学、全科医学等科室，为患有多种疾病的老年患者提供"一站式"长期处方服务，解决老年患者多科室就医取药问题。国家鼓励患者通过基层医疗卫生机构签约家庭医生开具长期处方，家庭医生团队应当对患者进行定期随访管理，对患者病情变化、用药依从性和药物不良反应等进行评估。长期处方的出现需要药师不断提升药学服务水平，协同医师守护患者健康。

4. 处方颜色　根据《处方管理办法》规定，处方类别不同，处方颜色不同。具体见表2-1-1。

表2-1-1　处方颜色

处方类别	颜色与标识
普通处方	白色
儿科处方	淡绿色，右上角标注"儿科"
急诊处方	淡黄色，右上角标注"急诊"
麻醉药品	淡红色，右上角标注"麻"
第一类精神药品处方	淡红色，右上角标注"精一"
第二类精神药品处方	白色，右上角标注"精二"

5. 处方结构　处方由前记、正文、后记三部分组成。每部分内容见表2-1-2。

表2-1-2　处方结构

处方结构	具体内容
前记	普通处方：医疗（或预防、保健）机构名称、处方编号、费别、患者姓名、性别、年龄、门诊或住院病历号、科别或病室和床位、临床诊断、开具日期等，并可添列专科要求的项目 麻醉药品和第一类精神药品处方：除上述内容外还包括患者身份证明编号、代办人姓名及身份证明编号
正文	以 Rp 或 R（拉丁文 Recipe "请取"的缩写）标示，分列药品名称、剂型、规格、数量、用法用量
后记	医师签名和（或）加盖专用签章，审核、调配、核对、发药的药学专业技术人员签名或者加盖专用签章，药品金额

6. 处方常见的外文缩写及含义 医师在书写处方时，如药物的用法（包括剂量、服用时间及次数）和调配方法等内容，有时还会采用拉丁文缩写或者英文缩写表示。药师应掌握处方中常用的外文缩写，并理解其中文含义（具体见表 2 - 1 - 3）。

表 2 - 1 - 3 处方中常用缩写词

外文缩写	中文含义	外文缩写	中文含义
NS	生理盐水	qd.	每日 1 次
H.	皮下的（皮下注射）	bid.	每日 2 次
im.	肌内注射	tid.	每日 3 次
iv.	静注	qid.	每日 4 次
iv. gtt.	静滴	qod.	隔日 1 次
po.	口服	qh	每小时 1 次
adus. ext.	外用	q4h	每 4 小时 1 次
ac.	餐前	St.	立即
am.	上午，午前	prn	必要时
pm.	下午	sos	必要时
qn.	每晚	Tab	片剂
hs.	临睡时	Sol.	溶液
pc.	食后	Cap	胶囊剂

（二）处方的管理

1. 处方书写规范 处方标准由国家卫生行政部门统一规定，处方格式由省级卫生行政部门统一制定，处方由医疗机构按照规定的标准和格式印制，处方书写规范可参见表 2 - 1 - 6 处方审核内容中的规范性审核部分。

2. 处方限量规定 处方开具当日有效。特殊情况下需延长有效期的，由开具处方的医师注明有效期限，但有效期最长不得超过 3 日。普通药品、一般处方不得超过 7 日用量；急诊处方不得超过 3 日用量。治疗慢性病的一般常用药品可用于长期处方，根据患者诊疗需要，长期处方的处方量一般在 4 周内；根据慢性病特点，病情稳定的患者适当延长，最长不超过 12 周。医疗用毒性药品、放射性药品、易制毒药品、麻醉药品、第一类和第二类精神药品、抗微生物药物（治疗结核等慢性细菌、真菌感染性疾病的药物除外），以及对储存条件有特殊要求的药品不得用于长期处方。特殊管理的药品的处方限量具体见表 2 - 1 - 4。

表 2 - 1 - 4 特殊管理的药品的处方限量

药品类别	剂型	门（急）诊一般患者	门（急）诊癌症疼痛和慢性中、重度疼痛患者	住院患者
麻醉药品和第一类精神药品	注射剂	1 次常用量	不超过 3 日常用量	逐日开具，每张处方为 1 日常用量
	其他剂型	不超过 3 日常用量	不超过 7 日常用量	
	控缓释剂型	不超过 7 日常用量	不超过 15 日常用量	
第二类精神药品	不得超过 7 日常用量；对于慢性病或某些特殊情况的患者，处方用量可以适当延长，医师应当注明理由			
医疗用毒性药品	不得超过 2 日极量（A 型肉毒素不得超过 2 日用量）			
哌醋甲酯	治疗儿童多动症时，每张处方不得超过 15 日常用量			
盐酸二氢埃托啡	1 次常用量，仅限于二级以上医院内使用			
盐酸哌替啶	1 次常用量，仅限于医疗机构内使用			

3. 处方保存期限　处方由调剂处方药品的医疗机构妥善保存（具体保存期限见表 2 – 1 – 5）。处方保存期满后，经医疗机构主要负责人批准、登记备案，方可销毁。

表 2 – 1 – 5　处方保存期限

处方类型	保存年限
普通处方、急诊处方、儿科处方	1 年
第二类精神药品处方、医疗用毒性药品处方	2 年
麻醉药品处方、第一类精神药品处方	3 年

（三）审核

处方审核是指药学专业技术人员运用专业知识与实践技能，根据相关法律法规、规章制度与技术规范等，对医师在诊疗活动中为患者开具的处方，进行合法性、规范性和适宜性审核，并作出是否同意调配发药决定的药学技术服务。审核的处方包括纸质处方、电子处方和医疗机构病区用药医嘱单。所有处方均应当经审核通过后方可进入划价收费和调配环节，未经审核通过的处方不得收费和调配。

1. 处方审核人员资质　药师是处方审核工作的第一责任人。从事处方审核的药学专业技术人员应当满足以下条件：取得药师及以上药学专业技术职务任职资格；具有 3 年及以上门急诊或病区处方调剂工作经验，接受过处方审核相应岗位的专业知识培训并考核合格。

2. 处方审核依据　处方审核可参考国家药品管理相关法律法规和规范性文件、药品临床应用指导原则、临床诊疗指南和药品说明书等。医疗机构可以结合实际，由药事管理与药物治疗学委员会充分考虑患者用药安全性、有效性、经济性、依从性等综合因素，参考专业学（协）会及临床专家认可的临床规范、指南等，制订适合本医疗机构的临床用药规范、指南，为处方审核提供依据。

3. 处方审核内容　包括合法性、规范性、适宜性审核（表 2 – 1 – 6）。其中适宜性审核是处方审核的难点，具体如下。

表 2 – 1 – 6　处方审核内容

类别	处方审核具体内容
合法性审核	1. 处方开具人是否根据《执业医师法》取得医师资格，并执业注册 2. 处方开具时，处方医师是否根据《处方管理办法》在执业地点取得处方权 3. 麻醉药品、第一类精神药品、医疗用毒性药品、放射性药品、抗菌药物等药品处方，是否由具有相应处方权的医师开具
规范性审核	1. 处方是否符合规定的标准和格式，处方医师签名或加盖的专用签章有无备案，电子处方是否有处方医师的电子签名 2. 处方前记、正文和后记是否符合《处方管理办法》等有关规定，文字是否正确、清晰、完整 3. 条目是否规范 （1）年龄应当为实足年龄，新生儿、婴幼儿应当写日、月龄，必要时要注明体重 （2）中药饮片、中药注射剂要单独开具处方 （3）开具西药、中成药处方，每一种药品应当另起一行，每张处方不得超过 5 种药品 （4）药品名称应当使用经药品监督管理部门批准并公布的药品通用名称、新活性化合物的专利药品名称和复方制剂药品名称，或使用由原卫生部公布的药品习惯名称；医院制剂应当使用药品监督管理部门正式批准的名称 （5）药品剂量、规格、用法、用量准确清楚，符合《处方管理办法》规定，不得使用"遵医嘱""自用"等含糊不清字句 （6）普通药品处方量及处方效期符合《处方管理办法》的规定，抗菌药物、麻醉药品、精神药品、医疗用毒性药品、放射药品、易制毒化学品等的使用符合相关管理规定 （7）中药饮片、中成药的处方书写应当符合《中药处方格式及书写规范》

类别	处方审核具体内容
适宜性审核	1. 西药及中成药处方，应当审核以下项目 （1）处方用药与诊断是否相符 （2）规定必须做皮试的药品，是否注明过敏试验及结果的判定 （3）处方剂量、用法是否正确，单次处方总量是否符合规定 （4）选用剂型与给药途径是否适宜 （5）是否有重复给药和相互作用情况，包括西药、中成药、中成药与西药、中成药与中药饮片之间是否存在重复给药和临床意义的相互作用 （6）是否存在配伍禁忌 （7）是否有用药禁忌：儿童、老年人、孕妇及哺乳期妇女、脏器功能不全患者用药是否有禁忌使用的药物，患者用药是否有食物及药物过敏史禁忌证、诊断禁忌证、疾病史禁忌证与性别禁忌证 （8）溶媒的选择、用法用量是否适宜，静脉输注的药品给药速度是否适宜 （9）是否存在其他用药不适宜情况 2. 中药饮片处方，应当审核以下项目 （1）中药饮片处方用药与中医诊断（病名和证型）是否相符 （2）饮片的名称、炮制品选用是否正确，煎法、用法、脚注等是否完整、准确 （3）毒麻贵细饮片是否按规定开方 （4）特殊人群如儿童、老年人、孕妇及哺乳期妇女、脏器功能不全患者用药是否有禁忌使用的药物 （5）是否存在其他用药不适宜情况

（1）处方用药与诊断是否相符 处方用药须与临床诊断密切相符，医师开具处方需在诊断栏中明确记录对患者的诊断，药师应审查处方用药和临床诊断相符性，加强合理用药监控。

处方用药与临床诊断不相符的典型情况如下。①非适应证用药：流感的病原体主要是流感病毒A、B、C型及变异型等（也称甲、乙、丙型及变异型），并非细菌；咳嗽的病因，可能由于寒冷刺激、花粉过敏、空气污染和气道阻塞所致，属非细菌感染。因此，单纯的流感或咳嗽用抗菌药治疗属于非适应证用药。②超适应证用药：如二甲双胍属于降血糖药，用于非糖尿病患者的减肥属于超适应证用药。③撒网式用药：如凭经验或不做药敏试验，用广谱抗菌药。④盲目联合用药：如一药多名重复用药，联合应用毒性较大药物。⑤过度治疗用药：如无治疗指征盲目补钙，滥用抗菌药、白蛋白、肿瘤辅助药等。⑥有禁忌证用药：如消化性溃疡患者使用非甾体抗炎药；伴有严重高血压或高血压危象的患者使用含盐酸伪麻黄碱的复方制剂。

（2）规定必须做皮试的药品，是否注明过敏试验及结果的判定 皮试即皮肤过敏试验，如果药品进入体内后形成了抗原引起机体发生变态反应，这些药物使用前必须进行皮试。常见的必须进行皮试的药物有青霉素类、部分头孢菌素类、含碘制剂、细胞色素C、普鲁卡因、门冬酰胺酶、抗毒素及免疫血清等。必须进行皮试的药物在其药品说明书上均有规定。因此，如果处方中开具了药品说明书明文规定在使用前须做皮试的药品，医师应在开具处方的同时进行皮试医嘱和皮试用药，药师根据处方的皮试结果进行处方审核、调剂，如青霉素类的口服药皮试结果阳性者不得使用，由医师改换其他药品，结果阴性者方可使用该药。药品说明书上未明确规定的，如某些头孢菌素类药品，则需临床根据患者是否为过敏体质、既往药物过敏史、患者的患病严重程度等综合考虑是否进行皮肤过敏试验。

（3）处方剂量、用法是否正确 药师在审查处方时应注意核对剂量及剂量单位，如老年人和儿童的组织器官及其功能与成人不同，使用药品的剂量要进行适当调整，其用药剂量按标准计算。老年人用药剂量，应比成年人有所减少，60～80岁老人用药剂量可为成人剂量的3/4；80岁以上的老人用药剂量可为成人的1/2。儿童用药剂量，应按药品说明书推荐的儿童剂量（每千克或每平方米用量）按儿童体重或体表面积计算。肝肾功能不全的患者，也应根据其损害程度酌情减少剂量。对于感染性、容易复发的疾病，要足量治疗，以免细菌产生耐药性或疾病复发。

药物用法不当，患者可能引起一些不良反应，如静脉给药速度太快、口服用药间隔时间太短等。为了使药物在体内更好地发挥作用，同时减少药物对胃肠道的刺激，在服用药物时应根据药物的性质和作用，注意服药时间和次数，合理安排在饭前、饭中、饭后服用。喹诺酮类、氨基糖苷类药物具有浓度依赖性杀菌和延长持续效应的特点，其浓度越高，杀菌范围也相应增加，每日一次给药能降低其对肾脏和听觉神经的毒性，并能增加疗效；大环内酯类和克林霉素类则相反。

（4）选用剂型与给药途径是否适宜　根据临床治疗需要选择给药途径，选择的原则是能服药不肌内注射，能肌内注射不输液；重症、急救治疗时，要求药物迅速起效，适宜选择静脉注射、静脉滴注、肌内注射、吸入及舌下给药方式；轻症、慢性疾病治疗时，因用药持久，适宜选用口服给药途径；皮肤疾病适宜选择外用溶液剂、酊剂、软膏剂、涂膜剂等剂型；腔道疾病治疗时宜选用局部用栓剂等。

（5）是否有重复给药情况　重复用药是指一种化学单体的药物，同时或序贯使用，导致作用和剂量重复，发生药物不良反应。造成的原因主要是一药多名，不同厂家、不同剂型的产品有很多商品名，因此造成了同一药品会有不同名称的现象，最常见的是阿司匹林、扑热息痛等药的复方制剂。有些中成药中含有化学药成分（表2-1-7），伴随中药、化学药及复方制剂的联合应用，可能出现累加用药、重叠用药、过量用药等现象。例如含有对乙酰氨基酚的复方制剂酚麻美敏片、酚氨咖敏片、复方氨酚烷胺片（或胶囊）、复方氯唑沙宗片等。中成药消渴丸中含格列本脲，若与降糖药合用，可能导致低血糖的发生。所以在联合用药时，一定要先了解成分，避免重复使用，造成严重的不良反应及功能和器官损害等。

表2-1-7　常用含有化学药成分的中成药

中成药名	所含西药成分
强力感冒片（强效片）、抗感灵片、临江风药、复方小儿退热栓	对乙酰氨基酚
贯黄感冒颗粒、鼻舒适片、鼻炎康片、康乐鼻炎片、苍鹅鼻炎片、咳特灵片（胶囊）	马来酸氯苯那敏
新复方大青叶片	对乙酰氨基酚、维生素C、咖啡因、异戊巴比妥
速感康胶囊、维C银翘片	对乙酰氨基酚、马来酸氯苯那敏、维生素C
舒咳枇杷糖浆、小儿止咳糖浆	氯化铵
咳喘膏、化痰平喘片	盐酸异丙嗪
安嗽糖浆、苏菲咳糖浆、舒肺糖浆、散痰宁糖浆、天一止咳糖浆	盐酸麻黄碱、氯化铵
新癀片	吲哚美辛
降压避风片、脉君安片	氢氯噻嗪
珍菊降压片	盐酸可乐定、氢氯噻嗪
消渴丸、消糖灵胶囊	格列本脲
心血宝胶囊、健脾生血颗粒、维血康糖浆	硫酸亚铁
更年灵胶囊	谷维素、维生素B_6、维生素B_1
复方酸枣仁胶囊	左旋延胡索乙素
龙牡壮骨颗粒	维生素D_2、葡萄糖酸钙
麝香活血化瘀膏	苯海拉明、普鲁卡因
障翳散	小檗碱、维生素B_2

（6）是否存在配伍禁忌 药物的配伍禁忌包括体外的配伍禁忌和体内的不良相互作用。①体外的配伍禁忌：主要指因物理化学变化导致的药效下降，如青霉素与苯妥英钠、戊巴比妥钠、维生素K、维生素C、异丙嗪等药物配伍可出现浑浊、沉淀、变色、活性降低；阿米卡星与β内酰胺类抗生素混合时可导致相互失效，联用时必须分瓶分管滴注。②体内的不良相互作用：主要指药理上的变化影响治疗效果，如头孢克洛与复方甘草口服液同服会发生双硫仑反应，左氧氟沙星与铝碳酸镁同服，金属离子镁、铝会减少左氧氟沙星的吸收，降低左氧氟沙星的药效。体内不良相互作用除了影响药物吸收过程外，还可能影响药物的分布、代谢和排泄过程。因此，药师应根据药物的化学结构、性状、作用机制及药物使用的注意事项分析联合使用的药物之间是否存在配伍禁忌，凡审查出有药物相互作用和配伍禁忌的处方，应按有关规定处理。

（7）是否有用药禁忌 用药禁忌主要包括特殊人群用药禁忌和疾病禁忌两个方面。例如低血压或有症状的心动过缓患者禁用美托洛尔，18岁以下患者禁用左氧氟沙星，硝苯地平禁用于心源性休克患者和妊娠期、哺乳期妇女等。

4. 处方审核流程 药师接收待审核处方，对处方进行合法性、规范性、适宜性审核；若经审核判定为合理处方，药师在纸质处方上手写签名（或加盖专用印章）、在电子处方上进行电子签名，处方经药师签名后进入收费和调配环节；若经审核判定为不合理处方，由药师负责联系处方医师，请其确认或重新开具处方，并再次进入处方审核流程。

药师发现不合理用药，处方医师不同意修改时，药师应当作好记录并纳入处方点评；药师发现严重不合理用药或者用药错误时，应当拒绝调配，及时告知处方医师并记录，按照有关规定报告。

📖 **思辨课堂**

您觉得小王的做法对吗？

药师小王在进行审方时发现医师给一名糖尿病性视网膜病变患者开具了药品雷珠单抗注射液，该药品说明书中的适应证为用于治疗湿性年龄相关性黄斑病变。该药师迅速联系开方医师，医师告知美国FDA已批准雷珠单抗用于治疗糖尿病性视网膜病变，且已经向患者说明情况，患者表示同意用药，同时医院相关部门也已审批。与医师沟通后，小王对该处方进行了调配，您觉得小王的做法对吗？

答案解析

三、案例引学

（一）案例描述

患者，女，75岁，临床诊断为腰椎间盘突出症。医师开具下列处方：

Rp：氨酚羟考酮片 5mg/325mg×10片

　　　Sig. 1片 qid po

　　　复方氯唑沙宗分散片 125mg/150mg×24片

　　　Sig. 1片 qid po

请对该处方进行适宜性审核并阐明依据。

（二）案例解析

该处方用药不适宜，属于重复给药。氨酚羟考酮片为复方制剂，每片含对乙酰氨基酚325mg和羟考酮5mg；而复方氯唑沙宗分散片每片含对乙酰氨基酚150mg和氯唑沙宗125mg；这两个药中都含有对乙酰氨基酚，重复给药。另外，该患者为75岁老人，老年人常规剂量不宜超过成人剂量的3/4，因此，本案例所使用的对乙酰氨基酚剂量偏大，大剂量使用对乙酰氨基酚易致肝功能损害。药师应及时联系处方医师，请其重新开具处方，随后再次进入处方审核流程。

四、技能训练

（一）实训目的

1. 学会处方审核的要点，能按流程进行处方审核。

2. 学会查询用药依据，提高获取药学信息的能力。

3. 养成严谨细致的工作态度和关爱生命的人文情怀。

（二）实训准备

模拟训练处方、能联网的电脑或智能手机、模拟训练所用药品的说明书、专业书籍等文献检索工具。

（三）实训内容

学生分成四组，组内角色扮演，分别扮演药师、处方医师，小组根据所学知识或查阅资料，经过讨论对以下处方进行审核，得出结论并给出依据。如处方审核发现不合理用药的，与处方医师联系，按流程进行处理。

处方一

患者，男，68岁。临床诊断：冠状动脉性心脏病。

Rp：丹参酮II_A磺酸钠注射液 10mg×1 支

  Sig. 40mg qd iv. gtt.

 氯化钠注射液 0.9% ×100ml

  Sig. 100ml qd iv. gtt.

 胰岛素注射液 400u×1 支

  Sig. 4u qd iv. gtt.

处方二

患者，女，77岁。临床诊断：肺部感染。

Rp：阿莫西林克拉维酸钾胶囊（4∶1）156.25mg×18 粒

  Sig. 2 粒 tid po

 盐酸溴己新片 8mg×100 片

  Sig. 2 片 tid po

处方三

患者，女，65岁。临床诊断：脑梗死。

Rp：硫酸氢氯吡格雷片 25mg×40 片

  Sig. 75mg qd po

 奥美拉唑肠溶胶囊 20mg×7 粒

  Sig. 10mg bid po

处方四

患者，男，5 个月（6kg）。临床诊断：急性细菌性中耳炎。

Rp：阿莫西林颗粒 0.125g×12 包

　　　　Sig.　0.125g　tid　po

　　头孢羟氨苄颗粒 0.125g×12 袋

　　　　Sig.　0.06g　bid　po

　　奥硝唑片 0.25g×8 片

　　　　Sig.　0.06g　bid　po

（四）实训评价

项目		分值	要求	得分
职业礼仪（20 分）	仪态仪容	10 分	1. 服饰整洁（药师着工作服） 2. 仪表端庄、举止得体	
	沟通礼仪	10 分	1. 吐字清晰、声音适度 2. 与医师沟通亲切礼貌、态度不卑不亢、术语准确专业	
专业能力（70 分）	处方审核流程	30 分	1. 对处方进行合法、合规、适宜性审核 2. 审核通过后进行计费和调配；不通过则与医师沟通，修改处方后再次进行处方审核直至通过；处方出现严重错误且医师不修改处方时，则拒绝调配并报告 3. 处方审核应当有记录，记录可追溯	
	药品信息查询	15 分	会使用常用检索工具如"用药助手""临床指南"或书籍《中国国家处方集》进行用药知识查询	
	审核结果	10 分	审核结果正确，论据充分	
	与医师沟通	15 分	通过专业知识与处方医师有效沟通，能坚持原则	
团队协作（10 分）		10 分	1. 小组协作、分工明确 2. 求同存异、达成共识	
总计				

（五）实训思考

1. 处方审核中易忽略哪些问题？

2. 当药师发现不合理用药，处方医师不同意修改，而患者又着急拿药时，应如何处理这种局面？

五、学习评价

（一）单项选择题

1. 处方中"每晚"的缩写词是（　　　）

A. qh　　　　　　　　　　B. qn　　　　　　　　　　C. qm

D. q6h　　　　　　　　　E. q2d

2. 下列不符合处方书写规则的是（　　　）

A. 西药和中成药可在同一张处方上开具

B. 字迹清楚，不得涂改

C. 新生儿、婴幼儿年龄应写日、月龄

D. 中成药和中药饮片可在同一张处方上开具

E. 对饮片产地有特殊要求的，应在药品名称之前写明

3. 关于医疗机构处方审核内容的说法，错误的是（　　　）

A. 开具处方的医师是否在执业地点取得处方权属于处方合法性审核要求

B. 选用剂型和给药途径是否适宜属于处方适宜性审核要求

C. 开具西药、中成药处方每一种药品应当在处方上另起一行，每张处方不得超过 3 种药品属于处方规范性审核要求

D. 抗菌药物、麻醉药品、精神药品、易制毒化学品等使用是否符合相关管理规定属于处方规范性审核要求

E. 电子处方是否有处方医师的电子签名属于规范性审核

4. 关于处方的描述，错误的是（　　　）

A. 处方一般不得超过 7 日用量

B. 急诊处方一般不得超过 3 日用量

C. 急诊处方保存期限为 2 年

D. 第一类精神药品处方保存期限为 3 年

E. 医疗机构普通处方的印刷用纸为白色

5. 处方开具后的有效期是（　　　）

A. 当日　　　　　　　　B. 2 日　　　　　　　　C. 3 日

D. 5 日　　　　　　　　E. 7 日

（二）多项选择题

1. 处方后记必须签名或盖章的人员是（　　　）

A. 配方人　　　　　　　B. 开方医师　　　　　　C. 核对人

D. 发药人　　　　　　　E. 审方药师

2. 处方的适宜性审核包括（　　　）

A. 审核药物的剂量、用法

B. 审核药物的剂型和给药途径

C. 审核处方用药与临床诊断的相符性

D. 审核处方是否有重复给药现象

E. 审核处方中对规定必须做皮试的药物，处方医师是否注明过敏试验及结果的判定

3. 关于处方审核人员的说法，正确的是（　　　）

A. 药师是处方审核工作的第一责任人

B. 取得药士及以上药学专业技术职务任职资格

C. 取得中级以上药学专业技术职务任职资格

D. 具有 3 年及以上门急诊或病区处方调剂工作经验

E. 接受过处方审核相应岗位的专业知识培训并考核合格

（三）案例分析题

处方

患者，男，79 岁。临床诊断：上呼吸道疾病，支气管炎。

Rp：头孢克洛缓释胶囊 187.5mg×12 粒

　　　　Sig.　2 粒　bid　po

　　复方甘草口服溶液 100ml×1 瓶

Sig.　10ml　tid　po

羧甲司坦片 250mg×50 片

Sig.　2 片　tid　po

请根据所学知识，审核该处方。

（杨怡君）

子项目2　处方调配

PPT　　　微课1　　　微课2

一、学习目标

知识目标：

1. 掌握医疗机构门（急）诊药房调配。

2. 熟悉医疗机构住院药房调配。

3. 了解医疗机构处方外流和社会药房处方调配。

技能目标：

1. 能对临床上各种类型的处方进行正确的调配。

2. 能对患者进行正确的用药交代和用药指导。

素质目标：

1. 通过对处方调配流程的系统学习，培养学生严谨规范的工作态度和协作共进的团队精神。

2. 通过小组协作完成处方调配的模拟实训，培养学生安全至上的用药理念和关爱生命的人文情怀。

二、基本知识

（一）医疗机构药房处方调配

处方调配俗称配药、配方、发药，又称处方调剂，是医疗机构药学部门的重要工作。处方调配是指从接受处方至给患者（或护士）发药，并交代或答复询问的全过程，是药师、医师、护士、患者（或其家属）等协同的活动。

医疗机构处方调配的人员必须是依法经资格认定的药师或者其他药学技术人员，非药学技术人员不得直接从事处方调配工作。具有药师以上专业技术职务任职资格的人员负责处方审核、评估、核对、发药以及安全用药指导；药士从事处方调配工作。药师应当凭医师处方调剂处方药品，非经医师处方不得调剂。

医院调剂室分为门（急）诊药房和住院药房。门（急）诊处方调配实行大窗口或柜台式发药，住院药房实行单剂量配发药品。

1. 门（急）诊药房调剂　门（急）诊调剂室实行双人核对的工作模式，每张处方由一名调配人员和一名发药人员共同完成，与处方有关的任何责任由两人共同承担。调配应严格按次序逐一收取患者处方，遵循"收一张、配一张、发一张"的原则，其具体流程包括：开具处方－收方－审核处方－划价收费－调配处方－核对处方－发药－用药指导。由药学人员完成的主要技术环节包括以下内容。

（1）收方　接收由医师开具的处方。

（2）审核处方　药师应对处方进行合法性、规范性、适宜性审核。重点审查药品名称、用药剂量、用药方法、药物配伍变化和合理用药等。

📱 **创新课堂**

处方前置审核

目前国内的医疗机构推行采用"处方前置审核系统"来加强处方审核工作的管理水平。处方前置审核系统是将"用药合理性实时审核功能"嵌入医疗机构信息系统的医生工作站与药师工作站中。在医生开具处方之前，基于"临床合理用药专业知识库"与"用药合理性审核引擎"，进行实时、快速的事前审核，并依据审核问题设置的严重程度，给予医生及审方药师信息警示。药师对审核出的问题处方进行干预，与医生实时在线沟通，在未协商出结果前，不能打印处方，做到对问题处方进行"第一时间干预"，从源头上减少不合理用药行为，更好地履行药师守护健康、做好用药守门人的职责。

（3）调配处方　根据审查后的正确处方调配药品，并注意以下几点。①药品分装：临时分装药品应有符合洁净度要求的药品分装设备，分装时做好记录和核对工作，保证分装和原包装的一致，分装袋上应有完整的信息，包括药品名称、规格、数量、分装日期、有效期等。②注射通知单书写：如果处方药品为注射剂，注射通知单上应书写患者姓名、药品名称、规格、剂量、每日注射次数、注射方法等项目，注射前需做皮肤过敏试验的药物，必须在注射通知单上注明是否需要皮试。③特殊药品的调配：调配麻醉药品、精神药品处方时，门诊药房应当固定发药窗口，有明显标识并有专人负责药品调配，同时加强核对，配方和核对人员均应签名；患者使用麻醉药品、第一类精神药品注射剂或贴剂的，再次调配时，应将患者原批号空安瓿或者用过的废贴交回并记录。

（4）核对处方　核对处方与调配的药品、规格、剂量、用法、用量是否一致，逐个检查药品的外观质量是否合格，有效期等均应正确无误，并由检查人员签字。

（5）发药与用药指导　发药时应呼唤患者全名，向患者交付药品时，按照药品说明书或者处方用法，进行发药交代与用药指导，包括每种药品的用法、用量、注意事项等，并答复询问。

药师调配处方时必须做到"四查十对"：查处方、对科别、对姓名、对年龄；查药品、对药名、对剂型、对规格、对数量；查配伍禁忌、对药品性状、对用法用量；查用药合理性、对临床诊断。

📱 **创新课堂**

自动发药系统

自动发药系统通过与医院信息系统对接，当患者缴费后，调配药师通过自动化发药系统按照患者处方缴费的先后顺序依次进行智能药筐的绑定，打印药品标签，同时自动发药机开始调配机器内的药品种类，再通过出药口传送至调配台。调配药师只需通过打印出的处方标签，手工调配所缺的非直发药品即可完成调配。最后经药师核对后上传显示屏，患者凭门诊病历或诊疗通知单到相应的取药窗口取药，从而完成整个发药流程。

自动发药系统在提高处方调剂效率、降低发药差错、减少患者取药等待时间、降低药师工作强度、提升药事服务品质等方面取得了很好效果。

2. 住院药房调剂　住院药房又名住院调剂室、中心药房等，主要承担病区药品的供应与管理，是医院药剂科的重要组成部分。住院药房与门诊药房相比具有以下特点：服务的主要对象是病区护士及住院患者，即住院药房具有相对固定的服务对象；药品调配工作种类繁多，主要有住院患者口服药单剂量调配、注射剂汇总调配、特殊管理药品调配、出院带药的配发及病区退借还药工作等。其供药的方式有多种，主要有中心摆药、病区小药柜制、凭处方领药3种。

（1）中心摆药　具体包括口服固体药的摆药和注射剂的摆药。口服固体药实行单剂量调剂，注射剂按照日剂量配发。①口服固体药调剂：单剂量调剂是指把患者每日所需的每种药品，按每次剂量单独发给患者，这样既方便了患者准确服药，增加患者服药的依从性，又减少了药品的浪费。其流程是：医师开具医嘱，护士执行医嘱并及时传至药房，药师确认医嘱后打印摆药单（包括科室、姓名、床号、给药时间、药名、规格、剂量、用法），由药学人员摆药（摆药时应做好核对），护士根据摆药清单核对摆药的正确性，核对无误后发给患者服用。②注射剂调剂：注射剂（包括小针剂、大输液）按科室统计的总数摆药，其中建有静配中心的医院对静脉输液实行静脉用药集中调配。其流程是：住院病区通过电脑系统传送医嘱单，药师审核医嘱（包括药品名称、规格、溶媒种类、给药频次、药物配伍禁忌及相互作用等）无误后，由药学人员根据各病区的医嘱汇总单按科室总量依次调配小针剂和大输液。

（2）病区小药柜制　临床科室护理单元设立小药柜，病房小药柜配备少量常用药品和急救药品，药品基数由临床科室根据医疗需要由科室负责人、医务部、护理部协商后提出清单，由药剂科确定。

小药柜药品由护士长委派专人负责药品基数的请领、消耗药品的补充和药品的储存养护工作。临床科室使用备用基数药品后，护士凭处方到住院部调剂室领药，住院部调剂室专人负责凭处方和医嘱发药。住院调剂室药师定期或不定期到临床科室，检查备用基数药品的管理及使用情况，重点检查基数药品的账物相符情况、外观性状、效期合理使用情况等。病房小药柜的药品按批号顺序以近期先发的原则使用，在药品失效期六个月前到住院药房调换远效期药品。在有效期内如发现拆零药品有变质现象应进行报损处理。

（3）凭处方领药　出院患者携处方到住院结账处录入处方并结账，再凭处方到病区药房取药。药师根据患者的处方和计算机显示的住院结帐处录入的处方，审查合格后方可调配、发药。凭处方领药仅适用于患者出院带药、麻醉药品、精神药品及贵重药品的用药。

根据药品管理法的要求，药品一经发出，无特殊情况不得退回。但在住院病区实际工作中，常有各种原因需要退药，如患者药物过敏、病情变化调整医嘱、电脑录入错误、患者费用问题等，本着以患者利益为中心的服务理念，接受病区退药请求时，要求严控退回药品的质量，所退药品外包装必须完好无损，经药房内的药师进行批号核对，确认为本药房发出药品，且药品无特殊贮藏要求，方可执行退药调剂。

3. 医疗机构处方外流　处方外流是指医院开具处方后，处方流转到医院外，患者可以在医院外根据处方购买药品。除麻醉药品、精神药品、医疗用毒性药品和儿科处方外，门诊患者可以自主选择在医疗机构或零售药店购药，医疗机构不得限制门诊患者凭处方到零售药店购药。

（二）社会药房处方调配

随着"大病进医院，小病上药店"的自我诊疗观念的普及，患者到社会零售药店寻求用药指导的需求越来越高，许多消费者进入药店后往往希望执业药师给自己"看看病""开点药"，对于消费者而言，门店的每一位员工都是专业人员，每一位营业员提供的咨询或服务也应该是专业的，经营人员对药品的药理作用、配伍禁忌的了解和掌握直接影响到顾客的用药安全有效，因此社会药房药品的调配在药学服务中占据非常重要的位置。

1. 社会药房调配人员　为提供高质量的药学服务，社会药房从业人员的思想道德和文化水平必须符合GSP的要求，在此基础上按功能将主要从业人员划分为四个等级，即店员、助理药师、药师、执业药师。社会药房从业人员必须每年参加继续教育和培训，执业药师每年需要完成相应的继续教育学分，方可在社会药房继续执业。

（1）店员　药房根据实际情况可将店员分为初、中、高三级或初、高两级。店员须具备高中以上学历，必须取得国家相关部门的上岗资格证书。其职责是能完成一般的销售任务和日常业务，并在更高级别的药学技术人员的指导下，为患者或消费者提供有关的药学服务。

（2）助理药师　助理药师是指通过国家有关部门考试并取得助理药师专业技术职称证书的药学技术人员。助理药师的职责是在与患者或消费者有效沟通的基础上，能够了解患者或消费者的用药需求，准确提供非处方药；在执业药师指导下进行处方药的验方和销售工作，并做好处方、药物过敏反应、药物不良反应的记录工作。

（3）药师　药师须是通过国家有关部门考试并取得药师专业技术职称证书的药学技术人员。药师的职责除包括助理药师职责外，还应该能够制定和审核售药标签、药历和药品促销资料，独立审查和调配处方，参加或指导助理药师做好患者的随访和信息反馈分析工作，协助执业药师做好各项药房管理工作。

（4）执业药师　执业药师是经全国统一考试合格、取得《执业药师资格证书》并经注册登记、在社会药房执业的药学技术人员。执业药师负责处方的审核及监督调配，提供用药咨询与信息，指导合理用药，开展治疗药物的监测及药品疗效的评价等临床药学工作；在执业范围内负责对药品质量进行监督和管理，参与制定、实施药品全面质量管理，对本单位违反有关规定的行为进行处理。

2. 社会药房药品调配

（1）外配处方调配　社会药房外配处方调配流程为：审方、计价、调配、复核、发药和用药指导。社会药房在提供外配处方药购买服务时，接收的应是由定点医疗机构执业医师或助理执业医师开具并签名的外配处方，处方经在岗药师审核并在处方上签字后，依据处方正确调配、销售；外配处方不准擅自更改，擅自更改的外配处方不准调配、销售；有配伍禁忌或超剂量的外配处方应当拒绝调配、销售，必要时，经处方医师更正或重新签字后，方可调配、销售；外配处方应保存2年以上备查。

（2）非处方药调配　非处方药可以由参保人员直接在定点零售药店根据病情进行选购调配。①非处方药调配应当遵守基本医疗保险用药管理有关规定，严格掌握配药量；对有限制使用范围的非处方药，应按基本医疗保险限制使用范围的有关规定调配、销售。②参保人员选购非处方药时，药师应提供用药指导或提出寻求医师治疗的建议。在调配非处方药前，应在参保人员就医病历本上作详细配药记录，记录内容有购药日期、药品名称、规格、数量及金额，并加盖包括药店名称、药师姓名的专用章，同时还应提醒参保人员使用非处方药的注意事项，仔细阅读药品说明书后按说明书使用。

📱 **关爱课堂** ··

慢病的健康教育

社会药房在对消费者开展有效的慢病健康教育中占有举足轻重的地位。药师需要帮助慢病患者在疾病监测、饮食、运动、药物等方面正视和重视自己的病情，通过正确的慢病健康教育，提高自身对疾病的认知及防护。可通过举办慢病患者健康教育讲座、建立慢病健康服务中心、定时开展慢病健康活动及社区活动等方式提升门店慢病管理服务水平，增强药学服务能力，为实现健康中国目标发挥药师的作用。

三、案例引学

（一）案例描述

某日，随父母从外地来上海的某患儿因为呕吐前往某医院就医。值班医生本应为患儿使用抗病毒的静脉注射药物阿糖腺苷，却开成了抗肿瘤药阿糖胞苷注射液。药师收到处方后曾与医生联系确认，但医生未予更正；护士也未发现这一错误。当日患儿输入阿糖胞苷注射液200ml，次日，才由一名护士发现了这一错误。请分析案例中该药师违反了处方调配的哪些规定？

（二）案例解析

本案例中药师虽然发现了处方问题，但在医生未予更正的情况下，仍配发了错误的药品。违反了处方调配的相关规定：药师发现严重不合理用药或者用药错误时，应当拒绝调配。作为药师，当发现不合理用药，处方医师不同意修改时，应拒绝调配，按照有关规定报告。

四、技能训练

（一）实训目的

1. 学会处方调剂的流程，能正确调配处方。

2. 学会"四查十对"，能进行科学的用药交代和用药指导。

3. 养成严谨细致的工作态度和关爱生命的人文情怀。

（二）实训准备

模拟处方、相关药品、标签、药筐、包装袋等。

（三）实训内容

学生分组，分别为审方药师、调配药师、发药药师和患者。每完成一张处方，角色轮换。

1. 随机抽取处方，审核处方后签名确认。

2. 对照处方调配药品，按照"四查十对"原则仔细查看药品，放入药筐，签名确认（如有需分装药品，应将药品装入分装袋，写分装标签）。

3. 核对药品，设计用药交代内容。

4. 对患者发药，并进行用药指导。

（四）实训评价

项目		分值	要求	得分
职业礼仪 （15分）	仪态仪容	5分	1. 服饰整洁（药师着工作服） 2. 仪表端庄、举止得体	
	沟通礼仪	10分	1. 吐字清晰、声音适度 2. 使用正确的语言与患者沟通	

续表

项目		分值	要求	得分
专业能力（65分）	处方审核	20分	1. 对处方进行合法、合规、适宜性审核 2. 审核通过后进行计费和调配；不通过则与医师沟通，修改处方后再次进行处方审核直至通过；处方出现严重错误且医师不修改处方时，则拒绝调配并报告 3. 处方审核应当有记录，记录可追溯	
	处方调配	15分	进行"四查十对"，正确调配听似看似、一品多规药品	
	处方核对	15分	进行"四查十对"，发现调配错误，将药品退回调配人员	
	用药交代与用药指导	15分	1. 交代药品名称与数量、用药剂量、日服次数、常见药品不良反应、贮存条件、有效期及其他注意事项 2. 确认患者（家属）已记住交代内容	
人文关怀（20分）		20分	1. 关心患者，语言及行为上体现人文关怀 2. 与患者沟通亲切礼貌，用语科学简洁易懂	
总计				

（五）实训思考

1. 如何提升处方调配的效率？

2. 用药交代的主要内容有哪些？

五、学习评价

（一）单项选择题

1. 调剂处方必须做到"四查十对"，其中"四查"是指（　　）

A. 查剂量、查用法、查重复用药、查配伍禁忌

B. 查姓名、查药品、查剂量用法、查给药途径

C. 查处方、查药品性状、查给药途径、查用药失误

D. 查处方、查药品、查配伍禁忌、查用药合理性

E. 查给药途径、查重复给药、查用药失误、查药品价格

2. 关于调剂工作步骤正确的是（　　）

A. 收方、调配、审方、核对、发药　　　B. 收方、调配、核对、审方、发药

C. 收方、审方、调配、核对、发药　　　D. 审方、收方、调配、核对、发药

E. 审方、收方、核对、调配、发药

3. 把患者每日所需的每种药品，按每次剂量单独发给患者的调剂模式是（　　）

A. 静脉用药集中调配　　　　　　　　　B. 单剂量摆药

C. 大窗口或柜台式发药　　　　　　　　D. 病区小药柜

E. 24小时自助售药药房

4. 关于调配处方的注意事项，下列描述错误的是（　　）

A. 药品分装时做好记录和核对工作，保证分装和原包装的一致，分装袋上应有完整的信息

B. 注射前需做皮肤过敏试验的药物，必须在注射通知单上注明是否需要皮试

C. 调配麻醉药品、精神药品处方时，门诊药房应当固定发药窗口

D. 无论是门诊还是住院药房，均由药师将药品发给患者服用

参考答案

E. 患者使用麻醉药品注射剂的，再次调配时，应将患者原批号空安瓿交回并记录

5. 不属于药品调配方式的是（　　）

A. 静脉用药集中调配　　　B. 单剂量摆药　　　C. 大窗口或柜台式发药

D. 病区小药柜　　　　　　E. 24 小时自助售药药房

（二）多项选择题

1. 医疗机构不得限制门诊患者凭处方到零售药店购买的药品是（　　）

A. 麻醉药品　　　　　　B. 抗肿瘤药品　　　　　C. 儿科处方的药品

D. 抗生素　　　　　　　E. 用于治疗高血压的药品

2. 社会药房调配人员按功能将主要从业人员划分为（　　）

A. 店员　　　　　　　　B. 助理药师　　　　　　C. 药师

D. 执业药师　　　　　　E. 店长

3. 关于处方调配，说法正确的是（　　）

A. 非药学技术人员不得直接从事处方调配工作

B. 医疗机构可以通过相关信息系统辅助药师开展处方审核工作

C. 注射剂可按科室统计的总数摆药，其中建有静配中心的医院对静脉输液等行静脉用药集中调配

D. 临床科室不允许储存与发放药品

E. 社会药房在提供外配处方药购买服务时，处方必须经在岗药师审核并在处方上签字后，方可调配、销售

（三）案例分析题

患者何某，58 岁，因患有脑梗死等慢性病需长期服用华法林钠片。某日，药店店员在未核实处方的情况下向其出售了药品，何某服用一周后出现不适，就医时才发现，由于店员拿错药，致何某将地高辛片当成华法林钠片服用了一周。涉事店员承认，由于何某买药时比较着急，双方都没有细看，两款药的外观又比较相似，导致拿错了药。最终，何某因大面积脑梗死去世。双方在当地法院的调解下达成一致，药店向何某家属支付各项费用近十万元，何某家属放弃诉讼等权利。

试分析该案例。

（杨怡君）

项目 2　药品陈列与保管

习题

子项目 1　药品陈列

PPT　　微课

一、学习目标

知识目标：

1. 掌握医院调剂室药品的摆放原则、社会药房药品的陈列原则。

2. 熟悉医院调剂室药品的摆放方法、社会药房药品的陈列方法。

3. 了解医院调剂室药品摆放的注意事项、社会药房药品陈列的注意事项。

技能目标：

1. 能根据医院调剂室药品摆放原则进行药品的摆放。

2. 能根据社会药房药品陈列原则进行药品的陈列。

素质目标：

1. 通过医院调剂室药品的摆放和社会药房药品的陈列的系统学习，培养学生严守药律的法规意识和勇于创新的精神。

2. 通过小组合作完成药品的分区分类陈列，培养学生精益求精的工作态度。

二、基本知识

陈列是将适宜的商品有规律地集中展示于商店的合适位置，以满足顾客要求，促进商品销售。药品属于商品，但又不同于一般的商品。药品陈列促进药品销售的同时，必须符合药品管理法的相关要求。药品陈列分为医院药品陈列与社会药房药品陈列，前者以提高调剂工作效率和降低差错事故为前提，习惯上称为药品的摆放；后者的目的则是最大程度地促进销售，提高产品的市场竞争力。

（一）医院调剂室药品的摆放

药品的摆放是医院药房药品调剂工作的重要组成部分，规范、合理的药品摆放对药品的区分和识别提供了有力支撑，不仅有利于减少药师调配药品的差错，同时有利于药品的养护、防止药品串味和保持药房整体环境的整洁。

1. 药品摆放的原则

（1）按药品管理法要求分类分区摆放药品　药品分类原则一般有按剂型分开、按药理作用分类、按内服与外用分开、易串味的药品与一般药品分开等。首先，按剂型将货架分为口服、注射、外用及其他；其次，口服药和注射剂按中西药分开，西药按《新编药物学》的分类原则分开；最后，在不影响流程的情况下按科室用药分类摆放。摆放外用药品处，要有醒目的外用药标识（红底白字），以提醒调配时注意。

（2）根据药品性质保存药品　各种药品在包装上均注明储存方法，应严格按要求存放。储存方法一般有密封储存、低温（2~10℃）储存、低温冷冻（低于−5℃）储存、避光储存及常温储存。按照不同的储存要求，一般将需密封的拆零药品用磨口瓶放在拆零药品专柜，需避光的药物摆放于货架上不见光处，将需要低温和冷冻的药品放在冰箱，然后按调配流程将拆零药品专柜和冰箱放于适当位置。

（3）贵重药品单独保存　从药品价格出发，对贵重药品应实行单独保存。对单价超出限额的药品按贵重药品管理，专柜存放，每周盘点核对，加"贵重药品"提示标签，发药时特别提醒，防止破损造成浪费。

（4）特殊管理药品按要求保存　按照国家公布的《麻醉药品品种目录》《精神药品品种目录》和《医疗用毒性药品目录》，确定医院供应的麻醉药品、第一类精神药品、第二类精神药品及医疗用毒性药品目录，严格按相关规定执行。按药品管理法要求，对麻醉药品、精神药品、毒性药品等特殊管理药品分别专柜加锁保存。

（5）高危药品单独摆放　对一些误用可引起严重反应的高危药品，如氯化钾注射液、高浓度氯化钠注射液等宜单独放置。

（6）易混淆品种分开摆放　对于看似、听似药品及同种药品不同规格等常引起混淆的药品应分开摆放并要有明显标记，以便药师调配时注意。一般易混淆药品在名称、规格、生产厂家、剂型等方面有差异。

📖 创新课堂

看似、听似药品管理

为了保证用药的安全有效，医疗机构制定了《看似、听似药品目录》。其中看似药品又包括名称看似药品与包装看似药品，看似药品的产生主要是由于语言体系内字符相似；此外，药企为了固化品牌形象，有意按特定模式设计了不同产品的包装，导致大量外包装相似的药品产生。听似药品又包括通用名听似药品、商品名听似药品，不同药品通用名听似的主要原因是药品结构性质比较相似，药品商品名听似则多是药品公司出于商业考虑，进行品牌延伸所导致的。如小檗胺与小檗碱，前者为促白细胞增生药，后者为抗菌药；他巴唑与地巴唑，前者为抗甲状腺药，后者为降血压药等。

医疗机构看似、听似药品管理制度的建立，对减少用药差错起了保驾护航作用。

2. 药品的摆放方法

（1）按使用频率和用量大小摆放　将使用频率高的药品摆放在最容易拿取的位置，可降低调剂人员劳动强度，提高工作效率。药物利用数据统计包括药品名称、类别、规格、用法用量、消耗数量和销售金额等，分析这些数据可以了解药物使用的概况，从而为药品科学摆放提供依据。

（2）按药品的剂型分类摆放　医院药品中片剂、注射剂、胶囊剂是品种及数量相对比较多的剂型，应留出足够空间摆放，并且要摆放在容易拿取的位置。

（3）按药理作用分类摆放　具体类别可参照《新编药物学》目录编排方法，如按心血管用药、抗感染用药、呼吸系统用药、消化系统用药等排列。

3. 药品摆放注意事项

（1）定位和定量摆放药品　每一种药品都应有固定的摆放位置，并符合药品分类的要求，且贴上醒目标签，不得随意更改或移位。定位摆放的药品都应规定相对的数量。

（2）加强效期药品的摆放管理　制定有效期药品管理制度，借助信息化手段，合理储存，保证供应，遵循"先进先用、易变先用、按批号发药"的原则，加强有效期药品的摆放管理。

（3）调剂后及时补货　医院药房应设专人定时对药品柜、橱、架内现存药品进行检查，及时将货架内药品摆放整齐，恢复原样，如有药品短缺及时增补。

（二）社会药房药品的陈列

1. 药品陈列原则

（1）符合GSP陈列规定原则　这是一个最基本的要求。依据GSP规定，药品陈列要求按照剂型、用途及储存要求分类陈列，做到"四分开"：药品与非药品分开，处方药与非处方药分开，口服药与外用药分开，中药饮片、易串味药品与其他药品分开。对温度有特殊要求的需要专柜保存，拆零药品集中放于拆零专柜，保留原包装标签；中药饮片装斗前需复核，不得错斗、串斗，斗标应用正名正字。

（2）易见、易取原则　该原则可以有效缩短顾客挑选药品和店员拿取药品的时间，提高效率。药品正面面向顾客，不被其他商品挡住视线；陈列的层板之间、药品之间均要留出合适空间，如空间太小，不方便顾客拿取商品，不利于销售；间距太大又显得太空。货架最上层不能陈列过高、过低和易碎的商品；货架最底层不易看到的药品要倾斜陈列或前进陈列；整箱商品不要上货架，中包装商品上架前必须全部打码上架；对促销的药品或购进的新药，可以陈列在端架、堆头或黄金位置，容易让顾客看到，从而起到良好的陈列效果。

（3）满陈列原则　满陈列，也称量感陈列，就是把商品在货架上陈列得丰满、有量感，让顾客视觉受到冲击，感到商品热销，产品值得信赖。俗话说："货卖堆山"，即货品堆码越多，挑选的余地就越大，越能刺激顾客的购买欲。满陈列是引导顾客购物的无声语言，会令进店的顾客对药店产生良好的印象。满陈列一般选择重点商品来做，通过特殊的货架位展示，如货架位的堆头、端架、收银台等。在药品的销售过程中，要注意"勤清货，勤上货"，避免出现脱销的局面。

（4）先进先出原则　商品都有有效期和保质期，必须保证在有效期和保质期内售完。因为顾客习惯购买货架前面的商品，如果不按先进先出的原则来进行商品的补充陈列，那么陈列在后排的商品就永远卖不出去。所以每次将进货上架药品放在原有药品的后排或把近效期药品放在前排，以便于销售，从而最大限度地减少药店不必要的经济损失。

（5）关联性原则　关联性陈列的商品通常是种类不同但效用方面可互相协同补充的商品。根据联合用药的特点及顾客的购买习惯，尤其是自选区（非处方药区和非药品区），应注重商品之间的关联性陈列，如抗感冒药和清热解毒药、止咳药相邻，抗感冒药与营养保健品相邻，妇科药和儿科药相邻，维生素类药和钙制剂相邻等，这样陈列可使顾客消费时产生连带性，既方便了顾客，也增加了药品销售机会。

（6）同一品牌垂直陈列原则　也称纵向陈列原则，可运用于药店各个类别的药品陈列。与横式陈列相对而言，垂直陈列是指同一品牌的药品，沿垂直方向陈列在不同高度的货架层上。其优点为：一是顾客在挑选药品时视线上下移动较横向移动方便，便于顾客区分、寻找不同品牌的药品；二是货架的不同层次对药品的销售影响很大，垂直陈列可使不同品牌药品平等享受到货架不同的层次，不至于某药品占据好的层次销量很好，而其他药品在比较差的层次销量很差。

（7）主辅结合陈列原则　社会药房的药品根据周转率和毛利率的高低可以划分为四类：第一类为高周转率、高毛利率类，这是主力药品，需要在卖场中很显眼的位置进行量感陈列；第二类是高周转率、低毛利率类；第三类是低周转率、高毛利率类；第四类是低周转率、低毛利率类，这类药品将被淘汰。主辅陈列主要是用高周转率的带动低周转率的药品销售。

（8）季节性陈列原则　季节性陈列是在不同季节把应季的商品或药品陈列在醒目的位置，用来吸引顾客，促进销售。将应季的药品陈列在端架、堆头等醒目的位置，如陈列面、陈列量较大，则能吸引顾客，促进销售。不同季节，只要选对商品，对顾客自会有吸引力。

2. 药品陈列方法

（1）集中陈列　为药店最常采用的方法，也是药店陈列布局的基础。就是把同一类商品集中陈列于一个地方。此方法特别适合销售频率较快的商品，如儿童用药、妇科用药等。一般说来，黄金陈列段主要陈列高毛利率、自营品种，最上层陈列一些推荐商品或有意培养的商品。

（2）大量陈列　在门店中专门设置一空间或将货架腾出一定位置，专门将一个或两个单一商品进行量化陈列，利用大面积、大空间来陈列单一或系列产品，给顾客一种非常强烈的热销感。以下几种情况常被采用：价格促销、季节促销、活动或节庆促销、新品上市促销等。

（3）岛式陈列　系指在药店入口处、中部或底部设置形状特殊的陈列台，在陈列台上陈列商品的方法。岛式陈列的商品一般为特价商品、新产品、促销品等，其高度不能超过顾客的肩部，否则影响视野。

3. 药品陈列中的注意事项

（1）**作用为主、剂型为辅陈列药品** 按照药品的作用用途或剂型以及储存条件将药品分别陈列在不同的柜台（柜组）内，以药品作用用途分类为主，剂型分类为辅。在同一柜台内陈列的药品应按剂型相对集中。除基本陈列位置的药品外，对于一些特色药品，如季节性商品、促销活动商品等，在符合GSP规定的前提下，应尽可能地增加端头或花车的主题陈列，以营造较好的营销氛围。

（2）**提高药品的展示效果** 根据药品的形状、体积、剂型特点采取平放、斜放等方式，以达到最佳的展示效果。如能竖立陈列的药品应尽量采用竖立陈列，能增大陈列视线面积、提升产品的关注度。

（3）**注意陈列的安全性** 一般情况下，上层适合陈列较轻、体积不大的商品，如片剂、胶囊剂、外用软膏等；中层适合较轻、体积稍大的商品，如颗粒剂、口服液、罐装冲剂等；下层适合较重、体积大和易碎的商品，如糖浆剂、大礼盒等。

（4）**注意陈列的规范性** ①特殊管理药品应专柜加锁保管，专人负责，并做好进、销、存等相关记录；危险品不得陈列，如需陈列，只能陈列代用品或空包装。②易混淆药品应隔开（用其他品种分隔）陈列；外用药品中眼、鼻、耳科药品不能混淆在其他外用药中。③拆零药品专柜应有明显的标识，拆零药品瓶盖要随时旋紧，以防受潮变质。④商品标签要对齐，正面朝外，放在商品前面。⑤同一种药品前后陈列在一起，通用名相同而生产厂家不同或同品种而规格不同的药品应相邻陈列。

📱 **关爱课堂** ··

药品陈列中的人文关怀

药品陈列中的人文关怀主要体现在方便患者拿取药品、让患者或家属产生愉悦感和信任等。

为便于患者选购药品时"看得见、易拿取"，药店的灯光、货架、药品类别、价目标签到药品宣传画和宣传小册子等各个方面设计合理，药店内光线充足，货架安全、新颖和多样化；药品宣传画和宣传册子以及价目标签放在适当位置，从而使患者或家属能轻而易举地看到、取到要购买的药品。另外，药店提供美观舒适环境，店内摆放健康宣教资料或者专设休息空间，让患者或家属产生愉悦感，吸引患者或家属驻足。药品陈列中的细节设计虽小，却很好地体现了以患者为中心的药学服务理念。

··

三、案例引学

（一）案例描述

小李大学毕业后到某连锁药店工作。正值酷暑，药店购药者较少，小李提议腾出最显著位置进行堆头陈列，陈列防暑祛暑类、清热解毒类药品，而在紧邻的地方，陈列维生素类和补钙制剂。另外，他还提出在门店内靠近入口处，摆上桌椅，并泡一壶枸杞菊花茶，为每个进店的顾客免费提供茶歇。请问，小李的提议遵循了药品陈列的哪些基本原则？他提供茶歇的提议体现了什么？

（二）案例解析

小李建议把防暑祛暑类、清热解毒类药品放在最显著位置，是遵循了季节性陈列原则，把应季的药品陈列在醒目位置，可以吸引顾客，促进销售；把维生素类和补钙制剂放在附近，是遵循了关联性陈列原则，使种类不同但效用方面可互相协同补充的商品形成销售的连带性；另外，他提供茶歇的提议，体现了人文关怀，让顾客产生宾至如归的感觉。

四、技能训练

(一) 实训目的

1. 学会应用陈列的分区分类原则进行药品陈列。
2. 能按照药品的作用用途进行正确陈列。
3. 培养学生严谨规范的职业素养。

(二) 实训准备

模拟陈列所用的药架、药盒、商品标签、标识牌等。

(三) 实训内容

1. 分区分类陈列 根据药品分区分类陈列的原则，同时依据药品的作用用途进行陈列：①以药品作用用途进行分类、分区域陈列；②易混淆药品应分隔陈列；③在同一个区域内陈列的药品在区分作用用途的同时按剂型集中陈列。

2. 陈列要求 ①同一药品陈列在一起（前后陈列，但不得有间隙，且近效期在前）；②同品名或同品种不同规格药品相邻陈列，相邻品种间的间隙不能过大（不超过两指距离，体积过小品种以标签距离为准）；③商品正面向前（可立放，也可平放），不能倒置；④50ml 以上的液体剂型应立放，不能卧放。

3. 实训要求 完成 30 种药品（含非药品）分区分类整齐陈列并放上商品标签，并根据需要放上冷藏等标识牌。反复练习，最终达到 5 分钟内能够快速准确地把随机选出的 30 种药品陈列完毕。

(四) 实训评价

项目		分值	要求	得分
职业礼仪 (10 分)	仪态仪容	10 分	服饰整洁（药师着工作服）、仪表端庄、举止得体	
专业能力 (70 分)	柜台与货架的清洁、整理	10 分	陈列前对场地与货架进行清洁工作	
	分区分类陈列	30 分	在规定的时间内依据药品品种、规格、剂型、数量等进行正确的分区分类陈列 1. 主要以作用用途进行分类、分区域陈列 2. 易混淆药品应分隔陈列 3. 在同一个区域内陈列的药品在分作用用途的基础上同时按剂型集中陈列	
	设置商品标签、标识牌	10 分	正确使用商品标签及相关提示性标识牌	
	规范陈列	20 分	根据药品的有效期以及包装的形状、颜色和大小等规范陈列 同一药品陈列在一起（前后陈列，但不得有间隙，且近效期在前） 同品名或同品种不同规格药品相邻陈列，相邻品种间的间隙不能过大（不超过二指距离，体积过小品种以商品标签距离为准） 商品正面向前（可立放，也可平放），不能倒置 50ml 以上的液体剂型应立放，不能卧放	

续表

	项目	分值	要求	得分
职业素养 （20分）	整洁美观	20分	层板陈列一条线 前置陈列一条线 上下垂直一条线 排列方向一条线	
总计				

（五）实训思考

1. 药品陈列如何做到正确的分区分类摆放？

2. 药品陈列应遵循哪些原则？

五、学习评价

（一）单项选择题

1. 关于陈列的规定，下列描述错误的是（　　　）

A. 危险品不陈列 　　　　　　　　　　　B. 药品与非药品分开存放

C. 药品根据温湿度要求，按规定储存条件存放 　　D. 处方药与非处方药可以同柜陈列

E. 拆零药品集中存放于拆零专柜，并保留原包装标签

2. 以下不属于陈列基本原则的是（　　　）

A. 易见、易取原则 　　　B. 满陈列原则 　　　C. 关联性原则

D. 先进先出原则 　　　　E. 突出展示重点原则

3. 社会药房主推的药品要突出重点陈列，应将其陈列在顾客最容易看到的位置，如黄金地带、端架、堆头或黄金位置等，体现了（　　　）

A. 易见、易取原则 　　　B. 先进先出原则 　　　C. 满陈列原则

D. 关联性原则 　　　　　E. 同一品牌垂直陈列原则

4. "货卖堆山"利用的是（　　　）

A. 关联性原则 　　　　　B. 满陈列原则 　　　C. 先进先出原则

D. 同一品牌垂直陈列原则 　　E. 季节性陈列原则

5. 抗感冒药常采取与清热解毒、止咳药相邻的陈列方式，采用了（　　　）

A. 满陈列原则 　　　　　B. 关联性原则 　　　C. 先进先出原则

D. 同一品牌垂直陈列原则 　　E. 季节性陈列原则

（二）多项选择题

1. 医院药房摆放药品时应考虑（　　　）

A. 按剂型分别摆放 　　　　　　　　　　B. 按内服、外用分别摆放

C. 按药理作用分类摆放 　　　　　　　　D. 易串味的药品与一般药品分开

E. 以上描述均不对

参考答案

（王立青）

子项目2　药品保管

一、学习目标

知识目标：

1. 掌握药品储存保管的基本要求。

2. 熟悉特殊管理药品和有效期药品的保管方法。

3. 了解性质不稳定药品和高警示药品的保管方法。

技能目标：

1. 能根据药品储存保管的基本要求及方法进行药品的保管养护。

2. 能根据药品性质进行分类储存保管。

素质目标：

1. 通过各类药品的储存保管方法的系统学习，培养学生生命攸关的质量意识和严守药律的法规意识。

2. 通过小组合作完成药品的分库分区分类储存，培养学生细致严谨的工作作风。

二、基本知识

受内外因素影响，药品在生产、经营、使用的各个环节中，随时可能出现质量问题，因此必须全程采取严格的管理和控制措施。药品从生产环节进入到使用领域，需要经历储存保管过程，储存保管环节是否得当，对保证药品质量具有重要意义。

（一）药品保管的基本要求

1. 合理堆垛　药品储存和保管工作要做到安全储存、降低损耗、科学养护、保证质量、收发迅速、避免事故。按照安全、方便、节约、高效的原则，正确选择仓位，合理使用仓容，堆码规范、合理、整齐、牢固，无倒置现象。

（1）搬运和堆码药品应当严格按照外包装标示要求规范操作，如包装上标注的易碎、轻拿轻放、禁止倒置、堆垛高度要求等，避免损坏药品包装。

（2）药品按品种、批号及效期远近依序存放，便于先产先出、近期先出、按批号发货，近效期药品应有明显标志。

（3）药品按批号堆码，不同批号的药品不得混垛，垛间距不小于5cm；与库房内墙、屋顶、温度调控设备及管道等设施间距不小于30cm，与地面间距不小于10cm。

（4）药品码放高度不应阻挡温度调控设备出风风道，避免影响温度调控效果。

（5）冷库内制冷机组出风口100cm范围内以及高于冷风机出风口的位置，不得码放药品。

2. 分区分类储存　保管人员应熟悉药品性质及储存要求，按照药品的管理要求、用途、性质分区分类储存，储存中应注意以下几点。

（1）药品与非药品、外用药与其他药品分开存放，中药材和中药饮片分库存放；拆除外包装的拆零药品应当集中存放。

（2）特殊管理药品应专库或专柜存放，指定专人保管。

（3）危险品应严格执行公安部颁发的《化学危险品储存管理暂行办法》《爆炸物品管理规则》和《仓库防火安全管理规则》等规定，按其危险性质，分类存放于有专门设施的专用仓库。

3. 温湿度管理　按包装标示的温度要求储存药品；包装上没有标示具体温度的，按照药典规定的贮藏要求进行储存，各贮藏要求的温度设置具体见表2-2-1。

表2-2-1　各贮藏要求的温度设置

药品贮藏条件	温度要求
阴凉处	不超过20℃
凉暗处	避光且不超过20℃
冷处	2～10℃
常温	10～30℃
冷冻库	-25～-10℃

除另有规定外，储存项下未规定贮藏温度的系指常温，储存药品库房内的相对湿度应为35%～75%。对于标识有两种以上不同温湿度储存条件的药品，一般应存放于相对低温的库中，如某药品标识的储存条件为20℃以下有效期3年、20～30℃有效期1年，应将该药品存放于阴凉库中。根据季节、气候变化，做好温湿度管理工作，坚持每日上、下午定时各一次观测并在"温湿度记录表"上记录，并根据具体情况和药品的性质及时调节温湿度，确保药品储存安全。

4. 色标管理　为了有效控制药品储存质量，应对药品按其质量状态分区管理，为杜绝库存药品的存放差错，必须对在库药品实行色标管理。按管理区域的色标划分如下：合格药品库（或区）、中药饮片零货称取库（或区）、待发药品库（或区）为绿色；不合格药品库（或区）为红色；待验药品库（或区）、退货药品库（或区）为黄色。三色标牌以底色为准，文字可以用白色或黑色表示，防止出现色标混乱。

5. 其他要求　药品保管的要求还包括：①储存药品应当按照要求采取避光、遮光、通风、防潮、防虫、防鼠等措施。②储存药品的货架、托盘等设施设备应当保持清洁，无破损和杂物堆放。③药品储存作业区内不得存放与储存管理无关的物品。④未经批准的人员不得进入储存作业区，储存作业区内的人员不得有影响药品质量和安全的行为。⑤药品仓储保管人员每月底应定期做好库存盘点工作，做到货、帐、单相符。

（二）药品的保管方法

药品应按其不同性质及剂型特点在适当条件下正确保管。如果保管不当或储存条件不好，往往会使药品变质失效，甚至产生有毒物质，这不仅给国家财产造成损失，更严重的是可能危害患者的健康和生命。作为药剂人员及药库管理人员，必须了解各类药物制剂本身的理化性质及外界的各种因素对药物制剂可能引起的不良影响，按其性质在不同条件下加以妥善储存、保管。

1. 性质不稳定药品的保管方法

（1）易受光线影响而变质的药品的保管方法　①凡遇光易引起变化的药品，如银盐、双氧水等，为避免光线对药品的影响，可采用棕色瓶或用黑色纸包裹的玻璃器包装，以防止紫外线的透入。②需要避光保存的药品，应放在阴凉干燥的地方。门、窗可悬挂遮光用的黑布帘、黑纸，以防阳光照入。③不常用的光敏感性药品，可储存于严密的药箱内；存放常用的光敏感性药品的药橱或药架应以不透光的布帘遮蔽。④见光容易氧化、分解的药物如肾上腺素、氯仿等，必须保存于密闭的避光容器中，并尽量采用小包装。

（2）易受湿度影响而变质的药品的保管方法　①对易吸湿的药品，可用玻璃软木塞塞紧、蜡封、外加螺旋盖盖紧；对易挥发的药品，应密封，置于阴凉干燥处。②控制药库内的湿度，以保持相对湿度为35%～75%，可辅用吸湿剂如石灰、木炭，有条件者，可设置排风扇或通风器，尤其在霉雨季节，更要采取有效的防霉措施。除上述防潮设备外，药库应根据天气条件，分别采取下列措施：在晴朗干燥的天气，可打开门窗，加强自然通风；当有雾、下雨或室外湿度高于室内时，应紧闭门窗，以防室外潮气侵入。③对少量易受潮药品，可采用石灰干燥器储存。

（3）易受温度影响而变质的药品的保管方法　一般药品储存于室温（10～30℃）即可。如指明"阴凉处"或"凉暗处"是指不超过20℃，"冷处"是指2～10℃。在一般情况下，对多数药品贮藏温度在2℃以上时，温度愈低，对保管愈有利。

创新课堂

医疗机构药品的全过程冷链保管

为了确保用药安全，国内不少医院进行了药品冷链管理系统的建设，即对送至医院的药品，经验收后在院内流通（药库→药房→临床科室）的每个过程，均使用专业认证的药品冷藏箱运输，以确保2～8℃的安全温度；库存的疫苗及冷藏药品均置于有24小时湿温度监控的冷库或者医用冰箱内储存；冷藏药品储存有严格的24小时温度预警监控，结合信息化系统管理冷藏温度，若药品储存温度超标或异常，马上通过温度报警系统告知药品养护人员，及时解决问题，保障药品的安全有效。

2. 规定有效期药品的保管方法　药品有效期指该药品被批准的使用期限，是药品在规定的时间内和一定的储存条件下能够保证其质量和有效性的期限。药品标签中的有效期应当按照年、月、日的顺序标注，年份用四位数字表示，月、日用两位数字表示。药品有效期是保证药品质量期限的一种表示方法，在超出一定的时限后，即使在正常的储存条件下，其效价（或含量）也会逐渐下降，甚至会增加毒性，以致无法使用。如青霉素、链霉素等抗生素，胎盘球蛋白等生物制品，胰岛素、催产素等生化药品，由于性质不稳定，易受外界因素的影响，当储存一定时间后，会逐渐变质失效或降低效价。

对于规定有效期的药品，在保管过程中，应经常注意期限，随时检查，特别对有效期限短（仅半年或一年）的药品，则更应掌握"先进先出"的原则，以防过期失效、造成损失。对有效期不足半年时，应按月填报近效期药品月报表；对近效期的药品应挂近效期标志。

凡过期的药品，不得再用。过期的药物制剂，多数外观性状不正常，如有的针剂久贮产生混浊或析出沉淀，不仅药效降低，而且注射后增加局部刺激。有效期药品保管的工作中尚应注意下列问题。

（1）有些药品（如麻醉乙醚、酒石酸锑钾注射液）规定了贮藏期或使用期，是指在规定时间内使用，才能确保临床使用安全有效，这一规定与有效期不同。如超过规定的使用期限应重新检查（复检），符合规定后才能继续使用。

（2）有效期并不等于保险期。因此，必须按药品性质于规定条件下予以储存。例如储存温度和有效期有密切关系，温度超过规定，或保管不善，即使在有效期限内，也可能已经降效或变质。

（3）同一药品，包装容器不同，有效期也会不同，如注射用青霉素钠（钾），用安瓿熔封的有效期是4年，以橡皮塞轧口的有效期仅2年。

（4）同一原料药的不同剂型，根据其稳定性的差异，有效期也会不同。如硫酸新霉素片、软膏为3年，其眼药水为1年。注射用盐酸金霉素为4年，其片剂、胶囊、眼膏、软膏均为3年。

（5）药品离开原包装时，例如，将片剂倾倒于装置瓶内，应将有效期注明在变换后的容器上，以便查对。

3. 特殊管理药品的保管方法 特殊管理药品的管理是指对麻醉药品、精神药品、毒性药品及放射性药品的管理。医院是特殊管理药品采购、使用量最多的单位，加强对特殊管理药品的管理，关键是要控制医疗机构对特殊管理药品的使用管理，医院药房必须严格贯彻执行中华人民共和国国务院和卫生健康委员会的法规条例，加强特殊管理药品的使用管理工作。

（1）麻醉药品和一类精神药品的储存保管方法 ①必须严格实行专库（柜）保管；二者可存放在同一专用库（柜）房内。②专库（柜）必须执行双人双锁保管制度，仓库内须有安全措施，如报警器、监控器。建立麻醉药品、精神药品的专用账目，专人登记，定期盘点，做到账物相符。发现问题，立即报告当地药品监督管理部门。③麻醉药品入库前，应坚持双人开箱验收、清点，双人签字入库制度。麻醉药品、一类精神药品出库时要有专人对品名、数量、质量进行核查，并有第二人复核，发货人、复核人共同在单据上盖章签字。④由于破损、变质、过期失效而不可供药用的品种，应清点登记，单独妥善保管，并列表上报药品监督管理部门，听候处理意见。如销毁必须由药品监督管理部门批准，监督销毁，并由监督销毁人员签字，存档备查，不能随便处理。⑤麻醉药品的大部分品种，特别是针剂遇光易变质，库（柜）应注意避光，采取遮光措施。⑥二类精神药品，可储存于普通的药品库内。

（2）医疗用毒性药品的储存保管方法 ①毒性药品必须储存于专用仓库或专柜加锁，并由专人保管。库内需有安全措施，如报警器、监控器，并严格实行双人、双锁管理制度。②毒性药品的验收、收货、发货均应坚持双人开箱、双人收货、发货制度，并共同在单据上签名盖章。③毒性药品在建立收支账目、定期盘点，以及对不可供药用的毒性药品的销毁等规定与要求与麻醉药品相同。

（3）放射性药品的储存保管方法 ①放射性药品应严格实行专库（柜）、双人双锁保管，专账记录。②出库验发时要有专人对品种、数量进行复查。③过期失效而不可供药用的药品，不得随便处理。④放射性药品的储存应有与放射剂量相适应的防护装置；放射性药品置放的铅容器应避免拖拉或撞击。

4. 高警示药品的保管 高警示药品包括高危药品、相似药品及出现差错和（或）涉及警示事件频率较高的药品。高危药品是指药理作用显著且迅速、由于使用错误（剂量、途径）而可能对患者造成严重危害的药物。高危药品包括高浓度电解质制剂、肌肉松弛药及细胞毒药物等。相似药品主要包括品名相似药品、包装相似药品、规格不同的相同药品、剂型不同的相同药品等。高警示药品的储存与保管如下。

（1）各调剂部门需设置专门药架（药柜）存放高警示药品，不得与其他药品混合存放，需要冷藏的，应放在冷藏的专用区域。高警示药品存放药架（药柜）应标识醒目，设置统一的高警示药品警示牌，提醒药学人员注意。

（2）高警示药品应整齐摆放，目视垂直方向能看到完整的药品名称和规格。

（3）高警示药品实行专人管理。药品仓库负责人指定药师以上技术职称的专业技术人员负责高警示药品的养护、清点等工作，严格按照药品说明书进行储存、保管。

（4）加强高警示药品的效期管理，做到"先进先出"，确保药品质量。

思辨课堂

该店员的做法对吗?

盛夏的某天,张先生在某药店购买了一盒双氯芬酸钠栓剂。次日,张先生拿着药品冲进门店,要求店员给他退款。经过店员的询问后,张先生说出原因:"所购买的栓剂是劣药,在家里打开时发现栓剂已经软化,无法将其塞入肛门。"该店员听取原因后,向张先生说明了其购买的栓剂并不是劣药,只是其在受热后引起了软化变形,同时对自身忘记交代栓剂在炎热天气应冷藏保管的做法表达了歉意,在征求店长的意见后,该店员给张先生换了一盒药。您认为该店员的做法对吗?

答案解析

三、案例引学

(一)案例描述

某省药品监督管理部门接到一名吴先生的投诉,该先生是原发性糖尿病患者,购买了降血糖用的胰岛素,使用之后血糖没降,反而升高,吴先生怀疑药品有质量问题。经过药监人员详细询问,原来这位吴先生知道胰岛素是"怕热药品",而天气又太热,他便把胰岛素放在冰箱的冷冻柜储存。请分析吴先生的保管方法是否正确?

(二)案例解析

胰岛素须保存在10℃以下的冷藏柜内,在2~8℃温度的冰箱中可保持2~3年活性不变,即使已部分抽吸使用的胰岛素也是如此。使用时,温度不超过30℃和大于2℃的地方均可,但必须避开阳光,以防失效。吴先生把胰岛素放在冷冻柜中,而冷冻室的正常温度在-18~-12℃之间,药品储存保管不当造成失效。

四、技能训练

(一)实训目的

1. 学会不同性质药品入库储存、保管的方法及注意事项。

2. 学会用温湿度检测仪监测库房温湿度,并根据库房温湿度要求采取适当调控措施。

3. 培养学生严谨规范的职业素养。

(二)实训准备

模拟药品仓库、药品实物(也可用药品包装盒代替)、温湿度记录表等。

(三)实训内容

1. 对验收合格的药品进行分库分区分类合理储存 ①根据药品包装标示的温度要求,将药品分别存放于常温库、阴凉库、冷库。包装上没有标示具体温度的,按照《中华人民共和国药典》现行版规定的储存要求进行储存。②实行分区、分类管理:药品与非药品(食品、保健品、医疗器械等)、外用药与其他药品分区存放,拆除外包装的拆零药品分区集中存放,中药材、中药饮片分库存放。

2. 监测所处库房的温湿度 用温湿度检测仪测定库房温湿度,并根据库房温湿度要求,填写《库房温湿度记录表》（表 2 - 2 - 2）；如果超标，根据库房温湿度的管理要求填写调控措施。

表 2 - 2 - 2 库房温湿度记录表

日期 （标注上午/下午）	温度/℃	相对湿度/%	调控措施	采取措施后		记录员
				温度/℃	相对湿度/%	

（四）实训评价

项目		分值	要求	得分
职业礼仪 （10 分）	仪态仪容	10 分	服饰整洁（药师着工作服）、仪表端庄、举止得体	
专业能力 （70 分）	分库管理	20 分	1. 检查药品色标管理 2. 将药品正确存放于常温库、阴凉库、冷库	
	分区分类管理	25 分	1. 将药品与非药品（食品、保健品、医疗器械等）、外用药与其他药品分区存放，拆除外包装的拆零药品分区集中存放，中药材、中药饮片分库存放 2. 不同批号的药品不得混垛，不同品种药品不得混垛	
	温湿度管理	25 分	1. 用温湿度检测仪测定库房温湿度 2. 正确填写《库房温湿度记录表》	
职业素养 （20 分）		20 分	1. 堆码规范、合理、整齐、牢固，无倒置现象 2. 保管养护过程中做到认真、仔细、实事求是	
总计				

（五）实训思考

1. 如何对光线敏感的药品进行保管？

2. 针对不同剂型的药品，如何结合剂型的特点进行保管与养护？

五、学习评价

（一）单项选择题

1. 药品保管实行温湿度管理，包装上没有标示具体温度的，按照药典规定的贮藏要求进行储存，
"冷处"是指（　　）

A. 20℃　　　　　　　　　　B. 10～30℃　　　　　　　　C. 30℃

D. 0℃　　　　　　　　　　　E. 2～10℃

2. 以下说法不正确的是（　　）

A. 凡遇光易引起变化的药品可采用棕色瓶或黑色纸包裹的玻璃容器包装

B. 需要避光保存的药品，应放在阴凉、干燥的地方

C. 对易吸湿的药品，可用玻璃瓶并以软木塞塞紧、蜡封，外加螺旋盖盖紧

D. 不常用的光敏感性药品，可储存于严密的药箱内

参考答案

E. 以上答案均不正确

3. 储存药品库房内的相对湿度应为（　　　）

A. 35%～75%　　　　B. 45%～65%　　　　C. 20%～80%

D. 30%～90%　　　　E. 10%～80%

4. 对在库药品实行色标管理，按管理区域的色标划分，合格药品库为（　　　）

A. 红色　　　　　　B. 绿色　　　　　　C. 黄色

D. 白色　　　　　　E. 黑色

（二）多项选择题

1. 药品保管的基本要求是（　　　）

A. 合理堆垛　　　　B. 分区分类储存　　　C. 实行温湿度管理

D. 实行色标管理　　E. 以上答案均不正确

2. 有效期药品的保管，下列描述正确的是（　　　）

A. 有效期并不等于保险期

B. 同一药品，包装容器不同，有效期也会不同

C. 同一原料药的不同剂型，根据其稳定性的差异，有效期也会不同

D. 药品离开原包装时应将有效期注明在变换后的容器上，以便查对

E. 以上描述均不正确

3. 需实行特殊管理的药品包括（　　　）

A. 放射性药品　　　B. 医疗用毒性药品　　C. 精神药品

D. 麻醉药品　　　　E. 头孢菌素类

（王立青）

常见病症的用药指导

项目 1　常见症状的用药指导

习题

PPT

子项目 1　发热的用药指导

一、学习目标

知识目标：

1. 掌握常见解热镇痛药的应用特点与用药注意事项。

2. 熟悉发热的治疗原则与健康教育。

3. 了解发热的分类及其临床表现。

技能目标：

1. 能根据发热患者的临床表现推荐合适的治疗药物。

2. 能够指导患者合理应用退热药物。

素质目标：

1. 通过对发热治疗药物的系统学习，培养学生严谨规范的工作态度。

2. 通过小组合作完成对发热患者的问病荐药和用药指导，培养学生关爱生命的人文情怀。

二、基本知识

（一）概述

发热俗称发烧，是指机体在致热源的作用下或由于某些原因引起体温调节中枢功能障碍，人体核心温度或体表温度超出正常范围。正常人的体温在 37℃ 左右，但各部位温度不完全相同，其中以内脏的温度最高，头部次之，皮肤和四肢末端最低。如直肠平均温度为 37.5℃，口腔比直肠低 0.3～0.5℃，而腋下比口腔低 0.3～0.5℃。体温在一日内也会发生一定幅度的波动，如清晨 2：00～6：00 体温最低，上午 7：00～9：00 逐渐上升，下午 16：00～19：00 最高，继而下降，昼夜温差不会超过 1℃。体温在性别、年龄上也略有不同，如女性略高于男性；新生儿略高于儿童；青年人略高于老年人；老年人的体温最低。此外，体温也受到活动、气候、精神、进食等因素的影响。在生命活动中，机体不断地进行氧化代谢，并不断地产热；同时体热也通过散热途径（皮肤、血管、汗腺）散发到外界环境中来维持体温的相对恒定。

发热是一种常见症状，临床上按发热的高低可分为四种：低热（37.4～38.0℃）；中等发热（38.1～39.0℃）；高热（39.1～41.0℃）；超高热（41.0℃ 以上）。

发热的主要表现是体温升高，脉搏加快。突发热一般为 0.5～1 日，持续热一般为 3～6 日。

1. 发热伴有疾病的临床表现 ①伴有头痛、关节痛、咽喉痛、畏寒、乏力、鼻塞或咳嗽，可能患有感冒。②血常规检查白细胞计数高于正常值，可能有细菌感染；白细胞计数低于正常值，可能有病毒感染。③小儿伴有咳嗽、流鼻涕、眼结膜炎充血、麻疹黏膜斑及全身斑丘疹，可能是麻疹；儿童或青少年伴有耳垂为中心的腮腺肿大，多为流行性腮腺炎。④发热有间歇期，表现为间歇性的寒战、高热、继之大汗，可能是化脓性感染或疟疾。⑤持续高热，24小时内持续在39~40℃，居高不下，皮肤潮红而灼热，呼吸加快加强，伴随寒战、胸痛、咳嗽、咳铁锈色痰，可能伴有肺炎。⑥起病缓慢，持续发热、无寒战、脉缓、玫瑰疹、肝脾肿大，可能伴有伤寒。

2. 其他 如果长期找不出发热的原因，可能为功能性发热；有时女性在经期或排卵期也会发热；另外服用药物也可能引起发热，一般称为药物热。

(二) 药物治疗

1. 治疗原则

（1）一般处理 对尚未查明病因的急性发热患者，不必立即采取退热措施，只要患者不是高热甚至超高热，或者患者对发热极其不耐受时，可采用物理方式控制体温，但首先要维持生命体征的稳定，保证呼吸通畅。

（2）降温治疗 ①物理降温：包括降低室温、温水擦洗及毛巾包裹冰袋置于前额、腋窝、腹股沟等部位冷敷。注意在进行物理降温时，应避免用过冷的毛巾擦拭前胸和后背。②药物降温：是临床上最常用的方法，也是最快的降温方法。解热镇痛药是最常用的退热药物。在降低体温的同时，还能减轻由于发热或原发病引起的头痛、肌痛和关节疼痛等全身症状，但属于对症治疗，不能代替病因治疗，故用药前应明确病因，同时积极对因治疗。

2. 常见药物简介

（1）对乙酰氨基酚 作为退热首选药，其解热作用缓和而持久。常规剂量下，对乙酰氨基酚的不良反应少，对胃肠刺激性小，相对较为安全有效，尤其适用于老年人和儿童。但须注意大剂量应用对肝脏有损害。成人一次0.3~0.6g，每4小时1次，或一日4次，用于退热时一日量不宜超过2g；儿童按体重一次10~15mg/kg，或按体表面积一日1.5g/m²，每隔4~6小时重复用药1次，每日不超过4次，退热治疗不超过3日。

（2）布洛芬 具有明显的解热、镇痛、抗炎作用。其解热作用与阿司匹林相似但作用较为持久；镇痛作用较强，比阿司匹林强16~32倍；抗炎作用较弱。对胃肠道的不良反应较轻。3个月至12岁儿童，每次5~10mg/kg体重，必要时每4~6小时1次；成人及12岁以上儿童，一次0.2~0.4g，一日3~4次。

（3）阿司匹林 口服吸收迅速而完全，解热、镇痛作用较强。比对乙酰氨基酚、布洛芬副作用大，有严重的胃肠道反应，且儿童由于病毒性感染所引起的发热使用阿司匹林退热时，有可能引起Reye综合征，故一般不推荐用于儿童退热。成人一次0.3~0.6g，一日3次。

（4）贝诺酯 为对乙酰氨基酚和阿司匹林的酯化物。对胃肠道的刺激性小于阿司匹林，疗效与阿司匹林相似，作用时间较阿司匹林和对乙酰氨基酚长。成人一次0.5~1.5g，一日3次，老年人用药一日不超过2.6g。

(三) 用药注意事项

1. 解热药的应用指征 ①在应用解热镇痛药时，应严格掌握用量，避免滥用，注意给药间隔，一般为 4～6 小时，在解热同时，应注意多饮水和及时补充电解质。②解热镇痛药用于降低体温纯属对症治疗，并不能解除疾病的致热原因，由于用药后改变体温，可能掩盖病情，影响疾病的诊断，应引起重视。③解热镇痛药自我药疗用于解热一般不超过 3 日，如果症状未消失或缓解，应及时向医师咨询，不得长期服用。

2. 解热药的使用禁忌　①为避免药物对胃肠道的刺激性，多数解热镇痛药（肠溶制剂除外）宜在餐后服用。特别值得注意的是，老年人、肝肾功能不全者、血小板减少症者、有上消化道出血或穿孔病史者，应慎用或禁用。②阿司匹林可透过胎盘屏障，动物实验显示妊娠初始 3 个月内出现致畸胎现象；对乙酰氨基酚可通过胎盘屏障，故应考虑孕妇用本品后可能会对胎儿造成不良影响；布洛芬、阿司匹林等用于晚期妊娠可使孕期延长，妊娠及哺乳期妇女不宜使用。③阿司匹林及其制剂可诱发变态反应、Reye 综合征，故对其过敏而引起哮喘病史者、儿童病毒感染者禁用。

3. 解热药的使用注意　①使用本类药物时，不宜饮酒或饮用含有酒精的饮料。②如患者对解热镇痛药或其中成分之一有过敏史，不宜再使用其他同类解热镇痛药，因本类药物中大多数之间有交叉过敏反应。③目前，多个关于儿童发热诊治的指南均强调使用退热药改善发热患儿舒适度的重要性，在儿童出现不适感时就应使用退热药，而不是以某个体温的临界值决定。儿童退热最好选用含有布洛芬的混悬液或对乙酰氨基酚滴剂，不宜用阿司匹林。④不宜同时使用两种以上的解热镇痛药，以免引起肝、肾、胃肠道的损伤。

📱 关爱课堂

发热的健康教育

药师在进行药学服务时，应告知患者非药物治疗同样很重要，具体包括：①多卧床休息，利于恢复体力，利于早日康复。②注意补充水分，发热时体内水分的流失会加快，宜多饮用温开水、果汁、运动型饮料及不含酒精和咖啡因的饮料。③尽量避免穿过多的衣服或盖厚重的棉被，因其会阻碍身体散热，加重发热引起的不适症状。

三、案例引学

（一）案例描述

患者，男，30 岁，咽痛 3 日伴高热 2 日。患者于 3 日前受凉后，出现咽喉部肿痛不适，2 日前开始发热，体温最高达 40℃，遂来就诊。体格检查：体温 40℃，脉搏 116 次/分，血压 110/76mmHg；咽部充血明显，扁桃体Ⅲ度肿大，有脓苔附着；触诊浅表淋巴结仅颌下淋巴结肿大，有触痛；心肺及其他未见异常。血常规显示：WBC 15.2×10^9/L，中性粒细胞 85%。医生诊断为化脓性扁桃体炎。请分析该患者是否需要使用解热药及其他治疗药物。

（二）案例解析

1. 本案例中，患者体温 40℃，属于高热。需要使用解热药，可选对乙酰氨基酚。

2. 患者为化脓性扁桃体炎，实验室检查指标提示细菌感染，需要配合使用抗菌药物。解热药仅为对症治疗，需积极进行对因治疗。

四、技能训练

（一）实训目的

1. 学会为发热患者推荐和介绍药品。

2. 学会为发热患者进行用药咨询和健康教育。

3. 养成严谨细致的工作态度和关爱生命的人文情怀。

（二）实训准备

合理用药的宣传资料（手册、宣传单等）、模拟训练所用解热镇痛药的药盒及说明书等。

（三）实训内容

学生分组，组内角色扮演，分别扮演药师、患者及患者家属等，根据所学知识和以下案例中提供的信息模拟问病荐药，推荐合适的解热镇痛药，并进行用药指导和健康教育。

案例1　患者，女，36岁。因受凉后出现发热、鼻塞、流涕、全身肌肉酸痛，测体温39℃，前往医院就诊。

案例2　患者，男，10岁，雨天降温后出现全身不适，乏力、头痛、咽痛、咳嗽，测体温38.6℃，其母带其前去药房购药。

（四）实训评价

项目		分值	要求	得分
职业礼仪 （15分）	仪态仪容	5分	1. 服饰整洁（药师着工作服）、仪表端庄、举止得体 2. 吐字清晰、声音适度	
	沟通礼仪	10分	1. 主动迎客、文明待客，使用正确的语言送客 2. 认真倾听患者诉求，采用恰当方式把话题引向正确的方向	
专业能力 （65分）	询问基本信息、病情	15分	1. 询问年龄、性别、职业等信息 2. 询问发热持续时间、主要症状、既往病史、家族史、遗传史等	
	询问用药及检查	5分	询问发病后有无做检查或者使用药物等	
	正确推荐解热药	25分	根据发热患者的病情特点推荐1~2种解热药，介绍药品的成分、适应证、用法用量等	
	用药指导	20分	指导患者合理安全使用解热药，包括药品使用注意事项、药品不良反应、药物贮存等	
人文关怀 （20分）		20分	1. 关心患者，语言及行为上体现人文关怀 2. 对患者进行健康生活方式的宣教，包括健康饮食、生活注意要点等	
总计				

（五）实训思考

1. 除药物降温外，有哪些物理降温措施？

2. 儿童用解热药时，应注意哪些问题？

五、学习评价

（一）单项选择题

1. 发热的程度按体温状况分级，40℃属于（ ）

A. 低热   B. 正常体温   C. 中热

D. 高热   E. 超高热

2. 解热镇痛药用于退烧时，用药的时间间隔至少是（ ）

A. 6小时   B. 7小时   C. 3小时

D. 12小时   E. 4小时

3. 对乙酰氨基酚用于退烧时，使用天数一般不超过（ ）

A. 1日   B. 5日   C. 2日

D. 3日   E. 7日

（二）多项选择题

作为解热药，阿司匹林的缺点有（ ）

A. 胃肠道反应明显   B. 有可能引发Reye综合征   C. 可能引起哮喘

D. 可能引起白细胞升高   E. 口服给药难吸收

（三）案例分析题

患者，男，28岁，3日前冲凉后开始发热，体温38℃左右，伴咽痛、鼻塞及咳嗽，无呕吐与腹泻，咽部充血。心律齐，心率90次/分，无杂音闻及，两肺呼吸音清晰，腹平软无压痛。

根据所学知识，分析患者发热的原因，同时为患者推荐合适的解热药和进行用药指导。

（孙雨诗）

子项目2 咳嗽的用药指导

PPT

一、学习目标

知识目标：

1. 掌握常见镇咳药的应用特点与用药注意事项。

2. 熟悉咳嗽的治疗原则与健康教育。

3. 了解咳嗽的分类及临床表现。

技能目标：

1. 能根据咳嗽患者的临床表现推荐合适的治疗药物。

2. 能够指导患者合理应用镇咳药物。

素质目标：

1. 通过对咳嗽治疗药物的系统学习，培养学生细致严谨的工作态度。

2. 通过小组合作完成对咳嗽患者的问病荐药和用药指导，培养学生关爱生命的人文情怀。

二、基本知识

（一）概述

咳嗽是机体一种反射性的防御动作，通过咳嗽动作可清除呼吸道分泌物或气道内异物，保持呼吸道的清洁和通畅，是人体的一种保护性呼吸反射。

一般情况下，对轻度且不频繁的咳嗽，只要将痰液或异物排出，即可自然缓解，无须用镇咳药；但无痰而剧烈的干咳，或有痰而过于频繁的剧烈性咳嗽，不仅增加了患者的痛苦，影响其工作和休息，甚至可能出现其他并发症，此时应权衡利弊，适当合理地应用镇咳药。

按照痰量多少可将咳嗽分为干性咳嗽和湿性咳嗽。若咳嗽无痰或痰量极少，称为干性咳嗽；若咳嗽伴有咳痰，称为湿性咳嗽。咳嗽产生的病因不同，相应的临床表现也有所不同。

1. 上呼吸道感染引发的咳嗽　多为轻咳或干咳，有时可见少量的稀薄白痰；流感后咳嗽可伴有胸痛、高热、头痛、咽喉痛等症状。

2. 百日咳　多发生于儿童，为阵发性剧烈痉挛性咳嗽，当痉挛性咳嗽终止时伴有鸡鸣样吸气回声，病程长达 2 ~ 3 个月。

3. 支气管病变所伴随咳嗽　支气管哮喘发作前常伴有鼻塞、流涕、喷嚏、咳嗽、胸闷等先兆，继而出现反复性喘息、呼吸困难、连续性咳嗽、哮喘并伴有哮鸣音、咳痰，痰液多为白色、黄色或淡黄色；支气管扩张症常有慢性咳嗽，有大量脓痰及反复咯血。

4. 肺结核　可出现低热或高热、消瘦、轻咳、胸痛、盗汗、心率加快、食欲减退等症状，少数病例可有呼吸音减弱，偶可闻及干性或湿性啰音，有黄绿色痰液。

5. 肺炎所伴随咳嗽　起病突然，伴随有高热、寒战、胸痛、咳铁锈色痰。

6. 药品不良反应所致咳嗽　约20%的咳嗽是由药物（血管紧张素转化酶抑制剂、胺碘酮、肝素、华法林、氢氯噻嗪、呋喃妥因、对氨基水杨酸钠及部分抗肿瘤药等）所致，此时应用镇咳药无效，宜及时停药或换药。

（二）药物治疗

1. 治疗原则

（1）轻微咳嗽的患者不需要进行特殊治疗，多休息，适当饮水，多数患者可自行恢复。但当咳嗽症状不缓解或出现其他伴随症状时，需要在明确病因后进行治疗。

（2）在咳嗽病因还未明确之前，为缓解剧烈的咳嗽对患者生活质量造成的影响，可进行对症治疗，对症治疗主要包括镇咳治疗和祛痰治疗。

2. 常见药物选用　由于咳嗽的病因、时间、性质、并发症或表现不尽相同，应根据临床症状和咳嗽类型来选药。常用的镇咳药分为中枢性镇咳药、外周性镇咳药及兼有中枢性和外周性镇咳作用的药物。苯丙哌林兼有中枢性和外周性镇咳作用，中枢性镇咳药有右美沙芬、喷托维林、可待因。

（1）**苯丙哌林**　起效迅速，镇咳效力为可待因的 2 ~ 4 倍。可抑制外周传入神经，亦可部分抑制咳嗽中枢，适用于刺激性干咳或剧烈阵咳者。成人一次 20 ~ 40mg，一日 3 次。

（2）**右美沙芬**　目前临床上使用最广的镇咳药，镇咳作用与可待因相似，但无镇痛作用，无成瘾性。成人一次 15 ~ 30mg，大剂量一次 30mg 时有效时间长达 8 ~ 12 小时，比相同剂量的可待因作用时间长，故能抑制夜间咳嗽以保证睡眠。6 ~ 12 岁儿童一次 5 ~ 10mg，2 ~ 6 岁儿童一次 2.5 ~ 5mg，一日 3 ~

4 次。对上呼吸道感染引起的咳嗽，常选用右美沙芬复方制剂，如酚麻美敏、美扑伪麻、美息伪麻、伪麻美沙芬等制剂，应注意避免重复用药。

（3）喷托维林　对延髓咳嗽中枢有直接抑制作用，镇咳作用为可待因的 1/3，咳嗽较弱者宜选用，同时可使痉挛的支气管平滑肌松弛，降低气道阻力，青光眼及心功能不全者慎用。成人一次 25mg，5 岁以上儿童一次 6.25~12.5mg，一日 2~3 次。

（4）可待因　能直接抑制延髓的咳嗽中枢，镇咳作用强大而迅速，同时具有镇痛和镇静作用，尤其适用于伴有胸痛的干咳患者。由于其抑制支气管腺体的分泌而使痰液黏稠不易咳出，故不宜用于痰多且黏稠的患者。成人一次 15~30mg，一日 1~3 次。12 岁以下儿童禁用。

（5）祛痰治疗　可提高咳嗽对气道分泌物的清除率。对呼吸道有大量痰液的患者，应及时服用祛痰药与黏痰调节剂，如愈创木酚甘油醚、羧甲司坦、氨溴索、乙酰半胱氨酸等，以降低痰液黏度，使痰液易于排出。

📱 **创新课堂** ┄┄┄

口腔速溶膜剂——镇咳制剂开发的新选择

口腔速溶膜剂，又称为口溶膜、口腔分散膜剂、口腔速溶薄膜剂，是一种新的药物传递系统，指药物与适宜的成膜材料经加工制成的膜状制剂，供口服或黏膜使用。其大小、形状、厚度类似于邮票，将其置于舌上，无需喝水即可在唾液中快速溶解、释放药物，尤其适合开发成儿童镇咳用制剂。

口腔速溶膜剂放在舌上即溶，且黏附后不易吐出，防止患儿吐出药物造成剂量不准，儿童顺应性好；与滴剂、糖浆剂等液体制剂相比，剂量更为准确；与片剂等剂型相比，不必担心药片会被患儿噎住或吸入。因此该种剂型在儿童镇咳药的开发上具有明显的应用前景。

┄┄

（三）用药注意事项

1. 注意药品的不良反应　①右美沙芬可引起嗜睡，对驾车、高空作业或操作机器者宜慎用；妊娠期妇女、严重高血压患者、有精神病者禁用。②苯丙哌林对口腔黏膜有麻醉作用，产生麻木感觉，服用时需要整片吞下，不可嚼碎。③喷托维林对青光眼、肺部淤血咳嗽者、心功能不全者、妊娠及哺乳期妇女慎用，5 岁以下儿童不宜应用。④可待因对过敏者、多痰者、婴幼儿、未成熟新生儿禁用，妊娠期、哺乳期妇女慎用。

2. 镇咳药的适用指征　①干咳患者可单独使用镇咳药。对痰液较多的湿咳应以祛痰为主，不宜单独使用镇咳药，以免痰液排出受阻而滞留于呼吸道内，加重感染。②过敏性鼻炎或鼻窦炎引起的鼻后滴漏所致咳嗽，应用缩血管药或糖皮质激素滴鼻往往有效。

3. 镇咳药的使用注意　①感冒伴随的咳嗽常为自限性，通常能自行缓解。抗菌药物治疗无效。对一些慢性迁延性咳嗽可短期应用 H_1 受体阻断剂及中枢性镇咳药等。②对持续 1 周以上的咳嗽，并伴有反复或伴有发热、皮疹、哮喘及肺气肿症的持续性咳嗽，应及时去医院明确诊断。镇咳药连续使用 1 周，症状未缓解或消失，应向医师咨询。③对于支气管哮喘时的咳嗽，因呼吸阻力增加使肺膨胀，肺牵张感受器接收刺激增强，反射性引起咳嗽，同时因支气管阻塞而排痰更加困难，此时宜适当合用平喘药，可缓解支气管痉挛，并辅助镇咳和祛痰。

> **关爱课堂**
> ....

咳嗽的健康教育

药师在进行药学服务时，应告知患者：①烟、酒、辛辣和油炸食品是刺激咽喉的罪魁祸首，是引起咳嗽的一大诱因；吸烟、喝酒会加重咽喉的负担，引起不良后果。②应加强饮食调理，注意食补养肺，可适当进食百合、蜂蜜、梨、莲子、银耳等养阴生津食物。③咳嗽时，除用药外还应注意休息、注意保暖，适当进行户外活动，保持室内空气清新。

三、案例引学

（一）案例描述

患者，男，28岁，剧烈运动出汗脱衣后未及时穿上，次日自觉咽痛、鼻塞、干咳，继而畏寒发热，随后就诊。体检：体温38.5℃，咽部充血，心肺听诊及血常规无异常。诊断：普通感冒。处方：①酚麻美敏片10片，1片/次，3次/日，口服。②银黄含片24片，2片/次，4次/日，含服。请分析处方是否合理？

（二）案例解析

处方合理。咳嗽是普通感冒的常见症状，主要原因是上呼吸道炎性刺激所致。酚麻美敏片是复方制剂，其中含对乙酰氨基酚可解热镇痛，马来酸氯苯那敏抗过敏，盐酸伪麻黄碱用于收缩血管，改善鼻塞症状，氢溴酸右美沙芬有镇咳作用。同时辅用中成药银黄含片，其清热解毒作用可减轻咽部充血和炎性刺激症状。

四、技能训练

（一）实训目的

1. 学会为咳嗽患者推荐和介绍药品。

2. 学会为咳嗽患者进行用药咨询和健康教育。

3. 养成严谨细致的工作态度和关爱生命的人文情怀。

（二）实训准备

合理用药的宣传资料（手册、宣传单等）、模拟训练所用镇咳药的药盒及说明书等。

（三）实训内容

学生分组，组内角色扮演，分别扮演药师、患者及患者家属等，根据所学知识和以下案例中提供的信息模拟问病荐药，推荐合适的镇咳药，并进行用药指导和健康教育。

案例1　患者，女，22岁。1周前受凉后出现咳嗽咳痰不适，痰为白色痰，痰少，咳痰困难，无畏寒发热，无胸痛胸闷。近2日自觉咳嗽加重，夜间咳嗽明显，咳痰减轻。

案例2　患者，男，8岁。15日前出现咳嗽，单声咳，无痰，咳嗽声清脆响亮，于当地就诊，使用抗生素一周，无效。2日前转诊，仍为单声咳，无痰，10分钟左右咳一声，无喉咙疼痛、痒感，无气喘，心肺听诊无异常，胸片无异常。

（四）实训评价

项目		分值	要求	得分
职业礼仪 （15 分）	仪态仪容	5 分	1. 服饰整洁（药师着工作服）、仪表端庄、举止得体 2. 吐字清晰、声音适度	
	沟通礼仪	10 分	1. 主动迎客、文明待客，使用正确的语言送客 2. 认真倾听患者诉求，采用恰当方式把话题引向正确的方向	
专业能力 （65 分）	询问基本信息、病情	15 分	1. 询问年龄、性别、职业等信息 2. 询问咳嗽持续时间、主要症状、既往病史、家族史、遗传史等	
	询问用药及检查	5 分	询问发病后有无做检查或者使用药物等	
	正确推荐镇咳药	25 分	根据咳嗽患者的病情特点推荐 1～2 个镇咳药，介绍药品的成分、适应证、用法用量等	
	用药指导	20 分	指导患者合理安全服用镇咳药，包括药品服用注意事项、药品不良反应、药物贮存等	
人文关怀 （20 分）		20 分	1. 关心患者，语言及行为上体现人文关怀 2. 对患者进行健康生活方式的宣教，包括健康饮食、生活注意要点等	
总计				

（五）实训思考

1. 对各种咳嗽类型分别推荐什么药物？依据是什么？

2. 慢性咳嗽患者用药时应注意哪些问题？

五、学习评价

（一）单项选择题

1. 白天剧烈阵咳患者宜选的药物是（　　　）

A. 右美沙芬　　　　　　　　B. 吗啡　　　　　　　　C. 苯丙哌林

D. 阿莫西林　　　　　　　　E. 甲硝唑

2. 夜间咳嗽宜首选的药物是（　　　）

A. 右美沙芬　　　　　　　　B. 苯丙哌林　　　　　　C. 吗啡

D. 氨溴索　　　　　　　　　E. 喷托维林

3. 对呼吸道有大量痰液的咳嗽患者，宜与镇咳药合用的药物是（　　　）

A. 右美沙芬　　　　　　　　B. 氨溴索　　　　　　　C. 吗啡

D. 可待因　　　　　　　　　E. 苯佐那酯

（二）多项选择题

1. 对镇咳药的描述，正确的有（　　　）

A. 使用右美沙芬后可能出现嗜睡，应避免驾车　　　B. 对于痰液较多者，不宜单用镇咳药

C. 5 岁以下儿童不宜使用喷托维林　　　　　　　　D. 一些镇咳药兼有中枢和外周两种作用

E. 可待因禁用于婴幼儿镇咳

参考答案

（孙雨诗）

子项目3 消化不良的用药指导

PPT　　　微课

一、学习目标

知识目标：

1. 掌握常见消化不良治疗药物的应用特点与用药注意事项。

2. 熟悉消化不良的治疗原则与健康教育。

3. 了解消化不良的种类及其临床表现。

技能目标：

1. 能根据消化不良患者的临床表现推荐合适的治疗药物。

2. 能够指导患者合理应用消化不良的治疗药物。

素质目标：

1. 通过对消化不良治疗药物的系统学习，培养学生细致严谨的工作态度。

2. 通过小组合作完成对消化不良患者的问病荐药和用药指导，培养学生关爱生命的人文情怀。

二、基本知识

（一）概述

消化不良是一组表现在上腹部的临床症候群，包括持续性或复发性上腹疼痛或不适（上腹饱胀、早饱、灼烧感，嗳气、食欲缺乏，恶心、呕吐等）。根据病因分为器质性消化不良（organic dyspepsia，OD）和功能性消化不良（functional dyspepsia，FD），其中 FD 约占 2/3。

消化不良很常见，半数以上个体在其生命过程中曾因消化不良而就诊。我国普通人群中有消化不良症状者高达 30%，老年人群最高发。

消化不良常见临床表现如下。

1. 餐后饱胀　食物长时间存留于胃内引起的不适感。

2. 早饱感　指进食后不久即有饱感，以致摄入食物明显减少。

3. 上腹痛　位于胸骨剑突下与脐水平以上，两侧锁骨中线之间区域的疼痛。

4. 上腹部烧灼感　局部的灼热感，与"烧心"不同。

5. 嗳气、恶心　早饱和上腹饱胀常伴有嗳气、恶心，呕吐并不常见，往往发生于胃排空明显延迟的患者，呕吐多为当餐胃内容物。

6. 精神症状　不少患者同时伴有失眠、焦虑、抑郁、头痛、注意力不集中等精神症状。

FD 根据症状分为两种类型：①上腹痛综合征，以与进餐相关的上腹疼痛、灼烧感为主。②餐后不适综合征，正常量进餐后上腹部饱胀、早饱、嗳气。

（二）药物治疗

1. 治疗原则

（1）针对原发病治疗，如抗抑郁治疗。

（2）对症处理，影响生活质量时对症处理，按需服药，避免长期服用对症药物。

（3）生活调整，少食多餐；因胃容受性扩张能力下降者，进餐时不要摄入过多液体，每日分 6～8 次饮水，每次约 200ml；低脂饮食，减少过多膳食纤维摄入；鼓励运动。

（4）避免服用解热镇痛抗炎药等胃黏膜损害药物、聚乙二醇 4000 等影响消化蠕动的药物。

2. 常见药物选用 常见治疗消化不良的药物包括：增进食欲药、消化酶制剂、促胃动力药、抑酸药、消胀气药、微生态制剂等，详见表 3-1-1。

表 3-1-1 常见治疗消化不良药物的用法用量及作用特点

分类	常用药物	用法用量	作用特点
增进食欲药	维生素 B_1、维生素 B_6	口服，10mg/次，3 次/日	有利于食物的吸收和蛋白质的合成，增加消化液分泌、促进胃肠蠕动
	干酵母片	口服，0.5～2g/次，3～4 次/日	
消化酶制剂	复方阿嗪米特肠溶片	口服，1～2 片/次，3 次/日	餐后服用；适用于胆汁分泌不足者
	乳酶生	口服，0.3～1g/次，3 次/日	适用于萎缩性胃炎或蛋白质进食过多者
	胃蛋白酶	口服，0.2～0.4g/次，3 次/日	
	胰酶肠溶胶囊	口服，0.3g/次，3 次/日	适用于胰腺分泌功能不足或由于胃肠、肝胆疾病引起的消化酶不足者
	胰酶片	口服，0.3～1g/次，3 次/日	
	多酶片	口服，2～3 片/次，3 次/日	
促胃动力药	多潘立酮	口服，10mg/次，3 次/日	餐前 15～30 分钟用药；对暴饮暴食或老年人因胃肠功能障碍引起的恶心、呕吐有效
	莫沙必利	口服，5mg/次，3 次/日	餐前 30 分钟用药；服用本品两周后，症状无变化应停止服用
消胀气药	二甲硅油制剂	口服，0.1～0.2g/次，3 次/日	能消除胃肠道中的泡沫，使被泡沫潴留的气体得以排出，从而缓解胀气，约服药后 1 小时见效
抑酸药	具体参见本工作领域项目 3 子项目 1 消化性溃疡的用药指导		
微生态制剂	具体参见本工作领域项目 1 子项目 4 腹泻的用药指导		
其他用药	伴有明显精神心理障碍的患者可选择地西泮、三环类抗抑郁药或选择性 5-羟色胺再摄取抑制剂		

（三）用药注意事项

1. 注意药物的稳定性 消化酶和微生态制剂可作为治疗消化不良的辅助用药。但此类药物性质不稳定，故应根据说明书的要求正确储存，送服时水温不宜超过 40℃。

2. 注意药物的相互作用 抗菌药可抑制或杀灭微生态制剂中活菌制剂，使效价降低；吸附剂可吸附药物，降低疗效，如必须合用，应间隔 2 小时以上。

3. 科学服用消化酶制剂 乳酶生不良反应较少，但也不可过量，否则可能发生腹泻；胰酶所致的不良反应偶见腹泻、便秘、恶心及皮疹，其在酸性条件下易被破坏，所以临床制剂常为肠溶片，口服时不可嚼碎，应整片服用。

4. 谨慎使用多潘立酮 ①多潘立酮可能引起心脏相关风险，建议限制使用。只有 FD 患者出现恶心和呕吐时，才建议使用多潘立酮进行治疗；但若有心脏病，服药前最好咨询医生，应先以尽可能小的剂量用药，逐步谨慎上调剂量，尽量不要超过 30mg/d。②有 10%～15% 的患者可引起可逆性血催乳素水平升高、溢乳，男子乳房女性化等，但停药后即可恢复正常。③红霉素、唑类抗真菌药抑制肝药酶 CYP3A4 代谢，多潘立酮与之合用可使血药浓度升高，可能导致或加重药物毒性损害，故不宜联合使用。

📱 关爱课堂

消化不良的健康教育

消化不良的治疗目的在于迅速缓解症状、提高患者生活质量、去除诱因、恢复正常生理功能、预防复发。药师应当帮助患者认识、理解病情，指导其改善生活方式、调整饮食结构和习惯：①平时注意生活规律，定时入睡，做好自我心理调节，消除思想顾虑，注意控制情绪，心胸开阔。②戒烟酒，避免食用有刺激性的辛辣食物或生冷食物，保持饮食均衡；细嚼慢咽，避免多食精致的糖类、加工食物及生乳制品，节制花生、扁豆及大豆的摄入量。

三、案例引学

（一）案例描述

患者王某，女，29 岁，从事销售工作，经常应酬，饮食不规律，为保持身材长期严格限制饮食摄入量。近日因进食了大量炖排骨后出现腹胀、嗳气、恶心的症状。请分析患者出现此类症状的原因，同时推荐合适的治疗药物和进行健康教育。

（二）案例解析

1. 原因分析　长期的饮食不规律和进食量少，导致该患者胃肠蠕动功能下降，在突然进食大量蛋白质和脂肪后导致消化不良症状的出现。

2. 推荐药物和健康教育　可推荐患者服用促胃动力药如多潘立酮片、消化酶制剂如复方胃蛋白酶散等药物，增加胃的蠕动，促进食物的消化，减轻腹胀、嗳气、恶心等症状。同时建议患者建立良好的饮食习惯，健康饮食，拒绝节食减肥。

四、技能训练

（一）实训目的

1. 学会为消化不良患者推荐和介绍药品。
2. 学会为消化不良患者进行用药咨询和健康教育。
3. 养成严谨细致的工作态度和关爱生命的人文情怀。

（二）实训准备

合理用药的宣传资料（手册、宣传单等）、模拟训练所用的药盒及说明书等。

（三）实训内容

学生分组，组内角色扮演，分别扮演药师、患者及患者家属等，根据所学知识和以下案例中提供的信息模拟问病荐药，推荐合适的药物，并进行用药指导和健康教育。

案例 1　患者，男，32 岁，工程师。平日工作紧张，经常加班，就餐不规律，近半年开始间断性出现腹部不适、食欲不振、饭后饱胀感明显。经实验室及 B 超检查排除器质性疾病，诊断为消化不良。

案例 2　患儿，男，3 岁，2 日前进食排骨之后，出现食欲下降、精神不佳、厌食的情况，胃肠透视、微量元素和血常规检查未见异常。

（四）实训评价

项目		分值	要求	得分
职业礼仪 （15 分）	仪态仪容	5 分	1. 服饰整洁（药师着工作服）、仪表端庄、举止得体 2. 吐字清晰、声音适度	
	沟通礼仪	10 分	1. 主动迎客、文明待客，使用正确的语言送客 2. 认真倾听患者诉求，采用恰当方式把话题引向正确的方向	
专业能力 （65 分）	询问基本信息、病情	15 分	1. 询问年龄、性别、职业等信息 2. 询问消化不良症状持续时间、主要症状、既往病史、家族史、遗传史等	
	询问用药及检查	5 分	询问发病后有干做检查或者使用药物等	
	正确推荐药物	25 分	根据消化不良患者的病情特点推荐 1~2 种药物，介绍药品的成分、适应证、用法用量等	
	用药指导	20 分	指导患者合理安全服用药物，包括药品服用注意事项、药品不良反应、药物贮存等	
人文关怀 （20 分）		20 分	1. 关心患者，语言及行为上体现人文关怀 2. 对患者进行健康生活方式的宣教，包括健康饮食、生活注意要点等	
总计				

（五）实训思考

针对精神因素引起的消化不良，用药指导时还应注意哪些问题？

五、学习评价

（一）单项选择题

参考答案

1. 服用胃动力药多潘立酮治疗消化不良，最佳用药时间是（　　）

A. 睡前　　　　　　　　　B. 餐后 1 小时　　　　　　　C. 餐中

D. 餐前 15~30 分钟　　　　E. 餐前 5 分钟

2. 对于明显精神心理障碍的消化不良者，必要时可选用（　　）

A. 地西泮　　　　　　　　B. 西沙必利　　　　　　　　C. 西咪替丁

D. 奥美拉唑　　　　　　　E. 多潘立酮

3. 干酵母片属于（　　）

A. 消化酶制剂　　　　　　B. 促胃动力药　　　　　　　C. 抑酸剂

D. 消胀气药　　　　　　　E. 增进食欲药

（二）多项选择题

1. 在使用消化不良治疗药物时应注意（　　　）

A. 消化酶制剂宜用热水送服

B. 微生态制剂不宜用热水送服

C. 乳酶生不可过量服用

D. 胰酶在酸性条件下容易被破坏

E. 微生态制剂和抗菌药合用应间隔 2～3 小时

（三）案例分析题

患者王某，女，48 岁，因长期失眠，近三个月来，胃脘部饱胀感明显，不痛，伴食欲不振、胸闷、口苦、嗳气。

根据所学知识，您会推荐患者使用何种药物？如何对该患者开展健康教育？

（孙雨诗）

子项目4　腹泻的用药指导

PPT

一、学习目标

知识目标：

1. 掌握腹泻治疗药物的应用特点与用药注意事项。

2. 熟悉腹泻的治疗原则与健康教育。

3. 了解腹泻的类型及其临床表现。

技能目标：

1. 能根据腹泻患者的临床表现推荐合适的治疗药物。

2. 能够指导患者合理应用腹泻的治疗药物。

素质目标：

1. 通过对腹泻治疗药物的系统学习，培养学生细致严谨的工作态度。

2. 通过小组合作完成对腹泻患者的问病荐药和用药指导，培养学生关爱生命的人文情怀。

二、基本知识

（一）概述

腹泻是指排便次数明显超过平时习惯（>3 次/日），粪便稀薄，含水量增加（>85%），大便可伴有黏液、脓血或未消化的食物。腹泻常伴有排便紧迫感、肛门不适、便失禁等症状。临床上按病程可分为：急性腹泻，病程<2 周；迁延性腹泻，病程 2 周至 2 个月；慢性腹泻，病程>2 个月。

急性腹泻和迁延性腹泻可见于肠道感染、食物中毒、急性出血性坏死性肠炎、肠型紫癜等。慢性腹泻可见于消化道疾病，如肠道感染性与非感染性疾病、肠道肿瘤、胃部疾病、胰腺疾病和肝胆疾病以及全身性疾病，如内分泌及代谢障碍性疾病、其他系统性疾病、药物不良反应和神经功能紊乱。集体食堂就餐人员成批发病且症状相同，常为食物中毒、流行性腹泻或传染病的流行。

腹泻患者可伴有恶心、呕吐、腹痛、腹胀、食欲不振等。急性腹泻起病急骤、病程较短；慢性腹泻起病缓慢。小肠炎症性腹泻，疼痛常在脐周，便后腹痛缓解不明显；结肠炎症性腹泻，疼痛多在下腹，便后疼痛多可缓解。

在粪便的性状方面，各种腹泻的表现也不尽相同：粪便呈稀薄水样、量多，为分泌性腹泻；脓血便或黏液便可见于感染性腹泻、炎症性肠病等；暗红色果酱样便见于阿米巴痢疾；血水或洗肉水样便见于嗜盐菌（肠炎假单胞菌）性食物中毒和急性出血性坏死性肠炎；黄水样便见于沙门菌属或金黄色葡萄球菌性食物中毒；米泔水样便见于霍乱或副霍乱；脂肪泻和白色陶土样便见于胆道梗阻、吸收不良综合征；黄绿色混有奶瓣的大便见于婴儿消化不良；肠易激综合征腹泻时多呈糊状或稀水样便，伴有粪便的颗粒，下泻急促，同时腹部伴有肠鸣音，排便或排气后腹痛缓解。

（二）药物治疗

1. 治疗原则

（1）病因治疗　感染性腹泻需要根据病原体进行治疗。病毒性腹泻常为自限性，目前缺乏特效抗病毒药物，故一般无需用抗病毒药物治疗；细菌性腹泻治疗根据不同病因，选用相应的抗菌药。

（2）对症治疗　止泻，纠正水、电解质紊乱和酸碱失衡，酌情补充液体，如电解质、维生素、氨基酸、脂肪乳剂等营养物质。补液方式分为口服补液、静脉补液。

2. 常见药物简介

（1）口服补液盐（ORS）　用于预防和纠正脱水，有助于缩短腹泻持续时间，减少静脉补液量、粪便排出量及呕吐次数。ORS含氯化钠、氯化钾、碳酸氢钠（或枸橼酸钠）和葡萄糖等成分，包括Ⅰ、Ⅱ、Ⅲ三种类型。其中ORSⅠ、ORSⅡ为等渗溶液，只能用来治疗脱水，不能减少腹泻的次数和缩短腹泻的病程；ORSⅢ采用低渗配方，相比于ORSⅠ、ORSⅡ，减少了钠和葡萄糖的含量，不仅补液速度更快，还能减少腹泻的次数、缩短腹泻持续时间，且没有高钠血症的风险，是腹泻治疗的补液首选。腹泻伴有重度脱水、严重呕吐者应以静脉补液为主。

（2）肠黏膜保护剂　为不溶性固体物质，具有收敛、止泻作用，通过增强肠黏膜覆盖能力，促进黏膜上皮细胞再生与修复，发挥肠黏膜保护作用。临床常用药物有：①蒙脱石散、药用炭等吸附剂，吸附肠道中的水、气、细菌、病毒和毒物，阻止其侵害肠黏膜，首剂可加倍；②鞣酸蛋白、次碳酸铋等收敛保护剂，通过凝固蛋白质形成保护膜，具有收敛、减轻炎症，避免肠道受到有害因子刺激的作用。

（3）肠道动力抑制剂　阿片受体激动剂，包括洛哌丁胺、地芬诺酯等。其中洛哌丁胺又名苯丁哌胺，作用于肠壁的阿片受体，直接抑制胃肠平滑肌的收缩，阻止乙酰胆碱和前列腺素的释放，从而抑制肠蠕动，达到减少排便次数的目的，适用于治疗急慢性腹泻，其止泻作用强而迅速。地芬诺酯又名苯乙哌啶，直接作用于肠道平滑肌，通过抑制肠黏膜感受器，消除局部黏膜的蠕动反射而减弱蠕动，同时可增加肠的节段性收缩，从而延长肠内容物与肠黏膜的接触，促进肠内水分的回吸收，适用于急慢性功能性腹泻。

（4）微生态制剂　常用双歧杆菌活菌胶囊、地衣芽孢杆菌活菌胶囊、复方嗜酸乳杆菌片等。主要用于肠道菌群失调引起的腹泻，或由寒冷和各种刺激所致的肠易激综合征。此类药物有助于恢复肠道正常菌群的微生态平衡，抑制病原菌入侵和定植，从而控制腹泻。

（5）锌剂　为腹泻辅助用药，补锌治疗不仅能缩短腹泻的病程、减轻严重程度，还能预防腹泻的复发。

3. 治疗药物的选用

（1）消化不良性腹泻治疗　因胰腺功能不全引起的消化不良性腹泻，应服用胰酶；对摄食脂肪过多者可服用胰酶和碳酸氢钠；对摄食蛋白质而致消化不良者宜服用胃蛋白酶；对同时伴有腹胀者，可选用乳酶生或二甲硅油。

（2）肠易激综合征治疗　以腹泻为主要症状的肠易激综合征可选用胃肠道钙通道阻滞剂匹维溴铵或 M 受体阻断剂山莨菪碱等缓解平滑肌过度收缩而解除平滑肌痉挛，降低肠腔压力和促进结肠的水、钠吸收，止痛且止泻。5－HT$_3$受体拮抗剂阿洛司琼可显著降低直肠扩张或受损，缓解腹痛不适。

（3）感染性腹泻治疗　细菌引起的感染性腹泻（通过大便常规和血常规等实验室检查进行确证）可用喹诺酮类、磺胺类和盐酸小檗碱等药物治疗。具体参见本工作领域项目 3 子项目 3 急性胃肠炎的用药指导。

思辨课堂

您认为哪个药师的药学服务工作更好？

患者，女，25 岁，2 日前出现腹痛、腹泻症状，于消化内科就诊，诊断为病毒性腹泻。因患者未出现发热和脱水情况，医生建议不用药物干预。次日未见好转，每日腹泻 6 次以上，患者治病心切，遂来到药店寻求药师帮助，主诉腹泻次数过多影响其工作。

药师 A 推荐了蒙脱石散，并对该药物的合理用药进行了充分指导。药师 B 在蒙脱石散基础上，推荐了地衣芽孢杆菌胶囊，告知患者可在腹泻好转时应用该药进行调节，同时告知患者如果腹泻严重的话，需到医院补液治疗，因为 ORSⅢ是处方药，药店不能直接购买。您认为哪个药师的药学服务工作更好？

答案解析

（三）用药注意事项

1. 止泻药使用注意　①腹泻可由不同病因所致，在应用药物止泻的同时，对因治疗不可忽视。选择药物时，应避免使用成瘾性药物（如地芬诺酯），必要时也只能短暂使用。②蒙脱石散于急性腹泻服用 1 日后、慢性腹泻服用 2～3 日后症状未改善者，建议咨询医生。

2. 慎用肠道动力抑制剂　①洛哌丁胺和地芬诺酯禁用于 2 岁以下儿童，其中洛哌丁胺禁用于伴有高热和脓血便的急性菌痢、应用广谱抗菌药引起的伪膜性肠炎患者，慎用于重度肝损害者。②地芬诺酯禁用于严重溃疡性结肠炎患者，慎用于肝硬化、黄疸患者，另外由痢疾杆菌、沙门菌属和某些大肠杆菌引起的急性腹泻，细菌常侵入肠壁黏膜，地芬诺酯降低肠运动，推迟病原体的排除，反而延长病程，故不能用作细菌性腹泻的基本治疗药物。

3. 注意药物间相互作用　①微生态制剂不宜与抗生素、药用炭、小檗碱和鞣酸蛋白同时应用，以免降低效价，如需合用，至少应间隔 2 小时。早期应用于细菌或病毒引起的感染性腹泻无效，后期可辅助给予，以帮助恢复菌群的平衡。②药用炭吸附能力强，不宜与维生素、抗生素、生物碱、乳酶生及各种消化酶同时服用；也可影响儿童的营养吸收，3 岁以下儿童患长期腹泻或腹胀者禁用。③盐酸小檗碱不宜与鞣酸蛋白合用。④鞣酸蛋白大量服用可能会引起便秘，也不宜与铁剂同服。

4. 科学补充水和电解质　ORS 用水溶解，不能加入果汁、奶或粥中，不能加糖，婴幼儿应用本品时需少量多次给予。腹泻时应及时补充水和电解质，以维持机体水和电解质的平衡，特别注意补钾。

关爱课堂

腹泻的健康教育

药师在进行药学服务时，应提醒患者：①多喝不含乳制品的液体，以免脱水；②饮食避免高脂肪、高糖、高纤维素食物，以免加重腹泻；③为缓解胃痉挛，可热敷腹部；④注意个人卫生和环境卫生；⑤积极防治营养不良。

三、案例引学

（一）案例描述

患者，女，21岁，近两日无明显诱因开始腹泻，每天排黄色稀便数次，伴有低热、食欲不振。到医务室就诊，医生给予患者左氧氟沙星片和盐酸小檗碱片，服药两日患者病情无好转，腹泻次数增多。请分析患者用药是否合理？

（二）案例解析

用药不合理。应用抗感染药治疗应有明确的用药指标，通过实验室大便常规和血常规检查进行确证。本案例属于腹泻治疗中没有明确指征应用抗菌药物，无指征应用抗菌药物会造成细菌耐药菌株增多，同时还可继发肠道菌群失调、真菌性肠炎等，使腹泻迁延或加重。可选用微生态制剂（如双歧杆菌三联活菌散等）和肠黏膜保护剂（如蒙脱石散等）进行治疗，同时做好补液。

四、技能训练

（一）实训目的

1. 学会为腹泻患者推荐和介绍药品。
2. 学会为腹泻患者进行用药咨询和健康教育。
3. 养成严谨细致的工作态度和关爱生命的人文情怀。

（二）实训准备

合理用药的宣传资料（手册、宣传单等）、模拟训练所用药物的药盒及说明书等。

（三）实训内容

学生分组，组内角色扮演，分别扮演药师、患者及患者家属等，根据所学知识和以下案例中提供的信息模拟问病荐药，推荐合适的腹泻治疗药物，并进行用药指导和健康教育。

案例1　患者，男，36岁。进食海鲜和生啤后出现了肚脐周围疼痛难忍、腹泻，大便带有黏液，伴有恶心、呕吐症状，前往药店购药。

案例2　患者，男，3岁，其母带患儿出去秋游回家后，出现发热（38.2℃）、呕吐、腹泻，大便呈黄色水样，无黏液及脓血，每日10余次，其母带其前往社区医院就诊，医生诊断为病毒感染引起的腹泻。

（四）实训评价

	项目	分值	要求	得分
职业礼仪（15分）	仪态仪容	5分	1. 服饰整洁（药师着工作服）、仪表端庄、举止得体 2. 吐字清晰、声音适度	
	沟通礼仪	10分	1. 主动迎客、文明待客，使用正确的语言送客 2. 认真倾听患者诉求，采用恰当方式把话题引向正确的方向	
专业能力（65分）	询问基本信息、病情	15分	1. 询问年龄、性别、职业等信息 2. 询问腹泻持续时间、主要症状、既往病史、家族史、遗传史等	
	询问用药及检查	5分	询问发病后有无做检查或者使用药物等	
	正确推荐药物	25分	根据腹泻患者的病情特点推荐1~2种治疗腹泻的药物，介绍药品的成分、适应证、用法用量等	
	用药指导	20分	指导患者合理安全使用腹泻治疗药物，包括药品使用注意事项、药品不良反应、药物贮存等	
人文关怀（20分）		20分	1. 关心患者，语言及行为上体现人文关怀 2. 对患者进行健康生活方式的宣教，包括健康饮食、生活注意要点等	
总计				

（五）实训思考

如何根据腹泻患者的症状，开展合理用药指导？

五、学习评价

（一）单项选择题

1. 以下属于肠黏膜保护剂的是（　　　）

A. 匹维溴铵　　　　B. 山莨菪碱　　　　C. 洛哌丁胺

D. 胃蛋白酶　　　　E. 蒙脱石

2. 以下不宜与鞣酸蛋白合用的是（　　　）

A. 碳酸氢钠　　　　B. 胃蛋白酶　　　　C. 盐酸小檗碱

D. 蒙脱石　　　　E. 匹维溴铵

（二）多项选择题

以下对洛哌丁胺的描述，正确的是（　　　）

A. 又名苯丁哌胺　　　　B. 止泻作用强　　　　C. 止泻作用迅速

D. 肠道动力抑制剂　　　　E. 禁用于2岁以下儿童

（三）案例分析题

患者，女，35岁。中午与4位同事外出就餐，下午下班回家后出现腹泻，得知聚餐同事有3位出现类似症状：脐周疼痛，伴有肠鸣、腹胀、恶心、呕吐、水样泻，便后腹痛减轻。

根据所学知识，您会推荐患者使用哪种药物治疗？并向患者进行用药指导。

（孙雨诗）

子项目5　便秘的用药指导

PPT　　微课

一、学习目标

知识目标：

1. 掌握便秘治疗药物的特点、治疗药物选用与用药注意事项。

2. 熟悉便秘的治疗原则与健康教育。

3. 了解便秘的临床表现。

技能目标：

1. 能根据便秘患者的临床表现推荐合适的治疗药物。

2. 能够指导患者合理应用便秘的治疗药物。

素质目标：

1. 通过对便秘治疗药物的系统学习，培养学生细致严谨的工作态度。

2. 通过小组合作完成对便秘患者的问病荐药和用药指导，培养学生关爱生命的人文情怀。

二、基本知识

（一）概述

便秘是指排便困难和（或）次数减少、粪便干结；每周排便少于3次或比以前减少，且排便费时费力、有便意但排不出来、有排便不尽感。病程超过6个月称为慢性便秘。我国慢性便秘的患病率在成年人中为4%～10%，在老年人群中显著增加，女性患病率高于男性。

临床表现以排便费力最常见，其他依次为粪便干结、排便不尽感、直肠堵塞感、腹胀、便次减少和需要辅助排便。部分患者可同时出现下腹部膨胀感、下坠感、腹痛、恶心、食欲不振、口臭、口苦、排气多、全身无力、头晕、头痛等症状，有时在左下腹（即左下腹部乙状结肠部位）可摸到包块（即粪便）及发生痉挛的肠管；长期便秘的患者可出现焦虑、紧张等不良情绪。

（二）药物治疗

1. 治疗原则

（1）病因治疗　便秘是多种疾病的症状，应着重病因诊断治疗。

（2）对症治疗　酌情选用缓泻药，但切忌滥用；必要时可带指套实施人工辅助取便，或进行其他治疗如推拿按摩、针灸等。

根据便秘的轻重程度、病因、类型等，采用个体化综合治疗，恢复正常排便。需重视生活治疗，采用合理的饮食习惯和建立良好的排便习惯，增加运动或体力活动等。药物治疗是目前采取的主要治疗方法。

2. 治疗药物选用

（1）缓泻药　是一类能促进排便反射或使排便顺利的药物，按作用机制分为4类（表3-1-2）。

表 3 - 1 - 2 常见缓泻药

分类	常见药物	用法用量	作用特点
容积性泻药	欧车前亲水胶	3.5g/次，1～3次/日，适量温水冲服	增加粪便中的水含量和固形物而起通便作用；作为轻度便秘长期治疗手段，尤其适用于膳食纤维摄入不足的患者
	羧甲基纤维素	2g/次，3次/日，适量温水冲服	
润滑性泻药	多库酯钠	0.1～0.3g/次，1次/日，口服	阻碍结肠吸收水分，润滑肠道，以便排泄；本类药物易产生依赖性，长期服用影响脂溶性维生素吸收
	石蜡油	15～30ml/次，睡前服用	
渗透性泻药	聚乙二醇4000	10～20g/日，口服	安全性和耐受性较高，无结肠产气，不会导致水、电解质失衡，适用于糖尿病患者和老年患者，但不适用于进食量小、消化不良和卧床体衰患者
	乳果糖	起始剂量：10～20g/d；维持剂量：5～10g/d	在结肠中被细菌分解为有机酸，通过渗透作用增加粪便含水量；适用于轻、中度便秘的治疗，安全性高，对慢性便秘患者有效，能显著降低老年人粪便嵌塞的发生；可引起结肠胀气、腹痛、腹泻等不良反应
	硫酸镁	5～20mg/次，晨起空腹服用，同时饮用100～400ml 水	导泻作用迅速、强烈，常用于结肠镜检查或术前清洁准备
刺激性泻药	比沙可啶	5～10mg/次，1次/日，整片吞服	通便起效快，可增强肠道动力并刺激肠道分泌；此类药物易出现药物依赖、泻药性肠病、电解质紊乱等不良反应，不建议长期使用，可间断使用
	含蒽醌类药物（如大黄、番泻叶、芦荟等）	—	

（2）促胃动力药 包括莫沙必利、伊托必利、普芦卡必利等，为选择性 5 - TH$_4$ 受体激动剂。具有促肠动力活性，能增强结肠蠕动。其中莫沙必利 3 次/日，每次 5mg，饭前服用；普芦卡必利 3 次/日，每次 2mg，可在一日中任何时间服用。

（3）促分泌剂 促进肠道黏液分泌，促进排便。包括鲁比前列酮和利那洛肽等。鲁比前列酮可显著增加每周自发排便次数，改善严重便秘症状，可明显改善继发于阿片类药物所致的便秘，不良反应主要有恶心、头痛等。

（4）微生态制剂 可改善肠道微生态环境，调节肠道功能，使粪便软化而利于排出，可作为慢性便秘者的治疗选择之一。常用于治疗慢性便秘的主要是双歧杆菌属和乳酸杆菌属。临床上常用的是双歧杆菌乳杆菌三联活菌片。

（5）常用灌肠药物 甘油灌肠剂、开塞露、甘油栓等，能够润滑并刺激肠壁，软化粪便而使其易于排出。对于高龄老年患者可采用温水保留灌肠，每次 200～300ml，保留 30 分钟，每 1～2 日进行一次。

📖 思辨课堂

您会选哪个药师的方案？

患者，王某，女，24 岁，身高 160cm，体重 56.5kg。因 10 日后要参加同学聚会，想快速瘦身而没时间运动，所以选择节食减肥。4 日前调整饮食，每日吃一个鸡蛋和两根黄瓜，4 日来没有排便，遂来药店寻求帮助。A 药师推荐服用乳果糖口服溶液，通过渗透作用增加粪便含水量，从而缓解王女士便秘情况。B 药师告知患者无需用药，增加食物摄入的总量和种

答案解析

类，特别多吃富含膳食纤维的食物，多喝水；并提醒患者，根据身体质量指数（BMI）判断，王女士并不需要减肥，正确的减肥方式是适当的饮食控制加适当的运动，盲目减肥不仅会造成便秘，还有可能引起更严重的后果。王女士应选择哪个药师的方案？

（三）用药注意事项

1. 导泻药的选用　①便秘是一种症状，可由多种疾病引起，应找准病因有针对性地治疗，尽量少用或不用泻药。②急腹症、诊断不明的腹痛患者禁用泻药；年老体衰者、妊娠期或经期妇女不能用强效泻药。③长期慢性便秘者（老年人、长期卧床者）可选用渗透性泻药（乳果糖）；结肠低张力所致便秘可用刺激性泻药（比沙可啶），睡前服药次晨排便，或用甘油栓、开塞露；结肠痉挛所致的便秘可用容积性泻药或润滑性泻药，并增加膳食纤维的摄入量。

2. 渗透性泻药的使用　①乳果糖用于肝昏迷或昏迷前期的治疗剂量较高，糖尿病患者应慎用；高乳酸血症患者禁用；年老体衰的患者接受乳果糖治疗超过6个月，应定期检查血清电解质。②硫酸镁在导泻时，若服用大量浓度过高的溶液，可导致脱水、肾功能不全，故硫酸镁宜在清晨空腹服用，并大量饮水，可加速导泻并能防止脱水；中枢抑制药（如苯巴比妥）中毒患者不宜使用硫酸镁导泻，以防加重中枢抑制。连续使用硫酸镁可引起便秘，甚至出现麻痹性肠梗阻，停药后好转。

3. 刺激性泻药的使用　①比沙可啶有较强刺激性，不宜长期服用，应避免吸入或与眼睛、皮肤黏膜接触；临床使用为肠溶片，需整片吞服，不得嚼碎服用。服药前和服药后2小时内不要喝牛奶、口服抗酸药或刺激性药物。②长期服用含蒽醌类的泻药会发生结肠黑变病，结肠镜下显示结肠黏膜色素沉着，呈"蛇皮"或"豹斑"样改变。③长期服用刺激性泻药可能引起泻药型肠病，钡灌肠显示结肠带的形状消失、末端回肠和结肠扩张，患者产生泻药依赖。上述两种与刺激性泻药相关的并发症在停药后可逐渐恢复。

4. 促胃动力药的使用　普芦卡必利用于65岁以上的老年人时，建议每次1mg开始治疗，若有需要，可增加至2mg；使用该药，特别是在用药第1日，可引起头晕、疲乏，可能对驾驶及操控机器产生影响。

🔊 关爱课堂

便秘的健康教育

药师在对便秘患者进行药学服务时，除了指导用药，还应指导患者积极调整生活方式：①调整饮食，多吃富含纤维素的蔬菜，多食香蕉、梨、西瓜等水果；多饮水，每日饮水6～8次，少饮浓茶、咖啡等刺激性强的饮料。②鼓励患者做力所能及的运动，如打太极拳、做体操、慢跑或散步等；每晚睡前平卧于床上做腹式运动（做深腹式呼吸），每次15～30分钟；进行自我腹部按摩，按摩方法宜采用顺时针方向，由右侧向左侧，持续15～30分钟。③养成每日定时排便的习惯，以逐步恢复或重新建立排便反射；清晨或白天工作繁忙者，可定时在晚上（一般以定时在清晨为佳）。

三、案例引学

（一）案例描述

患者，男，45岁，便秘3年。大便干结如羊粪，排便量少，次数减少，每周1～2次，颜色正常，肛门出血。患者平时工作繁忙，晚上睡觉比较晚，饮食不规律，喝水少，不喜欢吃蔬菜水果，喜欢吃辣。请为该患者推荐合适的治疗药物，并进行用药指导和健康教育。

（二）案例解析

1. 推荐药物与用药指导　①根据患者膳食纤维摄入不足的情况，可首选容积性泻药，如羧甲纤维素钠颗粒，2g/次，3 次/日，适量温水冲服。②当上述治疗无效时，可使用渗透性泻药增加排便次数、改变大便性状，如乳果糖口服液，起始剂量 10～20g/d，维持剂量 5～10g/d。③当患者有便意但排出困难时，可选用局部润滑药物通过肛门灌注，软化大便，刺激肠壁，反射性地引起排便反应，如开塞露外用，一次 1 支，将容器瓶盖取下，涂以油脂少许，缓慢插入肛门，将药液挤入直肠内。

2. 患者教育　工作繁忙、生活不规律、不良饮食习惯是导致该患者长期便秘的主要原因。除了服用药物外，还要对患者进行健康教育，比如生活要有规律，适当进行体育锻炼，平时多喝水，多食用新鲜蔬菜水果，养成定时排便的习惯，保持心情舒畅。

四、技能训练

（一）实训目的

1. 学会为便秘患者推荐和介绍药品。
2. 学会为便秘患者进行用药咨询和健康教育。
3. 养成严谨细致的工作态度和关爱生命的人文情怀。

（二）实训准备

合理用药的宣传资料（手册、宣传单等）、模拟训练所用治疗药物的药盒及说明书等。

（三）实训内容

学生分组，组内角色扮演，分别扮演药师、患者及患者家属等，根据所学知识和以下案例中提供的信息模拟问病荐药，推荐合适的治疗药物，并进行用药指导和健康教育。

案例 1　患者，女，56 岁。患者自诉：年轻时就有便秘，表现为便干，排便费力，2～3 日排便一次，病情加重时可借助药物排便，随着年龄增加，病情逐渐加重，不用药物大便丝毫不能排出，遂来药店购药。

案例 2　患者，男，4 岁。其母诉患儿便秘一周，一周以来每日大便都很用力，有时伴有肛门出血的情况。其母带患儿前来药房购药。

（四）实训评价

项目		分值	要求	得分
职业礼仪 （15分）	仪态仪容	5分	1. 服饰整洁（药师着工作服）、仪表端庄、举止得体 2. 吐字清晰、声音适度	
	沟通礼仪	10分	1. 主动迎客、文明待客，使用正确的语言送客 2. 认真倾听患者诉求，采用恰当方式把话题引向正确的方向	
专业能力 （65分）	询问基本信息、病情	15分	1. 询问年龄、性别、职业等信息 2. 询问便秘持续时间、主要症状、既往病史、家族史、遗传史等	
	询问用药及检查	5分	询问发病后有无做检查或者使用药物等	

续表

项目		分值	要求	得分
专业能力 （65分）	正确推荐药物	25 分	根据便秘患者的病情特点推荐 1~2 种药物，介绍药品的成分、适应证、用法用量等	
	用药指导	20 分	指导患者合理安全使用药物，包括药品使用注意事项、药品不良反应、药物贮存等	
人文关怀 （20分）		20 分	1. 关心患者，语言及行为上体现人文关怀 2. 对患者进行健康生活方式的宣教，包括健康饮食、生活注意要点等	
总计				

（五）实训思考

年老体衰的便秘患者适合选用哪种缓泻药？

五、学习评价

（一）单项选择题

1. 下列不属于常用缓泻药的作用机制的是（　　）

A. 渗透性　　　　　　　　B. 容积性　　　　　　　　C. 润湿性

D. 刺激性　　　　　　　　E. 润滑性

2. 下列具有较强的刺激性，在服药时不得嚼碎的是（　　）

A. 酚酞　　　　　　　　　B. 比沙可啶　　　　　　　C. 聚乙二醇

D. 山梨醇　　　　　　　　E. 乳果糖

3. 在使用时需要大量饮水的缓泻药是（　　）

A. 大黄　　　　　　　　　B. 番泻叶　　　　　　　　C. 硫酸镁

D. 甘油栓　　　　　　　　E. 比沙可啶

（二）多项选择题

以下哪些生活习惯可能缓解便秘（　　）

A. 按时上厕所　　　　　　B. 早晨起床后喝水　　　　C. 加快生活节奏

D. 长期摄入大量蔬菜水果　E. 长期吃粗粮

（三）案例分析题

患者，女，37 岁，便秘 2 年。近两年来常有大便干结，大便次数一周 1~2 次，同时伴有口苦、口臭、排便费力等症状，粪便为深褐色。患者为白领，平时工作繁忙，饮食不规律，不喜欢吃水果蔬菜。

根据所学知识，为患者推荐治疗药物并进行用药指导。

（孙雨诗）

参考答案

PPT

子项目 6 头痛的用药指导

一、学习目标

知识目标：

1. 掌握头痛治疗药物的选用与用药注意事项。

2. 熟悉头痛的治疗原则与健康教育。

3. 了解头痛的类型及其临床表现。

技能目标：

1. 能根据头痛患者的临床表现推荐合适的治疗药物。

2. 能够指导患者合理应用头痛的治疗药物。

素质目标：

1. 通过对头痛治疗药物的系统学习，培养学生细致严谨的工作态度和勇于超越的创新精神。

2. 通过小组合作完成对头痛患者的问病荐药和用药指导，培养学生关爱生命的人文情怀。

二、基本知识

（一）概述

头痛是生活中常见的症状之一，是机体在受到伤害性刺激后发出的一种保护性反应，同时也是很多疾病的前驱症状。

头痛是由于各种原因影响到颅内外的痛敏结构而产生的，它可以由局部的病变产生，也可以是全身病变的一个反应。引起头痛的病因不同，疼痛的性质不一。反复发作或持续性的头痛可能是某些器质性疾病的信号，应详细检查，明确诊断，及时治疗。

目前依据国际头痛学会发布的《头痛疾病的国际分类》（ICHD），将头痛分为三类：原发性头痛、继发性头痛、其他头痛（表3-1-3）。

表3-1-3 头痛疾病的国际分类（ICHD）

分类	类型
原发性头痛	偏头痛 紧张性头痛 丛集性头痛和其他三叉神经自主性头痛 其他原发性头痛
继发性头痛	头颈部外伤引起的头痛 头颈部血管性病变引起的头痛 非血管性颅内疾病引起的头痛 某一物质或某一物质戒断引起的头痛
继发性头痛	感染引起的头痛 内环境紊乱引起的头痛 头颅、颈、眼、耳、鼻、鼻窦、牙齿、口或其他颜面部结构病变引起的头痛或面痛 精神疾病引起的头痛
其他头痛	颅神经痛、中枢和原发性面痛和其他头痛

1. 紧张性头痛　又称收缩性头痛，临床上较为常见，女性多见。表现为头部的紧束、受压或钝痛感，更为典型的是具有束带感，且反复发作，发作前有明显的诱因，如工作或学习压力过大，精神紧张、焦虑等。发作时可扩散至颈、肩、背部，呈轻度至中度疼痛，伴有麻木、发硬、紧绷感等。

2. 偏头痛　是一种发作性颅内血管舒缩功能障碍引起的头痛。临床上以阵发性一侧剧烈头痛为特点，严重时可累及整个头部，多伴恶心、呕吐。其分型较多，有的以反复发作和家族史为特征，有的患者在发作前出现视觉、感觉、运动症状等先兆表现。实际上，很少有单一类型的偏头痛存在，常常表现为几个类型甚至和其他类型头痛（如紧张性头痛）同时存在。偏头痛始发于儿童期，成年后发病者女性多于男性，发病次数不等，但女性成年患者发作与月经周期有很大关系。

3. 丛集性头痛　多见于青年，是一种局限于单侧的以眼眶、颞、额等区为主的严重发作性疼痛，病因不明。丛集性头痛有典型的丛集期和缓解期。在丛集期内，头痛的发作有严格的节律性，一般在每日的固定时间发作 1~2 次，以夜间发作多见；随后继以一段时间的缓解期，一般为数月至两年。丛集性头痛和偏头痛相比，发作的节律性更明显，头痛更加剧烈，但一般持续时间较短。发作时头痛从一侧眼眶周围开始，急速扩展至额颞部，严重时可涉及对侧，疼痛呈搏动性，兼有钻痛或灼痛，可于睡眠中痛醒。

4. 三叉神经性头痛　表现为一侧面部（多为颞侧）闪电样、刀割样、灼烧样顽固性的剧烈疼痛，大多在头面部的三叉神经分布区域内突然发生，然后又突然停止。说话、刷牙、微风拂面时都会导致阵痛，患者通常难以忍受。

5. 鼻窦炎性头痛　鼻窦炎初期表现为昼夜不分轻重的弥漫性持续性头痛，一旦度过急性期便迅速减轻，持续时间也缩短，而且逐渐局限于一定的部位。根据炎症部位的不同，头痛的部位也不尽相同。急性鼻窦炎引起的头痛特点就是当颅脑静脉压升高（如用力擤鼻涕、突然身体震动或摇头等）时，头痛明显加重，卧床休息时头痛明显减轻。

6. 其他　①脑血管意外性头痛，一种突发性的头痛，常伴恶心、呕吐及意识障碍，有脑出血或蛛网膜下腔出血的可能。②高血压性头痛，常伴有头晕、头胀等症状，以胀痛、跳痛多见，或伴有头部沉重或颈项部的紧绷感。多发于早晨，疼痛多位于前额、枕部或颞部。

（二）药物治疗

1. 治疗原则

（1）头痛治疗主要是针对病因进行治疗。头痛病因复杂，发生头痛的患者，需要积极筛查病因，有针对性地治疗，不可盲目用药，以免掩盖病情。临床中常以药物治疗为主，部分情况可能需进行手术治疗。

（2）若头痛者伴随恶心、呕吐、眩晕等症状，应及时就医。如头痛患者伴随偏身感觉障碍、喷射状呕吐、嗜睡等症状，应立即就医。

（3）慢性头痛反复发作的患者，可以给予物理磁疗法、局部冷（热）敷等治疗，以控制头痛频繁发作。

（4）对头痛患者在生活上调整，可以把诱发头痛的因素降到最低限度，以促进疾病的恢复。

2. 常用药物简介　详见表 3-1-4。

表 3 - 1 - 4　常见头痛药及用法用量

药物类别	代表药		用法用量
解热镇痛抗炎药	布洛芬		口服给药，0.2～0.4g/次，3～4次/日
	对乙酰氨基酚		口服给药，0.3～0.6g/次，0.6～0.8g/d，一日量不宜超过2g
	双氯芬酸钠		口服给药，100～150mg/d，分2～3次服用
自主神经调节剂	谷维素		口服给药，10～30mg/次，3次/日
维生素	维生素 B_1		口服给药，10mg/次，3次/日
镇痛药	5 - 羟色胺受体激动剂	麦角胺	口服给药，1～2mg/次，每日不超过6mg，一周不超过10mg
		麦角胺咖啡因	每片含麦角胺1mg，咖啡因100mg 口服给药，发作时，立即服2片，如30分钟后仍不缓解，可再服1～2片，但24小时内不得超过6片，一周不超过10片
		舒马普坦	口服给药，初始剂量100mg，2～3次/日，24小时内不超过300mg
		佐米曲普坦	口服给药，2.5mg/次，24小时内不超过15mg
	其他	罗通定	口服给药，60～120mg/次，1～4次/日
		苯噻啶	口服给药，0.5～1mg/次，1～3次/日
抗癫痫药	卡马西平		口服给药，300～1200mg/d，分2～4次服用
	苯妥英钠		口服给药，100～200mg/次，2～3次/日
抗焦虑药	地西泮		口服给药，2.5～5mg/次，3次/日
	氯硝西泮		口服给药，初始剂量0.5mg/次，3次/日，每3日增加0.5～1mg，直至症状被控制

3. 治疗药物的选用

（1）**感冒伴随的头痛**　如果是单纯头痛伴有全身酸痛，建议选用解热镇痛抗炎药，如布洛芬、对乙酰氨基酚、双氯芬酸钠等。

（2）**紧张性头痛**　推荐用谷维素和维生素 B_1，也可服用中成药正天丸或通天口服液等；长期精神紧张者，推荐使用地西泮。

（3）**鼻窦炎性头痛**　建议患者局部治疗，可选用呋喃西林 - 麻黄碱滴鼻液、盐酸羟甲唑啉滴鼻液治疗。

（4）**偏头痛**　推荐使用抗偏头痛药，如麦角胺咖啡因、罗通定、苯噻啶、舒马普坦、佐米曲普坦等。

（5）**三叉神经性头痛**　使用对乙酰氨基酚、双氯芬酸钠无效时，应在医师的指导下使用卡马西平、苯妥英钠或氯硝西泮等药物。

创新课堂

单抗——偏头痛药物治疗的新选择

降钙素基因相关肽（calcitonin gene - related peptide，CGRP）是一种神经信息传递物质，偏头痛发作时在血液中浓度增加。CGRP单克隆抗体是一组具有高度特异性的蛋白质，具有极高的"黏性"，选择性地粘住CGRP或CGRP受体，使其无从发挥生理作用，从而阻断偏头痛疼痛的发生。

目前国内外已有几种 CGRP 相关单克隆抗体药物用于偏头痛急性治疗或预防治疗。这类药物相比传统药物，有如下特性：①药效维持时间长，最长可每 3 个月用 1 次。②仅针对 CGRP 这一特定靶点，具有高度特异性，与其他药物无相互影响。③因其分子量大，无法口服吸收，需静脉注射或皮下注射。④传统口服预防药物启动治疗需要逐渐滴定加量，达到疗效需要 1～2 个月；而 CGRP 单抗 1 次给药数日内显效，仅一日即可观察到疗效。以上特性使这类药物有望成为最具前景的偏头痛治疗药物。

（三）用药注意事项

1. 解热镇痛抗炎药的使用　解热镇痛药自我药疗不宜长期或大量使用，用于止痛不应超过 5 日。该类药物其他使用注意事项参见本工作领域项目 1 子项目 1 发热的用药指导。

2. 5－羟色胺受体激动剂的使用　本类药物是治疗中、重度偏头痛发作的一线药物，具血管收缩作用，因此普坦类不应合用麦角胺类制剂，有增加血管痉挛的风险。另外有外周血管或冠状动脉疾病的患者禁用；妊娠期、高血压、肝肾功能衰竭和甲状腺功能亢进者也禁用该类药物。

3. 其他镇痛药的使用　罗通定、苯噻啶用于镇痛时可出现嗜睡等反应，驾驶机、车、船，从事高空作业、机械作业及操作精密仪器者工作期间慎用。

关爱课堂

头痛的健康教育

药师在进行药学服务时，应告知患者，不能过度使用药物来治疗头痛。①大多数头痛与精神因素有关，应注意心理健康，保持乐观情绪，劳逸结合。②为缓解和预防头痛，应该多喝水、多吃蔬果、戒烟酒、忌食巧克力及辛辣食品。③保持居家环境安静舒适，避免声、光刺激，减少探视。④指导患者采用放松术减轻疼痛，如缓慢深呼吸、听轻音乐、瑜伽休息术等。

三、案例引学

（一）案例描述

患者，男，39 岁，电脑程序工程师。每天长时间高负荷面对电脑工作，工作任务繁重，忙完回家后出现头部与颈部的酸痛感。近日来，头痛加剧并呈双侧性，头部紧束感加重，颈肩发硬，每次持续时间 0.5～1 小时，无恶心呕吐，查体未见异常，吸烟，偶尔喝酒。医生诊断为：紧张性头痛。请为该患者推荐合适的治疗药物，并进行健康教育。

（二）案例解析

1. 药物推荐　治疗药物以解热镇痛药（如布洛芬、对乙酰氨基酚等）为主，同时辅以谷维素、维生素 B_1 治疗；长期精神紧张者推荐使用抗焦虑药（如地西泮）。

2. 患者教育　建议患者养成良好的生活习惯，注意劳逸结合、精神放松、戒除烟酒，不饮浓茶及咖啡等。

四、技能训练

（一）实训目的

1. 学会为头痛患者推荐和介绍药品。
2. 学会为头痛患者进行用药咨询和健康教育。
3. 养成严谨细致的工作态度和关爱生命的人文情怀。

（二）实训准备

合理用药的宣传资料（手册、宣传单等）、模拟训练所用治疗药物的药盒及说明书等。

（三）实训内容

学生分组，组内角色扮演，分别扮演药师、患者及患者家属等，根据所学知识和以下案例中提供的信息模拟问病荐药，推荐合适的药物，并进行用药指导和健康教育。

案例1　患者，女，28岁。两日前因淋雨受凉后出现头痛、浑身酸痛、低热，无咳嗽、咳痰。前来药房购买药品。

案例2　患者，男，43岁，公司高级职员，工作压力大。近日出现右侧头痛，每周发作3~4次，每次持续5小时左右，发作时有恶心症状，但未出现过呕吐，每晚发作时不能入睡。

（四）实训评价

项目		分值	要求	得分
职业礼仪（15分）	仪态仪容	5分	1. 服饰整洁（药师着工作服）、仪表端庄、举止得体 2. 吐字清晰、声音适度	
	沟通礼仪	10分	1. 主动迎客、文明待客，使用正确的语言送客 2. 认真倾听患者诉求，采用恰当方式把话题引向正确的方向	
专业能力（65分）	询问基本信息、病情	15分	1. 询问年龄、性别、职业等信息 2. 询问头痛持续时间、主要症状、既往病史、家族史、遗传史等	
	询问用药及检查	5分	询问发病后有无做检查或者使用药物等	
	正确推荐药物	25分	根据头痛患者的病情特点推荐1~2种药品，介绍药品的成分、适应证、用法用量等	
	用药指导	20分	指导患者合理安全使用药物，包括药品使用注意事项、药品不良反应、药物贮存等	
人文关怀（20分）		20分	1. 关心患者，语言及行为上体现人文关怀 2. 对患者进行健康生活方式的宣教，包括健康饮食、生活注意要点等	
总计				

（五）实训思考

患者应用解热镇痛药自我药疗5日后头痛未缓解，前来咨询，应如何作答？

五、学习评价

（一）单项选择题

1. 下列治疗偏头痛药物中，属于解热镇痛抗炎药的是（　　　）

A. 麦角胺咖啡因　　　　　　B. 罗通定　　　　　　　　C. 对乙酰氨基酚

D. 舒马普坦　　　　　　　　E. 苯噻啶

2. 对感冒发热性头痛无效的药物是（　　　）

A. 阿司匹林　　　　　　　　B. 对乙酰氨基酚　　　　　C. 复方对乙酰氨基酚

D. 布洛芬　　　　　　　　　E. 茶碱

（二）多项选择题

下列对头痛患者的健康教育，正确的有（　　　）

A. 注意心理健康，保持乐观情绪　　　　B. 多喝水，多运动，补充蛋白质

C. 戒除烟酒　　　　　　　　　　　　　D. 忌食巧克力或辛辣食品

E. 解热镇痛药仅缓解症状，不能解除病因

（三）案例分析题

患者，女，32岁，6个月前感冒后头痛，一直绵延至今，时轻时重，遇劳则甚。近日出现记忆减退、身困乏力的症状，头痛发作时以右侧为主，每次疼痛持续4~6小时，发作期间畏光、耳鸣、无法入睡。医生诊断为：偏头痛。

根据所学知识，给患者推荐合适的治疗药物，并向患者进行用药指导。

（孙雨诗）

项目2　常见呼吸系统疾病的用药指导

习题

子项目1　上呼吸道感染的用药指导

PPT　　微课

一、学习目标

知识目标：

1. 掌握上呼吸道感染治疗药物的分类、选用与用药注意事项。

2. 熟悉上呼吸道感染的用药指导与健康教育。

3. 了解上呼吸道感染的分类与临床表现。

技能目标：

1. 能对上呼吸道感染进行初步判断，并指导患者选用合适的治疗药物。

2. 能对上呼吸道感染患者进行用药指导并对其预防提出合理建议。

3. 能对上呼吸道感染患者抗菌药的使用提出合理的建议，保证患者用药安全有效。

素质目标：

1. 通过对上呼吸道感染治疗药物的系统学习，培养学生细致严谨的工作作风和勇于创新的科学精神。

2. 通过小组合作完成对上呼吸道感染患者的问病荐药和用药指导，培养学生协作共进的团队精神与关爱生命的人文情怀。

二、基本知识

（一）概述

上呼吸道感染（简称上感）是由多种病原体侵犯上呼吸道鼻部、咽部、喉部的急性炎症的总称。70%～80%的上感是由病毒引起的，如鼻病毒、腺病毒、流感病毒、副流感病毒、呼吸道合胞病毒、埃可病毒、柯萨奇病毒、麻疹病毒和风疹病毒等。20%～30%的上感是由细菌引起的，如溶血性链球菌、流感嗜血杆菌、肺炎球菌和葡萄球菌等。受凉、淋雨、气候突变、过度疲劳等多种导致全身或呼吸道局部防御功能降低的因素均可诱发上感。

1. 上感分类　根据病因和病变范围的不同，上感可分为普通感冒、病毒性咽炎或喉炎、疱疹性咽峡炎、咽结膜热、细菌性咽炎及扁桃体炎。需注意与初期表现为感冒样症状的其他疾病进行鉴别，如流行性感冒、过敏性鼻炎等，某些急性传染病在患病初期也常有上呼吸道症状，如流行性出血热、流行性脑脊髓膜炎、麻疹、脊髓灰质炎、伤寒、斑疹伤寒。

2. 临床表现　上感的常见症状为鼻塞、打喷嚏、流鼻涕、咳嗽、咽干、咽痒、咽痛、声嘶、咳嗽、腭扁桃体肿大、咽后壁淋巴滤泡增生、发热等。以普通感冒为例，起病较急，发病初期常表现为鼻咽部症状，如鼻塞、流鼻涕、打喷嚏、咳嗽、咽干、咽痒或灼热感、鼻后滴漏感、轻度干咳等；后期可能会出现全身症状，如全身不适、乏力、轻度畏寒、头痛等，有时出现轻度发热、食欲减退等症状。体检可见鼻腔黏膜充血、水肿、有分泌物，咽部轻度充血。通常5～7日痊愈。

（二）药物治疗

1. 药物治疗原则　通常上感的病情轻、病程短，多可自愈，预后好。其治疗应以对症处理、休息、多饮水、戒烟、保持室内空气流通、防治继发细菌感染等措施为主。一般无需抗病毒治疗，不使用抗菌药物；若合并有细菌感染，可选用抗菌药物。

2. 常用药物简介

（1）对症治疗　①解热镇痛抗炎药：感冒发热的温度虽不高，但常伴有疼痛（头痛、关节痛、肌肉痛），解热镇痛药可退热、缓解头痛和全身疼痛。②鼻黏膜血管收缩药：减轻鼻窦、鼻腔黏膜血管充血，解除鼻塞症状。③H_1受体阻断剂：这类药物可使下呼吸道的分泌物干燥和变稠，减少打喷嚏和鼻溢液，同时具有轻微的镇静作用。④镇咳药：右美沙芬常用于感冒复方制剂中镇咳用。⑤中枢兴奋药：有些制剂中含有咖啡因，可加强解热镇痛药的疗效，同时可拮抗H_1受体阻断剂的嗜睡作用。常用药物及不良反应见表3-2-1。

表3-2-1　常用上呼吸道感染治疗药物的用法用量及不良反应

类别	常用药物	用法用量	不良反应
解热镇痛抗炎药	对乙酰氨基酚	（1）成人：口服，0.3～0.6g/次，每4小时一次或4次/日，每日不超过2g （2）儿童：口服，一次10～15mg/kg体重（总量＜600mg），每4～6小时一次，每日≤4次；新生儿一次10mg/kg体重，每6～8小时一次，如果有黄疸应减量至5mg/kg体重 注意：退热一般不超过3日	主要为消化道症状，如消化不良、胃痛、胃烧灼感、恶心、反酸；少数患者可出现胃溃疡和消化道出血
	布洛芬	（1）成人：口服，0.2～0.4g/次，4～6小时一次；缓释制剂：0.3～0.6g/次，2次/日 （2）儿童：口服，一次5～10mg/kg体重，每6小时一次，≤4次/日，用于3个月以上儿童	
	吲哚美辛	（1）成人：直肠给药，50～100mg/次，每日不超过200mg （2）儿童：直肠给药，每次0.5～1.0mg/kg体重，2～3次/日	
H₁受体阻断剂	马来酸氯苯那敏	（1）成人：口服，4～8mg/次，3次/日 （2）儿童：口服，0.3～0.4mg/kg体重，3～4次/日	常见嗜睡、疲劳、头晕、头痛、倦乏、注意力不集中、口干等
	苯海拉明	（1）成人：口服，25～50mg/次，2～3次/日，饭后服 （2）儿童：口服，一次1～2mg/kg体重，3次/日	
	氯雷他定	（1）成人：10mg/次，1次/日 （2）儿童：2～12岁，体重＞30kg，10mg/次，1次/日；体重≤30kg，5mg/次，1次/日；12岁以上，10mg/次，1次/日	治疗剂量未见明显的镇静作用
鼻黏膜血管收缩药	伪麻黄碱	普通剂型：口服，60mg/次，每4～6小时一次，不超过240mg/d 缓释剂型：口服，120mg/次，2次/日；或240mg/次，1次/日 注意：6岁以下儿童禁用	中枢神经兴奋作用、失眠、头痛、加快心率、升高血压等
镇咳药	右美沙芬	（1）成人：普通剂型，15～30mg/次，3～4次/日；缓释剂型，30mg/次，2次/日 （2）2岁以上儿童：2～6岁儿童，2.5～5.0mg/次；6～12岁儿童，5～10mg/次，3～4次/日 注意：2岁以下儿童不宜使用	偶有头晕、轻度嗜睡、口干、便秘及恶心等
中枢兴奋药	咖啡因	—	剂量过大时可引起失眠、躁动不安、心悸等

注："—"表示该成分临床组分具体剂量差异较大

（2）对因治疗　①抗病毒药物：利巴韦林可用于病毒性上呼吸道感染，如病毒性鼻炎、咽喉炎、咽结膜热或口咽部病毒感染，还可用于流感的治疗和预防。奥司他韦可用于甲型、乙型流感的预防和治疗，宜及早用药，在流感症状出现48小时内使用较为有效。对无合并症的流感病毒A感染早期，可选用金刚烷胺、金刚乙胺。此外，中药在治疗病毒感染性疾病方面具有独特效果，如板蓝根、大青叶、金银花、连翘、黄芩等单味中药和银翘散、双黄连制剂、清开灵制剂、冰香散、麻杏石甘汤等经典中药复方均有较好的抗流感病毒作用。②抗菌药物：如青霉素、阿莫西林、头孢氨苄、阿奇霉素、左氧氟沙星等。阿莫西林用于肺炎链球菌、溶血性链球菌、流感嗜血杆菌所致的呼吸道感染。头孢氨苄适用于敏感菌所致的急性扁桃体炎、急性咽炎等轻中度感染。阿奇霉素适用于化脓性链球菌引起的急性咽炎、急性扁桃体炎以及流感嗜血杆菌、卡他莫拉菌或肺炎链球菌引起的上感。左氧氟沙星适用于肺炎链球菌、流感嗜血杆菌、支原体等非典型病原体所致的上感。

（3）复方制剂　上呼吸道感染的临床症状较多，常制成复方制剂。抗感冒药复方制剂中常含有对乙酰氨基酚、伪麻黄碱、氯苯那敏、苯海拉明、金刚烷胺等成分（表3-2-2）。

表3-2-2 临床常用抗感冒药复方制剂的组成及作用

药品名	解热镇痛抗炎药	H₁受体阻断剂	鼻黏膜血管收缩药	镇咳药	中枢兴奋药	抗病毒药	其他
美扑伪麻片	对乙酰氨基酚	氯苯那敏	伪麻黄碱	右美沙芬	—	—	—
复方氨酚烷胺片	对乙酰氨基酚	氯苯那敏	—	—	咖啡因	金刚烷胺	人工牛黄
氨酚伪麻美芬片Ⅱ	对乙酰氨基酚	—	伪麻黄碱	右美沙芬	—	—	—
氨麻苯美片	对乙酰氨基酚	苯海拉明	伪麻黄碱	右美沙芬	—	—	—
氨咖黄敏胶囊	对乙酰氨基酚	氯苯那敏	—	—	咖啡因	—	人工牛黄
氨酚伪麻胶囊	对乙酰氨基酚	—	伪麻黄碱	—	—	—	—
酚咖片	对乙酰氨基酚	—	—	—	咖啡因	—	—
酚麻美敏片	对乙酰氨基酚	氯苯那敏	伪麻黄碱	右美沙芬	—	—	—
小儿氨酚烷胺颗粒	对乙酰氨基酚	氯苯那敏	—	—	咖啡因	金刚烷胺	人工牛黄
小儿氨酚黄那敏颗粒	对乙酰氨基酚	氯苯那敏	—	—	—	—	人工牛黄

注："—"表示无该成分

3. 治疗药物的选用

（1）若患者出现头痛、发热、全身肌肉酸痛等症状，可选用含解热镇痛抗炎药的制剂。

（2）若患者出现鼻塞、鼻黏膜充血、水肿等症状，可选用含盐酸伪麻黄碱等鼻黏膜血管收缩药的制剂。

（3）若患者出现频繁喷嚏、多量流涕等卡他症状和过敏反应症状，可选用含H₁受体阻断剂的制剂。

（4）若患者出现频繁、剧烈干咳症状，可选用含右美沙芬、苯丙哌林、喷托维林、可待因等镇咳药的制剂；若患者痰液多且黏稠，则需要加用黏液调节剂或祛痰剂，如羧甲司坦、乙酰半胱氨酸、氨溴索等。

（5）一般无需积极抗病毒治疗，免疫缺陷者可早期使用抗病毒药物；单纯病毒感染不需要使用抗菌药物，若患者出现细菌感染证据时，可酌情使用抗菌药物。

🔲 创新课堂

儿童反复上呼吸道感染的治疗与预防新进展

儿童反复上呼吸道感染是指1年内发生次数频繁、超出正常次数范围的上呼吸道感染，其感染部位主要包括鼻-鼻窦、中耳、扁桃体或咽喉部。

儿童反复上呼吸道感染急性期合理用药治疗可减轻症状、缩短病程。全身用药以抗感染治疗为主，也可合并使用免疫调节剂；局部用药可使用喷鼻剂、滴耳剂等。

缓解期则需预防上呼吸道急性感染的复发，采取科学健康的生活方式增强和改善免疫功能。药物方面，目前普通流感病毒疫苗被广泛应用于预防上呼吸道感染；细菌溶解产物、匹多莫德、胸腺肽等免疫调节剂，其预防儿童反复上呼吸道感染的重要作用已逐步被认可。

（三）用药注意事项

1. 注意抗菌药物的使用指征　药师应告知患者上感多由病毒感染引起，若单独病毒感染，则不需要使用抗菌药物。当病毒在咽喉部繁殖引起炎症，咽喉部细胞失去抵抗力时，细菌会趁机繁殖，可并发化脓性扁桃体炎、咽炎、支气管炎和肺炎等机会性细菌感染，表现为高热不退、呼吸急促、疼痛、咳嗽、咳痰等症状，白细胞计数增高（正常参考值为$4.0 \times 10^9 \sim 10.0 \times 10^9/L$）。此时，患者往往需服用抗菌药物，杀灭或抑制细菌生长。联合应用抗菌药的指征应严格控制，必须凭执业医师处方，在医师指导下使用。

2. 上感用药的总体原则　上感用药连续服用一般不得超过1周，且不能超过推荐剂量；若连续服用1周症状仍未缓解，应及时向医师或药师咨询。选用复方制剂时，注意不要选择成分相同或相似的两种或两种以上药物。

3. 解热镇痛抗炎药的使用注意事项　发热时不要急于使用退热药，最好先采用冷敷、温水擦拭等物理降温方式，高热时应在医生指导下使用退热药。该类药物其他使用注意事项参见本工作领域项目1子项目1发热的用药指导。

4. H_1 受体阻断剂的使用注意事项　服用含有马来酸氯苯那敏、苯海拉明等药物的患者不宜从事驾车、高空作业或操作精密仪器等工作。

5. 鼻黏膜血管收缩药的使用注意事项　含有盐酸伪麻黄碱的制剂，对伴有心脏病、高血压、甲状腺功能亢进、肺气肿、青光眼、前列腺增生的患者需慎用。

关爱课堂

上呼吸道感染的健康教育

药师在进行药学服务时，首先应告知患者非药物治疗的重要性：①药师应引导患者养成良好的生活习惯，避免过度疲劳和受凉。②根据气候增减衣服，保持室内通风和清洁，勤晒被褥。③积极参加体育锻炼，增强身体的御寒能力。④饮食上宜清淡，多进食易消化、富含维生素的食物，特别是橙子、猕猴桃、橘子、柚子等；少吃咸食、甜食、肥肉等，忌烟酒，禁食辛热食物。

三、案例引学

（一）案例描述

患者，女，38岁，公司职员。主诉：两日前淋雨后出现打喷嚏、流鼻涕、鼻塞症状，自行服用了抗感冒药。近日出现头痛、咽痛、流黄涕、咳黄痰，现来就医。体格检查：T 36.4℃，P 86次/分，R 23次/分，咽部充血，扁桃体有化脓点；双肺呼吸音清，腹平软，肝脾未触及，肠鸣音正常。实验室检查：WBC 18.2×10^9/L。请为该患者推荐合适的治疗药物。

（二）案例解析

1. 对症治疗　患者主诉淋雨后出现打喷嚏、流鼻涕、鼻塞症状。近日出现头痛、咽痛、流黄鼻涕、咳黄痰、咽部充血等症状，可对症推荐含有解热镇痛药（如对乙酰氨基酚）、H_1 受体阻断剂（如氯苯那敏）、鼻黏膜血管收缩药（如伪麻黄碱）等成分的复方制剂。

2. 抗菌治疗　该患者扁桃体有化脓点，实验室检查显示白细胞计数增高，考虑有细菌感染，可加用抗菌药物，如阿莫西林、头孢氨苄、阿奇霉素、左氧氟沙星等。

四、技能训练

（一）实训目的

1. 学会为上呼吸道感染患者制订药物治疗方案。

2. 学会正确推荐和介绍药品，提高对上呼吸道感染患者用药指导和咨询能力。

3. 养成严谨细致的工作态度和关爱生命的人文情怀。

（二）实训准备

体温计、抗感冒药合理使用的宣传资料（手册、宣传单等）、模拟训练所用治疗上呼吸道感染的药盒等。

（三）实训内容

学生分成四组，组内角色扮演，分别扮演药师、患者及患者家属等，根据所学知识和以下案例中提供的信息模拟问病荐药，推荐合适的治疗药物，并进行用药指导和健康教育。

案例 1　女，32 岁。因近日工作压力大，过度劳累，2 日前出现鼻塞、流鼻涕、打喷嚏、头痛、轻微咳嗽等症状，其他无明显不适，自测体温为 37.8℃，故自行到药店购买感冒药物。经询问，患者每日自驾上下班，无药物过敏史，无用药史。

案例 2　男，41 岁。5 日前因淋雨后出现打喷嚏、鼻塞，流清鼻涕。自行服用银翘解毒丸，效果不明显。近两日症状加重，伴咽痛、流黄鼻涕、咳嗽、咳黄痰。实验室检查：WBC 17.9×10^9/L。对青霉素过敏。

案例 3　女，58 岁。近日天气变凉未及时添加衣物，今日出现鼻塞、流鼻涕、打喷嚏，故来购药。患者有五年的高血压病史，无药物过敏史，无用药史。

案例 4　男，6 岁。患儿无明显诱因发热，体温在 37.5～39.3℃，咳嗽少痰，咽充血，双侧扁桃体红肿，心肺未闻明显异常。查血常规：WBC 4.8×10^9/L。

（四）实训评价

项目		分值	要求	得分
职业礼仪（15分）	仪态仪容	5分	1. 服饰整洁（药师着工作服）、仪表端庄、举止得体 2. 吐字清晰、声音适度	
	沟通礼仪	10分	1. 主动迎客，文明待客，使用正确的语言送客 2. 认真倾听患者诉求，采用恰当方式把话题引向正确的方向	
专业能力（65分）	询问基本信息、病情	15分	1. 询问年龄、性别、职业等信息 2. 询问上呼吸道感染的持续时间、主要症状、诱发因素、既往病史、家族史、遗传史等	
	询问用药及检查	5分	询问发病后有无做检查或者使用药物等	
	正确推荐治疗药物	25分	根据上呼吸道感染患者的病情特点推荐 1～2 种治疗药物，介绍药品的成分、适应证、用法用量等	
	用药指导	20分	指导患者合理安全使用治疗药物，包括药品使用注意事项、药品不良反应、药物贮存等	
人文关怀（20分）		20分	1. 关心患者，语言及行为上体现人文关怀 2. 对患者进行健康生活方式的宣教，包括健康饮食、生活注意要点等	
总计				

（五）实训思考

1. 应用复方抗感冒药时应该注意哪些事项？
2. 治疗上呼吸道感染的过程中，患者易出现哪些用药误区？

五、学习评价

（一）单项选择题

1. 患者出现高热不退、呼吸急促、咳痰等症状，白细胞增高时，可选用（　　）

A. 奥司他韦　　　　　　　　B. 阿莫西林　　　　　　　　C. 对乙酰氨基酚

D. 马来酸氯苯那敏　　　　　E. 咖啡因

2. 患者出现频繁喷嚏、多量流涕等症状时，可选用（　　）

A. 马来酸氯苯那敏　　　　　B. 布洛芬　　　　　　　　　C. 苯丙哌林

D. 羧甲司坦　　　　　　　　E. 对乙酰氨基酚

3. 复方抗感冒药中，常用于解热、镇痛的药物是（　　）

A. 伪麻黄碱　　　　　　　　B. 咖啡因　　　　　　　　　C. 对乙酰氨基酚

D. 右美沙芬　　　　　　　　E. 马来酸氯苯那敏

（二）多项选择题

1. 下列药物属于上呼吸道感染对因治疗的是（　　）

A. 奥司他韦　　　　　　　　B. 对乙酰氨基酚　　　　　　C. 伪麻黄碱

D. 头孢氨苄　　　　　　　　E. 利巴韦林

2. 下列表述正确的是（　　）

A. 避免服用两种或两种以上含有对乙酰氨基酚的复方制剂

B. 伴有心脏病的患者需慎用盐酸伪麻黄碱

C. 上呼吸道感染时需要使用抗菌药物

D. 发热时要立即使用退热药

E. 服用含有 H_1 受体阻断剂等药物的患者，不宜从事驾车、高空作业等工作

（三）案例分析题

患儿，男，5岁，身高118cm，体重19kg。昨日开始发热、流鼻涕、打喷嚏、咽痛，无呕吐、腹泻。体格检查：T 38.8℃，P 117次/分，R 29次/分，咽部充血；双肺呼吸音清，腹平软，肝脾未触及，肠鸣音正常。实验室检查：WBC 17.3×10^9/L。

根据所学知识，您会建议患者服用哪些治疗药物？并向患者进行用药指导。

（誉丽丽）

子项目2　支气管炎的用药指导

PPT

一、学习目标

知识目标：

1. 掌握支气管炎治疗药物的分类、选用与用药注意事项。

2. 熟悉支气管炎的用药指导与健康教育。

3. 了解支气管炎的分类与临床表现。

技能目标:

1. 能对支气管炎进行初步判断,并指导患者选用合适的治疗药物。

2. 能对支气管炎患者进行合理用药指导及健康教育。

素质目标:

1. 通过对支气管炎治疗药物的系统学习,培养学生严谨规范的工作态度与勇于创新的科学精神。

2. 通过小组合作完成对支气管炎患者的问病荐药和用药指导,培养学生协作共进的团队精神与关爱生命的人文情怀。

二、基本知识

(一) 概述

支气管炎是发生于气管、支气管黏膜及其周围组织的急慢性非特异性炎症,临床上可分为急性支气管炎和慢性支气管炎两类。支气管炎多与有害刺激性气体(如香烟、烟雾、二氧化硫、二氧化氮、氯气等)、微生物感染(如病毒、细菌、支原体等)、免疫功能紊乱、年龄增大和气候突变等因素有关。

1. 支气管炎分类

(1) 急性支气管炎 是由感染、理化刺激或过敏因素引起的急性气管、支气管黏膜炎症,常发生于寒冷季节或气候突变时,也可由急性上呼吸道感染迁延不愈所致。多散发,无流行倾向,年老体弱者易感。呈自限性,多继发于病毒感染,细菌感染并不常见。

(2) 慢性支气管炎 简称慢支,是气管、支气管黏膜及其周围组织的慢性非特异性炎症,可分为急性发作期、慢性迁延期、临床缓解期。

2. 临床表现

(1) 急性支气管炎 起病较急,发病初期表现为急性上呼吸道感染症状如鼻塞、流清涕、咳嗽、咽痛等。咳嗽,先为干咳或咳少量痰,痰液呈白色或淡黄色,继而为黏液性或黏液脓性痰,痰量增多、咳嗽加剧,偶伴痰中带血。晨起时或夜间咳嗽常较显著,可为阵发性咳嗽或持久性咳嗽。咳嗽剧烈时常伴有恶心、呕吐及胸部、腹部肌肉疼痛。若伴支气管痉挛,可出现程度不同的胸闷、气喘。咳嗽、咳痰持续 10~20 日,偶尔可能持续 3~4 周或更长时间,若迁延不愈,可演变为慢性支气管炎。全身症状较轻,体温一般不超过 38℃,多在 3~5 日恢复正常。通常白细胞计数正常,细菌感染时白细胞总数和中性粒细胞增多。急性起病,主要症状为咳嗽,可伴有其他呼吸道症状如咳痰、气喘、胸痛,上述症状无其他疾病原因解释,可对急性支气管炎做出临床诊断。

(2) 慢性支气管炎 缓慢起病,病程长,反复急性发作而病情加重;以咳嗽、咳痰为主要症状,或有喘息。①咳嗽:长期、反复、逐渐加重的咳嗽是突出表现;轻症患者仅在冬春季节发病,尤以清晨起床前后最明显,白天咳嗽较少;重症患者则四季均咳,冬春加剧,日夜咳嗽,早晚尤为剧烈。②咳痰:一般为白色黏液泡沫状,偶因剧咳而痰中带血;晨起排痰较多,常因痰液黏稠而不易咳出;感染或受寒后症状迅速加剧,痰量增多,黏度增加,或呈黄色脓性痰或伴有喘息。③气喘:当合并呼吸道感染时,则可出现气喘症状;呼吸时,患者咽喉部发生喘鸣声,肺部听诊时有哮鸣音。依据咳嗽、咳痰,可伴有喘息,每年发病持续 3 个月或以上,连续 2 年或 2 年以上,上述症状无其他疾病原因解释,可对慢性支气管炎做出临床诊断。

(二) 药物治疗

1. 药物治疗原则　针对支气管炎的诱因、病期，考虑其易反复发作的特点，采取防治结合的综合措施。在急性发作期和慢性迁延期应以控制感染、祛痰、止咳为主，伴发喘息时应进行解痉平喘的治疗。在临床缓解期，宜根据患者自身条件，选择适当的锻炼方式，增强体质，提高机体抵抗力；同时教育患者及家属戒烟，避免和减少各种诱发因素。

2. 常用药物简介

（1）急性加重期的治疗药物　①镇咳药，如右美沙芬、喷托维林、苯丙哌林、可待因等；②祛痰药，如溴己新、氨溴索、N-乙酰半胱氨酸、标准桃金娘油等；③解痉平喘药，如氨茶碱、沙丁胺醇等；④抗过敏药，如马来酸氯苯那敏等。⑤抗菌药物，如青霉素类、头孢菌素类、大环内酯类或喹诺酮类。各类治疗药物的用法用量，见表 3-2-3。

表 3-2-3　常用支气管炎治疗药物的用法用量及不良反应

类别	常用药物	用法用量	不良反应
镇咳药	喷托维林	（1）成人：口服，25mg/次，3~4 次/日 （2）5 岁以上儿童：口服，12.5mg/次，2~3 次/日	轻度头痛、头晕、乏力、口干、恶心、腹泻等
	苯丙哌林	口服，成人 20~40mg/次，3 次/日	多见心理变态或幻想、呼吸不规则、心率异常等
	可待因	18 岁以上成人，口服，15~30mg/次，30~90mg/日；极量为 90mg/次，240mg/日	
祛痰药	溴己新	（1）成人：8~16mg/次，3 次/日，餐后口服 （2）儿童：口服，4~8mg/次，2~3 次/日；肌内注射：2~4mg/次，1~2 次/日	轻微的上消化道不良反应，如胃部不适、消化不良
	氨溴索	（1）成人：口服，30~60mg/次，2~3 次/日，餐后服；如需长期服用，14 日后剂量可减半 （2）儿童：口服，每日 1.2~1.6mg/kg 体重，分 3 次	
解痉平喘药	沙丁胺醇	（1）沙丁胺醇气雾剂：必要时用，每次 1~2 揿，需要时每 4 小时重复 1 次，24 小时内不超过 6~8 次 （2）吸入用沙丁胺醇溶液：①成人：将 2.5~5.0mg 吸入用沙丁胺醇溶液置于雾化器，最高可达 10.0mg。②儿童：12 岁以下儿童最小起始剂量为 2.5mg，最高可达 5.0mg，每日重复 4 次	常见有骨骼肌肉的震颤、头痛、心动过速
	氨茶碱	（1）成人：口服，常用量为 0.1~0.2g/次，0.3~0.6g/日，或肌内注射、静脉注射、静脉滴注 （2）儿童：口服，一次 3~5mg/kg 体重，6~8 小时一次，或静脉注射	常见恶心、呕吐、心律失常、血压下降及多尿，偶可兴奋呼吸中枢，严重者可引起抽搐乃至死亡
抗菌药	阿莫西林	（1）成人：口服，0.5g/次，6~8 小时一次，一日剂量不超过 4g，也可肌内注射或稀释后静脉滴注 （2）儿童：口服，每日 25~50mg/kg 体重，8 小时一次。严重感染时，肌内注射或静脉滴注	胃肠道反应和过敏反应
	头孢呋辛	（1）成人：2.25~4.50g/d，0.75~1.50g/8h，肌内注射或静脉给药，病情严重者可增加至 6.00g/d，1.50g/6h （2）儿童：每日 50~100mg/kg 体重，分 2~4 次	

（2）缓解期的治疗药物 对反复呼吸道感染者，可试用免疫调节剂或中药制剂，如流感疫苗、细菌溶解产物、卡介菌多糖核酸、胸腺肽等，部分患者可见效。

3. 治疗药物的选用

（1）控制感染 当具有应用抗菌药物的指征时，必须及时给予抗感染治疗，可根据感染的主要致病菌和病情严重程度，选用抗菌药物或合用糖皮质激素。对存在过去一年曾住院治疗、口服皮质类固醇、糖尿病或充血性心力衰竭其中一项且年龄≥80岁的患者，或者存在两项且年龄≥65岁的患者，可酌情使用抗菌药物。轻症者可口服，重症者用肌内注射或静脉滴注。

（2）祛痰、镇咳 对急性发作期患者，在控制感染的同时，应适当使用祛痰药及镇咳药，以改善呼吸道症状。若频繁或剧烈咳嗽者，可酌情应用右美沙芬、喷托维林或苯丙哌林等镇咳药。但对老年体弱咳痰无力者或痰量较多者，应以稀释痰液、促进排痰为主，禁止单独使用镇咳药，以免影响痰液排出。目前，兼顾镇咳与祛痰的复方制剂在临床应用较为广泛，如复方右美沙芬糖浆、愈美片等。

（3）解痉抗过敏 对于支气管痉挛（喘鸣）的患者，可给予解痉平喘和抗过敏治疗，如沙丁胺醇、氨茶碱和马来酸氯苯那敏等。

📱 **创新课堂** ··

毛细支气管炎的治疗进展

毛细支气管炎发病部位主要是肺部的细小支气管，表现为流涕、咳嗽、阵发性喘息、气促、胸壁吸气性四陷、听诊呼气相延长、可闻及哮鸣音及细湿啰音。

毛细支气管炎的基本处理措施为监测病情变化、供氧及保持水和电解质内环境稳定。常用的药物治疗包括支气管舒张剂、糖皮质激素、抗菌药物、中成药等。由于毛细支气管炎多发于2岁以下的婴幼儿，存在服药难、用药依从性差等问题，人们在不断探索新的非药物治疗方法，如采用穴位贴敷、小儿推拿、针灸、拔罐、中药灌肠、穴位注射等中医外治法。

··

（三）用药注意事项

1. 注意抗菌药物的使用指征 药师应向患者强调，盲目滥用抗菌药物可能会产生耐药菌株，增加支气管炎的治疗难度。不推荐对无肺炎的急性单纯性气管-支气管炎进行常规抗菌药物治疗。当痰液呈黄色、草绿色，伴体温升高，实验室检查白细胞数增高，X射线胸片提示炎症阴影存在下感染由细菌引起时，才需要使用抗菌药物。如果病情适合使用窄谱抗生素时，则尽量避免使用广谱抗生素，以免造成二重感染或产生耐药菌株。

2. 镇咳药的使用注意事项 可待因不宜长期使用，可引起依赖性，如鸡皮样改变、食欲缺乏、腹泻等。对妊娠期和哺乳期妇女、18岁以下青少年和儿童、多痰患者、已知为细胞色素P4502D6酶（CYP2D6）超快代谢者禁用。

3. 祛痰药的使用注意事项 氨溴索为黏液调节剂，应避免与中枢性镇咳药（如右美沙芬等）同时使用，以免稀化的痰液堵塞气道；其仅对咳痰症状有一定作用，在使用时应注意咳嗽、咳痰的原因，如使用7日后未见好转，应及时就医。

4. 沙丁胺醇的使用注意事项 沙丁胺醇吸入给药，全身不良反应较少，可耐受则继续用药，如不耐受应立即就医；若用药后发生非常罕见的异常支气管痉挛并伴随喘鸣加重，应立即停止使用，改用替代治疗，如其他速效吸入型支气管扩张剂。

5. 茶碱类的使用注意事项 茶碱的不良反应较多，特别是静脉注射速度过快可引起严重反应，甚至死亡。因此，要注意茶碱制剂的规范使用：①应定期监测血清茶碱浓度，以保证最大的疗效而不发生血药浓度过高的危险，患者心率和（或）心律的任何改变均应进行监测和研究；②慎用于低氧血症、高血压或者消化道溃疡病史患者；③对肝脏 CYP1A2、CYP3A4 等代谢酶有抑制或诱导作用的药物，都可能影响茶碱清除率，导致茶碱血药浓度升高或降低，合并用药时应调整剂量（表3-2-4）。

表3-2-4 合并用药对茶碱类制剂的影响

影响效果	典型药物
升高茶碱血药浓度	地尔硫䓬、维拉帕米、美西律、西咪替丁、大环内酯类（如红霉素、罗红霉素、克拉霉素）、喹诺酮类（如依诺沙星、环丙沙星、氧氟沙星、左氧氟沙星）、克林霉素、林可霉素等
降低茶碱血药浓度	苯巴比妥、苯妥英、利福平等
增加茶碱作用和毒性	咖啡因、其他黄嘌呤类药等

📱 **思辨课堂** ┈┈┈

您认为哪个药师的药学服务工作更好？

门诊药房发药窗口，某患者第一次服用氨茶碱片，药师告知该患者要定期监测血清茶碱浓度。该患者对这项检查充满疑问，反问道："为什么需要这项检查？是不是为了增加收费？"药师A对患者说："这是一项常规检查项目，您按要求监测血药浓度就行了。"药师B对患者说："我们是为了让您的治疗获得最大的收益，让药物在您体内产生最大疗效的同时，不至于发生血药浓度过高的危险。因为当血清中氨茶碱超过一定浓度时，会发生心律失常等一些很严重的反应，所以我们这么做，也是对您的安全负责。"您认为哪个药师的药学服务工作更好？

答案解析

6. 妊娠期用药注意事项 妊娠期的慢性支气管炎患者，应注意对病情的控制。药物治疗应尽量选用吸入给药途径，以减少对胎儿的影响。计划妊娠的慢性支气管炎患者应遵医嘱用药，以保证疾病得到良好控制。

📱 **关爱课堂** ┈┈┈

支气管炎的健康教育

药师在进行药学服务时，首先应告知患者非药物治疗的重要性。①戒烟的必要性。支气管炎患者必须戒烟，还要避免被动吸烟，香烟中含有焦油、尼古丁等有害化学物质，引起支气管痉挛，增加呼吸道阻力；还会损伤支气管黏膜上皮细胞及其纤毛，支气管黏膜分泌物增多，肺部净化功能遭到破坏，易引起病原菌在肺及支气管内大量繁殖，加重支气管炎患者病情。②改善生活卫生环境，注意常开窗通风，避免烟雾、粉尘和刺激性气体对呼吸道的刺激。③平时注意保暖，避免受凉，尤其是寒冷季节或气候突变时。④缓解期应进行适当的体育锻炼，提高机体免疫力及心肺功能。

三、案例引学

（一）案例描述

患者，女，58岁。主诉：反复咳嗽、咳痰7年，伴气促、心悸3年，下肢水肿1年半，3日前病情加重。患者每年冬春季咳嗽加剧，咳白色泡沫痰或脓痰，反复加重。近2年来，在劳动或爬楼后常出现心悸、呼吸困难。3日前受凉后发热、咳嗽加重，咳脓痰，不能平卧。经检查，胸廓前后径增大，肺纹理减少，残气量/肺总量比43%，WBC $13.5 \times 10^9/L$。请为该患者推荐合适的治疗药物。

（二）案例解析

根据患者反复咳嗽、咳痰伴气促、心悸多年的病史，以及近日发热、咳嗽加重、咳脓痰和白细胞升高的症状和检查结果，考虑为细菌感染诱发慢性支气管炎急性发作。治疗以控制感染、祛痰止咳、解痉平喘为主。

1. 控制感染　静脉注射抗生素，如对青霉素不过敏，可使用青霉素G；若对青霉素过敏，则可用左氧氟沙星。

2. 祛痰镇咳　该患者咳脓痰，应以稀释痰液、促进排痰为主，可口服氨溴索祛痰。

3. 解痉平喘　可静脉滴注氨茶碱，一方面，氨茶碱可扩张支气管，改善患者的气促、呼吸困难的症状；另一方面，可以改善患者肺心病引起的症状。

四、技能训练

（一）实训目的

1. 学会为支气管炎患者制订药物治疗方案。

2. 学会正确推荐和介绍药品，提高对支气管炎患者用药指导和咨询能力。

3. 养成严谨细致的工作态度和关爱生命的人文情怀。

（二）实训准备

支气管炎合理用药的宣传资料（手册、宣传单等）、模拟训练所用治疗支气管炎的药盒和吸入剂等。

（三）实训内容

学生分成四组，组内角色扮演，分别扮演药师、患者及患者家属等，根据所学知识和以下案例中提供的信息模拟问病荐药，推荐合适的治疗药物，并进行用药指导和健康教育。

案例1　患者，女，50岁。5年来秋冬季节时就出现咳嗽、咳痰，痰液多为灰白色黏稠液，不易咳出，无呼吸困难、喘促等症状，持续时间均超过3个月，天气转暖后缓解好转。4日前受凉后，咳嗽、咳痰加重，且咳黄痰，痰量较平日增多，无发热、寒战，无咽痛、鼻塞，无流涕、打喷嚏。经检查，双肺散在干、湿性啰音，双肺纹理增强、紊乱，WBC $13.5 \times 10^9/L$。既往体弱，易患感冒。无烟、酒嗜好。久居寒冷地区，工作环境较差。无药物过敏史，无结核病史。

案例2　患者，男，57岁。7年前，患者常在秋冬季或吸烟、感冒后出现咳嗽、咳痰，伴有喘促，及时治疗后可好转。近3年，每年都发作，发作时持续时间均超过3个月。1个月前因淋雨着凉，咳嗽、咳痰、喘促症状加重，咳白色黏痰，量较多，夜间和晨起较重，轻微活动觉乏力、呼吸费力、心悸，无发热、寒战，无鼻塞、流涕、打喷嚏，无声音嘶哑、痰中带血，无恶心、呕吐、腹胀。经检查，胸廓对称，肋间隙不宽；双肺可闻及干、湿性啰音及喘鸣音，双肺纹理增强、紊乱；心界不大，心律规整；WBC $7.2 \times 10^9/L$。患者每日吸烟 10 支以上，少量饮酒。无药物过敏史，否认高血压、糖尿病、冠心病史，否认青光眼病史。

案例 3　患者，男，8 岁。2 日前外出游玩，出现咳嗽伴喘息，少许痰；阵发性非痉挛性咳嗽，夜间咳嗽明显；无气促、发绀，无发热、寒战、抽搐，当地治疗后效果欠佳。经查体，患儿咽部充血，扁桃体肿大，舌红苔黄；双肺呼吸音粗，可闻及干啰音；肺纹理增粗，双肺门无增大；WBC $14.3 \times 10^9/L$。父亲抽烟，每日 10～20 支。无药物过敏史，无家族遗传史。

案例 4　患者，男，36 岁。5 日前受凉后出现咳嗽，晨起时或夜间咳嗽较明显，为持久性咳嗽。无咳痰，无发绀，无发热、寒战、抽搐。两肺呼吸音粗，伴湿性啰音；肺纹理增粗，双肺门无增大。十余年以来，患者每日吸烟 10 支以上、饮酒 1～2 两。有支气管炎病史，无药物过敏史，无家族遗传史。

（四）实训评价

项目		分值	要求	得分
职业礼仪 （15 分）	仪态仪容	5 分	1. 服饰整洁（药师着工作服）、仪表端庄、举止得体 2. 吐字清晰、声音适度	
	沟通礼仪	10 分	1. 主动迎客、文明待客，使用正确的语言送客 2. 认真倾听患者诉求，采用恰当方式把话题引向正确的方向	
专业能力 （65 分）	询问基本信息、病情	15 分	1. 询问年龄、性别、职业等信息 2. 询问支气管炎的持续时间、主要症状、诱发因素、既往病史、家族史、遗传史等	
	询问用药及检查	5 分	询问发病后有无做检查或者使用药物等	
	正确推荐治疗药物	25 分	根据支气管炎患者的病情特点推荐 1～2 种治疗药物，介绍药品的成分、适应证、用法用量等	
	用药指导	20 分	指导患者合理安全使用治疗药物，包括药品使用注意事项、药品不良反应、药物贮存等	
人文关怀 （20 分）		20 分	1. 关心患者，语言及行为上体现人文关怀 2. 对患者进行健康生活方式的宣教，包括健康饮食、生活注意要点等	
总计				

（五）实训思考

1. 治疗支气管炎过程中，患者易出现哪些用药误区？
2. 若支气管炎患者在症状平缓后就想停药，应如何解答？

五、学习评价

（一）单项选择题

1. 伴痰液分泌不良及排痰功能不良的急慢性支气管炎患者可选用（　　）

A. 氨溴索　　　　　　　　B. 喷托维林　　　　　　　　C. 沙丁胺醇

D. 阿莫西林　　　　　　　E. 右美沙芬

2. 若出现频繁或剧烈咳嗽时，可选用（　　）

A. 阿莫西林　　　　　　　B. 溴己新　　　　　　　　　C. 氨茶碱

D. 苯丙哌林　　　　　　　E. 氯苯那敏

参考答案

3. 长期使用可引起依赖性的药物是（　　　）

A. 苯丙哌林 　　　　　　　B. 可待因 　　　　　　　C. 氨溴索

D. 沙丁胺醇 　　　　　　　E. 氧氟沙星

4. 对出现支气管痉挛（喘鸣）的患者，可给予（　　　）治疗

A. 溴己新 　　　　　　　　B. 喷托维林 　　　　　　C. 头孢克肟

D. 沙丁胺醇 　　　　　　　E. 右美沙芬

5. 服用过程中，应注意监测血药浓度的药物是（　　　）

A. 右美沙芬 　　　　　　　B. 沙丁胺醇 　　　　　　C. 氨溴索

D. 胸腺肽 　　　　　　　　E. 茶碱

（二）多项选择题

1. 下列表述正确的是（　　　）

A. 支气管炎的急性发作期应以控制感染、祛痰、止咳为主

B. 支气管炎的临床缓解期应注意增强体质，避免和减少各种诱发因素

C. 对痰量较多的支气管炎患者应以促进排痰为主

D. 支气管炎控制感染时应尽量选择广谱抗生素

E. 患支气管炎的妊娠期妇女应尽量选用吸入给药途径

2. 支气管炎急性发作期的治疗药物包括（　　　）

A. 镇咳药 　　　　　　　　B. 祛痰药 　　　　　　　C. 平喘药

D. 抗过敏药 　　　　　　　E. 抗菌药

（三）案例分析题

患者，男，63 岁。四年前患者受凉后出现咳嗽、咳痰伴喘息等症状，痰量中等且黏稠，自服抗炎及止咳药后缓解。四年来，易于冬季气候交替时出现上述症状，咳嗽以晨起和夜间明显，咳嗽时排白色黏痰，有时痰量增多、痰液黏稠或呈黄色，常持续 1 个月以上，经治疗或自然缓解后偶有轻微咳嗽和少量痰液。2 年前发作时，曾被诊断为"慢性支气管炎急性发作"。2 周前患者受凉后出现流涕、咽痛，后转为咳嗽、咳痰，伴喘息，痰量多，痰黏稠不易咳出，夜间明显，影响睡眠。经检查，双肺呼吸音粗，双肺可闻及少量散在细小湿啰音及哮鸣音，WBC 12.2×10^9/L。

根据所学知识，您会建议患者使用哪些治疗支气管炎的药物？并向患者进行用药指导。

（訾丽丽）

子项目 3　支气管哮喘的用药指导

PPT　　　微课

一、学习目标

知识目标：

1. 掌握支气管哮喘治疗药物的分类、选用与用药注意事项。

2. 熟悉支气管哮喘的用药指导与健康教育。

3. 了解支气管哮喘的诱发因素、临床表现与严重程度分期。

技能目标：

1. 能对支气管哮喘进行初步判断，并指导患者选用合适的治疗药物。

2. 能对支气管哮喘患者进行合理用药指导及健康教育。

素质目标：

1. 通过对支气管哮喘治疗药物的系统学习，培养学生严谨规范的工作态度和救死扶伤的职业道德。

2. 通过小组合作完成对支气管哮喘患者的问病荐药和用药指导，培养学生协作共进的团队精神和关爱生命的人文情怀。

二、基本知识

（一）概述

支气管哮喘简称哮喘，是由多种细胞（如肥大细胞、嗜酸性粒细胞、T淋巴细胞、中性粒细胞、气道上皮细胞、平滑肌细胞等）以及细胞组分参与的气道慢性炎症性疾病。其发病机制为变态反应、气道慢性炎症、气道高反应性和自主神经功能紊乱等。据全球疾病负担研究，哮喘是全球最普遍的慢性呼吸系统疾病，病程长，易复发，近年来发病率有逐年增加趋势，严重影响患者的身体状况和生活质量。

1. 诱发因素　主要包括：①遗传因素，哮喘是一种复杂的、具有多基因遗传倾向的疾病，呈家族聚集的发病现象。②过敏原性因素，如尘螨、家养宠物、蟑螂、花粉、草粉、鱼、虾、蛋类、牛奶、油漆、饲料、活性染料等。③非过敏原性因素，如大气污染、吸烟、肥胖、药物等。④感染因素，如细菌、病毒、真菌、支原体、衣原体等引起的呼吸道感染。

2. 临床表现　反复发作的喘息、气急，伴或不伴胸闷或咳嗽，同时慢性炎症会导致气道对多种刺激因素呈现高反应性和广泛多变的可逆性气流受限，随病程的延长还可导致气道结构改变。常在夜间和（或）凌晨发作或加重，多数患者可自行缓解或经治疗后缓解。常与接触变应原、冷空气、物理或化学性刺激以及上呼吸道感染、运动等有关。

哮喘的典型症状为发作性伴有哮鸣音的呼气性呼吸困难或发作性咳嗽、胸闷。严重时，患者被迫采取坐位或呈端坐呼吸，干咳或咳大量白色泡沫痰，甚至可有发绀等现象。发作时及部分未控制的慢性持续性哮喘，双肺可闻及散在或弥漫性哮鸣音，呼气相延长。有的患者以咳嗽作为唯一或主要症状（咳嗽变异型哮喘），有的患者则以胸闷作为唯一或主要症状（胸闷变异性哮喘），有的青少年患者则在运动时出现胸闷、咳嗽及呼吸困难（运动性哮喘）。

3. 严重程度分期　根据临床表现，哮喘分为急性发作期、慢性持续期和临床控制期，后两者也可称作非急性发作期。

（1）急性发作期　常因接触变应原、刺激物或呼吸道感染诱发，突然出现喘息、气促、咳嗽、胸闷等症状，或原有症状急剧加重，并以呼气流量降低为其特征。哮喘急性发作的程度轻重不一，可在数小时或数日内病情加重，偶尔可在数分钟内危及生命，故应对病情做出正确评估，并给予及时有效的紧急治疗。按照急性发作时的严重程度可分为轻度、中度、重度和危重4级（表3-2-5）。

（2）慢性持续期　此期没有急性哮喘发作，但是在相当长时间内表现为每周均不同频度和（或）不同程度地出现喘息、气促、胸闷、咳嗽等症状。根据白天、夜间哮喘症状出现的频率和肺功能检查结果，将哮喘慢性持续期的病情严重程度分为间歇状态、轻度持续、中度持续和重度持续4级（表3-2-5）。

表 3 - 2 - 5　哮喘急性发作期和慢性持续期病情严重程度的分级

严重程度分级		临床症状	实验室检查
哮喘急性发作期	轻度	步行或上楼时出现气短，伴焦虑，可平卧，呼吸频率轻度增加，闻及散在哮鸣音，无奇脉	脉率 <100 次/分，最初支气管舒张剂治疗后 PEF 占预计值% 或个人最佳值% >80%，PaO_2 正常，$PaCO_2$ <45mmHg，SaO_2 >95%，pH 正常
	中度	稍事活动感气短，喜坐位，时有焦虑或烦躁，呼吸频率增加，可有三凹征，闻及响亮、弥散的哮鸣音，可有奇脉	脉率 100~120 次/分，最初支气管扩张剂治疗后 PEF 占预计值% 或个人最佳值% 为 60%~80%，$PaO_2 \geqslant$ 60mmHg，$PaCO_2 \leqslant 45mmHg$，SaO_2 91%~95%，pH 正常
	重度	休息时感气短，端坐呼吸，只能单词表达，常有焦虑、烦躁，大汗淋漓，常有三凹征，闻及响亮、弥散的哮鸣音，常有奇脉	呼吸频率常 >30 次/分，脉率 >120 次/分，最初支气管扩张剂治疗后 PEF 占预计值% 或个人最佳值% <60%，PaO_2 <60mmHg，$PaCO_2$ >45mmHg，$SaO_2 \leqslant$ 90%，pH 正常或降低
	危重	休息时明显气短，端坐呼吸或平卧，不能讲话，嗜睡或意识模糊，大汗淋漓，胸腹矛盾呼吸等，哮鸣音减低或消失，脉率变慢或不规则，无奇脉，提示呼吸肌疲劳	呼吸频率常 >30 次/分，PaO_2 <60mmHg，$PaCO_2$ >45mmHg，$SaO_2 \leqslant 90\%$，pH 降低
哮喘慢性持续期	间歇状态（第 1 级）	症状 <每周 1 次，短暂出现夜间症状 ≤每月 2 次	FEV_1 占预计值百分比 ≥80%，PEF 变异率 <20%
	轻度持续（第 2 级）	症状 ≥每周 1 次，但 <每日 1 次，可能影响活动和睡眠夜间症状 >每月 2 次，但 <每周 1 次	FEV_1 占预计值百分比 ≥80%，PEF 变异率为 20%~30%
	中度持续（第 3 级）	每日有症状，影响活动和睡眠夜间症状 ≥每周 1 次	FEV_1 占预计值百分比 60%~79%，PEF 变异率为 >30%
	重度持续（第 4 级）	每日有症状，频繁出现，体力活动受限夜间症状：经常出现	FEV_1 占预计值百分比 <60%，PEF 变异率为 >30%

注：FEV_1 为第 1 秒用力呼气容积，PEF 为呼气流量峰值，PaO_2 为动脉血氧分压，$PaCO_2$ 为二氧化碳分压，SaO_2 为动脉血氧饱和度

（3）临床控制期　表现为患者无喘息、气促、胸闷、咳嗽等症状持续 4 周以上，1 年内无急性发作，肺功能正常。

（二）药物治疗

1. 药物治疗原则　哮喘治疗的目标是达到哮喘症状的良好控制，维持正常的活动水平，同时尽可能减少急性发作和死亡、肺功能不可逆损害和药物相关不良反应的风险。①急性发作期治疗原则：去除诱因，根据严重程度不同，给予相应治疗方案，尽快缓解症状、解除气流受限、改善低氧血症、恢复肺功能，预防再次急性发作、恶化，预防并发症（如气胸、肺不张、肺气肿、慢阻肺、支气管扩张、间质性肺炎、肺源性心脏病等）。②慢性持续期治疗原则：以药物吸入治疗为主，坚持规律用药，遵循分级治疗、阶梯治疗原则。同时，还应坚持个体化治疗，根据患者哮喘的临床表型、可能的疗效差异、依从性、经济能力等实际情况进行针对性治疗。

2. 常用药物简介　治疗哮喘的药物可分为控制药物、缓解药物及重度哮喘的附加治疗药物。控制药物指需要每日使用并长期维持治疗的药物，它们主要通过抗炎作用使哮喘维持临床控制，包括吸入性

糖皮质激素（ICS）、全身用糖皮质激素、长效 β_2 受体激动剂（LABA）、白三烯受体拮抗剂、缓释茶碱等。缓解药物则在有症状时按需使用，它们通过迅速解除支气管痉挛从而缓解哮喘症状，包括速效吸入和短效口服 β_2 受体激动剂、吸入性抗胆碱药、短效茶碱和全身用糖皮质激素等。重度哮喘的附加治疗药物，主要为生物靶向药物等。

（1）糖皮质激素 是目前控制哮喘气道炎症最有效的药物，可抑制炎症细胞在气道的聚集，抑制炎症介质的生成和释放，增强平滑肌细胞 β_2 受体的反应性等。常通过吸入、口服、静脉等途径给药。

1）吸入性糖皮质激素（ICS） 局部抗炎作用强，所需剂量较小，全身性不良反应少，是目前哮喘长期治疗的首选药物。常用药物有倍氯米松、布地奈德、氟替卡松等。通常需规律吸入 3~7 日以上方能起效，因此不作为哮喘急性发作的首选药。

2）口服糖皮质激素 用于大剂量 ICS + LABA 仍不能控制的慢性重度持续性哮喘、激素依赖型哮喘和作为静脉应用激素治疗后的序贯治疗。一般使用半衰期较短的激素。对于激素依赖型哮喘，可采用每日或隔日清晨顿服给药的方式，以减少外源性激素对下丘脑－垂体－肾上腺轴的抑制作用。常用泼尼松和泼尼松龙，泼尼松的维持剂量最好≤10 mg/d。

3）静脉用糖皮质激素 适用于重度或严重急性哮喘发作，如琥珀酸氢化可的松、甲泼尼龙。无激素依赖倾向者可 3~5 日内停药；有激素依赖倾向的患者应适当延长给药时间，症状缓解后逐渐减量，然后改口服或吸入剂维持治疗。

（2）β_2 受体激动剂 通过对气道平滑肌和肥大细胞等细胞膜表面的 β_2 受体的作用，舒张气道平滑肌、减少肥大细胞和嗜碱粒细胞脱颗粒和介质的释放、降低微血管的通透性、增加气道上皮纤毛清除功能等，缓解哮喘症状。分为短效 β_2 受体激动剂（维持 4~6 小时）和长效 β_2 受体激动剂（维持 10~12 小时），长效制剂又分为速效（数分钟起效）和慢效（30 分钟起效）两种。

1）短效 β_2 受体激动剂（SABA） 常用沙丁胺醇、特布他林和非诺特罗，有吸入、口服和静脉三种制剂。吸入给药可在数分钟内起效，疗效持续数小时，是缓解轻至中度哮喘急性症状的首选药物，也可用于预防运动性哮喘。吸入药物应采取"按需间歇使用"，不宜长期、单一使用，也不宜过量使用。

2）长效 β_2 受体激动剂（LABA） 舒张支气管平滑肌的作用可维持 12 小时以上，目前我国临床使用的吸入型 LABA 有两种：沙美特罗和福莫特罗。福莫特罗 3~5 分钟起效，可按需用于哮喘急性发作的治疗。吸入 LABA 适用于哮喘（尤其是夜间哮喘和运动诱发哮喘）的预防和治疗。不推荐长期单独使用 LABA，近年来推荐联合吸入激素和 LABA 治疗哮喘。两者联用可协同平喘和抗炎作用，可获得相当于（或优于）应用加倍剂量吸入激素时的疗效，并增加患者用药依从性，减少大剂量 ICS 引起的不良反应，尤其适合中至重度持续哮喘患者的长期治疗。

（3）白三烯受体拮抗剂 常用孟鲁司特和扎鲁司特等，发挥抗炎作用，同时舒张支气管平滑肌，是目前除糖皮质激素外可单独应用的哮喘长期控制性药物之一，可作为轻度哮喘的替代治疗药物和中重度哮喘的联合治疗用药，尤其适用于伴有变异性鼻炎哮喘、运动性哮喘、阿司匹林哮喘患者的治疗。

（4）茶碱类药物 抑制磷酸二酯酶，发挥舒张支气管平滑肌和气道抗炎作用，是治疗哮喘的有效药物之一。口服氨茶碱和缓控释茶碱，用于轻中度哮喘发作和维持治疗；静脉给药主要应用于重症和危重症哮喘治疗。

（5）抗胆碱药 可选择性阻断支气管平滑肌 M 受体，具有一定的支气管舒张作用，但其作用比 β_2 受体激动剂弱，起效也较慢，但长期应用不易产生耐药。抗胆碱药可通过气雾剂、干粉吸入剂和雾化溶液给药。①短效抗胆碱药（SAMA）：常用异丙托溴铵，主要用于哮喘急性发作的治疗，多与 β_2 受体激动剂联合应用，尤其适用于夜间哮喘和多痰的患者。②长效抗胆碱药（LAMA）：噻托溴铵作用更强，持续时间更久，主要用于哮喘合并慢阻肺以及慢阻肺患者的长期治疗。

（6）生物靶向药物　包括抗 IgE 单克隆抗体、抗 IL-5 单克隆抗体、抗 IL-5 受体单克隆抗体和抗 IL-4 受体单克隆抗体，主要用于重度哮喘患者的治疗。

（7）其他治疗哮喘药物　第二代 H_1 受体阻断剂如氯雷他定、阿司咪唑等，主要用于伴有变应性鼻炎的哮喘患者；其他口服抗变态反应药物如曲尼司特、瑞吡司特等可应用于轻至中度哮喘的治疗。

3. 治疗药物的选用

（1）急性发作期的治疗　①轻度和部分中度急性发作的哮喘患者可以进行自我处理。SABA 是缓解哮喘症状最有效的药物，患者根据病情轻重每次使用 2~4 喷，可间隔 3 小时重复使用，直至症状缓解。在使用 SABA 的同时，可同时增加 ICS 等控制性药物的剂量。若初始治疗和增加控制治疗 2~3 日患者症状仍未完全缓解，或症状迅速加重，或患者有突发严重哮喘急性发作史，应进行口服激素治疗，建议给予泼尼松 0.5~1.0mg/kg 体重或等效剂量的其他口服激素治疗 5~7 日。②中重度急性发作的哮喘患者应该按照以上介绍的自我处理方法进行自我急救，同时尽快到医院就诊。

（2）慢性持续期的治疗　根据哮喘病情严重程度和控制水平选择相应的 5 级方案（表 3-2-6）。治疗时应按需使用缓解药物以迅速缓解症状，规律使用控制药物以维持症状的控制。若目前的治疗方案不能控制住哮喘，如症状持续和（或）发生急性发作，则应考虑升级治疗；升级治疗前需排除和纠正药物吸入方法不正确、患者用药依从性差、持续暴露于诱发因素等情况。当哮喘控制维持至少 3 个月以上，且肺功能恢复正常并维持平稳状态，则可考虑降级治疗；降级治疗应选择适当时机，需避开患者呼吸道感染、妊娠、旅行等时期。

表 3-2-6　哮喘患者长期（阶梯式）治疗方案

药物	第 1 级	第 2 级	第 3 级	第 4 级	第 5 级
推荐选择控制药物	按需使用 ICS + LABA	低剂量 ICS 或按需使用 ICS + LABA	低剂量 ICS + LABA	中剂量 ICS/LABA	添加治疗，生物靶向药物
其他选择控制药物	按需使用 SABA 时即联合低剂量 ICS	LTRA，低剂量茶碱	中剂量 ICS 或低剂量 ICS 加 LTRA 或加茶碱	高剂量 ICS 加 LAMA 或加 LTRA 或加茶碱	高剂量 ICS + LABA 加其他治疗，如加 LAMA 或茶碱或低剂量口服激素
首选缓解药物	按需使用低剂量 ICS + LABA				
其他可选缓解药物	按需使用 SABA				

注：ICS，吸入性糖皮质激素；SABA，短效 β_2 受体激动剂；LTRA，白三烯受体拮抗剂；LABA，长效 β_2 受体激动剂；LAMA，长效抗胆碱药

（3）咳嗽变异性哮喘的治疗　大多数患者经 ICS 或 ICS + LABA 治疗有效，治疗时间在 8 周以上。部分患者停药后需要长期治疗，避免复发。很少需要口服激素治疗，对于气道炎症严重或 ICS 治疗效果不佳时，可以考虑加用 LTRA 治疗，或短期使用中等或低剂量口服激素。

（4）胸闷变异性哮喘的治疗　发作时，ICS 或 ICS + LABA 治疗有效。

📱 **思辨课堂**

您觉得小王的做法对吗？

王女士因患咳嗽变异性哮喘，使用布地奈德粉吸入剂进行常规治疗，使用一周多未见效，她怀疑药

品质量有问题，遂到原就诊医院药师咨询窗口咨询。药师小王热情地跟她解释了药品质量没问题，有可能跟她吸入方法不规范有关系，并让王女士演示了吸入操作，发现她屏气时间偏短。小王耐心地告诉她"如果屏气时间偏短，会影响药物进入体内的量。您回家后按正确的方法使用，如果还未起效，再找医生咨询。"有人觉得小王的药学服务超范围了，她只要告诉患者药品质量没有问题就可以了。对此，您怎么看？

答案解析

（三）用药注意事项

1. 哮喘用药注意事项　药师要充分了解各类哮喘用药的作用特点，根据患者实际情况为患者或医生提供用药咨询或用药参考。药师应引导患者不仅在哮喘急性发作期积极治疗，还要注意慢性持续期和临床缓解期的控制，坚持长期治疗。

2. 吸入制剂的合理使用　吸入是哮喘治疗药物的常用给药途径，药师应指导患者规范地使用气雾剂和干粉吸入剂，具体详见工作领域4项目3子项目1呼吸道给药制剂的使用。

3. 糖皮质激素的使用注意事项　少数患者吸入糖皮质激素可能出现口咽白色念珠菌感染、声音嘶哑、咽部不适，药师要提醒患者吸药后应及时用清水漱口，以减轻局部反应和胃肠吸收，选用干粉吸入剂或加用储雾器可减少上述不良反应。哮喘患者长期吸入推荐剂量范围内的ICS是安全的，但长期高剂量或长期口服糖皮质激素可引起骨质疏松症、肥胖症、高血压、糖尿病、下丘脑－垂体－肾上腺轴抑制、白内障、青光眼等。对于伴有结核病、骨质疏松、青光眼、糖尿病、真菌感染、严重抑郁或消化性溃疡的哮喘患者，给予全身激素时应慎重，需注意密切随访。

4. β_2 受体激动剂的使用注意事项　高血压、冠心病、糖尿病、甲状腺功能亢进等患者应慎用，可能出现肌肉震颤、恶心、头晕等不良反应，过量可致心律失常，易产生耐受性。

5. 其他注意事项　白三烯受体拮抗剂的不良反应通常较轻微，主要是胃肠道症状，停药后可恢复正常。异丙托溴铵等抗胆碱药全身不良反应少，大剂量使用可有口苦、口干、干咳、喉部不适等不良反应，青光眼患者禁用。

📱 关爱课堂

支气管哮喘的健康教育

药师在进行药学服务时，首先应告知患者非药物治疗的重要性。有效控制环境、避免诱发因素，应贯穿于整个哮喘治疗过程中。①帮助患者树立信心，让患者了解哮喘虽不能根治，但通过长期、适当的治疗是可以控制的。②避免接触过敏原，如动物毛屑、花粉、药物等。③清淡饮食，多补充水分，不宜食用鱼、虾、蟹、牛奶、蛋等易过敏的食物。④戒烟忌酒，避免接触烟雾和刺激性气体。⑤保持居住环境的清洁，教会患者在家自行监测病情变化。⑥哮喘急性发作时会进行简单的紧急自我处理，非发作期应积极进行游泳、快走、慢跑等锻炼，改善肺功能。

三、案例引学

（一）案例描述

患者，女，35岁。6年前外出旅游时出现气喘症状，之后每年春天反复发作，其他季节较少发作，曾做支气管激发试验（＋）。3日前外出时出现气喘症状，之后每日都发作，夜间明显，伴有打喷嚏、流鼻涕、鼻塞。听诊可闻及双肺散在哮鸣音。患者无药物过敏史，有过敏性鼻炎，对花粉过敏。临床诊断：支气管哮喘、过敏性鼻炎。请为患者推荐合适的治疗药物，并进行用药指导。

（二）案例解析

1. 药物推荐　患者于6年前外出旅游时出现气喘症状，之后每年春天反复发作，最近急性发作，同时患者还伴有过敏性鼻炎，必须同时控制住鼻炎症状。建议：①给予吸入短效 β_2 受体激动剂，如沙丁胺醇气雾剂，按需间歇使用，每次1~2喷，必要时可每隔4~8小时吸入一次，但24小时内最多不超过8喷；②给予吸入性糖皮质激素，如布地奈德粉吸入剂，根据患者病情的严重程度调节剂量。

2. 用药指导　药师应引导患者不仅在哮喘急性发作期积极治疗，还要注意慢性持续期和临床缓解期的控制，坚持长期治疗。另外药师应指导患者规范地使用气雾剂和干粉吸入剂：吸入药物后要尽可能长时间屏气，保证药物吸入到气道内；吸药后应及时用清水含漱口咽部，以减少口咽局部的不良反应。

四、技能训练

（一）实训目的

1. 学会为支气管哮喘患者制订药物治疗方案。
2. 学会正确推荐和介绍药品，提高对支气管哮喘患者用药指导和咨询能力。
3. 养成严谨细致的工作态度和关爱生命的人文情怀。

（二）实训准备

支气管哮喘合理用药的宣传资料（手册、宣传单等）、模拟训练所用治疗支气管哮喘的药盒、吸入剂等。

（三）实训内容

学生分成四组，组内角色扮演，分别扮演药师、患者及患者家属等，根据所学知识和以下案例中提供的信息模拟问病荐药，推荐合适的治疗药物，并进行用药指导和健康教育。

案例1　患者，男，36岁。该患者于5日前打扫库房时，因误吸灰尘，出现剧烈咳嗽、呼吸困难，以呼气困难为主，无发热、寒战、咳痰等症状。患者既往有支气管哮喘病史半年，常因吸入烟尘等诱发，症状经服药或可自行缓解消失。

案例2　患者，男，15岁。1年前，患者无明显诱因出现喘息、胸闷、气促，进行性加重，伴咳嗽、咳痰、心悸、呼吸困难，经解痉平喘等治疗后症状改善。病情反复发作，曾多次住院诊断为"支气管哮喘"。6日前因受凉气喘发作，夜间明显，清晨常常憋醒，白天几乎无症状。患者无基础疾病、过敏史、不良生活习惯。

案例3　患者，男，55岁。9年来反复咳嗽、咳痰，伴喘息，夜间症状明显。FEV_1 占预计值百分比为68%，PEF变异率33%。曾住院治疗，临床诊断为"支气管哮喘"。患者吸烟20年，每日10支左右；每日饮酒3~5两。无过敏史，无遗传史，无其他慢性疾病。

案例4　患者，女，9岁。于1小时前突发胸闷、气喘。体检：两肺布满哮鸣音，呼气时间延长。3年前诊断为支气管哮喘，每年发作3~5次，每次经治疗数小时后，症状可消失。

（四）实训评价

项目		分值	要求	得分
职业礼仪 （15分）	仪态仪容	5分	1. 服饰整洁（药师着工作服）、仪表端庄、举止得体 2. 吐字清晰、声音适度	
	沟通礼仪	10分	1. 主动迎客、文明待客，使用正确的语言送客 2. 认真倾听患者诉求，采用恰当方式把话题引向正确的方向	
专业能力 （65分）	询问基本信息、病情	15分	1. 询问年龄、性别、职业等信息 2. 询问支气管哮喘的持续时间、主要症状、诱发因素、既往病史、家族史、遗传史等	
	询问用药及检查	5分	询问发病后有无做检查或者使用药物等	
	正确推荐治疗药物	25分	根据支气管哮喘患者的病情特点推荐1～2种治疗药物，介绍药品的成分、适应证、用法用量等	
	用药指导	20分	指导患者合理安全使用治疗药物，包括药品使用注意事项、药品不良反应、药物贮存等	
人文关怀 （20分）		20分	1. 关心患者，语言及行为上体现人文关怀 2. 对患者进行健康生活方式的宣教，包括健康饮食、生活注意要点等	
总计				

（五）实训思考

1. 使用吸入制剂时有哪些注意事项？

2. 支气管哮喘患者家中可常备哪些药物以应对支气管哮喘的急性发作？

五、学习评价

（一）单项选择题

参考答案

1. 目前控制哮喘气道炎症最有效的药物是（ ）

A. β_2 受体激动剂　　　　　B. 糖皮质激素　　　　　C. 白三烯受体拮抗剂

D. 茶碱类药物　　　　　　　E. 抗胆碱药

2. 下列药物属于长效 β_2 受体激动剂的是（ ）

A. 噻托溴铵　　　　　　　　B. 沙丁胺醇　　　　　　C. 氨茶碱

D. 福莫特罗　　　　　　　　E. 特布他林

3. 下列药物属于长效抗胆碱药的是（ ）

A. 异丙托溴铵　　　　　　　B. 噻托溴铵　　　　　　C. 沙丁胺醇

D. 沙美特罗　　　　　　　　E. 孟鲁司特

4. 下列药物可抑制磷酸二酯酶，发挥舒张支气管和气道抗炎作用的是（ ）

A. 布地奈德　　　　　　　　B. 福莫特罗　　　　　　C. 氨茶碱

D. 异丙托溴铵　　　　　　　E. 孟鲁司特

5. 除糖皮质激素外，可单独应用的哮喘长期控制性药物之一是（ ）

A. 沙美特罗　　　　　　　　B. 孟鲁司特　　　　　　C. 特布他林

D. 沙丁胺醇　　　　　　　　E. 噻托溴铵

（二）多项选择题

1. 下列说法正确的是（　　　）

A. 吸入性糖皮质激素是哮喘急性发作的首选药

B. 吸入糖皮质激素后应及时用清水漱口

C. 在哮喘急性发作期缓解哮喘症状，非急性发作期则无需用药

D. 应按需使用缓解药物以迅速缓解哮喘症状，规律使用控制药物以维持症状的控制

E. 短效 β₂受体激动剂吸入制剂是缓解轻至中度哮喘急性症状的首选药物

2. 下列常用于吸入给药的糖皮质激素有（　　　）

A. 倍氯米松　　　　　　　B. 泼尼松　　　　　　　C. 泼尼松龙

D. 布地奈德　　　　　　　E. 氟替卡松

（三）案例分析题

患者，男，62岁，有支气管哮喘病史。最近天气转凉后，咳嗽加重，有痰不易咳出；喘息上楼或活动后加重，浑身无力。血常规检查：WBC 16.3 × 10⁹/L。血气分析：PaO₂ 88.5mmHg，PaCO₂ 39.8mmHg。患者吸烟30年，现每日2～3支；对海鲜、花粉、粉尘、螨虫等过敏；无其他慢性疾病，无遗传病史。

请问该患者可以选用哪些药物治疗？并向该患者进行用药指导。

（訾丽丽）

项目3　常见消化系统疾病的用药指导

习题

子项目1　消化性溃疡的用药指导

PPT　　　微课1　　　微课2

一、学习目标

知识目标：

1. 掌握消化性溃疡治疗药物的类别、应用特点与用药注意事项。

2. 熟悉消化性溃疡治疗药物的用药指导与健康教育。

3. 了解消化性溃疡的发病机制与临床表现。

技能目标：

1. 能对消化性溃疡进行初步判断，并指导患者合理应用药物。

2. 能对消化性溃疡的药物治疗和预防提出合理的建议，保证患者用药安全有效。

素质目标：

1. 通过对消化性溃疡治疗药物的系统学习，培养学生严谨细致的工作态度和勇于创新的科学精神。

2. 通过小组合作完成对消化性溃疡患者的问病荐药和用药指导，培养学生关爱生命的人文情怀。

二、基本知识

（一）概述

消化性溃疡病（peptic ulcer，PU）是指在各种致病因子的作用下，消化道黏膜发生的炎症与坏死性病变。以胃溃疡（gastric ulcer，GU）和十二指肠溃疡（duodenal ulcer，DU）多见。PU 是全球性多发病，一般认为人群中约有10%在一生中曾患过该病。本病可见于任何年龄段，但以20~50岁为多，其中 DU 多见于青壮年，而 GU 多见于中老年。临床上 DU 较 GU 多见，大约为 3∶1。

1. 发病机制 PU 的发病机制主要是胃、十二指肠黏膜的损害性因素和黏膜自身防御修复因素（保护性因素）之间的失衡。具体包括：①消化道黏膜损害性因素增加，如胃酸和胃蛋白酶分泌过多、幽门螺杆菌（helicobacter pylori，Hp）感染、长期食用刺激性食物及服用阿司匹林等非甾体抗炎药（NSAIDs）、胆汁反流、嗜好烟酒等。②消化道黏膜保护性因素削弱，如黏液－黏膜屏障、黏膜的血液循环减弱和上皮细胞更新及局部前列腺素减少等。③遗传及免疫因素和应激、心理因素等。近年研究明确，幽门螺杆菌及 NSAIDs 是损害胃、十二指肠黏膜，导致消化性溃疡发病的最常见病因，其中，约90%的十二指肠溃疡和80%的胃溃疡均由幽门螺杆菌感染所致。

2. 临床表现 溃疡的典型表现是中上腹部的疼痛或不适感。疼痛常常是一种隐痛、灼痛、胀痛或嘈杂感、饥饿样不适感，一般为轻度至中度持续性疼痛，可耐受；疼痛或不适症状的发作有一定规律：慢性、周期性和节律性。

（1）慢性（以年为单位） 消化性溃疡的症状可以在几年、十几年甚至几十年的时间内反复发作或持续存在。

（2）周期性（以季为单位） 溃疡症状的发作有一定的季节性，多发于秋冬之交或冬春之交。除季节和气候突变影响外，过度疲劳、饮食失调也可引起发作。

（3）节律性（以日为单位） 溃疡腹痛症状的发作在一日内有其规律，例如胃溃疡，其上腹痛症状常常发生在进食后30~60分钟，下一餐饭前缓解，其规律可以用"进食－腹痛－缓解"来表示；而十二指肠球部溃疡上腹痛的症状发生常常在空腹时或夜间，进食后缓解，其规律可以用"腹痛－进食－缓解"来表示。

PU 除疼痛外常伴有反酸、嗳气、流涎、恶心、呕吐及其他消化不良症状。患者可有失眠、多汗、缓脉等自主神经功能失调的表现，疼痛较剧而影响进食者可有消瘦及贫血。缓解期一般无明显体征。活动期可有剑突下固定而局限的压痛点，胃溃疡压痛点常在中上腹或偏左；十二指肠球部溃疡常在中上腹或偏右。

3. 并发症 出血、穿孔和幽门梗阻是消化性溃疡的主要并发症。①上消化道出血：是 PU 最常见的并发症，患者常以出血为首发症状，轻者表现为黑便，重者出现呕血、循环衰竭等。②穿孔：多见于老年患者，主要为腹痛及其他腹膜炎相关表现。③幽门梗阻：少见，有饭后早饱感、恶心、呕吐、腹痛和体重减轻的临床表现。

PU 确诊主要依赖于内镜检查和上消化道造影。其中，内镜检查是确诊消化性溃疡的最可靠方法，并可通过活体组织检查协助鉴别良恶性溃疡。

（二）药物治疗

1. 治疗原则 PU 的治疗目的是消除病因、缓解症状、愈合溃疡、防止复发和防治并发症。对 Hp

阳性的患者，则需根除 Hp、愈合溃疡、达到临床长期治愈。在常规治疗的同时应配合对并发症的治疗和溃疡愈合后的维持治疗。

PU 的治疗方法包括三方面，即药物治疗、一般治疗和外科手术治疗，其中以药物治疗为主。在针对 PU 可能的病因治疗的同时，还需注意一般治疗，包括普及宣教和改变生活方式。普及宣教是治疗 PU 的重要环节，让患者了解该病的发病诱因、发作规律，帮助患者建立规律的生活习惯，从而达到持久愈合的目标。

2. 常用药物简介 PU 的药物治疗经历了 H_2 受体阻断剂（H_2RA）、质子泵抑制剂（PPI）和根除 Hp 三次里程碑式的过程，使溃疡愈合率显著提高，并发症发生率显著降低。

（1）抑酸药 抑制胃酸分泌是缓解 PU 症状、促进溃疡愈合的最主要措施。抑酸药主要包括 PPI 和 H_2RA。

1）PPI PPI 为目前最强的一类胃酸分泌抑制药，通过特异性地抑制 H^+,K^+ – ATP 酶的活性，抑制胃酸生成的终末环节，可强烈抑制胃酸分泌，起效迅速，并且维持较长时间。常用 PPI 的用法用量及不良反应具体见表 3 – 3 – 1。

2）H_2RA H_2RA 的作用机制为选择性竞争结合胃壁细胞膜上的 H_2 受体，使组胺不能与 H_2 受体结合，从而使壁细胞胃酸分泌减少，对消化性溃疡起到缓解疼痛、促进溃疡愈合的作用。常用 H_2RA 大多为口服剂型，各药用法用量及不良反应具体见表 3 – 3 – 1。

表 3 – 3 – 1　常用抑酸药的用法用量及不良反应

分类	常用药物	用法用量	不良反应
PPI	奥美拉唑	口服给药，20mg/次，1~2次/日	1. 短期应用的潜在不良反应包括白细胞减少、头痛、腹泻、食欲减退 2. 长期应用的不良反应包括维生素与矿物质缺乏、继发性感染、骨质疏松、髋部骨折、肠道菌群移位等
	兰索拉唑	口服给药，30mg/次，1次/日	
	泮托拉唑	口服给药，40mg/次，1次/日	
	雷贝拉唑	口服给药，20mg/次，1次/日	
	艾司奥美拉唑	口服给药，20~40mg/次，1次/日	
H_2RA	西咪替丁	口服给药，400mg/次，2次/日	1. 常见腹泻、头痛、嗜睡、疲劳、便秘等，偶见肝脏氨基转移酶轻度增高 2. 少见：幻觉、精神错乱、言语模糊等中枢神经系统不良反应；血小板、白细胞减少等血液系统不良反应
	雷尼替丁	口服给药，150mg/次，2次/日	
	法莫替丁	口服给药，20mg/次，2次/日	
	拉呋替丁	口服给药，10mg/次，2次/日	
	尼扎替丁	口服给药，150mg/次，2次/日或300mg顿服	
	罗沙替丁	口服给药，75mg/次，2次/日	

注：PPI 除"1 次/日"给药外，也可以半剂量"2 次/日"，但患者依从性差，根据具体情况选择；PPI 的用法用量为标准剂量

（2）抗酸药 又称胃酸中和药，是一类弱碱性化合物。口服后能中和胃酸，抑制胃蛋白酶活性，解除胃酸对胃黏膜及溃疡面的侵蚀和刺激，从而缓解疼痛，促进溃疡愈合；同时，还可促进血小板聚集而加速凝血，有利于止血和预防再出血。常用抗酸药的用法用量及不良反应具体见表 3 – 3 – 2。

（3）胃黏膜保护药 主要通过促进胃黏膜细胞分泌黏液和碳酸氢盐，增加胃黏膜血流量，增加胃黏膜前列腺素合成或在黏膜表面形成保护层增强黏膜抵抗力。常见胃黏膜保护药用法用量及不良反应具体见表 3 – 3 – 2。

（4）抗 Hp 药 大多数抗菌药物在胃内低酸性环境中活性降低，且不能穿透黏液层到达细菌所在位置，目前尚无单一药物能有效根除 Hp，因而发展了以铋剂或 PPI 为基础联合 1~2 种抗菌药物的三联或四联疗法。①用于抗 Hp 感染的抗菌药物主要有阿莫西林、甲硝唑、四环素、克拉霉素、左氧氟沙星、

呋喃唑酮，它们都在酸性环境中较稳定。②铋剂可通过破坏细菌细胞壁、阻止 Hp 黏附于胃黏膜上皮和抑制细菌酶的活性，干扰细菌代谢，从而起到杀灭 Hp、提高 PU 的愈合率和降低复发率的作用。其与抗菌药合用有协同效应，故特别适用于合并 Hp 感染的消化性溃疡患者。③PPI 体内外均可抑制 Hp 生长，同时可显著提高胃内 pH，降低最小抑菌浓度，增加抗菌药的化学稳定性，提高胃液内抗菌药物浓度，从而增加抗 Hp 疗效。但单独应用并不能治愈 Hp 感染。

表 3-3-2　常用抗酸药和胃黏膜保护药的用法用量及不良反应

分类	常用药物	用法用量	服药时间	不良反应
抗酸药	铝碳酸镁	口服给药，500～1000mg/次，3～4次/日	餐间及睡前或胃部不适时咀嚼服	1. 铝制剂可引起便秘，大量服用可导致肠梗阻，长期服用可引起低磷，罕见骨软化 2. 镁制剂可引起腹泻、高镁血症
	磷酸铝	口服给药，凝胶剂20～40g/次，2～3次/日	餐前0.5小时*	
	氢氧化铝	口服给药， 片剂600～900mg/次，3次/日 凝胶剂0.2～0.32g/次，3次/日	餐前1小时	
	氧化镁	口服给药，250mg/次，3次/日	—	
胃黏膜保护药	胶体果胶铋	口服给药，100～200mg/次，3次/日	餐前0.5小时，严重者睡前加服1次	1. 铋剂有便秘、恶心、一过性转氨酶升高；舌苔、牙齿黑染；黑便等，长期大量使用可发生铋中毒 2. 硫糖铝不良反应少，为便秘、口干、恶心、腹泻等，长期可导致低磷血症 3. 其他药物的主要不良反应是腹泻、腹痛，其中米索前列醇能引起子宫收缩
	枸橼酸铋钾	口服给药，300mg/次，3～4次/日	餐前0.5小时及睡前	
	硫糖铝	口服给药，1g/次，3～4次/日	餐前1小时及睡前	
	米索前列醇	口服给药，200μg/次，4次/日	餐时及睡前	
	吉法酯	口服给药，50～100mg/次，3次/日	餐后0.5小时	
	替普瑞酮	口服给药，50mg/次，3次/日	餐后0.5小时	
	瑞巴派特	口服给药，100mg/次，3次/日	早晚餐后0.5小时及睡前	

注：* GU 时餐前 0.5 小时服用；DU 时于饭后 3 小时及疼痛时服用

创新课堂

消化性溃疡治疗药物新剂型研究进展

近年来，随着药物新剂型与新技术的发展和完善，更多治疗 PU 的药物新剂型被研发应用，并取得了令人满意的研究结果。

兰索拉唑口崩片与传统兰索拉唑肠溶片相比，具有更满意的根治率、发挥疗效迅速、不良反应少、安全性高等优势。泮托拉唑钠微球具有良好的溃疡愈合疗效，延长了药物的胃内滞留时间，提高了药物的治疗水平。针对 Hp 是引起消化性溃疡、胃炎以及胃癌的主要危险因素，临床开发了承载两种药物的双脂质体——载有雷尼替丁枸橼酸铋的内脂质体和包覆阿莫西林的外脂质体。该药物处方组合体外实验结果显示，与传统普通药物组合相比，该剂型缓慢释放，对幽门螺杆菌表现出更高的抑制率；减少胃酸分泌，具有更优的溃疡保护活性；药物更多地靶向溃疡部位，阻断幽门螺杆菌的黏附，达到彻底根除消化性溃疡的目的。这些新剂型将为消化性溃疡的治疗提供具有前景的治疗方案选择。

3. 治疗药物的选用

（1）抑酸治疗　降低胃内酸度，与溃疡特别是 DU 的愈合直接相关。①PPI：雷贝拉唑和艾司奥美拉唑等新一代质子泵抑制剂在临床的使用越来越广泛，已成为活动期消化性溃疡治疗的首选药物，尤其适用于严重疼痛、合并出血或其他治疗失败的消化性溃疡患者。用 H_2RA 治疗无效的消化性溃疡患者，改用 PPI 治疗 8 周治愈率超过 90%，12 周达 99%。质子泵抑制剂标准剂量（PPIs）每日 1 次，早餐前服药，可使十二指肠溃疡 4~6 周愈合、胃溃疡 6~8 周愈合。②H_2RA：抑酸作用逊于 PPI，主要用于消化性溃疡，尤其能抑制夜间基础胃酸分泌，对 DU 疗效好，一般疗程为 8 周，用于治疗 GU 时疗程应更长。③抗酸药：疗效以凝胶溶液等液体制剂最好，粉剂次之，片剂较差。此类药物起效快，能迅速缓解溃疡疼痛，价格便宜。目前，抗酸药主要用于消化性溃疡的辅助治疗，尤其对于腹痛症状严重者，早期治疗阶段的联合用药可迅速控制疼痛的症状。临床上常将两种或多种抗酸药制成复合制剂，以抵消其副作用。目前应用较多的复方抗酸制剂有复方氢氧化铝制剂、复方铝酸铋制剂、鼠李铋镁制剂等。

（2）抗 Hp 治疗　对于确诊为 Hp 感染者，根除 Hp 已成为消化性溃疡治疗的首要治疗环节，是溃疡愈合和预防复发的有效防治措施。目前推荐含铋剂的四联方案，即 PPIs（2 次/日）＋标准剂量铋剂（2 次/日）＋2 种抗菌药。推荐疗程为 10 日或 14 日。注意，含有左氧氟沙星的方案不推荐用于初次治疗，可作为补救治疗的备选方案。初次治疗失败后，可参考以前用过的方案，原则上不重复原方案。如原方案中已应用克拉霉素、左氧氟沙星，则应避免再次使用。青霉素过敏者可选如下替代方案：四环素＋甲硝唑；四环素＋呋喃唑酮；四环素＋左氧氟沙星；克拉霉素＋呋喃唑酮；克拉霉素＋甲硝唑；克拉霉素＋左氧氟沙星。抗菌药物的组合及用法用量具体见表 3-3-3。

表 3-3-3　根除 Hp 治疗四联方案中抗菌药的组合以及用法用量

方案	抗菌药 1		抗菌药 2	
1	阿莫西林	1.0g/次，2 次/日	克拉霉素	0.5g/次，2 次/日
2	阿莫西林	1.0g/次，2 次/日	左氧氟沙星	0.5g/次，1 次/日或 0.2g/次，2 次/日
3	阿莫西林	1.0g/次，2 次/日	呋喃唑酮	0.1g/次，2 次/日
4	四环素	0.5g/次，3~4 次/日	呋喃唑酮	0.1g/次，2 次/日
5	四环素	0.5g/次，3~4 次/日	甲硝唑	0.4g/次，3~4 次/日
6	阿莫西林	1.0g/次，2 次/日	甲硝唑	0.4g/次，3~4 次/日
7	阿莫西林	1.0g/次，2 次/日	四环素	0.5g/次，3~4 次/日

（3）黏膜保护治疗　已知胃黏膜保护作用的减弱是溃疡形成的重要因素，近年来研究认为，加强胃黏膜保护作用、促进黏膜的修复是治疗消化性溃疡的重要环节之一。联合应用黏膜保护药可提高 PU 的愈合质量，减少溃疡复发。前列腺素衍生物对 NSAIDs 引起的胃出血、溃疡、坏死有明显的抑制作用。

📖 思辨课堂

您会选择哪个药师的方案？

患者 A 曾服用法莫替丁片，2 次/日，治疗胃溃疡。最近因工作压力大、饮食不规律等，胃溃疡发作。在推荐替代药物时，药师 A 推荐了艾司奥美拉唑肠溶片，理由是早餐前 1 次，能较好地抑酸，个体差异小，而且该药对药店来说能获一定利润。药师 B 推荐了奥美拉唑肠溶胶囊，早餐前 1 次，理由是该药抑酸效果好，且价格相对便宜，患者依从性会较高，而且该患者经济较困难，性价比更高。您会选择哪个药师的方案？

答案解析

（三）用药注意事项

1. PPI 的用药注意　①PPI 不耐酸，容易在酸性环境中被降解，故服药时不宜嚼碎或压碎，应整片吞服；②PPI 的服药时间影响其疗效，每日一次服药应为早餐前 0.5～1 小时；如果每天两次服药，应于早、晚餐前 0.5～1 小时各服药 1 次；③长期使用较高剂量 PPI 可使骨折风险升高，特别是老年人群；④对于需要维持用药的患者，应该采用最低有效剂量；⑤奥美拉唑可引起头晕，尤其是服药初期，应避免开车及从事高度集中注意力的工作；⑥用药超过 3 年者还应监测血清维生素 B_{12} 水平。

2. H_2RA 的用药注意　①H_2RA 通常餐后服药，用于夜间酸突破时，可在日间 PPI 的基础上睡前加服单剂量 H_2RA；②长期服用须定期进行肝肾功能及血象检查。

3. 抗菌药的用药注意　根除 Hp 治疗方案中抗菌药餐后立即口服，可以提高药物在胃部停留时间和局部浓度，发挥更好的局部抗菌作用。

4. 避免服用溃疡原性药物　所谓溃疡原性药物，即对胃黏膜有损害作用的药物。包括水杨酸盐及 NSAIDs 如阿司匹林、吲哚美辛等；糖皮质激素，如醋酸泼尼松、醋酸地塞米松等。如因疾病必须服用上述药物，应尽量采用肠溶剂型或小剂量间断饭后服用，同时进行充分的抗酸治疗和加强黏膜保护，减少对胃的不良反应。

5. 坚持长期服药　切不可症状稍有好转便骤然停药，因骤然停药会引起反跳，进而使原有溃疡恶化，使病情加重、复发。正确的做法是停药前先减量，也不可频繁更换药物。一般来说，一个疗程要服药 4～6 周，疼痛缓解后还需巩固治疗 1～3 个月，甚至更长时间。

6. 防范 PU 治疗药物的相互作用　见表 3-3-4。

表 3-3-4　PU 治疗药物的相互作用

药物 A	药物 B	药物相互作用	措施
PPI	地高辛	低镁血症，常伴有低钙、低钾血症	用药前监测血镁浓度，治疗期间定期监测，如发生低镁血症立即停药，改用 H_2RA 替代
	利尿药		
	氨基糖苷类等肾毒性药物	影响铁剂吸收	不宜合用
	口服铁剂		
	苯妥英钠、地西泮、双香豆素等经 CYP450 酶系代谢药	药物 B 半衰期延长，代谢减慢	避免两者同时使用或监测药物 B 的血药浓度以调整剂量
PPI、H_2RA	促胃动力药	药物 B 生物利用度降低；药物 A 吸收减少，血药浓度达峰时间缩短	避免两者合用，或错时服用
	胃黏膜保护药	互相影响疗效	避免同服，尽量错时服用
西咪替丁	氨基糖苷类抗生素	神经肌肉阻断作用，联合注射可引起呼吸抑制	可用雷尼替丁、法莫替丁等替代西咪替丁
抗酸药	胃黏膜保护药	干扰胃黏膜保护药的作用	避免两者合用或错时服用
	铁剂、钙剂、喹诺酮类	影响彼此吸收	不宜合用

📱 **关爱课堂** ┈┈┈

消化性溃疡的健康教育

药师在进行药学服务时，首先应告知患者非药物治疗的重要性。改变不健康的生活方式和规律服用治疗药物是消化性溃疡的重要方法，二者缺一不可。让患者了解消化性溃疡的发病诱因、发作规律，帮助患者建立规律的生活习惯，增强痊愈的信心，积极配合治疗，从而达到持久愈合的目标。

具体包括：①饮食规律，饮食要定时、定量，进食不宜太快，避免过饱、过饥，避免坚硬、过冷、过热和刺激性大的食物如香料、浓茶、咖啡等。②胃胀者少食牛奶及豆制品。③禁烟戒酒。④保持愉快的心态，避免过度紧张与劳累，缓解精神压力。⑤急性活动期症状严重的患者可给予流质或软食，进食频率适当增加，症状缓解后可逐步过渡至正常饮食。

三、案例引学

（一）案例描述

患者，男，28岁，被诊断患有十二指肠溃疡，Hp阳性，口服奥美拉唑肠溶胶囊40mg/d、枸橼酸铋钾片0.6g/d、阿莫西林胶囊2.0g/d、甲硝唑片1.2g/d治疗。一周后患者感到上腹疼痛症状完全缓解，反酸、嗳气现象消失，食欲恢复如发病前。患者自认为十二指肠溃疡已愈合，要求停止用药。您认为患者的要求是否合理？此时应如何指导患者用药？

（二）案例解析

1. 患者的要求不合理 该患者治疗采用的是以铋剂和PPI为基础联合2种抗菌药物的四联疗法，推荐疗程为10日或14日，患者用药一周未达疗程。

2. 用药指导 ①首先应告知患者足疗程药物治疗的重要性，根除Hp是十二指肠溃疡治疗的首要环节，是溃疡愈合和预防复发的有效防治措施；Hp对抗菌药物耐药是治疗失败的主要原因，因此，抗Hp治疗一定要足量足疗程用药。②指导患者掌握科学的服药时间：奥美拉唑肠溶胶囊、枸橼酸铋钾片分别在早晚餐前服用；而阿莫西林胶囊、甲硝唑片应在餐后即刻服用，可减少药物对胃肠道的刺激，并能提高药物在胃部停留时间和浓度，更好地发挥局部抗菌作用。③告知患者建立规律的生活习惯，避免过劳或睡眠不足，对急性发作者，应卧床休息；宜进食少渣、营养丰富、易消化食物，忌食坚硬、油煎类、辛辣、生冷食物，忌油及浓茶，少食多餐。

四、技能训练

（一）实训目的

1. 学会为消化性溃疡患者制订药物治疗方案。

2. 学会正确推荐和介绍药品，提高对消化性溃疡患者用药指导和咨询能力。

3. 养成严谨细致的工作态度和关爱生命的人文情怀。

（二）实训准备

消化性溃疡合理用药和健康宣教的资料（手册、宣传单等）、模拟训练所用治疗药物的药盒。

（三）实训内容

学生分成四组，组内角色扮演，分别扮演药师、患者及患者家属等，根据所学知识和以下案例中提供的信息模拟问病荐药，推荐合适的抗消化性溃疡药，并进行用药指导和健康教育。

案例1 患者，男，26岁。反复上腹疼痛、反酸、嗳气3年，加重1周。医院诊断为十二指肠溃疡（肠镜结果：十二指肠球部溃疡0.8cm×0.9cm大小）。1周前因饮食不规律使疼痛加重，伴有腹胀、反酸。查体：生命体征平稳，脐右上有局限性压痛。

案例2　患者，男，47岁。间断性上腹部疼痛病史2年多，近1个多月来经常发作，饥饿时疼痛明显，进食后缓解。一周前到医院做过X线钡餐检查，显示：十二指肠球部正常三角形态消失，可见点状龛影；Hp检查显示：Hp（++）。诊断：十二指肠溃疡，Hp阳性。2日前吃麻辣烫后腹痛加重，呈阵发性疼痛，伴嗳气、反酸，伴有失眠，服用地西泮治疗。

案例3　患者，女，45岁。因反复腹胀1年入院，患者自1年前开始出现上腹胀痛，剑突下明显，呈间歇性，疼痛轻，能忍受，疼痛多在餐后1小时内出现，无反酸、恶心、呕吐、腹泻等不适。发病以来精神、睡眠、饮食尚可，体重无明显减轻。

案例4　患者，男，32岁，IT公司高管。因2周前腹痛加剧，上腹部压痛来院就诊。患者自述上大学时就开始出现上腹痛症状，疼痛位于中上腹部，不是很剧烈，类似"饥饿感"，严重时"烧得慌"，疼痛通常在饭后出现，口服铝碳酸镁可缓解，症状一年大概发作2~3次，每次持续几周。大学时，经常在考试前一两周发作，工作后经常在工作压力大、精神紧张时出现，一个月前公司体检血常规和腹部B超均正常，最近3周应酬较多，每次喝半斤白酒，一周2~3次。

（四）实训评价

项目		分值	要求	得分
职业礼仪（15分）	仪态仪容	5分	1. 服饰整洁（药师着工作服）、仪表端庄、举止得体 2. 吐字清晰、声音适度	
	沟通礼仪	10分	1. 主动迎客、文明待客，使用正确的语言送客 2. 认真倾听患者诉求，采用恰当方式把话题引向正确的方向	
专业能力（65分）	询问基本信息、病情	15分	1. 询问年龄、性别、职业等信息 2. 询问疾病的持续时间、主要症状、既往病史、家族史、遗传史等	
	询问用药及检查	5分	询问发病后有无做检查或者使用药物等	
	正确推荐药物	25分	根据患者消化性溃疡的病情特点推荐1~2种药物，介绍药品的成分、适应证、用法用量等	
	用药指导	20分	指导患者合理安全服用抗溃疡药物，包括药品服用时间、注意事项、药品不良反应、药物贮存等	
人文关怀（20分）		20分	1. 关心患者，语言及行为上体现人文关怀 2. 对患者进行健康生活方式的宣教，包括健康饮食、生活注意要点等	
总计				

（五）实训思考

1. 消化性溃疡的发病与哪些因素有关？

2. 枸橼酸铋钾治疗消化性溃疡的注意事项有哪些？

五、学习评价

（一）单项选择题

参考答案

1. 导致消化性溃疡病的重要病因是（　　　）

A. 吸烟　　　　　　　　　B. 遗传因素　　　　　　　　C. 化学物质的刺激

D. 强烈的精神刺激　　　　E. 幽门螺杆菌感染

2. 治疗幽门螺杆菌感染的推荐方案典型组方中不包括的药物是（　　）

A. 铋剂　　　　　　　　　　B. 甲硝唑　　　　　　　　　　C. 克拉霉素

D. 质子泵抑制剂　　　　　　E. H_2 受体阻断剂

3. 对消化性溃疡治疗目的描述不正确的是（　　）

A. 缓解症状　　　　　　　　B. 治愈和促进溃疡愈合　　　　C. 防止严重并发症

D. 防止溃疡复发　　　　　　E. 消除能够去除的攻击因子

4. 下列可作为根除幽门螺杆菌感染的一线治疗方案的是（　　）

A. 艾司奥美拉唑 20mg bid + 克拉霉素 500mg qd + 阿莫西林 0.5g tid

B. 艾司奥美拉唑 20mg bid + 克拉霉素 500mg tid + 枸橼酸铋钾 0.6g bid

C. 艾司奥美拉唑 20mg qd + 阿莫西林 1.0g qd + 枸橼酸铋钾 0.6g qd

D. 艾司奥美拉唑 20mg bid + 克拉霉素 0.5g bid + 阿莫西林 1.0g bid + 枸橼酸铋钾 0.6g bid

E. 艾司奥美拉唑 20mg tid + 克拉霉素 500mg tid + 阿莫西林 1.0g tid + 枸橼酸铋钾 0.6g tid

5. PPI 长期应用可引起的不良反应是（　　）

A. 血糖升高　　　　　　　　B. 血尿酸升高　　　　　　　　C. 肠道菌群移位

D. 定向力障碍　　　　　　　E. 胀气

（二）多项选择题

1. 下列药物中，属于消化性溃疡抑酸治疗的药物有（　　）

A. 艾司奥美拉唑　　　　　　B. 法莫替丁　　　　　　　　　C. 拉呋替丁

D. 胶体果胶铋　　　　　　　E. 铝碳酸镁

2. 消化性溃疡的主要并发症有（　　）

A. 出血　　　　　　　　　　B. 穿孔　　　　　　　　　　　C. 幽门梗阻

D. 癌变　　　　　　　　　　E. 栓塞

（三）案例分析题

患者，男，45岁，汽车司机，反复上腹痛，反酸、嗳气3年，加重5日，黑便2次，无呕血。3年来常因饮食不规律或吃辛辣、生冷食物后，出现上腹部隐痛，多发生在餐后2小时或深夜，伴反酸、嗳气和胃部烧灼感，每次发作持续1周左右，自服雷尼替丁片可缓解。4日前因关节疼痛服用吲哚美辛，又出现上述症状。内镜检查显示十二指肠球部溃疡，幽门螺杆菌检测显示：Hp（－），诊断为十二指肠溃疡。

根据所学知识，您会建议患者服用哪些抗消化性溃疡药？并向患者进行用药指导。

（王建美）

子项目2　胃食管反流病的用药指导

PPT

一、学习目标

知识目标：

1. 掌握胃食管反流病治疗药物的类别、应用特点与用药注意事项。

2. 熟悉胃食管反流病治疗药物的选用与健康教育。

3. 了解胃食管反流病的发病机制、临床表现及其并发症。

技能目标：

1. 能对胃食管反流病进行初步判断，并指导患者合理应用药物。

2. 能对胃食管反流病的治疗提出合理的建议，保证患者用药安全有效。

素质目标：

1. 通过对胃食管反流病治疗药物的系统学习，培养学生严谨细致的工作态度和勇于创新的科学精神。

2. 通过小组合作完成对胃食管反流患者的问病荐药和用药指导，培养学生关爱生命的人文情怀。

二、基本知识

（一）概述

胃食管反流病（gastroesophageal reflux disease，GERD）是一种因胃、十二指肠的内容物（胃酸、胃蛋白酶、胆汁中的非结合胆盐和胰酶）反流入食管，引起反酸、烧心等不适症状或食管黏膜破损的疾病。根据反流是否导致食管黏膜糜烂、溃疡，分为糜烂性食管炎（erosive esophagitis，EE）、非糜烂性反流病（nonerosive reflux disease，NERD），其中以 NERD 最常见。EE 可以合并食管狭窄、溃疡和消化道出血。

流行病学资料显示，GERD 发病和年龄、性别、肥胖、生活方式等因素有关。老年人 EE 检出率高于青年人，男性 GERD 患者比例明显高于女性。肥胖、高脂肪饮食、吸烟、饮酒、喝浓茶及咖啡等因素与 GERD 的发生呈正相关，而体育锻炼和高纤维饮食可能为 GERD 的保护因素。

1. 发病机制　GERD 是多因素造成的消化道动力障碍性疾病，是食管抗反流机制和反流物对食管黏膜攻击之间失去平衡的结果。其中，胃酸与胃蛋白酶是反流物中损害食管黏膜的主要成分。反流发生时，胃酸、胃蛋白酶、胆汁等反流物可直接刺激食管黏膜造成损伤，抗反流防御机制减弱可导致胃食管反流事件增多，而食管清除能力下降使反流物接触食管黏膜的时间延长，易导致攻击和损伤。其中，食管清除功能包括推进性蠕动、唾液的中和、食团的重力，以推进性蠕动最为重要，近半数 GERD 患者合并有食管中部失蠕动、食管远端运动功能障碍。而长期吸烟、饮酒及进食刺激性食物可使食管黏膜抵御反流物的损害能力下降。

2. 临床表现　GERD 主要临床表现有：①反流和胃灼热是胃食管反流病的典型症状，常在餐后 1 小时出现，弯腰、平卧或腹压增高时易发生。②非心源性胸痛，反流食物引起食管痉挛，造成胸骨后疼痛，类似心绞痛。可放射到后背、胸肩部等，伴或不伴有反流和胃灼热。③咳嗽和反流性哮喘，由反流物刺激食管引起，是少部分患者首发表现，有阵发性、夜间发作的特点，无季节性。④吞咽困难，多为间歇性发作，可出现在吞咽食物后。

3. 并发症　①上消化道出血：食管黏膜糜烂及溃疡可导致呕血和（或）黑便，可伴有不同程度的缺铁性贫血。②食管狭窄：食管炎反复发作致使纤维组织增生，最终导致瘢痕狭窄。③Barrett 食管：慢性黏膜损害导致食管下段的复层鳞状上皮被单层柱状上皮取代，可伴有或不伴有肠上皮化生，如活检病理检查伴有肠上皮化生，则被视为癌前病变。

（二）药物治疗

1. 治疗原则　GERD 的治疗目标是缓解症状、愈合食管黏膜损伤、提高生活质量、预防复发和防治并发症。治疗方法有一般治疗、药物治疗、内镜和手术治疗。其中，一般治疗原则为改变生活方式，它是治疗 GERD 的基础，而且应贯穿于整个治疗过程。包括以下内容。

（1）减轻体重，尽量将身体质量指数（BMI）控制在 $<25kg/m^2$。

（2）改变睡眠习惯，抬高床头 15°~20°，睡前 3 小时不再进食。

（3）戒烟，限制饮酒。

（4）避免服用降低食管下括约肌压力的食物，如高脂食物、浓茶、咖啡、可乐、巧克力、辛辣食品等。

（5）避免服用降低食管下括约肌压力和影响胃排空的药物，如三环类抗抑郁药、硝酸甘油、抗胆碱能药物、茶碱、钙通道阻滞剂等。

（6）减少引起腹压增高的因素，如肥胖、便秘、穿紧身衣、系紧身腰带、长时间弯腰劳作等。

药物治疗是胃食管反流病最主要的治疗方法。其目的在于增强抗反流屏障作用，提高食管清除能力，改善胃排空和幽门括约肌功能，防止十二指肠反流，抑制胃酸分泌，降低反流损害，保护食管黏膜，促进修复，以达到解除症状、治愈炎症、预防并发症、防止复发的目标。药物治疗以抑酸为中心，分为控制发作和维持治疗两个阶段。症状发作时，应足量、足疗程给药，必要时多种药物联合使用；维持治疗阶段则以按需用药为主要策略。

2. 常用药物简介 目前有效治疗药物包括四类，即抑制胃酸分泌药、促胃动力药、抗酸药、黏膜保护药。其中抑制胃酸分泌药是最常用、最有效的药物，包括 PPI 和 H_2RA 两类。

（1）PPI 通过特异性不可逆抑制 H^+，K^+ – ATP 酶的活性，作用于胃酸分泌的最后共同通道，使 H^+ 不能由壁细胞内转运到细胞外，抑酸起效迅速，可长时间、高效地抑制基础胃酸以及刺激后胃酸分泌，明显减少反流物的酸度和数量。用法用量上，PPI 标准剂量给药（表 3 – 3 – 1），推荐疗程一般 8 周，然后维持治疗 8~12 周。短期或长期应用 PPI 不良反应均相对较少，适用于症状重、有严重食管炎的患者。

📖 **创新课堂** --

胃食管反流抑酸治疗进展

胃酸是 GERD 相关症状和食管黏膜损伤的关键因素，抑酸是治疗 GERD 患者的主要措施，PPI 已成为治疗 GERD 的一线药物，其治疗 EE 的治愈率为 80%~90%，但此方法用于 NERD 患者治疗时，其有效率为 20%~30%。

钾竞争性抑酸剂（potassium competitive acid blockers，P – CABs）：以剂量依赖方式与 K^+ 竞争，可逆性地抑制质子泵从而抑制胃壁细胞胃酸分泌。这类药物包括维拉帕赞、利那帕赞、伏诺哌嗪及替戈拉赞等，正逐渐应用于临床。研究表明，在亚洲人群中 P – CABs 具有与 PPI 相似的疗效，在重度 EE 患者中，P – CABs 的疗效可能优于 PPI，并且可能对 PPI 治疗无效的难治性 GERD 患者有效。

（2）H_2RA H_2RA 与组胺竞争结合胃壁细胞 H_2 受体，抑制食物、组胺、五肽胃泌素等刺激壁细胞引起的胃酸分泌，能减少 50%~70% 24 小时基础胃酸分泌，尤其能减少夜间基础胃酸分泌，该类药物易受饮食影响，抑酸持续时间短，且患者容易快速耐受，适用于轻、中症患者。一般用常规剂量，分次服用（具体见表 3 – 3 – 1）。

（3）促胃动力药 促胃动力药可增加下食管括约肌压力、刺激食管蠕动及增强食管收缩幅度、促进胃排空，从而达到减少胃内容物食管反流及反流物在食管暴露的时间。该类药物治疗 GERD 的疗效与 H_2RA 相似，但对于伴随腹胀、嗳气等动力障碍症状者效果明显优于抑酸剂。该类药物具体包括多巴胺受体拮抗剂、5 - HT_4 受体激动剂和哌仑西平等 M 受体阻断剂，其中多潘立酮是一种作用较强的多巴胺受体拮抗剂，在基层医疗机构较为普及。促胃动力药不推荐单独用于 GERD 的治疗，多与抑酸药联合使用。促胃动力药的用法用量及不良反应，具体见表 3 - 3 - 5。

表 3 - 3 - 5　促胃动力药的用法用量及不良反应

分类	常用药物	用法用量	不良反应
多巴胺受体拮抗剂	甲氧氯普胺	饭前服用，10mg/次，3 次/日	1. 有腹痛、腹泻、口干等消化系统以及心悸、心电图 Q - T 间期延长等心血管系统不良反应 2. 除莫沙必利外，可使血催乳素水平升高，引起非哺乳期泌乳等 3. 甲氧氯普胺可引起焦虑、锥体外系反应等 4. 西沙必利可引起尖端扭转型室性心动过速等
	多潘立酮	饭前服用，10mg/次，3 次/日	
	伊托必利	饭前服用，50mg/次，3 次/日	
5 - HT_4 受体激动剂	莫沙必利	饭前服用，5mg/次，3 次/日	
	西沙必利	饭前服用，10mg/次，3 次/日	
其他类	哌仑西平	饭前服用，50mg/次，2～3 次/日	瞬时性腹部痉挛、腹鸣和腹泻，偶有红疹、瘙痒、支气管痉挛等过敏反应

（4）抗酸药　常为弱碱盐，可迅速中和胃酸，提高胃内和食管下段 pH，降低反流物酸性和胃蛋白酶活性，减轻酸性反流物对食管黏膜的损伤，并轻度增加下食管括约肌压力。具体药物见本工作领域项目 3 子项目 1 消化性溃疡的用药指导。

（5）黏膜保护药　可覆盖在病变表面，形成保护膜以隔绝有害物质的侵袭，减轻症状，促进受损黏膜的愈合。常用药物有硫糖铝、胶体铋剂、L - 谷氨酰胺呱仑酸钠、考来烯胺、铝碳酸镁等。部分胃黏膜保护剂如考来烯胺、铝碳酸镁有一定的吸附作用，通过吸附并结合胃蛋白酶直接抑制其活性，还具有抗酸药样作用，中和胃酸能力强，可使胃液 pH 长时间维持在合适水平，临床应用广泛。海藻酸铝镁，可与胃液作用形成浮游于胃液上的泡沫状物，隔绝胃内酸性或碱性物与食管下端接触，有利于食管炎症修复。

3. 治疗药物的选用　一般来说，对症状轻、食管黏膜损害不严重的患者，可选用常规剂量 PPI 或 H_2RA，对症状重、食管黏膜损害严重的患者则应选用强效 PPI，必要时加用促胃动力药。

（1）控制发作治疗　PPI 能持久抑制胃酸，长期使用不产生明显耐受性和不良反应，疗效明显优于 H_2RA，被认为是目前最主要的控制症状和维持治疗的药物。GERD 治疗时 PPI 剂量要足，1～2 次/日，餐前 0.5 小时口服，推荐疗程 8～12 周，长期疗效甚至优于手术治疗。各种 PPI 制剂在疗效上的差异并不明显，主要是起效时间和费用上的差别，在治疗重症胃食管反流病时，常规剂量的艾司奥美拉唑疗效优于奥美拉唑。

H_2RA 能较好抑制空腹、迷走神经刺激以及夜间的胃酸分泌，但不能有效抑制进食刺激引起的胃酸分泌，适用于轻、中症患者。在饱餐或运动等刺激因素作用前服用可减少反流症状发作。疗程 8～12 周，长期应用可产生药物抵抗，疗效不佳。

促胃动力药对轻中度胃食管反流病有一定疗效，尤适用于夜间反酸伴胆汁反流者，但单独使用疗效差，需与抑酸药合用。治疗伴随腹胀、吸气等动力障碍症状时效果优于抑酸剂。抗酸药能缓解胃食管反流病的轻微症状，但作用持续时间短，不能治愈食管炎，因此只能作为辅助用药，适用于临时缓解症状、轻中度或间歇发作胃食管反流病或作为初始治疗。黏膜保护药一般不单独使用，适用于胃食管反流病食管糜烂、溃疡的辅助治疗。

（2）发展期治疗 主要有递减法和递增法两种。递减法为先使用疗效较高的药物，迅速控制症状，治愈炎症，再减量维持。它适用于中重度 GERD 尤其是内镜检查有 EE 者。初始治疗可选用一种标准剂量 PPI 制剂，2 次／日，餐前口服。必要时加用促胃动力药，如多潘立酮，餐前口服。EE 患者需正规治疗 8～12 周，炎症愈合后逐步减少药物的剂量和种类。无食管糜烂、溃疡的中重度胃食管反流病患者亦需在临床症状完全消失数日至数周后逐步减少 PPI 用量，一般先减至原治疗剂量的一半，数日至数周后再减半并逐步过渡至隔日 1 次或与 H_2RA 交替使用。症状缓解后，促胃动力药也可逐渐减量。目前普遍认为，递减法优于从疗效较低药物开始应用的递增治疗方法，其控制 GERD 更有效、更经济。

（3）维持治疗 GERD 具有慢性复发倾向，停用抑酸药 6 个月复发率达 80%，因此维持治疗是必须的。维持治疗以 PPI 效果最好，其次为 H_2RA。维持治疗剂量以调整至患者无症状的最低剂量为最适剂量，维持治疗时间一般应在正规治疗、复查胃镜食管炎已愈合后继续用药 6～12 个月，重症者应适当延长，甚至终身维持。有效的维持治疗应能完全缓解症状并防止食管炎复发及并发症发生。

（三）用药注意事项

1. 防范 GERD 治疗药物的相互作用 见表 3-3-6。

表 3-3-6 GERD 治疗药物的相互作用

药物 A	药物 B	药物相互作用	措施
甲氧氯普胺	乙醇、中枢抑制药	镇静作用加强	避免两者合用
	抗胆碱药、镇痛药	两者有拮抗作用	避免两者合用
	吩噻嗪类抗精神病药、三环类抗抑郁药、抗帕金森病药	锥体外系反应发生率和严重性均增加	避免两者合用
	地高辛	可减少地高辛的生物利用度	避免两者同时使用；或间隔 2 小时以上使用
多潘立酮、莫沙必利等促胃动力药	抗胆碱药	两者合用有拮抗作用	避免两者合用

2. 防范 GERD 治疗药物的不良反应 ①甲氧氯普胺可引起怠倦、焦虑、锥体外系反应等不良反应，限制了其使用。②西沙必利可引起患者 Q-T 间期延长并致严重心律失常，如尖端扭转型室性心动过速等，导致患者猝死，国外已禁用。其他药物的不良反应见本工作领域项目 1 子项目 3 消化不良的用药指导和项目 3 子项目 1 消化性溃疡的用药指导。

3. 科学规范地服用药物 ①PPI 在最初用药的 3～5 日，抑酸效果逐渐递增至最大，症状的改善程度在用药 2 周后进行评估。每日服药 1 次的患者将服用 PPI 的时间由早餐前改为晚餐前能更好地控制夜间基础胃酸分泌，每日多次服药者晚间给药也因由传统的睡前改为晚餐前效果更佳。达到有效控制症状的剂量后，PPI 的服药疗程至少为 8 周，确保食管黏膜的修复和减少病情的反复。该类药物多为肠溶制剂，应于餐前整片（颗）吞服，不可咀嚼或压碎。②促胃动力药应在饭前 15～30 分钟服用。

4. 避免使用可能加重 GERD 症状的药物 α 受体激动剂、β 受体激动剂、钙通道阻滞剂、黄体酮、地西泮、茶碱、乙醇等可加重反流症状；阿仑膦酸盐、氯化钾、铁剂等可引起食管损害。

5. 提高患者用药依从性 药师在进行药学服务时，应告知患者胃食管反流易反复发作，且可导致并发症的出现，会严重影响生活质量，强调足疗程服药对胃食管反流治疗和避免复发以及并发症的重要性。

GERD 的健康教育

药师在进行药学服务时，首先应告知患者非药物治疗的重要性。改变不健康的生活方式和服用抗酸药物是治疗胃食管反流的主要方法，二者缺一不可。改善生活方式作为胃食管反流病的基础治疗，应贯穿始终。因此，应对胃食管反流患者进行健康教育，倡导健康的生活方式。如避免饱餐、餐中饮水，进餐后不宜立即卧床，睡前不宜进食等；同时，治疗期间尽量避免过度紧张与劳累，缓解精神压力，保持愉快的心态和充足的睡眠；最后指导患者，当治疗期间反流、烧心等症状的发作频率和程度加重时，应及时就医。

三、案例引学

（一）案例描述

患者，男，45 岁，因反复胃灼热、腹痛约 1 个月来院就诊，无慢性病史。患者主诉，疼痛通常发生在餐后躺在床上看手机时以及夜间，且常伴有恶心及异味液体流入口中。患者平时喜欢吃冰激凌、冰奶茶、巧克力等食品，当患者吃完上述食物后若很快上床睡觉，也会出现上述症状。胃镜检查未发现消化道溃疡，但有反流性食管炎，临床诊断：胃食管反流病。医生给予医嘱如下：奥美拉唑肠溶片 20mg，口服，每日 2 次；多潘立酮片 10mg，口服，每日 3 次。请结合以上案例针对该患者进行关于胃食管反流病的用药指导，内容包括：解释患者使用每种药物的理由及药物作用机理；药物服用的适宜时间及疗程；解释用药过程可能出现的不良反应及处理措施。

（二）案例解析

该患者主诉症状发生在夜间，因此采用 PPI 联用促胃动力药的治疗方案。

1. 选药理由及作用机理　奥美拉唑通过特异性不可逆抑制 H^+,K^+-ATP 酶的活性，作用于胃酸分泌的最后共同通道，使 H^+ 不能由壁细胞内转运到细胞外，抑酸起效迅速，可长时间、高效地抑制基础胃酸以及刺激后胃酸分泌，明显减少反流物的酸度和数量，被认为是目前胃食管反流最主要的控制症状和维持治疗的药物。多潘立酮是一种作用较强的多巴胺受体拮抗剂，具有外周阻滞作用，可增加食管下部括约肌张力，刺激食管蠕动及增强食管收缩幅度、促进胃排空，防止胃食管反流。

2. 用药方案　多潘立酮片的服药时间是三餐前 15～30 分钟，用温开水送服；奥美拉唑肠溶片分别于早餐和晚餐前 30 分钟整片吞服，注意不要将药片掰开服用。用药疗程，一般为 4～8 周，停用 PPI，医生评估确定是否继续治疗。

3. 不良反应及处理　奥美拉唑服用后少数患者会产生头晕、恶心、皮疹、便秘等不适；多潘立酮服用后偶见轻度腹部痉挛、口干、皮疹、头痛、腹泻、神经过敏、倦怠、嗜睡、头晕等。如果出现以上症状，应反馈给医生。

四、技能训练

（一）实训目的

1. 学会为胃食管反流患者制订药物治疗方案。

2. 学会正确推荐和介绍药品，提高对胃食管反流患者用药指导和咨询能力。

3. 养成严谨细致的工作态度和关爱生命的人文情怀。

（二）实训准备

胃食管反流病合理用药和健康宣教的宣传资料（手册、宣传单等）、模拟训练所用胃食管反流病治疗药物的药盒等。

（三）实训内容

学生分组，组内角色扮演，分别扮演药师、患者及患者家属等，根据所学知识和以下案例中提供的信息模拟问病荐药，推荐合适的治疗药物，并进行用药指导和健康教育。

案例1 患者，女，19岁，大学生。因出现上腹痛、嗳气、烧心、反流等症状2周就诊。患者2年前曾因胃食管反流病住院治疗。近2周患者因英语等级考试、计算机考试以及期末考试即将到来，饮食、作息不规律，出现上腹痛、嗳气、反流、烧心的症状。

案例2 患者，男，68岁。因烧心、胃内容物反流入口腔、嗳气等来院就诊。患者于2个月前到女儿家小住，女儿每日大鱼大肉款待，患者吃好就躺在沙发上看电视，近1个月患者躺着时经常伴有恶心及异味液体流入口中。喝完啤酒后，若很快上床睡觉，也会出现这些症状。

（四）实训评价

项目		分值	要求	得分
职业礼仪 （15分）	仪态仪容	5分	1. 服饰整洁（药师着工作服）、仪表端庄、举止得体 2. 吐字清晰、声音适度	
	沟通礼仪	10分	1. 主动迎客、文明待客，使用正确的语言送客 2. 认真倾听患者诉求，采用恰当方式把话题引向正确的方向	
专业能力 （65分）	询问基本信息、病情	15分	1. 询问年龄、性别、职业等信息 2. 询问疾病持续时间、主要症状、既往病史、家族史、遗传史等	
	询问用药及检查	5分	询问发病后有无做检查或者使用药物等	
	正确推荐药物	25分	根据胃食管反流患者的病情特点推荐药物治疗方案，介绍药品的成分、适应证、用法用量等	
	用药指导	20分	指导患者合理安全服用药物，包括药品服用注意事项、药品不良反应、药物贮存等	
人文关怀 （20分）		20分	1. 关心患者，语言及行为上体现人文关怀 2. 对患者进行健康生活方式的宣教，包括健康饮食、生活注意要点等	
总计				

（五）实训思考

1. 患者服用奥美拉唑3日后症状还未缓解，提出换药，应如何解答？

2. 针对胃食管反流病患者，用药宣教应该注意哪些问题？

五、学习评价

（一）单项选择题

1. 下列宜于晨起或餐前服用的质子泵抑制剂是（　　）

A. 艾司奥美拉唑　　　　　B. 地塞米松　　　　　C. 枸橼酸铋钾

D. 多潘立酮　　　　　E. 法莫替丁

参考答案

2. 以下适宜餐前整片（粒）吞服，不可咀嚼或压碎的抑酸剂是（　　　）

A. 雷尼替丁　　　　　　　　　B. 乳酸菌素　　　　　　　　　C. 前列地尔

D. 泮托拉唑　　　　　　　　　E. 铝碳酸镁

3. 以下治疗胃食管反流病药物中，具有锥体外系不良反应的是（　　　）

A. 西沙必利　　　　　　　　　B. 多潘立酮　　　　　　　　　C. 雷尼替丁

D. 雷贝拉唑　　　　　　　　　E. 甲氧氯普胺

4. 西沙必利临床应用于下列哪种疾病（　　　）

A. 便秘　　　　　　　　　　　B. 腹泻　　　　　　　　　　　C. 胃食管反流

D. 胃溃疡　　　　　　　　　　E. 上消化道出血

（二）多项选择题

下列药物中，可能加重反流症状的药物为（　　　）

A. 钙通道阻滞剂　　　　　　　B. 镇静催眠药　　　　　　　　C. 黄体酮

D. 茶碱类　　　　　　　　　　E. β 受体激动剂

（三）案例分析题

患者，男，38 岁，间断性反酸、胃灼热 3 年，伴咽部异物感 10 日。主诉 3 年前开始间断性反酸、胃灼热感，多于餐后出现，无腹痛、呕吐，自服法莫替丁症状可缓解，但停药后症状反复出现。近 10 日间断出现咽部异物感到医院就诊。自发病以来体重无减轻，既往无慢性病史，无肿瘤病家族史。查体：T 36.7℃，R 17 次/分，P 70 次/分，BP 120/78mmHg。咽部充血，心肺无异常，腹软，无压痛及反跳痛，肝、脾肋下未触及，肠鸣音正常。

根据所学知识，请为患者推荐合适的治疗药物，并向患者进行用药指导。

（王建美）

子项目 3　急性胃肠炎的用药指导

PPT　　微课

一、学习目标

知识目标：

1. 掌握急性胃肠炎治疗药物的类别、应用特点与用药注意事项。

2. 熟悉急性胃肠炎治疗药物的用药指导与健康教育。

3. 了解急性胃肠炎的发病机制、分类及其临床表现。

技能目标：

1. 能指导不同类型的急性胃肠炎患者合理应用药物。

2. 能对抗菌药的使用提出合理的建议，保证患者用药安全有效。

素质目标：

1. 通过对急性胃肠炎治疗药物的系统学习，培养学生严谨细致的工作态度和严守药律的法规意识。

2. 通过小组合作完成对急性胃肠炎患者的问病荐药和用药指导，培养学生关爱生命的人文情怀。

二、基本知识

（一）概述

急性胃肠炎是由多种不同原因，如细菌感染、毒素、化学品等引起的胃肠道急性、弥漫性炎症；多由于饮食不当，吃了过多生冷、不易消化或刺激性食物，或进食了带有细菌或毒素的食物（如变质、腐败、受污染的主副食品等）引起。急性胃肠炎多发生在夏秋季节，起病急，常在 24 小时内发病。沙门菌属是引起急性胃肠炎的主要病原菌之一。

急性胃肠炎可分为急性胃炎、急性肠炎等类型。急性胃炎主要表现为恶心、呕吐，伴有上腹部疼痛等不适，病变部位主要在胃。急性肠炎主要表现为腹痛、腹泻，一日数次或数十次，粪便为糊状或为黄色水样，带有泡沫或少量黏液，有的呈洗肉水样，病变部位主要在肠。主要病理变化为胃肠黏膜呈急性炎症、水肿、充血及分泌物增加，可伴有腹部绞痛、发热、全身酸痛等症状。急性胃肠炎发病急、进展快，如不及时治疗，可因失水过多出现酸中毒，甚至发生休克，应及时治疗。

（二）药物治疗

1. 治疗原则 明确诊断，消除病因，对症治疗，谨慎使用止泻止痛药，防止出现水、电解质紊乱状况，确定致病菌后给予抗菌治疗。

一般防治原则包括注意饮食卫生，防止食物、饮水被污染，不食腐败变质、被病原微生物或其毒素污染的食物，戒酒，卧床休息，进食清淡流质饮食，必要时禁食 6～24 小时，一旦恶心、呕吐较轻或停止，应该口服葡萄糖溶液、电解质溶液以防脱水，如呕吐持久或存在严重脱水，则需要经静脉适当补充电解质。

2. 常用药物简介 急性胃肠炎的治疗药物包括止泻药、解痉药、抗感染药、止吐药、补液药等。常见止泻药、解痉药、抗感染药的用法用量与不良反应具体见表 3-3-7。

（1）**止泻药** 包括肠黏膜保护剂如蒙脱石散、药用炭、鞣酸蛋白等，肠道动力抑制剂如洛哌丁胺、地芬诺酯等，微生态制剂如双歧杆菌活菌胶囊、地衣芽孢杆菌活菌胶囊、复方嗜酸乳杆菌片等。具体参见本工作领域项目 1 子项目 4 腹泻的用药指导。

（2）**解痉药** 山莨菪碱又名 654-2，有选择性解除痉挛的作用，常用于胃肠绞痛，并能扩张血管、改善微循环，治疗感染性休克。匹维溴铵为对胃肠道具有高度选择性解痉作用的钙通道阻滞剂，可缓解肠道痉挛，恢复正常的肠道运动功能。

（3）**抗感染药** 根据病原体选择合适的抗感染药物：①盐酸小檗碱又称黄连素，为一种季铵生物碱。小檗碱对沙门氏菌、金黄色葡萄球菌、淋球菌和志贺氏痢疾杆菌等均有抗菌作用，并有增强白细胞吞噬作用的功能。适用于肠道细菌感染，对食物不洁引起的急性胃肠炎初期及轻症患者疗效显著。②喹诺酮类：通过作用于细菌 DNA 螺旋酶的 A 亚单位，抑制 DNA 的合成和复制而导致细菌死亡。抗菌谱广，抗菌作用强，对肠道细菌感染有显著疗效。③复方磺胺甲噁唑（SMZco），SMZ 作用于二氢叶酸合成酶，TMP 选择性抑制二氢叶酸还原酶，二者合用可使细菌的叶酸代谢受到双重阻断，协同抗菌。

（4）**止吐药** 多潘立酮、昂丹司琼、甲氧氯普胺等。具体参见本工作领域项目 3 子项目 2 胃食管反流病的用药指导

（5）**补液药** 包含口服补液和静脉补液。具体参见本工作领域项目 1 子项目 4 腹泻的用药指导。

表 3 - 3 - 7　常用止泻、解痉、抗感染药的用法用量与不良反应

种类	按作用机制分类	常用药物	用法用量	不良反应
止泻药	收敛、吸附、保护肠黏膜	蒙脱石散	口服给药，3g/次，3 次/日	偶见便秘，大便干结
		鞣酸蛋白	口服给药，2g/次，3 次/日	过量服用可引起便秘
		药用炭	口服给药，4g/次，3 次/日	恶心；长期服用可出现便秘
		碱式碳酸铋	口服给药，0.9g/次，3 次/日	大剂量长期服用可引起便秘
	减少肠蠕动	洛哌丁胺	口服给药，4mg/次，3 次/日	不良反应轻，偶见皮疹等过敏反应，腹胀、食欲不振、胃肠痉挛、恶心、呕吐、便秘等消化道反应，以及头晕、头痛、乏力等
		地芬诺酯	口服给药，5mg/次，3 次/日	偶见口干、恶心、呕吐、头痛、嗜睡、抑郁、失眠、皮疹、腹胀及肠梗阻等，减量或停药后消失
	调理微生态平衡	双歧杆菌、乳酸杆菌、复方嗜酸乳杆菌、布拉酵母菌、双歧三联活菌等微生态制剂		胃肠胀气和轻度腹部不适，严重不良反应罕见
解痉药	M 受体阻断剂	山莨菪碱	口服给药，5 ~ 10mg/次，3 次/日	口干、面红、视物模糊等；少见心跳加快、排尿困难等；大剂量可出现阿托品样中毒症状
	钙通道阻滞剂	匹维溴铵	口服给药，50mg/次，3 次/日	偶见皮疹、瘙痒、口干、恶心等
抗感染药	喹诺酮类	诺氟沙星	口服给药，400mg/次，2 次/日	恶心、呕吐、胃部不适、疼痛等胃肠道反应，头晕、头痛、失眠等中枢神经系统反应，可影响软骨发育，长期大剂量使用易致肝损伤
		左氧氟沙星	口服给药，500mg/次，1 次/日	
	磺胺类	SMZco	口服给药，TMP 0.16g + SMZ 0.8g/次，3 次/日	过敏反应较常见，胃肠道刺激，肝肾损害
	中成药	盐酸小檗碱	口服给药，0.1 ~ 0.3g/次，3 次/日	偶有恶心、呕吐、皮疹和药热，停药后即消失

3. 治疗药物的选用　治疗以补液治疗为主，适当选用镇吐、解痉止痛、止泻等对症治疗药物，对伴有高热或其他感染症状的患者，合理选用抗菌药物短期应用，出现休克者积极抗休克治疗。

（1）一般治疗　尽量卧床休息，口服葡萄糖 - 电解质液以补充体液的丢失。如果持续呕吐或明显脱水，则需静脉补充 5% ~ 10% 葡萄糖盐溶液及其他相关电解质。鼓励摄入清淡流质或半流质饮食，以防止脱水或治疗轻微的脱水。

（2）对症治疗　轻度脱水及无临床脱水证据的腹泻患者可正常饮水，同时适当予以口服补液。频繁呕吐、不能进食或饮水者，水样泻或已发生临床脱水的患者应积极补液治疗。脱水引起休克者静脉补液应遵循"先快后慢、先盐后糖、先晶体后胶体、见尿补钾"的原则。必要时可注射止吐药，如甲氧氯普胺，一次 10 ~ 20mg，一日剂量不超过 0.5mg/kg 体重。

（3）抗感染治疗：急性水样泻患者，排除霍乱后，多为病毒性或产肠毒素性细菌感染，不应常规使用抗菌药物；轻、中度腹泻患者一般不用抗菌药物。抗菌药物选用前应先行粪便标本的细菌培养，以便依据分离出的病原体及药物敏感试验结果选用和调整抗菌药物；若暂无培养和药物敏感试验结果，则应根据流行病学史和临床表现，经验性地推断可能的感染菌，同时根据当地药物敏感情况经验性地选用抗感染药物。喹诺酮类药物为首选抗菌药物，复方磺胺甲噁唑为次选。

（三）用药注意事项

1. 慎用止泻药　①由细菌、病毒感染而引起的腹泻有促进毒素排出的作用。止泻药只宜用于短期

治疗，如服用止泻药 2 日后，临床症状无改善，应咨询医生。洛哌丁胺和地芬诺酯的使用注意事项详见本工作领域项目 1 子项目 4 腹泻的用药指导。

2. 防范急性胃肠炎治疗药物的相互作用 详见本工作领域项目 1 子项目 4 腹泻的用药指导。

3. 补液治疗注意 口服补液盐服用时应间断、少量、多次饮用，不宜短时间内大量饮用，口服剂量应是累计丢失量加上继续丢失量之和的 1.5 ~ 2.0 倍；口服含糖量过高的液体会使水分渗透至肠腔引起血钠升高加重腹泻。

4. 科学补充水和电解质 长期或剧烈腹泻时，体内水、盐的代谢发生紊乱，严重者可危及生命。因此，在针对病因治疗的同时，还应及时补充水和电解质。由于胃肠液中钾离子浓度较高，腹泻可导致钾离子的过量丢失，引起低钾血症，影响心脏功能，故需特别注意补充钾盐。

📱 **关爱课堂** --

急性胃肠炎的健康教育

药师在进行药学服务时，应告知患者急性胃肠炎饮食调理很重要。①胃肠炎初期：肠蠕动活跃或处于痉挛状态，其消化、吸收功能较弱，所以在起病后 8 ~ 12 小时内，患者可吃流质食物，如大米粥、鸡蛋汤、面糊、细面条等。②胃肠炎好转期：可吃些容易消化及营养丰富的流质或半流质食物，如薄馄饨皮、蒸蛋羹等。宜采用少食多餐的方法。需注意的是，此时不宜喝牛奶和吃大量的蔗糖。③胃肠炎恢复期：要特别注重节制饮食，饮食上宜吃些清素、软烂、温热的食物，避免过早地进食肥肉、油炸食品、生冷坚硬的食品以及多纤维食物，如芹菜、黄豆芽、韭菜、蒜苔等。恢复期后 2 ~ 3 日，即可按正常饮食进餐。

三、案例引学

（一）案例描述

患者，男，28 岁，司机，上腹疼痛、恶心、呕吐伴腹泻 1 日来院求诊。经询问发现患者 1 日前吃过夜剩饭后，半夜发生上腹疼痛不适，恶心、呕吐 1 次，泻水样便，一日 3 ~ 4 次，大便腥臭，有里急后重感，没有出现发热症状。未服用药物，否认有药物过敏史。请为患者推荐合适的用药方案并简述推荐理由，同时进行用药指导。

（二）案例解析

1. 用药方案 根据消除病因、对症治疗、防止出现脱水及电解质紊乱的治疗原则，采用盐酸小檗碱联合 ORSⅢ、乳酸菌素片辅助治疗的用药方案。

2. 推荐理由 盐酸小檗碱片为 OTC 抗菌药，对细菌只有微弱的抑制作用，但对痢疾杆菌、大肠埃希菌引起的肠道感染有效。ORSⅢ采用低渗配方，除了补液，还能减少腹泻的次数和减少大便量，且没有高钠血症的风险，用于预防和治疗腹泻引起的轻、中度脱水和补充钠、钾、氯等。乳酸菌素片为微生态制剂，口服后在肠内分解糖产生乳酸，使肠内酸度增高，能提高胃蛋白酶活性，增强消化功能；同时刺激肠道分泌抗体，提高肠道免疫力，抑制腐败菌的繁殖，从而调节肠道微生物生态平衡。

3. 用药指导 盐酸小檗碱片 0.2g/次，3 次/日；ORSⅢ 1 包/次，用 250ml 温开水溶解，4 小时内间断、少量、多次饮用；乳酸菌素片 1.2g/次，3 次/日，咀嚼服用。若用药 3 日腹痛等症状无明显缓解，应及时停药并就医。

四、技能训练

（一）实训目的

1. 学会为急性胃肠炎患者制订药物治疗方案。
2. 学会正确推荐和介绍药品，提高对急性胃肠炎患者用药指导和咨询能力。
3. 养成严谨细致的工作态度和关爱生命的人文情怀。

（二）实训准备

急性胃肠炎合理用药和健康宣教的资料（手册、宣传单等）、模拟训练所用急性胃肠炎治疗药物的药盒等。

（三）实训内容

学生分组，组内角色扮演，分别扮演药师、患者及患者家属等，根据所学知识和以下案例中提供的信息模拟问病荐药，推荐合适的治疗药物，并进行用药指导和健康教育。

案例1 患者，男，19岁，大学生。因腹痛伴呕吐、腹泻急诊就诊。患者1日前为室友庆祝生日到烧烤店就餐，2人在烧烤店吃肉、海鲜、啤酒等近3小时，夜里患者开始出现腹痛、腹泻，来院急诊前已腹泻5次、呕吐2次。

案例2 患者，男，39岁。因腹痛腹泻水样便半日，共20余次，量多来院就诊。患者自述1日前晚饭后出现腹痛、腹泻稀水样便，未予处理。发病以来伴上腹痉挛疼痛。查体：T 36.8℃，R 20次/分，BP 100/72mmHg，一般情况差，腹部轻微压痛，无反跳痛，肠鸣音活跃，6~8次/分，皮肤弹性差。

（四）实训评价

项目		分值	要求	得分
职业礼仪（15分）	仪态仪容	5分	1. 服饰整洁（药师着工作服）、仪表端庄、举止得体 2. 吐字清晰、声音适度	
	沟通礼仪	10分	1. 主动迎客、文明待客，使用正确的语言送客 2. 认真倾听患者诉求，采用恰当方式把话题引向正确的方向	
专业能力（65分）	询问基本信息、病情	15分	1. 询问年龄、性别、职业等信息 2. 询问腹泻持续时间、主要症状、既往病史、家族史等	
	询问用药及检查	5分	询问发病后有无做检查或者使用药物等	
	正确推荐药物	25分	根据患者的病情特点推荐药物治疗方案，介绍药品的成分、适应证、用法用量等	
	用药指导	20分	指导患者合理安全使用药物，包括药品使用注意事项、药品不良反应、药物贮存等	
人文关怀（20分）		20分	1. 关心患者，语言及行为上体现人文关怀 2. 对患者进行健康生活方式的宣教，包括健康饮食、生活注意要点等	
总计				

（五）实训思考

针对急性胃肠炎患者，用药宣教应该注意哪些问题？

五、学习评价

参考答案

（一）单项选择题

1. 以下药物中，首选用于治疗细菌感染性腹泻的是（　　）

A. 谷维素 　　　　　　B. 山莨菪碱 　　　　　　C. 匹维溴铵

D. 诺氟沙星 　　　　　E. 青霉素

2. 以下关于双歧杆菌治疗急性胃肠炎机制的描述中，最正确的是（　　）

A. 补充肠道细菌 　　　　　　　　B. 维持肠道正常菌群的平衡

C. 防止蛋白质发酵 　　　　　　　D. 抑制肠内腐败菌生长

E. 减少腹胀

3. 确诊为细菌感染的急性胃肠炎患者治疗过程中，不应选择下列（　　）

A. 盐酸小檗碱 　　　　　　　　　B. 口服补液盐

C. 洛哌丁胺 　　　　　　　　　　D. 药用炭

E. 复方嗜酸乳杆菌

4. 急性胃肠炎患者可出现（　　）

A. 黏液脓血便 　　　　　　　　　B. 柏油便

C. 灰白色便 　　　　　　　　　　D. 米泔水样便

E. 水样便

5. 用于急性胃肠炎患者解痉止痛的匹维溴铵的作用机制为（　　）

A. M 受体阻断剂 　　　　　　　　B. β 受体阻断剂

C. M 受体激动剂 　　　　　　　　D. 钙通道阻滞剂

E. 钠通道阻滞剂

（二）多项选择题

应用微生态制剂治疗腹泻的目的包括（　　）

A. 抑制致病菌生长 　　　　　　　B. 抑制营养物质的吸收

C. 促进胃酸分泌 　　　　　　　　D. 维持正常菌群平衡

E. 中和胃酸

（三）案例分析

患者，男，30 岁，上腹疼痛、恶心、呕吐伴腹泻 2 日就诊。自诉 2 日前吃过夜剩饭后，半夜发生上腹疼痛不适，恶心、呕吐，泻水样便，3~4 次/日。曾于药店自购"止泻药"服用，自觉好转，但仍有腹部不适，到医院就诊。检查白细胞正常。

根据所学知识，您认为患者可能患有什么疾病，请为患者推荐合适的治疗药物，并向患者进行用药指导。

（王建美）

项目 4　常见血液系统疾病的用药指导

习题

子项目　缺铁性贫血的用药指导

PPT　　微课

一、学习目标

知识目标：

1. 掌握常用铁剂的类别、作用特点与用药注意事项。

2. 熟悉缺铁性贫血治疗药物的选用、补铁治疗的原则及健康教育。

3. 了解缺铁性贫血的病因、分期与临床表现。

技能目标：

1. 能对缺铁性贫血进行准确判断，并指导患者选用合适的治疗药物。

2. 能对缺铁性贫血患者进行合理用药指导。

素质目标：

1. 通过对缺铁性贫血治疗药物的系统学习，培养学生细致严谨的工作作风和勇于创新的科学精神。

2. 通过小组合作完成对缺铁性贫血患者的问病荐药和用药指导，培养学生关爱生命的人文情怀。

二、基本知识

（一）概述

缺铁性贫血（iron deficient anemia，IDA）是指各种原因引起体内铁缺乏影响血红蛋白（又称血色素，Hb）的合成，从而使红细胞中血红蛋白的含量显著减少，随之红细胞数目减少的一种贫血，是临床上最常见的贫血类型。多见于老年人、妊娠期和育龄期女性、儿童及婴幼儿。正常成人血液中血红蛋白的浓度，男性为 120～160g/L，女性为 110～150g/L。

1. 常见病因　造成 IDA 的原因主要有：①铁摄取不足，如偏食、长期营养不良、萎缩性胃炎、胃功能紊乱、胃大部切除术后、胃酸缺乏、慢性腹泻等。②需铁量增加，多见于妊娠期或哺乳期妇女、婴幼儿、青少年等。③铁丢失过多，如痔疮、钩虫病、溃疡病、月经过多、多次妊娠等慢性失血。

2. 临床表现　铁是人体内含量最多的微量元素，它不仅是血红蛋白的重要组成成分，而且是某些能量转移所需酶的必需组分，也存在于氧转运和利用所需的化合物中。所以，在缺铁时，人体多个系统会出现异常症状。

（1）一般表现　皮肤黏膜苍白、乏力、困倦、气促、头晕、眼花、耳鸣、食欲减退等。

（2）特殊表现　上皮组织异常，表现为皮肤干燥、皱缩，毛发干枯、脱落，指甲缺乏光泽、扁平、反甲或脆裂，萎缩性舌炎、吞咽困难、咽部异物感、口角炎等；神经功能方面，由于细胞内含铁酶缺乏，易兴奋、烦躁、激动、注意力不集中等，部分患者可有异食癖。

3. 缺铁性贫血分期　可分为三期：铁减少期，缺铁造血期，缺铁性贫血期。其中，铁减少期是身体消耗的铁超过从饮食中获得的铁，机体动员储存铁代偿，这时铁储存检查出现异常，包括骨髓铁染色体显示缺铁或血清铁蛋白下降；缺铁造血期储存铁耗竭，血清铁开始下降，转铁蛋白饱和度降低，贫血不明显；缺铁性贫血期血清铁进一步降低，转铁蛋白饱和度下降至 $10\% \sim 15\%$ ，Hb 和红细胞比容开始下降，出现小细胞低色素性贫血，晚期组织酶的铁减少，引起上皮组织变化。

（二）药物治疗

1. 治疗原则　查明病因，对因治疗是缺铁性贫血最基本和重要的治疗原则。在明确诊断及纠正病因的基础上，对于中重度贫血需同时进行补铁治疗，急性重度贫血则需输血治疗。补铁治疗的基本原则是：①口服铁制剂是治疗缺铁性贫血的首选方法，安全且疗效可靠。②在纠正原发病因后，使用铁制剂治疗 3 周以上无效者，可考虑铁制剂的质量及其生物利用度。③血红蛋白恢复正常后，铁制剂仍需要继续服用 $3 \sim 6$ 个月，以补足机体已经耗竭的储存铁。④对于持续出血、溶血性血红蛋白尿等不能完全去除的病因，则需持续服用铁制剂。

2. 常用药物简介　铁的吸收主要在十二指肠完成，铁缺乏时也能在胃和小肠下部吸收。其吸收受许多因素影响：①以亚铁离子（Fe^{2+}）形式吸收，Fe^{3+}只有转化为 Fe^{2+} 后才能被吸收；三价铁剂在体内的吸收仅相当于二价铁剂的 1/3，且刺激性较大。②酸性环境可促进铁的吸收，维生素 C 可促使 Fe^{3+} 还原成 Fe^{2+}，使铁易于被吸收；而抗酸剂则减少铁的吸收。③体内贮铁量亦影响铁的吸收，当体内铁贮存量多时，血浆铁的运转率降低，铁的吸收减少。正常人对铁剂的吸收率为 $10\% \sim 20\%$，缺铁时可达 $20\% \sim 60\%$。

铁制剂常与酸成盐的形式存在。治疗性铁制剂有无机铁和有机铁，其中无机铁以硫酸亚铁为代表，不良反应较有机铁明显。具体各种常用铁制剂特点见表 3 - 4 - 1。

表 3 - 4 - 1　常用铁制剂的用法用量及作用特点

分类	常用药物	用法用量	作用特点
口服铁剂	硫酸亚铁	成人 0.3g/次，3 次/日 儿童 0.1 ~ 0.3g/次，3 次/日	吸收率高，疗效快，价格低廉，胃肠刺激最明显
	多糖铁复合物	0.15 ~ 0.30g/次，1 次/日	铁元素含量高达 46%；可迅速提高血铁水平与升高血红蛋白；极少出现胃肠刺激或便秘
	乳酸亚铁	成人 0.15 ~ 0.6g/次，3 次/日	吸收率高
	富马酸亚铁	成人 0.2 ~ 0.4g/次，3 次/日 儿童 0.05 ~ 0.2g/次，3 次/日	含铁量较高，奏效较快，胃肠道不良反应较少
	葡萄糖酸亚铁	成人 0.3 ~ 0.6g/次，3 次/日 儿童 0.1 ~ 0.2g/次，3 次/日	起效快，胃肠刺激性较小；作用温和，铁利用率高
	琥珀酸亚铁	成人 0.1 ~ 0.2g/次，3 次/日 儿童 0.05 ~ 0.1g/次，1 ~ 2 次/日	含铁量高，吸收率高，在蛋白膜保护下，避免与胃酸和胃蛋白酶作用，胃肠刺激性小
	右旋糖酐铁	成人 25mg/次，3 次/日	用于其他铁剂疗效不佳者
	枸橼酸铁铵	10% 溶液，成人 10 ~ 20ml/次，3 次/日；小儿 1 ~ 2ml/(kg·d)，应以吸管吸服，以免损害牙齿	三价铁，不如二价铁易吸收，但刺激性小，适用于儿童及不能吞服药片的患者；由于铁含量低，不适于重症贫血患者

分类	常用药物	用法用量	作用特点
注射铁剂	右旋糖酐铁	成人 100 ~ 200mg/次，1 ~ 2 日 1 次；儿童 2.5mg/kg 体重，1 ~ 2 日 1 次	可肌肉、静脉注射或静脉滴注；适用于不能耐受口服铁剂或需要迅速纠正缺铁患者
	山梨醇铁	成人一次 50 ~ 100mg/次，1 ~ 3 日 1 次；儿童，体重大于 6kg 者 50mg/d，小于 6kg 者 25mg/d；深部肌内注射给药	吸收较快，局部反应少，适用于各种不宜口服铁剂或需要迅速纠正缺铁患者

3. 治疗药物的选用

（1）口服铁剂 首选，铁剂治疗剂量应根据患者的 Hb 水平估计。当 Hb > 110g/L 时，补充铁总剂量 5g；Hb 为 90 ~ 110g/L 时，补充 10g；Hb < 90g/L 时，补充 15g。成人治疗剂量铁需要 180 ~ 200mg/d，预防剂量 10 ~ 20mg/d。口服铁制剂有效首先表现为外周血网织红细胞计数的上升，在补铁后 5 日开始升高，7 ~ 10 日达峰；2 周后血红蛋白浓度明显上升，2 个月左右恢复正常。铁剂治疗应在血红蛋白恢复正常后至少持续 3 ~ 6 个月（注意该阶段给药剂量应减半），以补足机体铁储备，防止复发。若服药 3 周后 Hb 或网织红细胞计数未升高，应检查原诊断是否正确，病因是否去除，患者依从性是否好，是否存在吸收障碍等。铁剂的用法用量见表 3 - 4 - 1。

（2）注射铁剂 仅在下列情况下使用注射铁剂：①严重胃肠道反应不能耐受口服铁剂。②吸收障碍，如胃切除或胃肠吻合术后、脂肪痢、慢性腹泻等。③口服铁剂后症状加重，如消化性溃疡、节段性结肠炎、溃疡性结肠炎、胃切除后胃肠功能紊乱等。④需迅速获得疗效者，如择期手术、晚期妊娠等，可以选择静注或肌注补铁治疗。有两种给药方式，一种为大剂量给药，每次至少 500mg；另一种为小剂量长期给药（表 3 - 4 - 1）。常用的注射铁剂有右旋糖酐铁和山梨醇铁，两者含铁均为 50mg/ml，肌肉注射易吸收。首次给药须小剂量（0.5ml），如 1 小时内无明显不良反应，可给足量治疗，即第一日 1ml，以后每日或隔日给药 2ml，直至达到铁总需要量。铁需求量（mg）= 体重（kg）× 0.33 × [Hb（目标值）- Hb（实际值）]（g/L）。

📱 创新课堂

缺铁性贫血治疗药物研究进展

全世界受 IDA 影响的人群在 10 亿 ~ 20 亿。目前临床上主要采取口服铁剂、静脉注射铁剂及联合营养干预等手段治疗 IDA。传统口服铁剂易引起胃肠道等不良反应，静脉较口服给药起效更快，但更容易引起过敏反应和并发症，同时成本也远高于口服制剂。

近年来，麦芽酚铁、异麦芽糖酐铁、羧基麦芽糖铁、纳米氧化铁等新型铁剂在国内外上市，为患者提供了新的治疗选择。其中，麦芽酚铁不同于铁盐化合物，是一种含铁离子配合物，可提高血清中铁离子浓度，包括铁蛋白和转铁蛋白饱和度。异麦芽糖酐铁，是一种含碳水化合物基团的静脉铁剂，可在短时间内快速提高患者 Hb 以及相关指标；并可根据不同患者调整剂量，最大单次给药剂量达 2000mg，填补了国内高剂量铁剂领域的空白。羧基麦芽糖铁能快速补充铁储备，靶向地用于 Hb 的合成；与传统静脉铁剂相比，没有致敏性和抗原性，有更好的安全性。

（三）用药注意事项

1. 铁剂的服用注意事项 ①铁剂空腹服用虽然吸收最好，但恶心、胃灼烧感、上腹不适、腹痛、腹泻等胃肠道不良反应较严重，患者可能不耐受，故应饭后或饭时服用（其生物利用度为空腹时的 $1/3 \sim 1/2$）。②从小剂量开始，逐渐增加剂量；也可间歇给药；如不良反应严重，则考虑改服其他铁剂或者采用注射铁剂。

2. 铁剂与药物、食物的相互作用 见表 3 – 4 – 2。

表 3 – 4 – 2　铁剂与药物、食物的相互作用

药物 A	药物 B 或食物	药物相互作用	措施
口服铁剂	四环素、氟喹诺酮类	发生络合反应，影响两药的药效	避免合用
	消胆胺等阴离子药		
	茶和咖啡		服药期间避免饮茶、咖啡
	碳酸氢钠	生成难溶性碳酸铁，阻碍铁剂吸收	避免合用
	草酸盐、磷酸盐	生成难溶性盐，阻碍铁剂吸收	
	PPI、H_2RA	影响 Fe^{3+} 转换成 Fe^{2+}，从而影响铁剂吸收	
	蛋类、牛奶、钙剂	两者合用有竞争性抑制作用	避免合用，如需联用，注意错时服用
	果糖、氨基酸、肉类、脂肪等食物	促进铁剂吸收	建议合用
	维生素 C	促进 Fe^{3+} 转换成 Fe^{2+}，从而促进铁剂吸收	
	稀盐酸		

3. 铁剂的不良反应和禁忌证 ①铁剂可导致便秘和黑便，影响大便潜血试验结果。便秘可通过摄入纤维素丰富的蔬菜、水果等饮食的方法改善，严重者可使用泻药。②硫酸亚铁的胃肠道刺激最明显，如不能耐受，可选择其缓释制剂或其他铁剂。③有血色素病或不伴缺铁的其他贫血患者、肝肾功能严重损害患者、伴有未经治疗的尿道感染患者，不宜使用铁剂治疗。对肝炎、急性感染、肠炎、胰腺炎、溃疡性结肠炎、消化性溃疡、酒精中毒患者应慎用铁剂。

4. 铁剂的贮存 儿童误服 1g 以上的铁可致急性中毒甚至死亡。因此，铁剂应放在儿童不易拿到的地方，避免误服引起意外发生。

📱 关爱课堂

缺铁性贫血的健康教育

药师在进行药学服务时，应告知患者规律用药的重要性。同时，生活中应加强营养，增加富含铁的食物摄入。含铁丰富的食品有猪肝、红色肉类、鱼类、禽类、大枣、黑木耳、芝麻、蜂乳等，其中动物食物中的铁易被人体吸收，而植物食物中的铁吸收率较低。目前提倡最好将动植物食物搭配食用。

水果、土豆、菜花、胡萝卜和绿叶蔬菜等含维生素 C 丰富的食物可促进铁吸收；而牛奶及奶制品会抑制铁吸收；另外谷物麸皮、谷物、高精面粉、豆类、茶、咖啡和可可等也会抑制铁的吸收。

三、案例引学

（一）案例描述

患者，女，23岁，学生。无明显诱因出现面色苍白、头晕、耳鸣、食欲减退。到医院检查显示血红蛋白为89g/L。患者进食规律，无挑食习惯，睡眠好，体重无明显变化，经期及经量正常，有痔疮，无其他慢性病史。尿色正常，无便血和黑便。诊断为缺铁性贫血。医生处方：硫酸亚铁片0.3g/次，3次/日，请为该患者进行用药指导。

（二）案例解析

缺铁性贫血是常见的贫血类型，其治疗原则为纠正病因、补充铁剂和加强营养：①补充铁剂应以口服为首选，医嘱口服硫酸亚铁片，因硫酸亚铁对胃肠道刺激大，有的患者难以耐受，故建议患者三餐后服用。②提醒患者验证口服铁剂是否有效，可在补铁后5~10日来院检查外周血网织红细胞计数，或2周后检查Hb，约2个月左右恢复正常。铁剂治疗应在血红蛋白恢复正常后继续服药3~6个月，以补足机体铁储备。③嘱其生活中增加含铁食物的摄入，多进食猪肝、瘦肉以及鱼虾等含铁丰富的食物，多吃维生素C含量丰富的水果和蔬菜，以促进铁吸收；避免喝茶、咖啡和可可等食品。

四、技能训练

（一）实训目的

1. 学会为缺铁性贫血患者制订药物治疗方案。
2. 学会正确推荐和介绍药品，提高对缺铁性贫血患者用药指导和咨询能力。
3. 养成严谨细致的工作态度和关爱生命的人文情怀。

（二）实训准备

缺铁性贫血合理用药和健康宣教的宣传资料（手册、宣传单等）、模拟训练所需缺铁性贫血治疗药物的药盒等。

（三）实训内容

学生分组，组内角色扮演，分别扮演药师、患者及患者家属等，根据所学知识和以下案例中提供的信息模拟问病荐药，推荐合适的治疗缺铁性贫血的药物，并进行用药指导和健康教育。

案例1 患者，女，25岁，因"头晕，面色苍白"到药店买药，患者自述最近一个月经常感觉头晕乏力，注意力不能很好集中、烦躁、易怒，有时还感觉心慌、食欲减退；2年前因类似症状到医院就诊，医生的诊断是由于月经量过多引起的缺铁性贫血，服用一些药物后恢复正常。

案例2 患者，男，45岁，因"头晕、乏力进行性加重，心慌明显"来院就诊。患者自述头晕乏力1年余，最近1个月加重，伴有心慌，休息后稍有好转，家人反馈患者脸色日渐苍白。患者有痔疮出血病史多年，近2个月病情加重，出血量较多。

案例3 患者，女，37岁，因"头晕、乏力、面色苍白2年"来药店购药。患者当天在医院就诊检查显示：Hb 85g/L，红细胞计数 3.1×10^{12}/L，其余项目正常，临床诊断为缺铁性贫血。

（四）实训评价

项目		分值	要求	得分
职业礼仪 （15分）	仪态仪容	5分	1. 服饰整洁（药师着工作服）、仪表端庄、举止得体 2. 吐字清晰、声音适度	
	沟通礼仪	10分	1. 主动迎客、文明待客，使用正确的语言送客 2. 认真倾听患者诉求，采用恰当方式把话题引向正确的方向	
专业能力 （65分）	询问基本信息、病情	15分	1. 询问年龄、性别、职业等信息 2. 询问缺铁性贫血相关症状持续时间、主要症状、既往病史、家族史、遗传史等	
	询问用药及检查	5分	询问发病后有无做检查或者使用药物等	
	正确推荐药物	25分	根据患者的缺铁性贫血特点推荐药物治疗方案，介绍药品的成分、适应证、用法用量等	
	用药指导	20分	指导患者合理安全服用药物，包括药品服用注意事项、药品不良反应、药物贮存等	
人文关怀 （20分）		20分	1. 关心患者，语言及行为上体现人文关怀 2. 对患者进行健康生活方式的宣教，包括健康饮食、生活注意要点等	
总计				

（五）实训思考

1. 影响铁剂吸收的因素有哪些？

2. 针对缺铁性贫血患者，药师应该如何进行健康宣教？

3. 缺铁性贫血服用铁剂是不是越多越好？

五、学习评价

（一）单项选择题

参考答案

1. 关于缺铁性贫血的铁剂治疗，以下说法正确的是（　　　）

A. 注射铁剂有效

B. 有效的铁剂治疗开始后48小时就可见到症状好转

C. 一旦红细胞计数恢复正常，铁治疗就可终止

D. 口服铁剂与维生素C同服效果差

E. 口服铁剂已被注射铁剂取代

2. 口服铁剂治疗缺铁性贫血有效者，Hb恢复正常后仍需继续治疗（　　　）

A. 半个月以上　　　　　　B. 1个月以上　　　　　　C. 1年以上

D. 3~6个月　　　　　　　E. 2个月以上

3. 患者因缺铁性贫血给予口服铁剂治疗，治疗有效时，一般给药多久血红蛋白开始上升（　　　）

A. 1周后　　　　　　　　B. 2周后　　　　　　　　C. 3周后

D. 4周后　　　　　　　　E. 2个月后

4. 患者，女，20岁，实验室检查显示：血红蛋白96g/L，临床诊断为缺铁性贫血，处方为口服硫酸亚铁片。以下向患者交代的用药注意事项中，错误的是（　　　）

A. 不宜与钙剂同时服用　　　　B. 宜同时补充维生素C　　　　C. 避免使用抗酸药

D. 不宜同时进食牛奶　　　　　E. 宜空腹服用

5. 下述药物中，可减慢肠蠕动，引起便秘或黑便的是（　　　）

A. 硫酸亚铁　　　　　　　　　B. 维生素C　　　　　　　　　C. B族维生素

D. 维生素D　　　　　　　　　E. 葡萄糖酸钙

（二）多项选择题

1. 以下药品中，可能减弱缺铁性贫血患者服用铁剂效果的是（　　　）

A. 钙剂　　　　　　　　　　　B. 氨基酸　　　　　　　　　　C. 抗酸剂

D. 维生素C　　　　　　　　　E. 碳酸氢钠

2. 下列药物中，可以抑制铁吸收的药物有（　　　）

A. 抑酸药物　　　　　　　　　B. 四环素　　　　　　　　　　C. 消胆胺

D. 碳酸氢钠　　　　　　　　　E. 维生素C

3. 下列食物中，可促进铁吸收的食物有（　　　）

A. 肉类　　　　　　　　　　　B. 脂肪　　　　　　　　　　　C. 牛奶

D. 钙剂　　　　　　　　　　　E. 氨基酸

（三）案例分析题

患者，女，32岁，2年来月经量增多，乏力、心悸。体检发现面色较苍白；血常规检查显示血红蛋白80g/L，其他项目正常。

根据所学知识，您认为患者可能患有什么疾病，如何进一步检查确诊，请为患者推荐合适的治疗药物，并向患者进行用药指导。

（王建美）

项目5　常见神经系统疾病的用药指导

习题

子项目1　抑郁症的用药指导

PPT

一、学习目标

知识目标：

1. 掌握抑郁症治疗药物的类别、应用特点与用药注意事项。

2. 熟悉抑郁症药物的用药指导与健康教育。

3. 了解抑郁症的临床表现。

技能目标：

1. 能对抑郁症进行初步判断，并指导患者合理应用药物。

2. 能对抑郁症的治疗提出合理的建议，保证患者用药安全有效。

素质目标：

1. 通过对抑郁症治疗药物的系统学习，培养学生生命攸关的质量意识和勇于创新的科学精神。

2. 通过小组合作完成抑郁症的问病荐药和用药指导，培养学生细致严谨的工作作风和关爱生命的人文情怀。

二、基本知识

（一）概述

抑郁症（depression）又称抑郁障碍，是一种以情绪低落、兴趣缺乏、乐趣丧失三个核心情绪症状为主要临床表现的情感障碍性疾病，患者多伴有不同程度的焦虑、自罪自责等心理症状和睡眠障碍、食欲减退、社交恐惧等躯体症状群，严重者有较高的自杀性倾向。

抑郁症可以表现为单次或反复多次的抑郁发作，以下是抑郁发作的主要表现。

（1）心境低落　主要表现为显著而持久的情感低落、抑郁悲观。患者大多数时候忧心忡忡、郁郁寡欢、愁眉苦脸、长吁短叹，部分患者可伴有焦虑、激越症状。典型病例抑郁心境具有晨重夜轻节律改变的特点，即情绪低落在早晨较为严重，而傍晚时可有所减轻。

（2）思维迟缓　患者思维联想速度缓慢、反应迟钝、思路闭塞。临床上可见主动言语减少、语速明显减慢、声音低沉、对答困难，严重者交流无法顺利进行。

（3）意志活动减退　患者意志活动呈显著持久地抑制。临床表现行为缓慢、生活被动、疏懒、不想做事，不愿和周围人接触交往，常独坐一旁，或整日卧床、闭门独居、疏远亲友、回避社交。严重的患者常伴有消极自杀的观念或行为，这是抑郁症最危险的症状，应提高警惕。

（4）认知功能损害　研究认为抑郁症患者存在认知功能损害。主要表现为近期记忆力下降、注意力障碍、反应时间延长、警觉性增高、抽象思维能力差、学习困难、语言流畅性差，空间知觉、眼手协调及思维灵活性等能力减退。

（5）躯体症状　主要有睡眠障碍、乏力、食欲减退、体重下降、便秘、身体任何部位的疼痛、性欲减退、阳痿、闭经等。躯体不适的主诉可涉及各脏器，自主神经功能失调的症状也较常见。睡眠障碍以入睡困难最为多见，而以早醒最具有特征性。

（二）药物治疗

1. 药物治疗原则　抑郁症的治疗目标在于尽可能早期诊断、及时规范治疗、控制症状、提高临床治愈率，最大限度减少病残率和自杀率，防止复燃及复发。

（1）全病程治疗　抑郁症复发率可达50%～85%，其中有50%患者的复发在疾病发生后2年内发生。目前倡导全病程治疗，包括急性期、巩固期和维持期治疗。①急性期治疗（8～12周）：控制症状，提高患者生命质量。②巩固期治疗（4～9个月）：原则上应继续使用急性期治疗有效的药物，并强调治疗方案、药物剂量、使用方法保持不变。③维持期治疗：对有复发倾向的患者，应该至少维持治疗2～3年，维持治疗结束后，病情稳定可缓慢减药直至终止治疗，一旦发现有复发的早期征象，应迅速恢复原治疗。

（2）个体化治疗　应根据临床因素进行个体化选择。不同个体对精神药物的治疗反应存在很大差异，为每个患者制订治疗方案时需要考虑患者的性别、年龄、躯体情况、是否同时使用其他药物、首发或复发、既往对药物的反应等多方面因素。

（3）单一、足量、足疗程用药　通常抗抑郁药尽可能单一使用，并强调足量、足疗程治疗。首发患者的起始剂量通常从较低开始，根据患者的反应在 1~2 周内逐渐滴定至有效剂量，以免发生明显不良反应影响患者治疗的依从性。一般药物治疗 2~4 周开始起效，如果患者使用足量药物治疗 4~6 周无效，换用同类其他药物或作用机制不同的药物可能有效。对难治性抑郁（经过 2 种或多种抗抑郁药足量、足疗程治疗后无明显疗效）可以联合用药以增加疗效。

2. 常用药物简介　抗抑郁药物能有效缓解抑郁心境及伴随的焦虑、紧张和躯体症状。目前抑郁症治疗规范一般推荐选择性 5 - 羟色胺再摄取抑制剂（SSRIs）、5 - 羟色胺及去甲肾上腺素再摄取抑制剂（SNRIs）、去甲肾上腺素和特异性 5 - 羟色胺能抗抑郁药（NaSSAs）作为一线药物选用。传统的三环类、四环类抗抑郁药和单胺氧化酶抑制剂（MAOIs）由于不良反应较大，应用明显减少，具体见表 3 - 5 - 1。

表 3 - 5 - 1　常用抗抑郁药物

种类	代表药物	适应证	不良反应	禁忌证
三环类抗抑郁药（TCAs）	丙米嗪、氯米帕明、阿米替林、多塞平	各种原因引起的抑郁症，尤其对内源性抑郁症、更年期抑郁症疗效好，对精神分裂症伴发的抑郁症疗效差。失眠及焦虑症状突出者，宜选用三环类抗抑郁药物	常见的有口干、便秘、视力模糊、排尿困难、心动过速、直立性低血压、心率改变和嗜睡等，可诱发躁狂发作	双相障碍者慎用，前列腺增生、青光眼、严重心血管疾病及癫痫患者禁用
四环类抗抑郁药	马普替林	各型抑郁症，老年性抑郁症患者尤为适用	常见胆碱能阻断症状，如口干、便秘、视力模糊等，少见直立性低血压、心动过速、癫痫发作、震颤、焦虑、躁狂、AST 及 ALT 升高、尿潴留、过敏反应、中性粒细胞计数减少	急性心肌梗死或心脏传导阻滞、癫痫或有惊厥病史、窄角型青光眼、尿潴留、合并使用单胺氧化酶抑制剂者禁用
单胺氧化酶抑制剂（MAOIs）	苯乙肼、环苯丙胺、吗氯贝胺	各类抑郁发作，包括非典型性抑郁、恶劣心境、老年抑郁	头晕、恶心、口干、便秘、失眠，少数患者血压降低	嗜铬细胞瘤患者、意识障碍者、甲亢患者禁用
选择性 5 - 羟色胺再摄取抑制剂（SSRIs）	氟西汀、帕罗西汀、舍曲林、氟伏沙明、西酞普兰、艾司西酞普兰	用于不同程度的抑郁症、伴焦虑症状的抑郁症以及三环类抗抑郁药无效或不能耐受的老年人或伴躯体疾病的抑郁患者	常见有恶心、呕吐、厌食、便秘、腹泻、口干、震颤、失眠、焦虑及性功能障碍，偶尔出现皮疹，少数患者能诱发躁狂	癫痫患者禁用
5 - 羟色胺及去甲肾上腺素再摄取抑制剂（SNRIs）	文拉法辛、度洛西汀、米那普仑	适用于治疗各种类型抑郁症，对单相抑郁、伴焦虑的抑郁、双向抑郁、难治性抑郁均有较好疗效	恶心、呕吐、口干、嗜睡、头痛、焦虑、震颤、性功能障碍等	严重高血压、肝肾疾病、癫痫患者慎用

续表

种类	代表药物	适应证	不良反应	禁忌证
去甲肾上腺素和特异性5-羟色胺能抗抑郁药（NaSSAs）	米氮平、米安色林	各种抑郁症的急性期及维持期治疗，特别是治疗伴有睡眠障碍或焦虑障碍的抑郁症、伴有焦虑激越或焦虑躯体化的抑郁症患者	体重增加，偶见直立性低血压	严重心、肝、肾病，白细胞计数偏低的患者慎用
5-羟色胺受体拮抗和再摄取抑制剂（SARIs）	曲唑酮	各种类型的抑郁症；对焦虑症状有效，可改善睡眠结构	镇静、头晕、头痛、恶心、呕吐、震颤、体位性低血压、心动过速	对曲唑酮过敏者不可服用，如严重的心脏病或心律不齐者禁用，意识障碍者禁用

3. 治疗药物的选用 各种抗抑郁药物的疗效大体相当，有效率为 60% ~ 80%，应综合考虑临床症状特点、药物作用特点、患者躯体状况和耐受性、既往用药史等选择合适的药物。见表 3-5-2。

表 3-5-2 抑郁伴有并发症的抗抑郁药的选用

种类	抗抑郁药的选用
伴有强迫症者	优先选用 SSRIs 和 TCAs 中的氯米帕明，治疗剂量通常较大
非典型抑郁者	选用 MAOIs、SSRIs
伴有明显精神运动性迟滞者	选用丙米嗪、吗氯贝胺为佳
伴有明显失眠和焦虑症状者	宜选用 TCAs、SSRIs，也可合用苯二氮䓬类
伴有躯体疾病者和老年患者	可优先选用安全性高、不良反应少、耐受性好和药物相互作用少的抗抑郁药如 SSRIs（但氟伏沙明的药物相互作用较多）、文拉法辛、吗氯贝胺
伴有明显激越者	可优先选用有镇静作用的抗抑郁药，如 SSRIs 中的帕罗西汀、氟伏沙明，NaSSAs 中的米氮平，SNRIs 中的文拉法辛，TCAs 中的阿米替林、氯米帕明，治疗可考虑合用苯二氮䓬类药物，当激越焦虑症状缓解后逐渐停用苯二氮䓬类药物

🔖 **创新课堂** ··

抗抑郁症药物治疗研究进展

抑郁症是常见的精神类疾病，是导致残疾和自杀的主要因素，并能造成重大的社会经济负担。目前临床上使用的抗抑郁药大多是建立在单胺假说的基础上，主要涉及 5-羟色胺、去甲肾上腺素、多巴胺递质及受体方面，但这些抗抑郁药仍存在显效慢、疗效有限等问题。

随着分子生物学的发展，治疗抑郁症的方法已经从传统的单胺假说转到谷氨酸能、γ-氨基丁酸（GABA）、阿片类药物和炎症系统等研究领域。这些新途径不仅有可能为抑郁症患者提供新型有效的治疗方案，而且还能改善认知功能，并体现了速效的趋势，其中一些药物已逐渐应用于临床。

（三）用药注意事项

1. 各种抗抑郁药均不宜与 MAOIs 类药物联合使用 多数药物通过再摄取抑制作用或促进释放作用使突触间隙单胺神经递质浓度升高，而 MAOIs 抑制神经递质降解，两药同时使用则极易产生 5-羟色胺综合征的严重不良反应，这是罕见但可危及生命的特殊不良反应。

主要发生在 SSRIs 与 MAOIs 同时或者先后应用时。最初可出现腹痛、腹泻、出汗、发热、心动过速、血压升高、意识改变（谵妄）、肌阵挛、动作增多、激惹、敌对和情绪改变；严重者可导致高热、休克，甚至死亡。一旦出现5－羟色胺综合征，应立即停药，需用5－羟色胺拮抗剂赛庚啶、肌松药、氯丙嗪，同时配合物理降温、抗惊厥等措施治疗。

2. 警惕抑郁症患者误服抗抑郁药　抑郁症患者常有消极悲观厌世观念，有意或误服过量的抗抑郁药中毒自杀时有发生，以TCAs过量中毒危害最大；TCAs中毒主要表现为神经、心血管和外周抗胆碱能症状（阿托品中毒症状）、昏迷、痉挛发作、心律失常等，一次吞服2.5g即可致死。治疗中应提高警惕，及早发现和积极治疗。

3. 需合并心理治疗等其他治疗方法　对有明显心理社会因素作用的抑郁发作患者，在药物治疗的同时常需合并心理治疗。常用的心理治疗方法包括支持性心理治疗、认知行为治疗、人际治疗、婚姻和家庭治疗、精神动力学治疗等。

关爱课堂

抑郁症的健康教育

药师在进行药学服务时，要注意告知药物治疗及非药物治疗的重要性，并对抑郁症患者及家属进行健康教育，科学健康的生活习惯是抑郁症辅助治疗的重要方式。①保持心情舒畅，坚定战胜疾病的信心。②注意保持充足的睡眠，避免过度劳累，注意劳逸结合，注意生活的规律性。③合理饮食，应注意多食用清淡富含营养的食物，注意膳食平衡，提高机体免疫力。④进行适度体育锻炼，在提高身体抵抗力的同时，也可以提高心理承受能力，改善抑郁情绪。

三、案例引学

（一）案例描述

患者，女，49岁，退休工人。8个月前见什么都烦，着急，有时坐立不安、心慌、口干，总觉得活着太累，时常想跳楼，认为自己过去做的事都不对，食欲明显下降，夜间入睡时间明显延迟，诊断为抑郁症。请推荐合适的治疗方案。

（二）案例解析

患者临床表现以抑郁和焦虑为主，用药上宜选择兼有抗焦虑作用的抗抑郁药，如氯米帕明等TCAs、帕罗西汀等SSRIs；从小剂量逐步递增，达到最小有效量后足量、足疗程治疗。

四、技能训练

（一）实训目的

1. 学会为抑郁症患者合理选择药物。
2. 学会正确推荐和介绍药品，提高对抑郁症患者用药指导和咨询能力。
3. 养成严谨细致的工作态度和关爱生命的人文情怀。

（二）实训准备

抑郁症合理用药的宣传资料（手册、宣传单等）、模拟训练所用抗抑郁症药物的药盒等。

（三）实训内容

学生分成四组，组内角色扮演，分别扮演药师、患者及患者家属等，根据所学知识和以下案例中提供的信息模拟问病荐药，推荐合适的抗抑郁症药物，并进行用药指导和健康教育。

案例1 患者，男，59岁。情绪低落、悲观焦躁8个月，加重2个月伴自杀行为首次入院。患者在6个月前陪护儿子在医院治疗精神分裂症期间，出现紧张不安、情绪低落，经常与医生哭诉，失眠。近2个月来病情加重，整日忧心忡忡、不愿参加活动、不愿料理家务、话少、感觉没有精力，对以前做过的事情感到自责和绝望，曾试图自缢，被家人发现制止。诊断为抑郁症。

案例2 患者，女，17岁。因学业压力大，近3个月来出现睡眠障碍（失眠或嗜睡），精神状况不佳，内心有一种无法言状的苦闷，自诉胸口堵得慌，兴趣爱好缺失，经常感到前途渺茫，心情压抑。近1周症状加重，睡眠不好、食欲缺乏、焦虑不安、忧心忡忡、郁闷无法解脱，并产生了自杀念头。

案例3 患者，女，49岁。因夫妻感情不和，家庭一直处于紧张氛围中。1年前出现失眠、愁眉苦脸、长吁短叹，不愿和周围人接触交往，甚至有自杀倾向。6个月前住院治疗，诊断为抑郁症，给予阿米替林（75mg/d），病情稍有好转，家属即将患者接出院。出院后继续服药，病情逐渐稳定，患者自行停药。近1个月来病情加重，情绪更加低落、睡眠更差，甚至整夜不能入睡，并有自责、烦躁、坐立不安、心慌、口干等症状，企图自杀而未遂。

案例4 患者，女，20岁，在校大学生。幼时因父母离异，不愿与人交流，自卑、内向。近一年来会突然闷闷不乐，喜欢一个人独处，对任何事情没有兴趣，疲乏无力、思维反应迟钝、失眠，并有自杀念头；情绪不受控制，容易激惹，发脾气时尖酸刻薄。

（四）实训评价

项目		分值	要求	得分
职业礼仪 （15分）	仪态仪容	5分	1. 服饰整洁（药师着工作服）、仪表端庄、举止得体 2. 吐字清晰、声音适度	
	沟通礼仪	10分	1. 主动迎客、文明待客，使用正确的语言送客 2. 认真倾听患者诉求，采用恰当方式把话题引向正确的方向	
专业能力 （65分）	询问基本信息、病情	15分	1. 询问年龄、性别、职业等信息 2. 询问抑郁症持续时间、主要症状、既往病史、家族史、遗传史等	
	询问用药及检查	5分	询问发病后有无做检查或者使用药物等	
	正确推荐抗抑郁药	25分	根据抑郁症患者的病情特点推荐合适的抗抑郁药，介绍药品的成分、适应证、用法用量等	
	用药指导	20分	指导患者合理安全服用抗抑郁药，包括药品服用注意事项、药品不良反应、药物贮存等	
人文关怀 （20分）		20分	1. 关心患者，语言及行为上体现人文关怀 2. 对患者进行健康生活方式的宣教，包括健康饮食、生活注意要点等	
总计				

（五）实训思考

1. 为抑郁症患者选择药物时，应注意哪些问题？

2. 抑郁症患者用药物完全控制症状后，是否可以停药，为什么？

五、学习评价

参考答案

（一）单项选择题

1. 下列属于三环类抗抑郁药的是（　　）

A. 西酞普兰　　　　　　　B. 丙米嗪　　　　　　　C. 米氮平

D. 度洛西汀　　　　　　　E. 吗氯贝胺

2. 下列属于5-羟色胺及去甲肾上腺素再摄取抑制剂的抗抑郁药是（　　）

A. 文拉法辛　　　　　　　B. 丙米嗪　　　　　　　C. 米氮平

D. 舍曲林　　　　　　　　E. 吗氯贝胺

3. 下列属于去甲肾上腺素及特异性5-羟色胺能抗抑郁药的是（　　）

A. 文拉法辛　　　　　　　B. 丙米嗪　　　　　　　C. 米氮平

D. 安非他酮　　　　　　　E. 吗氯贝胺

4. 选择性5-羟色胺再摄取抑制剂和单胺氧化酶抑制剂合用可出现（　　）

A. 过敏反应　　　　　　　B. 抗胆碱反应　　　　　C. 5-羟色胺综合征

D. 心血管系统反应　　　　E. 中枢神经系统反应

（二）多项选择题

1. 出现5-羟色胺综合征后治疗措施是（　　）

A. 应用赛庚啶　　　　　　B. 应用肾上腺素　　　　C. 立即停药

D. 应用青霉素　　　　　　E. 应用抗惊厥药

2. 伴有明显激越的抑郁症患者治疗优先选择（　　）

A. 帕罗西汀　　　　　　　B. 文拉法辛　　　　　　C. 阿米替林

D. 丙米嗪　　　　　　　　E. 苯乙肼

3. 抗抑郁药的合理应用原则是（　　）

A. 切忌频繁换药　　　　　　　　　　B. 适宜个体化用药

C. 全病程治疗　　　　　　　　　　　D. 必要时可以联合用药

E. 尽可能单一用药，且从小剂量开始，逐步递增剂量

（三）案例分析题

患者，男，56岁，9个月前出现情绪消沉、焦虑、烦躁、坐立不安；对日常活动丧失兴趣，整日愁眉苦脸、忧心忡忡；近期症状加重，整夜失眠，厌食，甚至有跳河自杀行为。诊断为重度抑郁首次发作。既往有6年充血性心力衰竭病史，目前在服用地高辛0.25mg/次，1次/日；依那普利10mg/次，2次/日。

根据所学知识，在选用抗抑郁药治疗时，TCAs与SSRIs相比，哪类更合适？为什么？

（王松婷）

子项目 2　失眠的用药指导

一、学习目标

知识目标：

1. 掌握失眠治疗药物的类别、应用特点与用药注意事项。

2. 熟悉失眠治疗药物的选用与健康教育。

3. 了解失眠的临床表现。

技能目标：

1. 能对失眠进行初步判断，并能指导患者合理应用药物。

2. 能对失眠的治疗提出合理的建议，保证患者用药安全有效。

素质目标：

1. 通过对失眠治疗药物的系统学习，培养学生甘于奉献的职业道德和细致严谨的工作作风。

2. 通过小组合作完成失眠的问病荐药和用药指导，培养学生关爱生命的人文情怀。

二、基本知识

（一）概述

失眠（insomnia）是睡眠障碍的表现形式之一，入睡和（或）睡眠维持困难所致的睡眠质量或数量达不到正常生理需求而影响日间社会功能的一种主观体验。

临床表现为入睡困难、睡眠不实（觉醒过多、过久）、睡眠表浅（缺少深睡）、早醒和睡眠不足等。失眠的常见伴随症状有多梦，多为令人不快、恐惧的噩梦；宿醉，即醒后感到不适，依然疲乏，白天困倦；精神症状，如注意力不集中，思维迟钝等；躯体症状，如食欲缺乏、消化不良、头痛等。

1. 入睡困难　入睡潜伏期≥30 分钟。

2. 睡眠不实　全夜≥5 分钟的觉醒次数 2 次以上，或者全夜觉醒时间≥40 分钟，或者觉醒时间占睡眠总时间的 10% 以上。

3. 早醒　苏醒时间提前醒来且不能再入睡。

根据睡眠障碍国际分类第三版（ICSD – 3），失眠症分为短期失眠症（1 周至 1 个月）、慢性失眠症（大于 1 个月）及其他类型的失眠症。

（二）药物治疗

1. 药物治疗原则　催眠药的主要疗效是改善睡眠，是治疗短暂性失眠症和慢性原发性失眠症的首选药物。对于能够找到原因的继发性失眠症，催眠药可作为辅助疗法。

（1）去除病因，生活规律，合理用药。失眠可以是心理、生理、生活方式、环境、药物和精神疾病等因素导致的，治疗时应去除病因，养成良好的生活习惯，配合心理治疗，选择适当的治疗药物。

（2）使用最低有效剂量，从最小剂量开始，以最小药量达到满意的睡眠。

（3）短期使用（常规用药不超过 3 ~ 4 周），避免患者产生耐受性或依赖性。

（4）按需用药，在症状稳定后非连续性用药，选择间断给药（2 ~ 4 次/周）。

（5）逐渐停药（每日减原剂量的25%），防止停药后产生撤药反应。

2. 常用药物简介 尽管具有催眠作用的药物种类繁多，但其中大多数药物的主要用途并不是治疗失眠。目前临床治疗失眠的药物主要包括苯二氮䓬类受体激动剂（苯二氮䓬类药物、新型的非苯二氮䓬类药物）、褪黑素受体激动剂和具有催眠效果的抗抑郁药物（表3-5-3）。

表3-5-3 常用催眠药物

种类	代表药物	适应证	不良反应	禁忌证
苯二氮䓬类药物	三唑仑、奥沙西泮（短效）	早醒和惊醒后难以入睡	精神运动损害、记忆障碍、呼吸抑制，滥用或长期使用产生耐受性和依赖性，突然停用可出现反跳现象和戒断症状	有过敏史、青光眼、重症肌无力患者应慎用，妊娠期、哺乳期妇女禁用
	劳拉西泮、艾司唑仑（中效）	入睡困难		
	氟西泮、地西泮（长效）	入睡困难和易醒		
新型的非苯二氮䓬类药物	唑吡坦、佐匹克隆、右佐匹克隆	入睡困难和睡眠维持障碍	眩晕、疲倦、恶心等	儿童、孕妇、哺乳期妇女及心肺功能不全者禁用
褪黑素受体激动剂	雷美替胺	入睡困难和昼夜节律失调	不良反应非常少，头痛、恶心和乏力等	肝功能受损者禁用
抗抑郁药物	阿米替林 多塞平 氟西汀帕罗西汀、米氮平、曲唑酮	继发于抑郁症的失眠	口干、便秘、食欲及体重增加、体位性低血压等	双相障碍慎用；前列腺增生、癫痫、青光眼及严重心血管疾病患者禁用

3. 治疗药物的选用 在选择药物时需要考虑症状的针对性、既往用药反应、患者一般状况、当前用药的相互作用、药物不良反应以及现患的其他疾病。在遵循治疗原则的同时还需兼顾个体化原则。

（1）催眠药的选择可根据失眠的类型与药物的半衰期来决定 以入睡困难为主的患者应选用短效药；夜间睡眠表浅、易醒者可选用中效药物；夜间睡眠易醒和早醒者应使用长效药物治疗；伴有焦虑、抑郁的失眠者应使用抗焦虑或抗抑郁药物；精神异常所致的失眠者应使用抗精神病药。

（2）失眠伴有并发症的催眠药的选用 见表3-5-4。

表3-5-4 失眠伴有并发症的药物选用

种类	催眠药的选用
焦虑性失眠	苯二氮䓬类药物，如地西泮
伴抑郁状态	选用抗抑郁药如多塞平或曲唑酮，使用剂量由小递增，常需连用数月
心理性失眠而无抑郁状态者	帕罗西汀
老年人失眠	苯二氮䓬类药物中短效药，如艾司唑仑
伴有情绪障碍	曲唑酮

📖 **思辨课堂** ···

您觉得药师的建议对吗？

张女士，50岁，身体健康，但睡眠一直较差，且有每日饮酒习惯。近日因为家有烦心事，难以入眠，遂向药师咨询可不可以服用镇静催眠药。药师告知她：酒精有中枢抑制作用，如果与镇静催眠药同服，可能会引发严重的中枢抑制作用，甚至发生毒性反应。因此建议她服用镇静催眠药时不要同时饮酒，如果还是要坚持饮酒，那服用镇静催眠药的剂量需减少，或者采用非药物治疗的方式治疗失眠。您觉得药师的建议对吗？

答案解析

（三）用药注意事项

1. 注意个体化给药 老年人使用镇静催眠药物时宜用成人的半量，效果不佳时再加至全量，但不能过量应用；对镇静催眠药物容易产生耐受的患者，应在医生指导下采用递减药量撤药法或轮换替代撤药法逐步停药，或用中药调理；对于已经产生依赖性的患者，特别是长期使用镇静催眠药物的老年人，在纠正不良睡眠习惯的前提下，可以考虑使用安慰剂或以中药进行治疗。慢性支气管炎、肺气肿等其他呼吸系统疾病患者如必须使用镇静催眠药时，应在医生指导下选择起效快、维持时间短、对中枢神经的抑制作用较小的药物，如唑吡坦等新型镇静催眠药。镇静催眠药的用量应遵医嘱从小剂量开始，并及时根据睡眠状况调整。

2. 注意精神药品的依赖性 精神药品是指直接作用于中枢神经系统，使之兴奋或抑制，连续使用可以产生依赖性的药品，大多数苯二氮䓬类受体激动剂作为精神药品管理，长期应用会产生一定耐受性，久服可发生依赖性和成瘾性，停药时出现反跳和戒断症状（失眠、焦虑、激动、震颤等）。因此，失眠的药物治疗是在非药物疗法无效的情况下使用，但又不能完全依赖药物，只有在失眠较严重的情况下，用镇静催眠类药物对症治疗。睡眠改善后，要缓慢减量停药，防止停药反跳和药物依赖性的发生。

3. 注意镇静催眠药的服药禁忌 服用镇静催眠药的患者不可驾驶车辆、操作机械或从事危险精细作业，以免发生事故。儿童不宜用，老年患者、肝肾功能减退者、哺乳期妇女慎用，孕妇禁用。

📱 **关爱课堂** --

睡眠卫生教育

药师在进行药学服务时，要强调养成健康睡眠习惯对失眠治疗的重要性，注意对失眠患者进行健康教育，普及科学健康的睡眠习惯。①睡前数小时（一般下午16：00点以后）避免使用兴奋性物质（咖啡、浓茶或吸烟等）；②睡前不要饮酒，酒精可干扰睡眠；③规律的体育锻炼，但睡前应避免剧烈运动；④睡前不要过饱或进食不易消化的食物；⑤睡前至少1小时内不做容易引起兴奋的脑力劳动或观看容易引起兴奋的书籍和影视节目；⑥卧室环境应安静、舒适，光线及温度适宜；⑦保持规律的作息时间。

三、案例引学

（一）案例描述

患者，女，35岁。因入睡困难睡前服用唑吡坦，10mg/次，1次/日，疗效较好，2周后试着停药，发现变得易兴奋，并且入睡困难更加严重。请分析患者选用唑吡坦治疗是否合理？为什么？为何停药后患者出现失眠加重？

（二）案例解析

患者选择唑吡坦治疗是合理的。唑吡坦作为新型的非苯二氮䓬类药物，可缩短入睡时间、减少觉醒时间和次数、增加总睡眠时间，可以用于治疗入睡困难。唑吡坦长期应用可产生耐受性和依赖性，突然停用可出现反跳现象和戒断症状，患者出现失眠加重就是突然停药导致的反跳现象和戒断症状。因此患者在睡眠改善后，应缓慢减量停药，防止停药反跳和药物依赖性的发生。

四、技能训练

（一）实训目的

1. 学会为失眠患者合理选择药物。

2. 学会正确推荐和介绍药品，提高对失眠患者用药指导和咨询能力。

3. 养成严谨细致的工作态度和关爱生命的人文情怀。

（二）实训准备

镇静催眠药合理用药的宣传资料（手册、宣传单等）、模拟训练所用镇静催眠药的药盒等。

（三）实训内容

学生分成四组，组内角色扮演，分别扮演药师、患者及患者家属等，根据所学知识和以下案例中提供的信息模拟问病荐药，推荐合适的镇静催眠药，并进行用药指导和健康教育。

案例1　患者，男，45岁。半年前因工作压力大出现入睡困难，关灯后至少需要3小时才能入睡，维持4小时左右，醒后难以再次入睡，次日感觉疲惫困倦，严重影响工作。诊断为失眠症。

案例2　患者，女，38岁，外企高管。4个月前开始夜间易醒，醒后难以入睡，白天毫无精神，最近一周出现精神恍惚、丢三落四。去医院就诊，医生诊断为睡眠障碍。

案例3　患者，女，50岁。近两年来易激怒，常头晕、头痛、心烦意乱、晚上辗转反侧、入睡困难，诊断为广泛性焦虑症伴失眠。

案例4　患者，女，18岁，高三学生。失眠已有1年，患者主诉，由于学习压力大、心情紧张，加上自己性格较为内向，较少与人交往，情绪无处排遣，导致晚上入睡困难，噩梦较多，白天精神不佳，影响学习。

（四）实训评价

项目		分值	要求	得分
职业礼仪 （15分）	仪态仪容	5分	1. 服饰整洁（药师着工作服）、仪表端庄、举止得体 2. 吐字清晰、声音适度	
	沟通礼仪	10分	1. 主动迎客、文明待客，使用正确的语言送客 2. 认真倾听患者诉求，采用恰当方式把话题引向正确的方向	
专业能力 （65分）	询问基本信息、病情	15分	1. 询问年龄、性别、职业等信息 2. 询问失眠持续时间、主要症状、既往病史、家族史、遗传史等	
	询问用药及检查	5分	询问发病后有无做检查或者使用药物等	
	正确推荐催眠药	25分	根据失眠患者的病情特点推荐合适的镇静催眠药，介绍药品的成分、适应证、用法用量等	
	用药指导	20分	指导患者合理安全服用镇静催眠药，包括药品服用注意事项、药品不良反应、药物贮存等	
人文关怀 （20分）		20分	1. 关心患者，语言及行为上体现人文关怀 2. 对患者进行健康生活方式的宣教，包括健康饮食、生活注意要点等	
总计				

（五）实训思考

1. 从哪些方面指导患者合理使用镇静催眠药？

2. 针对去掉长期失眠的患者，在用药过程中应该注意哪些问题？

五、学习评价

参考答案

（一）单项选择题

1. 失眠症治疗时最常用的药物是（   ）

A. 地西泮   B. 氯丙嗪   C. 多塞平

D. 奋乃静   E. 阿米替林

2. 失眠伴有抑郁患者宜选择（   ）

A. 地西泮   B. 雷美替胺   C. 氟西汀

D. 唑吡坦   E. 佐匹克隆

3. 以下不属于苯二氮䓬类的是（   ）

A. 艾司唑仑   B. 氟西泮   C. 夸西泮

D. 替马西泮   E. 奥氮平

4. 治疗焦虑性失眠最佳的药物是（   ）

A. 地西泮   B. 氯丙嗪   C. 米氮平

D. 奋乃静   E. 阿米替林

5. 失眠药物使用的原则不包括（   ）

A. 去除病因，生活规律，合理用药   B. 从最小剂量开始

C. 长期使用   D. 按需用药

E. 逐渐停药

（二）多项选择题

1. 常见的睡眠障碍表现为（   ）

A. 入睡困难   B. 睡行症

C. 易醒且醒后入睡困难   D. 嗜睡

E. 早醒

2. 苯二氮䓬类可能引起下列哪些不良反应（   ）

A. 嗜睡   B. 共济失调

C. 依赖性   D. 成瘾性

E. 长期使用后突然停药可出现戒断症状

3. 目前临床治疗失眠的药物包括（   ）

A. 具有催眠效果的抗抑郁药物   B. 褪黑素受体激动剂

C. 苯二氮䓬类药物   D. 抗帕金森病药

E. 新型非苯二氮䓬类药物

（三）案例分析题

患者，男，30 岁，因工作压力大，经常加班熬夜，凌晨两三点才能入睡，早晨五六点就醒。入睡

期间稍有轻微响动就惊醒，醒后无法入睡，睡眠质量差，近1个月以来尤甚，每日精神萎靡，反应迟钝，工作效率低，一想到夜晚降临，就开始担心无法入睡，影响工作和生活。

　　根据所学知识，您会建议患者选用何种镇静催眠药？并向患者进行用药指导。

（王松婷）

子项目3　帕金森病的用药指导

PPT

一、学习目标

知识目标：

1. 掌握帕金森病治疗药物的类别、应用特点与用药注意事项。

2. 熟悉帕金森病治疗药物的选用与健康教育。

3. 了解帕金森病的临床表现。

技能目标：

1. 能对帕金森病进行初步判断，并指导患者合理应用药物。

2. 能对帕金森病的治疗提出合理的建议，保证患者用药安全有效。

素质目标：

1. 通过对帕金森病治疗药物的系统学习，培养学生严谨规范的工作态度和勇于超越的创新精神。

2. 通过小组合作完成帕金森病的问病荐药和用药指导，培养学生救死扶伤的职业道德。

二、基本知识

（一）概述

　　帕金森病（parkinson's disease，PD）是一种常见于中老年人、缓慢进展的神经系统退行性疾病，其主要病理变化是中脑黑质纹状体通路中的多巴胺合成减少，乙酰胆碱的作用相对增强，导致锥体外系功能紊乱，引起小肌群不自主收缩的临床症状。60岁以上人群中，PD发病率为1%～2%，是严重影响人类健康的第二大神经系统退行性疾病，严重威胁着中老年人群的身心健康。主要临床表现如下。

　　1. 运动症状　静止性震颤、运动缓慢、肌肉强直及姿势平衡障碍等。

　　2. 非运动症状　认知/精神异常、睡眠障碍、自主神经功能障碍、感觉障碍等。

（二）药物治疗

　　1. 药物治疗原则　帕金森病尚无特效治疗方法，治疗主要包括手术治疗、药物治疗、物理治疗和心理治疗四个方面。药物治疗为首选，且是整个治疗过程中的主要干预手段；手术治疗则是药物治疗的一个有效补充；心理治疗可以调节患者的情绪，使其减少恐惧感、不安感和陌生感，从而树立对疾病治疗的信心、增加患者的依从性；物理治疗对早期患者增进灵活性，改善肌力、情绪以及提高适应能力有益。目前所用的治疗手段，只能改善患者的症状，并不能阻止病情的发展，更无法治愈。因此，治疗不仅要立足当前，并且需要持续管理，以达到长期获益。帕金森病的药物治疗原则如下。

　　（1）综合治疗　对帕金森病的运动症状和非运动症状一般采取全面综合治疗。

（2）长期用药　几乎所有帕金森病患者均需终身用药。

（3）个体化方案　针对不同帕金森病患者，应该选择不同的治疗方案，用药时应该充分考虑患者的发病年龄、严重程度、症状特点、有无并发症和认知障碍、药物不良反应、患者经济承受能力等因素。并且根据病情发展、药物疗效和不良反应，适时调整治疗方案和药物剂量。

（4）控制剂量　坚持"剂量滴定"以最小剂量达到最佳治疗效果。

（5）早期诊断和治疗　尽早治疗才能够更好地改善症状，延缓疾病进展，提高患者的工作能力和生活质量。

2. 常用药物简介　常见抗帕金森病药物见表3-5-5。

表3-5-5　常用抗帕金森病药物

种类	代表药物	适应证	不良反应	禁忌证
多巴胺替代药	左旋多巴、卡比多巴-左旋多巴、苄丝肼-左旋多巴	治疗各类帕金森病的首选药	恶心、呕吐、便秘、尿潴留、失眠、幻觉、心律失常、直立性低血压等	活动性消化道溃疡慎用；闭角型青光眼、精神病患者禁用
多巴胺受体激动剂	溴隐亭、培高利特、普拉克索、罗匹尼罗	适用于早发型帕金森病患者的病程初期	胃肠道反应、心血管反应和精神障碍等	过敏者禁用
中枢抗胆碱药	苯海索、苯扎托品	适用于伴有震颤的年轻患者，无震颤的患者不推荐应用	口干、视物模糊等，偶见心动过速、恶心、呕吐、尿潴留、便秘等	60岁以上患者慎用；闭角型青光眼及前列腺肥大患者禁用
多巴胺递质释放药	金刚烷胺	对少动、强直、震颤均有改善作用，并且对改善异动症有帮助	直立性低血压、失眠、抑郁、幻觉、口干等	肾功能不全、癫痫、严重胃溃疡、肝病患者慎用，哺乳期妇女禁用
单胺氧化酶B（MAO-B）抑制剂	司来吉兰、雷沙吉兰	早期帕金森病，与（复方）左旋多巴合用特别适用于治疗症状波动的病例，如由于大剂量左旋多巴治疗引起的剂末现象	身体的不自主运动增加、情绪和其他精神改变、眩晕、失眠、口干、腹痛、恶心或呕吐等	胃和十二指肠溃疡、未控制的高血压、心律失常、心绞痛、精神病患者慎用，妊娠及哺乳期妇女、儿童慎用
儿茶酚胺氧位甲基转移酶（COMT）抑制剂	恩他卡朋、托卡朋	在疾病早期首选复方左旋多巴+COMT抑制剂治疗，不仅可以改善患者症状，而且可能预防或延迟运动并发症的发生	运动功能亢进、头晕、头痛、疲乏、幻觉、意识模糊、噩梦、失眠、肌张力障碍、尿色异常、恶心、腹泻、腹痛、口干、便秘、多汗等	肝功能不全者、嗜铬细胞瘤患者、既往有恶性神经阻滞剂综合征或非创伤性横纹肌溶解症病史者禁用

3. 治疗药物的选用　根据临床症状严重程度的不同，可以将帕金森的病程分为早期和中晚期。

（1）早期治疗　帕金森病是进行性加重的疾病，一旦确诊，应尽早开始治疗。一般初期多是单药治疗，也可采用优化的小剂量多药联合应用，力求达到疗效最佳、不良反应发生率最低的目标。①早发型不伴有智能减退者可选用复方左旋多巴、MAO-B抑制剂、金刚烷胺、复方左旋多巴+COMT抑制剂。对于震颤明显而其他抗帕金森病药疗效欠佳者，可选用抗胆碱药，如苯海索。②晚发型或伴有智能减退者一般首选复方左旋多巴治疗，疗效减退时可添加MAO-B抑制剂或COMT抑制剂治疗。

（2）中、晚期治疗　力求改善患者的运动症状，还要处理并发症，其中左旋多巴仍占主要地位。

（3）对不同症状表现的帕金森病选用不同的治疗药物见表3-5-6。

表 3 - 5 - 6 对不同症状表现的帕金森病治疗药物的选用

症状表现	抗帕金森药的选用
对于病变累及多巴胺能神经元而主要表现为震颤、肌肉强直等症状	多巴胺受体激动剂培高利特等，多巴胺递质释放药金刚烷胺，多巴胺替代药左旋多巴、卡比多巴等，COMT 抑制剂恩他卡朋，MAO - B 抑制剂司来吉兰
运动减少或运动不能、僵直、静止性震颤、姿势调节障碍等症状	多巴胺替代药如左旋多巴 - 卡比多巴
病变累及非多巴胺能神经元，表现为肢体麻木、疼痛、痉挛、不宁腿综合征、嗅觉障碍等症状或表现为多汗、流涎等自主神经症状	中枢抗胆碱药苯扎托品等
帕金森病伴有抑郁、焦虑、认知障碍、幻觉、淡漠、睡眠紊乱等精神症状	用最少的多巴胺能药物控制运动症状，用最低的抗精神病药剂量控制精神症状
帕金森病晚期或治疗后以痴呆为主要表现	多巴胺受体激动剂普拉克索

创新课堂

抗帕金森病贴片制剂研发中的人文关怀

贴剂采用皮肤贴敷方式给药，药物由皮肤吸收进入全身血液循环并达到有效血药浓度，实现疾病的治疗或预防。该剂型具有无肝脏首过效应、使用方便、给药剂量准确、血药浓度稳定、能延长作用时间和减少用药次数等优点。

对于存在着行动和认知障碍的帕金森病患者，开发出的贴片制剂很好地满足了患者的用药需求：①不需要口服，可以适用于吞咽困难的患者。②24 小时持续释放治疗药物，提供稳定的血药浓度，减少患者服药后的症状波动和开关现象。③每天只服用一次，对于不配合服药的患者，家人或照料者只需每天贴一片药即可，提高了患者的用药依从性。抗帕金森病贴片制剂的研发很好地体现了"以患者为本"的理念。

（三）用药注意事项

每种抗帕金森病药物作用各有不同，但是随着病情发展，患者身体的耐受性会增强，从而药物的疗效会降低，部分药物副作用明显。因此，为了延长药物的使用时间以及延迟或减少药物副作用的出现，一定要关注服用抗帕金森病药物的注意事项。

1. 注意剂量和反应的个体化 在抗帕金森病药物的使用过程中，需要平衡疗效与不良反应。原则上应从小剂量开始，逐渐递增剂量至获得满意疗效而不出现不良反应为止；每位患者对药物治疗的敏感性不尽相同，应注意剂量和反应的个体化。

2. 注意食物对药物作用的影响 左旋多巴与食物同服会降低吸收率，因此要注意空腹服用；同时注意三餐少食蛋白质食物，例如肉类和奶制品等，因为牛奶在肠道内可分解产生大量的氨基酸，氨基酸可阻碍左旋多巴在肠道的吸收，使其疗效降低；禁与钙拮抗剂、乙酰胆碱、维生素 B_6 合用。

关爱课堂

帕金森病的健康教育

帕金森病属于中枢神经系统退行性疾病，随年龄增加，病情不断加重，除了通过合理用药延长患者生命以外，细致的健康指导也可以提高患者生活质量。应注意提醒患者：①便秘的患者应多饮水、多进食富含纤维素的食物。②适当的运动对于患者的功能恢复有一定的帮助。有研究表明，太极拳对于患者的平衡功能有帮助。③早期患者日常生活可自理；中期多数患者需要一定程度的帮助；晚期患者日常生活需要照料，吞咽困难、饮水呛咳的患者可给予鼻饲饮食，长期卧床者应定期翻身拍背，以避免褥疮和坠积性肺炎的发生。

三、案例引学

（一）案例描述

患者，女，50 岁，教师。因右手持笔不稳、起立困难、四肢发紧、进行性健忘等前来医院就诊。入院时查体：发育正常，营养良好，面部表情缺乏，讲话声低而单调，四肢呈"齿轮"样肌强直以及右手轻度静止性震颤，步态较缓慢，轻度躯干前屈，其余体格和实验室检查均正常。诊断为帕金森病Ⅱ级。请分析原因并推荐药物治疗方案。

（二）案例解析

依据患者的症状和帕金森病诊断标准，可诊断该患者患了帕金森病，由于该患者职业是教师，其四肢发紧、肌强直、静止性震颤等症状明显会影响工作，根据帕金森病治疗药物的选用原则：可以先采用多巴胺受体激动剂普拉克索迅速缓解症状，病情稳定后，如果患者没有其他并发症的出现，再选用卡比多巴－左旋多巴巩固治疗。

四、技能训练

（一）实训目的

1. 学会为帕金森病患者合理选择药物。

2. 学会正确推荐和介绍药品，提高对帕金森病患者用药指导和咨询能力。

3. 养成严谨细致的工作态度和关爱生命的人文情怀。

（二）实训准备

帕金森病合理用药的宣传资料（手册、宣传单等）、模拟训练所用抗帕金森病药的药盒等。

（三）实训内容

学生分成四组，组内角色扮演，分别扮演药师、患者及患者家属等，根据所学知识和以下案例中提供的信息模拟问病荐药，推荐合适的抗帕金森病药，并进行用药指导和健康教育。

案例 1　患者，男，60 岁，右手震颤伴有动作迟缓 3 年，既往身体健康。近日健忘加重，面部表情缺乏，两侧下肢齿轮样肌强直，步态缓慢，轻度躯干前驱。

案例 2　患者，女，56 岁。1 年前出现静止性震颤、运动缓慢、面部表情减少、两侧下肢齿轮样肌强直现象，近半年出现情绪失落、不愿与人交流，认为做什么都不对，食欲下降、夜间入睡困难。诊断为帕金森病伴有抑郁症。

案例 3　患者，女，68 岁。近 2 年出现右手震颤伴有动作迟缓、肢体麻木、疼痛、痉挛、闻不到味道，还有多汗、流涎的症状。

案例 4　患者，男，69 岁，退休公交司机。主诉右手进展性震颤 3 年，步态缓慢，睡觉时翻身、系扣子及使用餐具困难。

（四）实训评价

项目		分值	要求	得分
职业礼仪 （15 分）	仪态仪容	5 分	1. 服饰整洁（药师着工作服）、仪表端庄、举止得体 2. 吐字清晰、声音适度	
	沟通礼仪	10 分	1. 主动迎客、文明待客，使用正确的语言送客 2. 认真倾听患者诉求，采用恰当方式把话题引向正确的方向	
专业能力 （65 分）	询问基本信息、病情	15 分	1. 询问年龄、性别、职业等信息 2. 询问帕金森病持续时间、主要症状、既往病史、家族史、遗传史等	
	询问用药及检查	5 分	询问发病后有无做检查或者使用药物等	
	正确推荐 抗帕金森病药	25 分	根据帕金森病患者的病情特点推荐合适的抗帕金森病药，介绍药品的成分、适应证、用法用量等	
	用药指导	20 分	指导患者合理安全服用抗帕金森病药，包括药品服用注意事项、药品不良反应、药物贮存等	
人文关怀 （20 分）		20 分	1. 关心患者，语言及行为上体现人文关怀 2. 对患者进行健康生活方式的宣教，包括健康饮食、生活注意要点等	
总计				

（五）实训思考

1. 治疗帕金森病的药物治疗原则有哪些？

2. 帕金森病患者除了用药物治疗以外，还可以采取哪些治疗方法？

五、学习评价

（一）单项选择题

1. 帕金森病的首选药是（　　　）

A. 司来吉兰　　　　　　　　B. 金刚烷胺　　　　　　　　C. 苯海索

D. 复方左旋多巴　　　　　　E. 托卡朋

2. 帕金森病常用治疗方法是（　　　）

A. 介入法　　　　　　　　　B. 手术　　　　　　　　　　C. 药物治疗

D. 心理治疗　　　　　　　　E. 营养支持

3. 下列属中枢抗胆碱药的是（　　　）

A. 司来吉兰　　　　　　　　B. 苯海索　　　　　　　　　C. 托卡朋

D. 左旋多巴　　　　　　　　E. 溴隐亭

4. 下列属 COMT 抑制剂的是（　　　）

A. 司来吉兰　　　　　　　　B. 苯海索　　　　　　　　　C. 托卡朋

D. 左旋多巴　　　　　　　　E. 溴隐亭

5. 帕金森病晚期或治疗后以痴呆为主要表现者，宜选择的治疗药物是（　　　）

A. 司来吉兰　　　　　　　　B. 普拉克索　　　　　　　　C. 苯海索

D. 托卡朋　　　　　　　　　E. 左旋多巴

参考答案

（二）多项选择题

1. 帕金森病典型的临床表现包括（　　　）

A. 震颤　　　　　　　　　B. 肌肉强直　　　　　　　　C. 姿势调节障碍

D. 流涎　　　　　　　　　E. 运动减少或主动运动减少

2. 早发型不伴有智能减退的帕金森病患者，宜选择的药物是（　　　）

A. 复方左旋多巴　　　　　B. 金刚烷胺　　　　　　　　C. MAO－B抑制剂

D. 单胺氧化酶抑制药　　　E. 抗组胺药

3. 以下属于多巴胺替代药的是（　　　）

A. 溴隐亭　　　　　　　　B. 左旋多巴　　　　　　　　C. 金刚烷胺

D. 卡比多巴－左旋多巴　　E. 苄丝肼－左旋多巴

（三）案例分析题

患者，男，61岁。2年前无明显原因出现右手抖，后来发展至右下肢，逐渐出现四肢僵硬，行动迟缓，诊断为帕金森病，给予复方左旋多巴片口服，1片/次，3次/日。1个月前出现服药1小时后发生比较严重的颤抖现象，1小时后有所缓解。

请回答患者为什么出现此症状？选药是否正确，为什么？

（王松婷）

项目6　常见心血管系统疾病的用药指导

习题

子项目1　血脂异常的用药指导

PPT　微课

一、学习目标

知识目标：

1. 掌握血脂异常治疗药物的类别、应用特点与用药注意事项。

2. 熟悉血脂异常治疗药物的选用与健康教育。

3. 了解血脂异常的分类和临床表现。

技能目标：

1. 能根据血脂异常的不同临床分类指导患者合理应用药物。

2. 能对血脂异常的治疗提出合理的建议，保证患者用药安全有效。

素质目标：

1. 通过对血脂异常治疗药物的系统学习，培养学生严谨细致的工作态度和勇于创新的科学精神。

2. 通过小组合作完成血脂异常的问病荐药和用药指导，培养学生关爱生命的人文情怀。

二、基本知识

（一）概述

血脂是指血清中脂类物质的总称，包括胆固醇（total cholesterol，TC）、胆固醇酯（cholesterol ester，CE）、甘油三酯（triglyceride，TG）、磷脂（phospholipid，PL）和游离脂肪酸（free fatty acid，FFA）等。目前认为，与临床密切相关的血脂主要是胆固醇和甘油三酯。脂类物质本身难溶于水，必须与血清中的蛋白质结合成为水溶性脂蛋白，才能在血液中转运及代谢。血清中的脂蛋白根据密度不同可分为乳糜微粒（chylomicron，CM）、极低密度脂蛋白（very low density lipoprotein，VLDL）、中间密度脂蛋白（intermediate density lipoprotein，IDL）、低密度脂蛋白（low density lipoprotein，LDL）、高密度脂蛋白（high density lipoprotein，HDL）等。血脂异常通常指由于脂肪代谢或运转异常使血清中脂质/脂蛋白升高或降低的病理状态，包括 TC 升高、TG 升高、低密度脂蛋白胆固醇（LDL－C）升高、高密度脂蛋白胆固醇（HDL－C）降低或者它们之间的联合。由于"高脂血症"使用时间长，且为大众和医务人员熟知，故现在仍广泛沿用此说法。

1. 高脂血症分类　高脂血症分类复杂，一般将高脂血症按病因和临床进行分类。

（1）按病因分类　分为原发性高脂血症和继发性高脂血症。除了高脂、高糖、高能量饮食、酗酒等不良生活方式与血脂异常发病密切相关外，大部分原发性高脂血症多由于单个基因或多个基因突变所致，有明显的遗传倾向，多呈家族聚集性发病。继发性高脂血症是指其他疾病或药物诱发的血脂异常。可引起血脂异常的疾病主要有肾病综合征、糖尿病、肥胖、甲状腺功能减退、系统性红斑狼疮、骨髓瘤等；可引起血脂异常的药物包括利尿药、β 受体阻断剂、糖皮质激素等。

（2）按临床分类　根据临床血脂检测指标，将高脂血症分为高 TC 血症、高 TG 血症、混合型高脂血症和低 HDL－C 血症。

2. 血脂水平和危险分层　由于血脂异常是动脉粥样硬化性心血管疾病（ASCVD）的主要危险因素，因此为早期预防动脉粥样硬化性心血管疾病的发生，需把握血脂异常分层标准，详见表 3－6－1。

表 3－6－1　血脂合适水平和异常分层标准

分层	TC（mmol/L/mg/dl）	TG（mmol/L/mg/dl）	LDL－C（mmol/L/mg/dl）	HDL－C（mmol/L/mg/dl）
理想水平	—	—	<2.6（100）	—
合适水平	<5.2（200）	<1.7（150）	<3.4（130）	—
边缘水平	≥5.2（200）且<6.2（240）	≥1.7（150）且<2.3（200）	≥3.4（130）且<4.1（160）	—
升高	≥6.2（240）	≥2.3（200）	≥4.1（160）	—
降低	—	—	—	<1.0（40）

高脂血症的危险分层根据患者的血脂水平及合并的疾病或危险因素，将高脂血症患者分为低危、中危、高危和极高危。依此可以确定药物治疗时机和调脂达标水平，详见表 3－6－2。

表 3－6－2　血脂异常危险分层及调脂治疗主要目标值

危险分层	合并疾病或危险因素	LDL－C 目标值
低危	无高血压，0～1 项危险因素	<3.4mmol/L
中危	无高血压，但有 2 项及以上危险因素	<3.4mmol/L
	有高血压，且合并 1 项危险因素	

续表

危险分层	合并疾病或危险因素	LDL – C 目标值
高危	有高血压，且合并 2 项及以上危险因素	< 2.6mmol/L
	糖尿病患者 1.8mmol/L ≤ LDL – C < 4.9mmol/L，或者 3.1mmol/L ≤ TC < 7.2mmol/L，且年龄≥40 岁	
	LDL – C≥4.9mmol/L 或 TC≥7.2mmol/L	
极高危	ASCVD 患者	< 1.8mmol/L

注：危险因素包括：吸烟、年龄（男性 >45 岁或女性 >55 岁）、HDL – C < 1.0mmol/L

3. 临床表现　高脂血症患者因为大量脂质在真皮沉积可引起黄色瘤，但其发生率较低；脂质在血管内皮下沉积可引起动脉粥样硬化，进而导致冠心病和周围血管病等，但动脉粥样硬化的发生和发展是以年甚至十年为单位的慢性进展过程，因此多数患者并没有明显的临床表现，而只能通过血脂成分分析确定血脂水平。为了早期防治动脉粥样硬化性心血管疾病，一般建议 20 ~ 40 岁成年人至少每 5 年测 1 次血脂（包括 TC、LDL – C、HDL – C 和 TG）；建议 40 岁以上男性和绝经期后女性每年检测血脂；动脉粥样硬化性心血管疾病患者及其高危人群（肥胖、长期吸烟、糖尿病、高血压患者及家族性血脂异常者），应每 3 ~ 6 个月测定 1 次血脂。

（二）药物治疗

1. 药物治疗原则　根据个体心血管疾病危险程度，决定是否启用药物治疗。血脂水平增高不多且没有高血压、糖尿病等危险因素者，首先采取生活方式的干预，包括控制饮食、管理体重、戒烟、限酒等。血脂明显增高或经 3 ~ 6 个月严格生活方式干预后效果不佳者，启用药物治疗，药物治疗时将 LDL – C 水平作为首要干预靶点。由于血脂异常与生活方式和饮食关系密切，因此无论是否选择药物治疗，生活方式改善和饮食治疗都是血脂异常治疗的基础措施。注意在初始药物治疗后 1 ~ 2 个月复查血脂、肝功能、肌酸激酶，如血脂未达标且无不良反应，调整方案后 6 周内复查；如治疗达标且无不良反应，每 6 ~ 12 个月复查。

2. 常用药物简介　目前常用调脂药物有以下几类：他汀类、胆固醇吸收抑制剂、胆汁酸螯合剂、贝特类、烟酸类、抗氧化剂、多不饱和脂肪酸等（表 3 – 6 – 3）。除上述几类调脂药物外，随着对疾病认知的不断深入，近年来还研发出前蛋白转化酶枯草溶菌素 9 型（PCSK9）抑制剂（依洛优单克隆抗体）、微粒体 TG 转移蛋白抑制剂（洛美他派）、ApoB$_{100}$合成抑制剂（米泊美生）等新型调脂药。

表 3 – 6 – 3　常用调血脂药物

种类	代表药物	主要作用机制及特点	不良反应
他汀类	洛伐他汀 辛伐他汀 普伐他汀 氟伐他汀 阿托伐他汀 瑞舒伐他汀	通过竞争性抑制胆固醇合成限速酶，即羟甲基戊二酸单酰辅酶 A（HMG – CoA）还原酶，从而抑制内源性胆固醇的合成，降低血清中 LDL – C、VLDL 和 TG，并可轻度升高 HDL – C 水平而发挥降脂作用	肌无力、肌痛、肌炎、横纹肌溶解症；肝毒性、胃肠道反应等
胆固醇吸收抑制剂	依折麦布	通过选择性抑制小肠黏膜刷状缘的胆固醇转运蛋白（NPC1L1）活性，减少肠道内胆固醇吸收	不良反应轻微且多为一过性，副作用的总体发生率与安慰剂相似，少数患者出现消化道症状、头痛、腹痛和肌痛等

续表

种类	代表药物	主要作用机制及特点	不良反应
胆汁酸螯合剂	考来烯胺 考来替泊 考来维仑	此类药物为碱性阴离子交换树脂，通过阻断肠道内胆汁酸的肝肠循环，既可减少外源性胆固醇吸收，也可促进内源性胆固醇在肝脏代谢为胆汁酸排入肠腔代谢，使胆固醇排泄量增加10倍以上	常见胃肠道反应、便秘等，大剂量可导致脂肪痢
贝特类	吉非贝齐 非诺贝特 苯扎贝特 环丙贝特	通过激活过氧化物酶体增殖物激活受体α和脂蛋白脂酶，主要降低血清TG水平，也可降低TC和VLDL水平，并可升高HDL-C水平	不良反应与他汀类药物相似，常见胃肠道反应、肝毒性、肌肉相关不良反应、胆石症、胆囊炎等
烟酸类	烟酸 阿西莫司	通过减少游离脂肪酸向肝内转移，使VLDL生成减少；通过脂蛋白酯酶途径增加VLDL胆固醇清除，降低TG；抑制肝脏合成TG及抑制VLDL分泌，间接降低LDL水平，同时增高HDL水平。在现有调脂药中，烟酸升高HDL的作用最强	服药初期因血管扩张可导致发热、头痛、面颈部潮红等，大剂量用药可导致腹泻、瘙痒、血糖、尿酸、肝脏转氨酶水平升高等
抗氧化剂	普罗布考	抗氧化作用，能抑制泡沫细胞形成，具有延缓甚至逆转动脉粥样硬化斑块形成作用；通过降低胆固醇合成并促进胆固醇分解，从而降低血清胆固醇和LDL	常见胃肠道反应，表现为恶心、呕吐、腹痛、腹泻，其他有头痛、头晕、感觉异常、失眠、过敏等
多不饱和脂肪酸	多烯酸乙酯 月见草油	主要用于降血脂，也可抑制血小板聚集，稳定动脉粥样硬化斑块，抗血栓形成等	不良反应少，主要为胃肠道反应，少数出现转氨酶或肌酸激酶轻度升高

创新课堂

调脂药物的新选择——PCSK9抑制剂

除了传统的调脂药外，随着基础研究的进步，越来越多的新型调脂药被研发出来并逐渐在临床上得到广泛应用。其中，PCSK9抑制剂全称为前蛋白转化酶枯草溶菌素9抑制剂，是在降脂领域的一类新型生物制剂，以PCSK9单克隆抗体应用最广泛。

在最大耐受剂量的他汀类治疗仍无法达到LDL-C目标值，或者他汀类不耐受或禁忌时，PCSK9抑制剂与他汀类降脂药联合或单独使用，与PCSK9结合，抑制循环中的PCSK9与低密度脂蛋白受体（LDLR）相结合，从而阻止由PCSK9介导的LDLR发生降解，使LDLR可重新循环至肝细胞表面，使能够清除血液中LDL的LDLR数量增加，降低LDL-C水平。在临床上应用的主要有两种皮下注射液，依洛尤单抗和阿利西尤单抗。现有研究显示，这类药物的安全性和耐受性良好，最常报告的不良反应是局部注射部位反应。

3. 治疗药物的选用 高脂血症首先考虑单药治疗，效果不佳时可联合用药。

（1）高TC血症 首选他汀类，如单用降脂效果不理想时，可联合使用胆固醇吸收抑制剂或胆汁酸螯合剂，加强降脂作用。

（2）高TG血症 首选贝特类，也可选用烟酸类和多不饱和脂肪酸，对于重度高TG血症患者可采用贝特类联合多不饱和脂肪酸。

（3）混合型高脂血症 以TC升高为主的患者，首选他汀类；以TG升高为主的患者，如血清TG≥5.65mmol/L时，首选贝特类，以避免发生急性胰腺炎；单药治疗疗效不佳时，可考虑联合用药。他汀类与贝特类或烟酸类联合可明显改善血脂谱，但二者代谢途径相似，合用时肌肉相关不良反应和肝毒性可能增加，尤其他汀类与吉非贝齐合用时肌毒性发生率相对较高。

（4）低 HDL－C 血症　烟酸是目前升高 HDL－C 作用最强的药物，升幅可达 15%～35%；此外，贝特类升高 HDL－C 幅度为 10%～20%；他汀类升高 HDL－C 幅度为 5%～10%。单药治疗效果不佳时，为尽量减少不良反应，一般推荐他汀类与烟酸类联合使用。

思辨课堂

您觉得小王的做法对吗？

患者，女，65 岁，到药店欲购药，自述近几年体检发现胆固醇一直偏高，最近听邻居说深海鱼油是保健品，吃了对治疗高脂血症有好处，想购买鱼油。药师小王经过了解，发现这位患者同时还伴有高血压，根据高脂血症患者危险分层标准判断为高危患者，因此他建议该患者服用降脂药品控制血脂水平。但也有人觉得鱼油多按照保健食品管理，销售收益高于普通降脂药品，应该按患者的意愿推荐鱼油。您觉得小王的做法对吗？

答案解析

（三）用药注意事项

1. 他汀类　由于人体胆固醇合成具有昼夜节律性，午夜是胆固醇合成的高峰时间，阿托伐他汀和瑞舒伐他汀等半衰期长的药物可在每天固定的任意时间服用 1 次，但洛伐他汀、辛伐他汀等短效药物应在晚餐后或睡前服用。

他汀类药物在体内主要通过肝药酶 CYP3A4 进行代谢，因此联合用药时不宜与对 CYP3A4 有抑制或竞争作用的药物如大环内酯类、咪唑类抗真菌药、蛋白酶抑制剂、环孢素、吉非贝齐、烟酸类等合用，否则可能增加出现横纹肌溶解和急性肾衰的风险。与口服抗凝药合用时可增加出血风险。

他汀类药物的降脂作用与其剂量有关，但当他汀类药物的剂量增加 1 倍时，其降低 LDL－C 的幅度仅增加约 6%，而随剂量增大其不良反应发生率却随之增加，因此不能盲目增加剂量以达到降脂目标。如果应用某种他汀类后发生不良反应，可采用换用另一种他汀类、减少剂量或换用非他汀类调脂药等方法处理。

2. 贝特类　服药时间与药物品种有关，吉非贝齐在早晚餐前服用，非诺贝特与食物同服。当他汀类与贝特类联合用药时可采取晨服贝特类药物，晚服他汀类药物的方式，避免血药浓度的显著升高，并密切监测肌酸激酶。

贝特类药物血浆蛋白结合率较高，与磺酰脲类降糖药、苯妥英钠等血浆蛋白结合率高的药物联用时，可导致药效增强，联合用药时注意调整剂量。

3. 烟酸类　由于扩血管反应，患者服药初期常见不良反应有发热、头痛、面颈部潮红等，尤其酒精可增加以上不良反应的发生，可在用药前 30 分钟，先服用非甾体解热镇痛抗炎药并提醒患者用药期间应避免饮酒。为尽量避免烟酸所致其他严重不良反应，推荐选择烟酸缓释片，服用时须整片吞服，不可掰开或嚼碎。

4. 胆汁酸螯合剂　这类药通常分 3 次于饭前或与饮料拌匀服用，该类药物能影响某些抗生素、噻嗪类利尿药、普萘洛尔、地高辛、洛哌丁胺、保泰松、雌激素、孕激素、甲状腺激素、华法林、脂溶性维生素等药物的吸收，为避免药物相互作用，应在服用胆汁酸螯合剂前至少 1 小时或服用后 4～6 小时再服其他药。

5. 其他　普罗布考与食物同服可促进其吸收；依折麦布如与胆汁酸螯合剂合用，应在服用胆汁酸螯合剂前2小时以上或服用后4小时以上服用。

关爱课堂

高脂血症的健康教育

不管是否开始药物治疗，对高脂血症患者来说，饮食控制和生活方式的干预是基础治疗措施。因此药师在对高脂血症患者进行药学服务时，应强调非药物治疗的重要性，对患者进行必要的健康教育。①严格限制高脂肪、高糖、高盐饮食，尤其肥胖或超重患者，应注意改善饮食结构，增加身体活动，维持适当的身体质量指数（BMI 20.0～23.9kg/m^2）；②尽量戒烟和有效避免吸入二手烟；③限制饮酒，少量乙醇即可使高 TG 血症患者 TG 水平进一步升高。

三、案例引学

（一）案例描述

患者，男，49岁，嗜烟酒，喜食肥肉和猪肝，不爱运动，高血压8年，长期服用硝苯地平控释片治疗，无其他病史。检查报告显示：血压135/82mmHg；血脂四项结果：TC 21.35mmol/L，TG 3.82mmol/L，LDL－C 5.1mmol/L，HDL－C 1.35mmol/L，其余检查指标正常。临床诊断为高脂血症，请根据以上信息推荐治疗方案并进行用药指导。

（二）案例解析

该患者在血脂升高基础上伴有高血压、吸烟且年龄大于45岁两项危险因素，属于高危患者，从临床分类上讲属于混合型高脂血症，以胆固醇升高为主。

治疗方案及用药指导：首选他汀类单药治疗，推荐选用阿托伐他汀或瑞舒伐他汀，不良反应相对少，疗效确切，患者用药依从性高。起始治疗采用小剂量，1次/日，可在一天中任意时间点服用。起始治疗4周后复查血脂、肝功能及肌酸激酶，如降脂未达标，可逐渐增加剂量，也可考虑联合用药，但应特别注意监测肝毒性和肌肉相关不良反应。由于该患者为心血管疾病高危人群，即使长期血脂控制达标后也应注意每3～6个月监测血脂变化，同时向患者宣传药物治疗期间饮食和生活方式调整对血脂达标的重要性，特别向患者强调需戒烟限酒。

四、技能训练

（一）实训目的

1. 学会为血脂异常患者制订药物治疗方案。
2. 学会正确推荐和介绍药品，提高对血脂异常患者用药指导和咨询能力。
3. 养成严谨细致的工作态度和关爱生命的人文情怀。

（二）实训准备

模拟药房、血脂异常合理用药的宣传资料（手册、宣传单等）、模拟训练用调脂药物的药盒等。

（三）实训内容

学生分组，组内角色扮演，分别扮演药师及患者，根据所学知识和以下案例中提供的信息模拟问病荐药，推荐合适的调脂药，并进行用药指导和健康教育。

案例1 患者，女，42岁，肥胖。到社会药房欲自购降脂药，经了解无高血压、糖尿病等，自述在医院检查血脂水平高，具体结果如下：TC 7.68mmol/L，TG 3.13mmol/L，LDL 4.14mmol/L，HDL 1.28mmol/L。

案例2 患者，男，50岁，吸烟史30年。因单位组织的体检中发现血脂检查项下有异常指标，遂向药师询问是否需要药物治疗。血脂检查结果如下：TC 3.23mmol/L，TG 6.17mmol/L，LDL 3.14mmol/L，HDL 1.28mmol/L。

（四）实训评价

项目		分值	要求	得分
职业礼仪（15分）	仪态仪容	5分	1. 服饰整洁（药师着工作服）、仪表端庄、举止得体 2. 吐字清晰、声音适度	
	沟通礼仪	10分	1. 主动迎客、文明待客，使用正确的语言送客 2. 认真倾听患者诉求，采用恰当方式把话题引向正确的方向	
专业能力（65分）	询问基本信息、病情	15分	1. 询问年龄、性别、生活习惯等信息 2. 询问家族史及其他可导致高脂血症的疾病状况 3. 询问是否有心血管疾病相关危险因素	
	询问用药及检查	5分	询问血脂检查结果或者是否曾使用过相关药物等	
	正确推荐调脂药	25分	根据患者的病情特点推荐适合的治疗方案，介绍药品适应证、用法用量等	
	用药指导	20分	指导患者安全合理服用调脂药，包括药品服用注意事项、药品不良反应、药物贮存等	
人文关怀（20分）		20分	1. 关心患者，语言及行为上体现人文关怀 2. 对患者进行健康生活方式的宣教，包括如何健康饮食、适度运动、戒烟限酒等	
总计				

（五）实训思考

1. 血脂异常治疗过程中，如何正确指导患者进行血脂监测？

2. 患者服用某调脂药后出现肌肉酸痛，向您咨询原因及处理方式，应如何回答？

五、学习评价

参考答案

（一）单项选择题

1. 以下调血脂药物中，高胆固醇血症患者首选（　　　）

A. 普罗布考　　　　　　　B. 洛伐他汀　　　　　　　C. 考来烯胺

D. 阿西莫司　　　　　　　E. 非诺贝特

2. 以下调血脂药物中，治疗低HDL-C血症的药物疗效较好的是（　　　）

A. 瑞舒伐他汀　　　　　　B. 吉非贝齐　　　　　　　C. 烟酸

D. 考来替泊　　　　　　　E. 依折麦布

3. 下列关于他汀类药物的说法，不正确的是（　　　　）

A. 作用靶点为 HMG – CoA 还原酶

B. 一日只需一次给药

C. 此类药物要求晚餐后或睡前服用

D. 首选用于高胆固醇血症或以高胆固醇血症为主的混合型高脂血症

E. 与抗凝药合用，可导致出血风险

4. 脂肪痢是下列哪类调脂药的不良反应（　　　　）

A. 他汀类　　　　　　　　　　　　　　B. 烟酸类

C. 胆汁酸螯合剂　　　　　　　　　　　D. 多不饱和脂肪酸

E. 胆固醇吸收抑制剂

5. 烟酸类调脂药主要的不良反应是（　　　　）

A. 横纹肌溶解　　　　　　　　　　　　B. 胃肠道反应

C. 脂肪痢　　　　　　　　　　　　　　D. 头痛、失眠

E. 发热、面部潮红

（二）多项选择题

1. 血清中脂蛋白根据密度不同可分为（　　　　）

A. 乳糜微粒　　　　　　　　　　　　　B. 极低密度脂蛋白

C. 低密度脂蛋白　　　　　　　　　　　D. 中间密度脂蛋白

E. 高密度脂蛋白

2. 以下主要用于降低 TG 水平的是（　　　　）

A. 贝特类　　　　　　　　　　　　　　B. 烟酸类

C. 他汀类　　　　　　　　　　　　　　D. 胆汁酸螯合剂

E. 多烯酸乙酯

3. 高脂血症患者教育主要包括（　　　　）

A. 减少饱和脂肪酸摄入　　　　　　　　B. 减少膳食胆固醇摄入

C. 增加身体活动　　　　　　　　　　　D. 维持适当身体质量指数

E. 戒烟限酒

（三）案例分析题

患者，男，51 岁，烟龄 30 年，1 年前例行体检中发现血脂异常。经当地医院确诊为高胆固醇血症，医生处方：洛伐他汀片，10mg/次，1 次/日。随后患者坚持每天早晨口服 1 次，今年体检时发现胆固醇水平仍然偏高，血脂四项检查报告单显示：TC 8.47mmol/L，TG 1.85mmol/L，LDL – C 3.82mmol/L，HDL – C 1.35mmol/L。

根据所学知识，您会建议患者如何调整治疗方案？并向患者进行用药指导和健康宣传。

（郑小红）

子项目2　高血压的用药指导

PPT　　微课

一、学习目标

知识目标：

1. 掌握抗高血压药物的类别、应用特点与用药注意事项。

2. 熟悉抗高血压药物的用药指导与健康教育。

3. 了解高血压的分类与临床表现。

技能目标：

1. 能判断不同类型的高血压，并指导患者合理应用药物。

2. 能对高血压的治疗和预防提出合理的建议，保证患者用药安全有效。

素质目标：

1. 通过对高血压治疗药物的系统学习，培养学生严谨规范的工作态度和勇于创新的科学精神。

2. 通过小组合作完成对高血压患者的问病荐药和用药指导，培养学生关爱生命的人文情怀。

二、基本知识

（一）概述

高血压是指未使用降压药物的情况下，非同日3次测量血压，收缩压（SBP）≥140mmHg（1mmHg = 0.133kPa）和（或）舒张压（DBP）≥90mmHg。SBP≥140mmHg和DBP<90mmHg为单纯性收缩期高血压。患者既往有高血压史，目前正在使用降压药物，血压低于140/90mmHg，应诊断为高血压。

临床上把高血压分为原发性和继发性两类，原发性高血压又称高血压病，与遗传、环境有关，约占高血压患者的95%。另有5%是继发性高血压，继发于原发性醛固酮增多症、嗜铬细胞瘤、肾动脉狭窄等疾病。

1. 高血压分类　根据血压升高水平，将高血压分为3级（表3-6-4）

表3-6-4　高血压的分类

类别	收缩压（mmHg）		舒张压（mmHg）
正常血压	<120	和	<80
正常高值	120～139	和（或）	80～89
高血压	≥140	和（或）	≥90
1级高血压（轻度）	140～159	和（或）	90～99
2级高血压（中度）	160～179	和（或）	100～109
3级高血压（重度）	≥180	和（或）	≥110
单纯收缩期高血压	≥140	和	<90

高血压的危险分层根据高血压患者的血压水平、合并的心血管危险因素（身高、体重、腰围、年龄、吸烟状况、血脂情况、体力活动情况、早发家族史、心脑血管病史等）、靶器官损害、同时患有的其他疾病（糖尿病、肾病等）情况，将高血压患者分为3层（组）：低危、中危、高危。依此可以确定治疗时机和治疗策略，并评估预后。

2. 临床表现　原发性高血压多见于中老年人，起病隐匿，进展缓慢，病程常长达数年至数十年。初期较少出现症状，约半数患者因体检或因其他疾病测量血压后，才偶然发现血压升高。常见症状有头痛、头晕、心悸，如发生高血压的严重并发症即靶器官功能性损害或器质性损害，则出现相应的临床表现。

血压水平与心血管风险呈连续、独立、直接的正相关关系。卒中仍是目前我国高血压人群最主要的并发症，冠心病事件也明显增多，其他并发症包括心力衰竭、左心室肥厚、心房颤动、终末期肾病等。

（二）药物治疗

1. 药物治疗原则　高血压患者的降压目标：一般高血压患者，血压降至 140/90mmHg 以下，合并糖尿病、冠心病、心力衰竭、慢性肾脏疾病伴有蛋白尿的患者，如能耐受，应降至 130/80mmHg 以下；年龄在 65 ~ 79 岁的患者血压降至 150/90mmHg 以下，如能耐受，可进一步降至 140/90mmHg 以下；80 岁及以上患者降至 150/90mmHg 以下。

（1）起始剂量　一般患者采用常规剂量；老年人及高龄老年人初始治疗时通常应采用较小有效治疗剂量。根据需要，可逐渐增加剂量。

（2）长效降压药物　优先选用长效降压药物，有效控制 24 小时血压，更有效预防心脑血管并发症。如使用中、短效制剂，需每天 2 ~ 3 次给药，达到平稳控制血压。

（3）联合治疗　对 SBP≥160mmHg 和（或）DBP≥100mmHg、SBP 高于目标血压 20mmHg 和（或）DBP 高于目标血压值 10mmHg 或高危及以上患者，或单药治疗 2 ~ 4 周后未达标的高血压患者应联合降压治疗，包括自由联合或单片复方制剂。对 SBP≥140mmHg 和（或）DBP≥90mmHg 的患者，也可起始小剂量联合治疗。

（4）个体化治疗　根据患者合并症的不同和药物疗效及耐受性，以及患者个人意愿或长期承受能力，选择适合患者个体的降压药物。

（5）药物经济学　高血压是终身治疗，需考虑成本/效益。

2. 常用药物简介　目前常用降压药物可归纳为五大类，即利尿药、β 受体阻断剂、钙通道阻滞剂（CCB）、血管紧张素转换酶抑制剂（ACEI）和血管紧张素 Ⅱ 受体拮抗剂（ARB）（表 3 - 6 - 5）。除上述五大类主要的降压药物外，在降压药发展历史中还有一些药物，包括外周交感神经递质再摄取抑制剂（如利血平）、中枢 α 受体激动剂（如可乐定）、α 受体阻断剂（如哌唑嗪、特拉唑嗪），因不良反应较多，目前不主张单独使用，但可用于复方制剂或联合治疗。

表 3 - 6 - 5　常用降压药物

种类	代表药物	适应证	不良反应	禁忌证
钙通道阻滞剂（CCB）注：其中二氢吡啶类常用于降压	尼群地平、硝苯地平、氨氯地平、非洛地平	适用于老年高血压、单纯收缩期高血压，伴稳定型心绞痛、冠状动脉或颈动脉粥样硬化及周围血管病患者	反射性心率加快、面部潮红、踝部水肿等	心动过速与心力衰竭患者应慎用
血管紧张素转化酶抑制剂（ACEI）	卡托普利、依那普利、赖诺普利	适用于伴有心力衰竭、心肌梗死后、糖尿病、慢性肾脏疾病的患者	最常见为持续性干咳，其他可见低血压、皮疹、血钾升高等	双侧肾动脉狭窄、肌酐（Cr）≥3mg/dl（265μmol/L）的严重肾功能不全及高钾血症患者禁用；妊娠或计划妊娠者禁用
血管紧张素 Ⅱ 受体拮抗剂（ARB）	氯沙坦、缬沙坦、厄贝沙坦、坎地沙坦酯		长期应用可升高血钾，偶有腹泻	

种类	代表药物	适应证	不良反应	禁忌证
利尿药 注：其中噻嗪类常用于降压	氢氯噻嗪、吲达帕胺	老年高血压、单纯收缩期高血压或伴心力衰竭患者	低钾血症	痛风患者禁用；高尿酸血症、明显肾功能不全者慎用
β受体阻断剂	比索洛尔、美托洛尔、拉贝洛尔	适用于伴快速性心律失常、冠心病（心绞痛）、慢性心力衰竭、交感神经活性增高以及高动力状态的高血压患者	疲乏、肢体冷感、激动不安、胃肠不适等，还可能影响糖脂代谢；长期应用者突然停药可发生反跳现象	非选择性β受体阻断剂禁用于哮喘患者，高度心脏传导阻滞者禁用；慢性阻塞性肺病、运动员、周围血管病或糖耐量异常者慎用

3. 治疗药物的选用 降压药的联合使用以及高血压伴有并发症的降压药的选用应遵守如下一些原则。

（1）降压药的联合使用 对于轻、中度高血压患者，应从一种药物，小剂量或一般剂量开始用药，并观察监测动态血压状况，在医生的指导下及时调整用药剂量和药物种类，2周后如果血压未能满意控制，必要时可用两种或两种以上药物联合治疗。现有的临床试验结果支持以下类别抗高血压药的组合：①利尿药和β受体阻断剂；②排钾利尿药和 ACEI 或 ARB；③二氢吡啶类钙通道阻滞剂和β受体阻断剂；④钙通道阻滞剂和 ACEI 或 ARB；⑤钙通道阻滞剂和利尿药；⑥α受体阻断剂和β受体阻断剂。必要时也可用其他组合，包括中枢作用药如中枢α_2受体激动剂、咪唑啉受体激动剂，以及 ACEI 与 ARB。

（2）高血压伴有并发症的降压药的选用 见表3-6-6。

表3-6-6 高血压伴有并发症的降压药的选用

种类	降压药的选用
合并心肌梗死	ACEI（或 ARB）+β受体阻断剂，小剂量联用，避免出现低血压；若未达标可加量，仍未达标加用长效 CCB 或利尿药
合并心绞痛	β受体阻断剂或 ACEI（或 ARB）或 CCB，可联用，仍未达标加用利尿药
合并心力衰竭	β受体阻断剂 + ACEI（或 ARB），小剂量联用；合并钠水潴留时加用利尿药，一般选择袢利尿药，并补钾，可加螺内酯，仍未控制可加 CCB（限氨氯地平、非洛地平）
合并卒中	CCB 或 ACEI（或 ARB）或利尿药，未达标者可联合使用
合并糖尿病或慢性肾病	首选 ACEI（或 ARB），未达标者加用 CCB 或利尿药

📖 **创新课堂** ··

顽固性高血压的药物与非药物治疗进展

顽固性高血压（RH）即在改善生活方式基础上应用了可耐受的足够剂量且合理的3种降压药物（包括一种噻嗪类利尿药）至少治疗4周后，诊室和诊室外（包括家庭血压或动态血压监测）血压值仍在目标水平之上，或至少需要4种药物才能使血压达标。

由于 RH 患者对现有降压药物的"抗药性"，因此，人们在不断探索新的药物与非药物治疗方法。药物治疗包括醛固酮合成酶抑制剂、内皮素受体拮抗剂、抗高血压疫苗等的研制；非药物治疗方法包括肾交感神经射频消融术、经皮神经电刺激疗法、深部脑刺激、经皮肾上腺乙醇注射等新方法的应用。

（三）用药注意事项

1. 防范各类降压药的不良反应　由于高血压患者需要长期服用降压药，在服药过程中，患者可能会出现药品不良反应。药师应准确地告知患者所服药物的常见不良反应以及处理方法。目前常用降压药物的不良反应如下。①面红、头痛：钙通道阻滞剂由于扩张血管作用，常会引起患者面红、头痛的症状，有些患者服用这种药物一段时间后，症状会减轻或消失，而有些患者可能症状严重则需停药。②踝部水肿：有些扩张血管的降压药物容易引起患者脚踝水肿的症状，通常卧床休息后会消失，或可联合小剂量的利尿药消肿。③干咳：服用卡托普利等 ACEI 类药物，有的患者可能会出现咽痒干咳，有些患者无法耐受则要停药，或改用 ARB 类药物。④心率缓慢：有些患者服用β受体阻断剂后可能会出现心率缓慢的症状，此时不能突然停药，因为停药后会出现心率明显增快的"反跳"现象，患者会出现心慌。⑤低钾血症：服用噻嗪类利尿药患者易出现血钾排泄过多，随着剂量的增大，低钾血症加重，患者会出现乏力、腹胀、心慌等，因此应从小剂量开始，必要时可适当补充钾剂，还可多进食香蕉、柑橘、绿叶蔬菜等含钾较丰富的食物。⑥直立性低血压：服用α受体阻断剂时，易出现直立性低血压，尤其在老年高血压患者中表现为突然站立会出现头昏或晕厥，提醒患者在服药后应格外小心，一旦发生应立即平卧，一般建议首剂服用减半，且在临睡前服后卧床。

2. 根据患者个体情况推介降压药　合理应用降压药是血压达标的关键。药师要充分了解各类降压药的作用特点，根据患者的年龄、血压的水平、合并的临床疾病等，为患者或医生提供用药咨询或用药参考。CCB 对老年患者降压疗效较好，且预防脑卒中的效果较好，可用于合并糖尿病、冠心病或外周血管病的患者。ACEI 和 ARB 类药物可以降低心肌梗死后患者死亡率，有益于降低慢性心力衰竭病死率，减少蛋白尿、延缓肾脏疾病进展，对糖脂代谢无不良影响，尤其适用于伴慢性心力衰竭、心肌梗死后伴心功能不全、心房颤动预防、慢性肾脏病、代谢综合征的患者。对高血压合并有心绞痛、心肌梗死后、快速性心律失常等患者，可选择β受体阻断剂。

思辨课堂

您会选择哪个药师的方案？

某患者原来服用硝苯地平片，一天服用 3 次，依从性较差，不能做到平稳降压。在推荐替代药物时，药师 A 推荐了硝苯地平控释片，理由是一天服用一次，能平稳降压，而且该药对药店来说能获一定利润。药师 B 推荐了氨氯地平片，一天 1 次，理由是该药为长效制剂，能达到硝苯地平控释片平稳降压效果，而且该药相对便宜，该患者经济较困难，性价比更高。您会选择哪个药师的方案？

答案解析

3. 提高患者用药依从性　药师在进行药学服务时，应告知患者高血压的危害，坚持服用降压药的必要性，以提高患者用药的依从性。而坚持服用降压药，可控制或延缓高血压的疾病进程，降低心、脑血管事件的发生率。因此"降压是硬道理"，早降压早获益，长期降压长期获益，降压达标最大获益，应按照医生的医嘱坚持长期服药，平稳降压。对于老年高血压患者，常合并有其他疾病，需要同时服用好几种药物，可尽量选择长效降压药，一天只需服用一次，减少服药次数，提高患者的服药依从性。

4. 考虑药物的经济性　高血压患者往往需要接受终身治疗，给患者及其家庭带来了沉重的经济负担。因此，药师应和医生一起为患者选择适合的降压药物，要尽量避免使用昂贵的药物，减轻患者的经济负担。应根据患者的具体情况，优先选择价格较便宜、能有效控制血压、保护靶器官并能改善预后的降压药物。

📱 **关爱课堂** --

高血压的健康教育

药师在进行药学服务时，首先应告知患者非药物治疗的重要性。改变不健康的生活方式和服用降压药物是治疗高血压的主要方法，二者缺一不可。原发性高血压是一种"生活方式疾病"，很多日常行为习惯是高血压发生的危险因素。因此，应对高血压患者进行健康教育，倡导健康的生活方式：科学合理饮食、多吃新鲜水果蔬菜、减少钠盐摄入、控制体重、戒烟、限制饮酒、增加体育运动、减轻精神压力、保持心理平衡等。

三、案例引学

（一）案例描述

患者，男，65 岁，就诊时血压 180/115mmHg。心电图提示：左心室肥厚。空腹血糖 5.8mmol/L，低密度脂蛋白 3.1mmol/L，尿常规蛋白（＋），血尿酸 390μmol/L。医生开具处方为：美托洛尔 25mg，口服，2 次/日；氢氯噻嗪 25mg，口服，2 次/日。用药后患者血压控制不理想，仍在 150/100mmHg 左右；1 周后查空腹血糖 6.8mmol/L，尿酸 430μmol/L，低密度脂蛋白 3.4mmol/L，尿常规蛋白（＋）。请分析原因并推荐替代方案。

（二）案例解析

1. 原因分析　该患者血压 180/115mmHg，为 3 级高血压，无高血糖、高脂血症，血尿酸在正常范围之内，有左心室肥厚和肾脏病变可能。美托洛尔为 β 受体阻断剂，氢氯噻嗪为利尿药，两者均能影响糖、脂代谢以及血尿酸水平，联用后会引起血糖、血脂、血尿酸升高。尤其对老年人以及合并上述症状时，应谨慎联用 β 受体阻断剂与利尿药。

2. 替代方案　停用 β 受体阻断剂；综合考虑患者情况，首选血管紧张素转换酶抑制剂或血管紧张素 II 受体拮抗剂类药物，其既可阻止左心室肥厚继续发展，保护心功能、肾功能和减少蛋白尿，不影响对糖、脂代谢，同时又能改善对胰岛素敏感性。如患者血压未达标可加用钙拮抗剂或利尿药，但应用利尿药时应减量，减少其对糖脂代谢的影响。

四、技能训练

（一）实训目的

1. 学会为高血压患者制订药物治疗方案。

2. 学会正确推荐和介绍药品，提高对高血压患者用药指导和咨询能力。

3. 养成严谨细致的工作态度和关爱生命的人文情怀。

（二）实训准备

血压计、降压药合理用药的宣传资料（手册、宣传单等）、模拟训练所用降压药的药盒等。

（三）实训内容

学生分成四组，组内角色扮演，分别扮演药师、患者及患者家属等，根据所学知识和以下案例中提供的信息模拟问病荐药，推荐合适的降压药，并进行用药指导和健康教育。

案例1 患者，女，42岁。既往患高血压病10年，近日因"剧烈头痛、恶心、呕吐、心动过速、面色苍白、呼吸困难"就诊，体检：血压220/120mmHg。无其他病史，吸烟20年，诊断：高血压3级、高危组。

案例2 患者，男，66岁。因头晕2个月来就诊，患者于2个月前出现头晕，清晨明显，伴头胀，无头痛，无恶心、呕吐，无视物旋转，无肢体及言语不利。测血压为170/75mmHg。实验室检查：尿常规蛋白（＋）。

案例3 患者，女，75岁。近段时间出现头晕、心慌等症状。既往有糖尿病病史5年，平时口服二甲双胍等药物，血糖控制尚可，糖化血红蛋白值低于6.5%。查体，血压：170/105mmHg，尿常规蛋白（＋）。

案例4 患者，女，65岁。高血压病史8年，一周前开始用卡托普利口服治疗，近日出现头痛、头晕、刺激性咳嗽。查体，血压：160/100mmHg，连续两日随机血糖和葡萄糖负荷后2h血糖高于11.1mmol/L，糖化血红蛋白6.7%，诊断：高血压；2型糖尿病。

（四）实训评价

项目		分值	要求	得分
职业礼仪 （15分）	仪态仪容	5分	1. 服饰整洁（药师着工作服）、仪表端庄、举止得体 2. 吐字清晰、声音适度	
	沟通礼仪	10分	1. 主动迎客、文明待客，使用正确的语言送客 2. 认真倾听患者诉求，采用恰当方式把话题引向正确的方向	
专业能力 （65分）	询问基本信息、病情	15分	1. 询问年龄、性别、职业等信息 2. 询问高血压持续时间、主要症状、既往病史、家族史、遗传史等	
	询问用药及检查	5分	询问发病后有无做检查或者使用药物等	
	正确推荐降压药	25分	根据高血压患者的病情特点推荐1～2种降压药，介绍药品的成分、适应证、用法用量等	
	用药指导	20分	指导患者合理安全服用降压药，包括药品服用注意事项、药品不良反应、药物贮存等	
人文关怀 （20分）		20分	1. 关心患者，语言及行为上体现人文关怀 2. 对患者进行健康生活方式的宣教，包括健康饮食、生活注意要点等	
总计				

（五）实训思考

1. 治疗高血压过程中，患者易出现哪些用药误区？

2. 患者服用某降压药三日后还未降压，提出换药，应如何解答？

五、学习评价

（一）单项选择题

参考答案

1. 持续性干咳通常为以下哪类药物的不良反应（　　　）

A. 利尿药   B. β受体阻断剂   C. 钙通道阻滞剂

D. 血管紧张素转换酶抑制剂   E. 血管紧张素Ⅱ受体拮抗剂

2. 下列首选降压药时应考虑的因素错误的是（　　　）

A. 患者是否有心血管危险因素

B. 患者是否有受抗高血压药影响的其他疾病

C. 选用药物是否有减少心血管疾病发病率的证据

D. 所在地区抗高血压药物品种供应情况、价格状况以及患者支付能力

E. 一般不考虑患者以往用药的经验和意愿

3. 患者，男性，35 岁。血压 180/100mmHg，经服硝苯地平及卡托普利治疗 3 周后，血压降至 120/80mmHg。关于用药问题，以下正确的是（　　　）

A. 可以停服降压药

B. 停药后血压增高再服

C. 继续服药，血压平稳控制 1～2 年后，再逐渐减少剂量至停服一种药，如血压不稳定，即表明需长期服用能保持血压稳定的最小剂量

D. 为避免血压下降过低，应停药

E. 立即减少药物剂量，待症状出现随时恢复用

4. 关于高血压非药物治疗，错误的是（　　　）

A. 降低体重 　　　　　　　B. 减轻精神压力 　　　　　　　C. 戒烟和控制饮酒

D. 增加运动 　　　　　　　E. 膳食增加钠盐

5. 以下抗高血压药物中，属于血管紧张素转化酶抑制剂的是（　　　）

A. 缬沙坦 　　　　　　　　B. 氨氯地平 　　　　　　　　　C. 维拉帕米

D. 氢氯噻嗪 　　　　　　　E. 依那普利

（二）多项选择题

1. 高血压合并糖尿病或慢性肾病首选的药物是（　　　）

A. β 受体阻断剂 　　　　　B. ACEI 　　　　　　　　　　C. ARB

D. 钙通道阻滞剂 　　　　　E. α 受体阻断剂

2. 硝苯地平适用于哪些高血压的治疗（　　　）

A. 合并周围血管病 　　　　B. 老年人收缩期高血压 　　　C. 合并快速型心律失常

D. 合并心衰 　　　　　　　E. 合并冠心病

3. 现有临床试验结果支持利尿药和下列哪些抗高血压药物联合应用（　　　）

A. β 受体阻断剂 　　　　　B. ACEI 　　　　　　　　　　C. ARB

D. 钙通道阻滞剂 　　　　　E. α 受体阻断剂

（三）案例分析题

患者，男，61 岁，因"反复头晕、胸闷 5 年，加重 3 日"入院，该患者 5 年前无明显诱因出现头晕、胸闷等症状，血压 165/92mmHg，诊断为高血压，随后间断口服降压药物。2 日前头晕、胸闷症状加重，为求进一步诊治入院。既往有高血压、痛风、糖尿病史。入院查体：血压 170/90mmHg，心前区无隆起，触诊无震颤，心率 75 次/分，律齐，心脏各瓣膜区未闻及病理性杂音，双下肢无水肿。

根据所学知识，您会建议患者口服何种抗高血压药？并向患者进行用药指导。

（王建美）

PPT

子项目3　冠心病的用药指导

一、学习目标

知识目标：

1. 掌握冠心病治疗药物的类别、应用特点与用药注意事项。

2. 熟悉冠心病治疗药物的选用与健康教育。

3. 了解冠心病的分类和临床表现。

技能目标：

1. 能根据冠心病的不同类型指导患者合理应用药物。

2. 能对冠心病的预防和治疗提出合理建议，保证患者用药安全有效。

素质目标：

1. 通过对冠心病治疗药物的系统学习，培养学生关爱生命的人文情怀和细致严谨的工作作风。

2. 通过小组合作完成冠心病的问病荐药和用药指导，培养学生以患者为中心的安全用药理念和救死扶伤的职业道德。

二、基本知识

（一）概述

冠心病是指冠状动脉粥样硬化和（或）痉挛，使血管狭窄或闭塞导致心肌缺血、缺氧或坏死而引起的心脏病，统称为冠状动脉性心脏病（coronary atherosclerotic heart disease，CHD），简称冠心病，也称为缺血性心脏病。

冠心病的主要病因是冠状动脉粥样硬化，但动脉粥样硬化的机制尚未完全阐明，一般认为是多种因素共同作用的结果。其中脂质代谢异常，尤其是LDL－C水平升高在动脉粥样硬化起始、进展及预后中均起重要作用。高血压、糖尿病、血脂异常、吸烟等危险因素可使动脉血管内皮受损，血液中的LDL－C就会进入血管壁异常堆积，在内皮下滞留的LDL－C被修饰呈氧化型LDL－C，并逐渐形成脂核，加上纤维化及钙质沉积，开始在动脉内部形成类似粥样的斑块并不断生长。当斑块生长至引起管腔狭窄＜50%时，心肌供血一般不受影响；管腔狭窄50%~75%时，在运动、心动过速或情绪激动下，由于心肌耗氧量增加，可引起心肌暂时供血不足，引发心绞痛。结构较为稳定的血管斑块会长期影响人体的局部血液供应，造成心肌供血不足；而那些不太稳定的斑块更加危险，一旦斑块破裂，大量斑块内容物泄漏到血管，引发血小板聚集和凝结，在短时间内形成血栓，即使一个肉眼不可见的微小血栓也可以完全阻塞整个血管腔，在几分钟内即可阻断相应细胞和组织的血供而出现严重的临床事件，如急性心肌梗死。

目前认为，冠心病的主要危险因素包括高龄、吸烟、高血压、糖尿病、血脂异常、早发冠心病家族史（一级直系亲属男性＜55岁，女性＜65岁发病）；次要危险因素包括肥胖、高同型半胱氨酸血症、慢性肾脏疾病、慢性炎症等。冠脉造影目前仍是诊断冠心病的金标准，不仅可发现狭窄部位还可估计其狭窄程度。

1. 冠心病分类　临床上把冠心病分为慢性心肌缺血综合征和急性冠脉综合征。慢性心肌缺血综合征，是临床常见的冠心病类型，又称为稳定型冠心病，包括隐匿型冠心病、稳定型心绞痛及缺血性心肌病等。急性冠状动脉综合征包括 ST 段抬高型心肌梗死、非 ST 段抬高型心肌梗死及不稳定型心绞痛。本文主要讨论临床常见的稳定型心绞痛和不稳定型心绞痛。

2. 临床表现　冠心病的发病主要是当冠脉存在固定狭窄或闭塞的基础上，由于其扩张性减弱，血流量减少，对心肌的供血量减少，当冠脉供血量不能满足心肌对血液的需求时，即可引起临床症状。

（1）稳定型心绞痛　是最常见的心绞痛类型，以发作性胸痛为主要临床表现。

1）疼痛部位　主要在胸骨体中段或上段之后，范围有手掌或拳头大小，界限不很清楚。常放射至左肩、左臂内侧达无名指和小指，也可放射至颈部、咽部、下颌部或腹部等。不同患者疼痛部位可有不同，但同一患者疼痛部位常固定不变。

2）疼痛性质　常为压迫、发闷、紧缩性疼痛或胸口有沉重感，患者常描述为烧灼感或颈部扼制，但不是针刺或刀扎样的锐性疼痛。

3）持续时间　大多数持续 3～5 分钟，很少超过 15 分钟，若症状仅持续数秒或以小时计算，则很可能不是心绞痛。

4）诱因　与劳累或情绪激动相关是稳定型心绞痛的重要特征。体力活动、走上坡路、上楼梯、饱餐或天气寒冷等是稳定型心绞痛的常见诱因。部分患者可在早晨从事轻体力活动如洗漱时发病，也有患者在开始走路时发病，继续行走时症状消失。

5）缓解方式　一般停止诱因可自行缓解，舌下含服硝酸甘油一般也可在 5 分钟内缓解。

6）体征　发作时可见心率增快、血压升高、表情焦虑、皮肤冷或出汗，有时可出现心律失常。

（2）不稳定型心绞痛　是急性冠脉综合征的常见类型，是一种介于稳定型心绞痛和急性心肌梗死之间的临床状态。患者在冠脉粥样硬化基础上，因斑块破裂、出血，破损处血小板与纤维蛋白凝集形成血栓引起心肌供氧量减少所致，还有部分患者可因冠状动脉痉挛以及远端小血管栓塞导致。患者胸痛部位、性质与稳定型心绞痛相似，但同时具有以下特点。

1）原可为稳定型心绞痛，在近一个月内胸痛发作频率增加、疼痛程度加剧、持续时间延长（静息时胸痛时间多 >20 分钟）或硝酸酯类药物缓解作用减弱。

2）轻微活动甚至休息状态下即可诱发。

（二）药物治疗

1. 药物治疗原则　迅速缓解发作症状；预防血栓形成，改善预后，减少心血管终点事件发生，提高患者生活质量。

2. 常用药物简介　常用于缓解症状的药物主要包括三类：硝酸酯类药物、β 受体阻断剂和钙通道阻滞剂（CCB）；改善预后的药物主要包括抗血小板药物、调脂药物、血管紧张素转化酶抑制剂（ACEI）或血管紧张素 II 受体拮抗剂（ARB）。除此以外，目前临床上用于冠心病治疗的药物还包括曲美他嗪、尼可地尔、伊伐布雷定等（表 3-6-7）。

表 3-6-7　常见冠心病用药

种类	代表药物	作用机制	适应证	不良反应
硝酸酯类	硝酸甘油 硝酸异山梨酯 单硝酸异山梨酯	①扩张冠脉，增加缺血区血液灌注，改善心脏供氧；②扩张外周静脉和动脉，减轻心脏前后负荷，降低心肌耗氧量	心绞痛急性发作时缓解症状首选用药，也可在运动前数分钟进行预防使用	扩血管致面红、头痛、心慌等；初次用药需注意直立性低血压；长期用药可出现耐受性

种类	代表药物	作用机制	适应证	不良反应
β受体阻断剂	普萘洛尔 美托洛尔 比索洛尔 阿替洛尔 卡维地洛 阿罗洛尔	阻断心脏β受体，减慢心率、减弱心肌收缩力、降低血压以减少心肌耗氧量，还可通过延长心脏舒张期以增加缺血心肌灌注	尤其适用于对硝酸酯类药物不敏感或疗效差的稳定型心绞痛；特别适用于伴高血压和快速型心律失常患者	疲乏、肢体冷感、激动不安、胃肠不适等，还可能影响糖脂代谢。长期应用者突然停药可发生反跳现象
钙通道阻滞剂（CCB）	二氢吡啶类：硝苯地平、非洛地平、氨氯地平 非二氢吡啶类：维拉帕米、地尔硫䓬	主要通过阻滞血管平滑肌和心肌细胞膜上钙离子通道而减少钙内流，改善冠状动脉血流和减少心肌耗氧量	二氢吡啶类首选用于变异型心绞痛，尤其适用于伴有高血压和窦性心动过缓患者；非二氢吡啶类尤其适用于伴快速型心律失常的患者	二氢吡啶类：反射性心率加快、面部潮红、踝部水肿等；非二氢吡啶类：房室传导阻滞、窦性心动过缓、心搏骤停等
抗血小板药	阿司匹林 氯吡格雷 替格瑞洛	通过抑制血小板聚集，从而预防血栓形成	稳定型心绞痛患者长期治疗	出血风险
抗凝药	普通肝素 低分子量肝素 华法林	通过抑制凝血酶，阻止纤维蛋白原变为纤维蛋白，产生抗凝作用	不稳定型心绞痛和心肌梗死	
他汀类调脂药	洛伐他汀 辛伐他汀 瑞舒伐他汀 阿托伐他汀	通过抑制内源性胆固醇合成，降低胆固醇水平、抗动脉粥样硬化、保护血管内皮细胞，降低冠心病死亡率	冠心病患者长期治疗用药	肌无力、肌痛、肌炎、横纹肌溶解症；肝毒性、胃肠道反应等
血管紧张素转化酶抑制剂（ACEI）	卡托普利 依那普利 福辛普利	通过抑制肾素-血管紧张素-醛固酮体液调节系统，产生扩血管、减轻或逆转心血管重构、改善心功能，减少心绞痛发作	尤其适用于合并高血压、糖尿病和慢性肾病患者，可减少冠心病患者心肌梗死、卒中等主要心血管终点事件风险	最常见为持续性干咳，其他可见低血压、皮疹、血钾升高等
血管紧张素Ⅱ受体拮抗剂（ARB）	氯沙坦 缬沙坦 厄贝沙坦 坎地沙坦酯			长期应用可升高血钾，偶有腹泻

其他治疗冠心病的药物有：①曲美他嗪，通过调节心肌能量代谢底物，提高葡萄糖的氧化供能，改善心功能，常作为冠心病二线用药，可与β受体阻断剂联用。②尼可地尔，可扩张冠脉，刺激血管平滑肌上 ATP 敏感性钾通道开放；可用于不能耐受β受体阻断剂的患者。③伊伐布雷定，通过选择性抑制窦房结起搏电流达到减慢心率的作用，延长心脏舒张期，改善冠脉灌注，主要用于β受体阻断剂疗效不佳或不能耐受者。

3. 治疗药物的选用

（1）稳定型心绞痛　心绞痛发作时，可选择迅速起效的短效硝酸酯类。硝酸甘油：首选，舌下含服，0.25～0.5mg/次，1～2分钟起效，不缓解者每5分钟重复给药1次，但15分钟内连续用药不超过3次，如仍不缓解需要立即就医；硝酸异山梨酯：舌下含服，5～10mg/次，2～5分钟起效，作用维持2～3小时。

长期治疗可选择口服长效硝酸酯类（硝酸异山梨酯和单硝酸异山梨酯）、β 受体阻断剂和 CCB，可单用也可联合用药。β 受体阻断剂能降低稳定型心绞痛患者出现心肌梗死的风险，应作为稳定型冠心病患者的初始治疗药物，一般倾向于使用选择性 β_1 受体阻断剂如美托洛尔、比索洛尔、阿替洛尔等，地尔硫䓬或维拉帕米可作为对 β 受体阻断剂有禁忌患者的替代治疗。抗血小板药物可降低稳定型心绞痛患者出现急性心肌梗死的风险，首选阿司匹林，推荐剂量范围为 75～150mg/d；如有禁忌或不能耐受者，可换用氯吡格雷作为替代治疗，维持剂量为 75mg/d。

（2）不稳定型心绞痛　此类患者多由于动脉粥样硬化斑块破裂形成血栓栓塞引起，因此多数患者应进行抗血小板、抗凝、调脂、改善心肌缺血、降低心肌耗氧等综合治疗。①硝酸酯类仅作为控制症状药物使用，其缓解作用不如稳定型心绞痛，但发作时仍可首先常规使用硝酸甘油舌下含服，如连续用药 3～4 次仍不缓解，应在监测血压下采用硝酸甘油或硝酸异山梨酯静脉给药，并启用中枢性镇痛药（如吗啡）以缓解疼痛，避免症状进一步加剧，必要时加用溶栓药。②缓解期抗血小板聚集药仍然首选阿司匹林，可显著降低心肌梗死及死亡风险。③不稳定型心绞痛患者抗凝药常选用普通肝素或低分子肝素，后者选择性高，疗效优于普通肝素，出血不良反应更少，使用方便。

对于改善预后的药物，无用药禁忌者均应首选口服阿司匹林；他汀类药物能有效降低 TC 和 LDL－C，从而降低冠心病心血管事件发生率和死亡率，只要无禁忌证，无论患者血脂水平如何，均应长期使用他汀类药物治疗；所有合并高血压、糖尿病、心力衰竭、心肌梗死后左心室功能不全的患者，推荐使用 ACEI 类。

思辨课堂

您觉得哪个药师工作做得更好？

某冠心病患者，女，55 岁，自述平时身体健康，之前一直自行使用硝酸甘油舌下含服控制心绞痛症状，最近一次体检时医生建议在非发作期规律使用改善预后的抗血小板药物，遂向药师咨询。药师 A 推荐选用阿司匹林肠溶片，理由是相比于普通片，肠溶片胃肠道不良反应小，且性价比高，目前临床应用广泛。药师 B 经详细询问发现患者年轻时使用布洛芬曾出现过轻度哮喘和皮肤过敏情况，因此推荐使用硫酸氢氯吡格雷，并耐心向患者解释布洛芬和阿司匹林属于同类药，使用阿司匹林可能造成严重过敏，而氯吡格雷除了疗效较好以外，其不良反应较少，临床常用于不能耐受阿司匹林患者的替代治疗，最后还向患者对比展示了两个药的说明书，特别对比说明了两药的禁忌证。您觉得哪个药师工作做得更好？

答案解析

（三）用药注意事项

1. 硝酸酯类　①硝酸酯类药物的不良反应包括扩血管导致面红、头痛、心慌等，常采用初始剂量减半的方式减轻，心慌严重患者也可与 β 受体阻断剂联合用药，产生协同作用。注意硝酸甘油小剂量使用时也有发生严重低血压的可能，尤其在直立体位服药时，因此舌下含服应尽可能取坐位，以免头晕而摔倒。②用药期间应注意保持足够的无药间隔期，一般每日 8～12 小时无硝酸酯或低硝酸酯浓度，可减少耐受性发生。如稳定型心绞痛患者可白天服药，夜间暂停；皮肤贴片白天敷贴，晚上除去。③硝酸甘油禁用于心肌梗死伴严重低血压和心动过速者。④使用治疗勃起功能障碍的药物西地那非时，24 小时内不可应用硝酸甘油等硝酸酯类药物，以避免引起低血压，甚至危及生命。

2. β 受体阻断剂　应用 β 受体阻断剂时应注意控制心率，目标为清醒静息时心率不低于 50 次/分。

伴严重心动过缓和高度房室传导阻滞、窦房结功能紊乱、明显支气管痉挛或支气管哮喘患者禁用β受体阻断剂。

3. CCB类　当稳定型心绞痛合并心力衰竭时，可选择单独使用长效二氢吡啶类CCB，如氨氯地平或非洛地平；也可将β受体阻断剂和长效二氢吡啶类CCB联用。联用时，β受体阻断剂可减轻二氢吡啶类CCB引起的反射性心动过速的不良反应。需注意的是，非二氢吡啶类CCB和β受体阻断剂的联用能使房室传导阻滞和心肌收缩力明显减弱，造成心脏过度抑制。

4. 抗血小板、抗凝药物　阿司匹林用于抗血栓形成时的主要不良反应是胃肠道反应、出血风险等；氯吡格雷主要用于冠脉支架植入术后长期抗凝或有阿司匹林禁忌的患者，起效快，主要不良反应是胃肠道反应。

🔊 关爱课堂

冠心病的健康教育

药师在进行药学服务时，除了对发作期所用药物加以指导外，还要强调在病情稳定期使用抗血小板、调脂等药物减缓疾病进展，改善预后及防止冠心病复发的重要性。药师应注意加强对冠心病患者进行健康教育，让患者养成良好的生活习惯。①保持良好心态，尽量避免不良情绪刺激；②寒冷季节注意保暖，减少户外活动；③增加粗纤维食物摄入，预防便秘；④积极治疗高血压、糖尿病、高脂血症等与冠心病相关疾病；⑤避免过饱，少食多餐，每顿六七分饱为宜；⑥其他：低盐、低糖、低胆固醇饮食，多吃水果和蔬菜，戒烟、限酒、控制体重等。

三、案例引学

（一）案例描述

患者，女，61岁。自述平时喜欢运动，确诊稳定型心绞痛2年，有支气管哮喘病史，无其他并发症和常见疾病，平时一直按医嘱急性发作时舌下含服硝酸甘油，缓解期每日一次规律使用阿司匹林肠溶片和阿托伐他汀钙片，病情控制比较稳定。近一个月因心绞痛频发，最多达每日5次，且发作后自服硝酸甘油舌下片效果不如以前而就诊。经询问，患者因近期准备参加社区组织的广场舞大赛，每日早、中、晚训练三次，考虑到每次训练完后有心脏发紧并轻度疼痛的感觉，希望用硝酸甘油预防冠心病发作，2个月前开始每日于跳舞训练前10分钟服用硝酸甘油，有时还一次服用3片。经心电图、胸部X线、超声心动图及冠脉造影等检查，没有发现冠心病加重的迹象。请分析原因并提出建议方案。

（二）案例解析

1. 原因分析　该患者首先排除稳定型心绞痛进展为急性冠脉综合征而导致药物疗效下降。主要考虑患者因为活动量加大，频繁使用硝酸甘油舌下含服用于预防心绞痛发作而出现的不良反应。研究发现硝酸甘油连续静脉滴注几个小时或大剂量口服连续用药数日即可出现快速耐受性，导致其疗效逐渐减弱甚至消失，即使加大剂量也无法达到预期缓解效果。

2. 建议方案　首先，由于患者已经出现耐受性，故需暂停使用硝酸甘油1~2周，可采用其他药物控制心绞痛发作症状，如中成药速效救心丸。综合考虑患者情况，为提高患者运动耐量，可采用β受体阻断剂，但考虑患者有支气管哮喘病史，所以禁用非选择β受体阻断剂，而应该使用选择性β₁受体阻断剂如美托洛尔。换药期间原方案中抗血小板药和调脂药需继续使用。1~2周待机体恢复对硝酸甘油敏感性后，急性发作时可恢复使用硝酸甘油，预防用药可采用长效硝酸酯类。

四、技能训练

（一）实训目的

1. 学会为冠心病患者制订药物治疗方案。
2. 学会正确推荐和介绍药品，提高对冠心病患者用药指导和咨询能力。
3. 养成严谨细致的工作态度和关爱生命的人文情怀。

（二）实训准备

冠心病合理用药的宣传资料（手册、宣传单等）、模拟训练所用冠心病相关治疗药物的药盒、说明书等。

（三）实训内容

学生分成两组，根据所学知识和以下案例中提供的信息及要求，经小组内充分讨论后进行模拟问病荐药训练，要求小组组内进行角色扮演，分别扮演药师、患者及患者家属等，根据推荐的治疗方案，进行用药指导和健康教育。

案例1　患者，男，57岁，患者半年前开始出现上楼梯时心前区疼痛，每次持续几十秒至几分钟不等，一般休息2分钟可缓解，每月发作2~3次，未用药控制。一个月前自觉上述症状加重，表现为每次在晨练或情绪激动时出现心前区疼痛，同时伴有左上肢疼痛，持续时间3~5分钟，每个月发作5~6次。请综合运用所学过的知识，分析该患者可能患有什么疾病？假如您的判断成立，在治疗方案上您觉得应该使用哪些药物？指导患者合理使用相关药物，耐心回答患者可能的用药咨询问题并向患者进行健康教育。

案例2　患者，男，63岁，半年前发现每次劳累后左胸骨后压榨性疼痛会反复发作，然后在3~5分钟内逐渐消失，经医院诊断结果为稳定型心绞痛伴二度房室传导阻滞，自述未规律用药，1个月前开始未有重体力劳动时也会出现左前胸呈阵发性疼痛，剧烈难忍，持续时间往往达30分钟，偶尔在睡眠中突然发作。请综合运用所学过的知识，分析该患者现在可能是哪种类型的冠心病？假如您的判断成立，在治疗方案上您觉得应该使用哪些药物？指导患者合理使用相关药物，耐心回答患者可能的用药咨询问题并向患者进行健康教育。

（四）实训评价

项目		分值	要求	得分
职业礼仪（15分）	仪态仪容	5分	1. 服饰整洁（药师着工作服）、仪表端庄、举止得体 2. 吐字清晰、声音适度	
	沟通礼仪	10分	1. 主动迎客、文明待客，使用恰当的语言迎送患者 2. 认真倾听患者诉求，采用恰当方式把话题引向正确的方向	
专业能力（65分）	询问基本信息、病情	15分	1. 询问年龄、性别、职业等信息 2. 询问主要症状、既往病史、家族史、遗传史等	
	询问用药及检查	5分	询问发病后有无做检查或者使用药物等	

项目		分值	要求	得分
专业能力 （65 分）	正确推荐冠心病治疗药物	25 分	根据患者的病情特点推荐治疗药物，介绍药品的适应证、用法用量等	
	用药指导和咨询	20 分	1. 指导患者合理安全服用药品，包括药品服用注意事项、药品不良反应、药物贮存等 2. 耐心回答患者用药咨询	
人文关怀 （20 分）		20 分	1. 关心患者，语言及行为上体现人文关怀 2. 对患者进行健康生活方式的宣教，包括健康饮食、生活注意要点等	
总计				

（五）实训思考

1. 冠心病患者使用抗血小板药阿司匹林时，应注意哪些问题？

2. 患者提出血脂检测结果正常，为什么要用降脂药，应如何解答？

参考答案

五、学习评价

（一）单项选择题

1. 某患者在家心绞痛急性发作时，下列哪种方法最恰当（　　　）

A. 硝酸甘油口服　　　　　　　　　　B. 硝酸甘油静脉

C. 硝酸甘油舌下含服　　　　　　　　D. 美托洛尔口服

E. 阿司匹林口服

2. 心绞痛发作的典型部位是（　　　）

A. 心尖区　　　　　　　　　　　　　B. 剑突下正中偏左

C. 胸骨体中段或上段之后　　　　　　D. 胸骨下段

E. 颈部

3. 下列符合典型稳定型心绞痛的特征是（　　　）

A. 胸痛多在夜间发作　　　　　　　　B. 疼痛持续时间多在 20 分钟以上

C. 疼痛时心电图提示 ST 段抬高　　　D. 疼痛伴血压下降

E. 发病与劳累或情绪激动相关

4. 有支气管哮喘病史的稳定型心绞痛患者不适宜使用的药物是（　　　）

A. 硝酸甘油　　　　　　　　　　　　B. 氨氯地平

C. 普萘洛尔　　　　　　　　　　　　D. 美托洛尔

E. 硝酸异山梨酯

5. 硝酸甘油舌下含服用于缓解心绞痛症状时，每次服用 1 ~ 2 片，不缓解者每 5 分钟重复给药 1 次，但 15 分钟内连续用药（　　　）

A. 不超过 2 次　　　　　　　　　　　B. 不超过 3 次

C. 不超过 4 次　　　　　　　　　　　D. 不超过 5 次

E. 按需使用，没有限制

（二）多项选择题

1. 硝酸酯类药物抗心绞痛的作用机制包括（　　）

A. 扩张冠脉，增加缺血区血液灌注，改善心脏供氧

B. 扩张外周静脉，减轻心脏前负荷，降低心肌耗氧量

C. 扩张外周动脉，减轻心脏后负荷，降低心肌耗氧量

D. 减慢心率，降低心肌耗氧量

E. 释放 NO，缓解疼痛

2. 硝酸甘油主要的不良反应有（　　）

A. 面色潮红　　　　　　　　B. 头痛　　　　　　　　C. 耐受性

D. 心慌　　　　　　　　　　E. 胃肠道反应

3. 冠心病患者可以使用的药物包括（　　）

A. 硝酸酯类　　　　　　　　　　　　　B. 抗血小板药

C. 调脂药物　　　　　　　　　　　　　D. β 受体阻断剂 + 非二氢吡啶类 CCB

E. β 受体阻断剂 + 二氢吡啶类 CCB

（三）案例分析题

患者，男，50 岁，因"阵发性心前区疼痛 1 个月，加重 3 日"入院，该患者 1 个月前因寒冷天气来临出现心前区压榨性疼痛，伴压迫紧缩感，无肩背反射痛，每次持续 2～3 分钟，每周发作 1～2 次，口服硝酸甘油后可缓解，3 日前，患者因心前区疼痛症状发作频繁至每日 1～2 次，为求进一步诊治入院。既往有高血压、高脂血症病史。入院检查：动态血压监测白天平均值 155/98mmHg，夜间平均值 145/95mmHg，心率平均 65 次/分，律齐，心脏各瓣膜区未闻及病理性杂音；心电图示窦性心率；血脂四项：TC 8.17mmol/L，TG 20.56mmol/L，HDL－C 1.53mmol/L，LDL－C 3.3mmol/L；冠脉造影显示左冠第六段纤维斑块，致管腔中度狭窄。入院诊断：冠心病不稳定型心绞痛；高血压；混合型高脂血症。

根据所学知识，该患者应如何用药？并向患者进行用药指导。

（郑小红）

项目 7　常见泌尿系统疾病的用药指导

习题

子项目 1　尿路感染的用药指导

PPT　　微课

一、学习目标

知识目标：

1. 掌握尿路感染治疗药物的类别、应用特点与用药注意事项。

2. 熟悉尿路感染治疗药物的选用与健康教育。

3. 了解尿路感染的分类和临床表现。

技能目标：

1. 能对尿路感染进行初步判断，并指导患者合理应用抗菌药物。

2. 能对尿路感染的预防和治疗提出合理的建议，保证患者用药安全有效。

素质目标：

1. 通过对尿路感染治疗药物的系统学习，培养学生细致严谨的工作作风和勇于创新的科学精神。

2. 通过小组合作完成尿路感染的问病荐药和用药指导，培养学生关爱生命的人文情怀。

二、基本知识

（一）概述

尿路感染是指由病原微生物引起的尿路急慢性炎症。最常见的病原体以革兰阴性杆菌为主，尤其是大肠埃希菌，其次是克雷伯菌、铜绿假单胞菌等以及革兰阳性球菌，也有可能是真菌、病毒、支原体、衣原体、滴虫等。通常以单一细菌多见，但复杂性尿路感染可见两种或两种以上细菌的混合感染，甚至可合并其他病原微生物如真菌感染，念珠菌是泌尿生殖道感染最常见的真菌。

与同龄男性比较，由于女性尿道解剖学特点及生理行为活动，使其更容易受到感染，因此尿路感染以女性多见，男性 50 岁以后由于前列腺增生发病率增高，男性尿路感染发生率也随之增高。

尿路感染常见诱因包括免疫功能下降、糖尿病、尿路梗阻（泌尿道结石、实质肿瘤等）、导尿管留置、尿路器械检查、女性妇科炎症、男性前列腺炎症等。感染途径通常由上行感染引起，约占尿路感染的 90% 以上。

1. 尿路感染分类　根据解剖学部位，尿路感染分为上尿路感染（主要是肾盂肾炎）和下尿路感染（主要是膀胱炎）；按临床表现分为单纯性尿路感染、复杂性尿路感染、反复发作性尿路感染、无症状性菌尿等。其中复杂性尿路感染是指尿路感染同时伴有获得性感染或者导致治疗失败风险的其他合并疾病，如合并尿路异物（结石）、尿路器质性梗阻或功能性梗阻，或伴有肾脏实质性病变等。反复发作性尿路感染指尿路感染 6 个月内发作 ≥2 次，或 1 年内发作 ≥3 次的尿路感染，又可分为复发和重新感染。复发是指尿路感染痊愈后 2 周内出现同一细菌的再次感染；重新感染是指尿路感染痊愈后再次出现新致病菌的感染或痊愈 2 周后出现原致病菌的再次感染。

2. 临床表现

（1）急性膀胱炎　起病急，主要表现为尿频、尿急、尿痛、排尿不畅、下腹痛等膀胱刺激症状，一般无全身症状。尿液常浑浊，约 30% 患者可有血尿。体温正常或低热。

（2）急性肾盂肾炎　除尿频、尿急、尿痛等膀胱刺激征以外，常有腰痛和全身症状，如寒战、高热、恶心、呕吐、全身酸痛等，查体可发现肋脊角压痛及肾区叩痛。

（3）慢性肾盂肾炎　膀胱刺激征及全身症状不明显，多数有急性肾盂肾炎病史，反复发作、迁延不愈而合并肾小管损伤，表现为夜尿增多、低比重尿等。

（4）无症状性菌尿　患者尿标本中有一定数量的细菌，但患者无任何尿路感染的症状或体征。女性患者尿细菌培养菌落计数 $\geq10^5$ CFU/ml；男性菌落计数 $\geq10^3$ CFU/ml；男性或女性导尿标本菌落计数 $\geq10^2$ CFU/ml 可诊断为无症状性菌尿。

（5）复杂性尿路感染　不同患者表现差异较大，部分患者可表现为无症状性菌尿；部分患者表现为尿频、尿急、尿痛、排尿困难、发热、腰痛和肾区叩击痛；严重者可出现肾乳头坏死、尿脓毒症、肾功能损伤等。

（二）药物治疗

1. 药物治疗原则 去除诱因、控制症状、防止复发：①根据药敏试验结果选择治疗药物，在药敏试验结果出来前，首选对革兰阴性杆菌敏感的抗菌药。②根据尿路感染部位、严重程度，选择适宜的抗菌药物品种、给药途径、剂量、给药频次及疗程。③一般情况下，选择在尿中浓度高、肾毒性小的药物；肾盂肾炎时宜选择血中、尿中浓度都高的药物。④使用抗菌药物时注意不同酸碱度对抗菌药物活性和不良反应的影响。

2. 常用药物简介 目前常用药物包括β内酰胺类、氨基糖苷类、喹诺酮类、磺胺类、呋喃妥因类、抗真菌药等。

（1）β内酰胺类 为繁殖期杀菌剂，常用品种包括广谱半合成青霉素类，如阿莫西林、氨苄西林；抗铜绿假单胞菌青霉素类，如哌拉西林、美洛西林、磺苄西林等；头孢菌素类，如头孢孟多、头孢克洛、头孢呋辛、头孢曲松、头孢哌酮、头孢克肟等。β内酰胺类抗菌药物主要不良反应为过敏反应。

（2）氨基糖苷类 为静止期杀菌剂，对需氧革兰阴性菌有强大的静止期杀菌作用，包括链霉素、萘替米星、阿米卡星、妥布霉素等。氨基糖苷类抗菌药物不良反应包括肾毒性、耳毒性、神经－肌肉阻滞、过敏反应等。

（3）喹诺酮类 为广谱抗菌药，对革兰阴性菌具有强大的杀菌作用，且与其他抗菌药无交叉耐药性。常用品种包括氧氟沙星、左氧氟沙星、诺氟沙星、环丙沙星、司帕沙星、莫西沙星等。不良反应有胃肠道刺激、神经系统反应、皮肤光敏反应、软骨损害、跟腱炎等。

（4）磺胺类 为广谱慢效抑菌剂，单独用药细菌易耐药，常与二氢叶酸还原酶抑制剂甲氧苄啶合用，增强抗菌效果，如复方磺胺甲噁唑（磺胺甲噁唑 400mg 和甲氧苄啶 80mg）。磺胺类药物的不良反应包括肾损害、胃肠道刺激、过敏反应、抑制骨髓造血、神经系统反应等。

（5）其他 常用的有碳青霉烯类，如亚胺培南－西司他丁、美罗培南、厄他培南等；硝基呋喃类，如呋喃妥因；万古霉素类；β内酰胺酶抑制剂，如克拉维酸、舒巴坦等；抗真菌药，如氟康唑、氟胞嘧啶、两性霉素 B 等。

3. 治疗药物的选用

（1）急性膀胱炎 轻、中度患者或初始经验治疗，在结合患者具体情况下可选用广谱青霉素类、头孢菌素类、喹诺酮类、磺胺类等广谱抗菌药，任选一种药物连续使用 3 日，约 90% 的患者可治愈。停用抗菌药物 7 日后进行尿细菌定量培养。对于老年患者、妊娠期妇女、糖尿病患者、免疫力低下及男性患者，不适宜使用单一药物短程疗法，推荐使用长疗程治疗并定期进行尿细菌培养复查。

（2）急性肾盂肾炎 病情较轻者，可视患者年龄、病史、过敏史等情况选择喹诺酮类、半合成青霉素类、头孢菌素类等进行口服给药。病情严重者，需静脉给药治疗，常用药物包括头孢菌素类、氨基糖苷类、喹诺酮类药物等，必要时可联合用药。如果尿培养结果提示有革兰阳性菌，可选用青霉素类＋β内酰胺酶抑制剂，患者体温恢复至正常 3 日后由静脉给药改为口服给药，完成 14 日疗程。如果药敏试验结果为耐甲氧西林的金黄色葡萄球菌感染，则考虑选用万古霉素治疗，但应注意监测血药浓度及肾功能，总疗程为 14～21 日。

（3）慢性肾盂肾炎 关键是确定反复发作原因，积极去除诱因，急性发作期治疗与急性肾盂肾炎相似。

（4）无症状性菌尿 一般女性绝经前、未孕女性、糖尿病、留置导尿管患者、老年人、儿童的无症状性菌尿不需特殊治疗。妊娠期女性应考虑口服安全性较高的抗菌药物短期治疗，如阿莫西林、头孢氨苄、第三代头孢菌素等单药治疗 3 ～ 7 日，药物治疗结束后注意复查。

（5）反复发作性尿路感染 包括复发和重新感染。①复发患者，多提示为复杂性尿路感染，在给予抗菌药物治疗的同时，注意排除有无相应诱发因素，必要时采取外科手术方式去除。抗菌药物使用疗程不少于 6 周，反复发作者，需要进行长疗程低剂量抑菌治疗，如复方磺胺甲噁唑或呋喃妥因，低剂量持续服用一年以上，60% 患者尿菌可转阴。②重新感染患者，通常尿路结构和功能正常，急性期治疗方法与首发治疗相同；在发作间歇期注意尿路感染的预防，预防用药时机为急性发作治疗 1 ～ 2 周，尿培养阴性后开始低剂量、长疗程抗菌药物预防治疗。

（6）复杂性尿路感染 单纯抗菌药物治疗很难治愈，应同时积极处理尿路梗阻、肾脏实质病变、糖尿病等基础疾病或诱因。

创新课堂

中医中药联合治疗——反复发作性尿路感染治疗的新思路

对于反复发作的尿路感染，不管是复发还是重新感染，西药治疗都需要采用抗菌药物进行长疗程治疗。抗菌药物的长期使用，一方面可能导致体内菌群失调，造成二重感染概率增大；另一方面，在与抗菌药物的长期接触中，细菌容易产生耐药性。

研究发现，传统抗菌药物联合中药或中成药（如宁泌泰胶囊、热淋清胶囊、濯淋颗粒、血尿胺胶囊、泌淋清胶囊等）不仅可以减少抗菌药物用量和不良反应，还可显著降低尿路感染复发率。此外，艾灸、针刺、穴位敷贴等中医疗法在缓解疾病症状、提高生活质量等方面也具有良好的应用前景。中医中药联合治疗为反复发作的尿路感染治疗提供了新思路。

（三）用药注意事项

1. 注意不同抗菌药物给药频次 β 内酰胺类药物多为时间依赖性抗菌药物，除半衰期较长的头孢曲松外，大多数需要一日多次给药。氨基糖苷类、喹诺酮类等为浓度依赖性抗菌药物，药物浓度越高，抗菌效果越好，大多品种为一日一次给药即可。

2. 注意不同抗菌药物的不良反应 β 内酰胺类安全性较高，但容易引发过敏反应，甚至出现过敏性休克，用药前应询问过敏史，必要时进行皮试。第一代和第二代头孢菌素大剂量使用可出现肾毒性，尤其在与氨基糖苷类合用时应注意监测肾功能。头孢菌素类药物服药期间饮酒或食用含酒精的药品、食品、饮料等可出现双硫仑样反应，表现为面部潮红、头痛、恶心、呕吐、视物模糊、血压下降、心率加快、胸闷、呼吸困难等症状。氨基糖苷类抗菌药在肾皮质高浓度蓄积，可能损害肾脏，用药前需评估肾功能，在用药期间应定期检查肾功能，如出现管型尿、蛋白尿、血清尿素氮、肌酐升高、尿量减少（每8 小时少于 240ml）等现象应立即停药。

3. 注意不同尿路感染治疗的疗程 对于急性单纯性下尿路感染，一般疗程为 3 ～ 7 日；急性肾盂肾炎，疗程一般为 2 周；反复发作性尿路感染，应根据患者具体情况进行长期的抗菌治疗。

4. 注意不同类型尿路感染选择合适的给药途径 上尿路感染病情严重者，首先采用静脉给药，病情缓解后可视情况改为口服给药。下尿路感染，多采用口服给药，若患者不能口服或不能耐受口服、口服给药治疗依从性差、所选药物无口服剂型等可考虑注射给药。对氟康唑耐药念珠菌导致的膀胱炎，可采用膀胱灌注两性霉素 B。

5. 注意不同酸碱性对抗菌药物活性及不良反应的影响 氨基糖苷类药物本身为有机碱，在碱性环境下抗菌活性增强；磺胺类药物及其乙酰化代谢产物在尿中溶解度低，尤其在酸性尿液中容易结晶析出，损害肾脏，可同服碳酸氢钠碱化体液。

📱 关爱课堂

尿路感染的健康教育

尿路感染与患者尤其是女性患者的生理结构和生活习惯关系密切，药师在进行药学服务时提醒女性患者注意保持外阴清洁，尤其是妊娠期、月经期、产褥期更应注意卫生，勤洗澡，洗澡时尽量用淋浴，勤换内裤，保持内裤干燥。

此外，对于所有尿路感染的患者，药师还应该注意提醒患者清淡饮食并保持充足的饮水量，推荐每日饮水量大于2000ml，充足的尿量可起到冲洗尿道、促进细菌及其毒素排出的作用。平时有尿意时及时排尿，晚上睡前排空膀胱，注意不要憋尿。

三、案例引学

（一）案例描述

患者，女，45岁，主诉一年前因尿频、尿急、尿痛、发热及腰痛，医院诊断为急性肾盂肾炎，医生给予抗感染治疗2周，病情好转，尿菌阴性。半年前开始发现尿路感染症状，反复发作达3次，此次就诊除尿频、尿急、尿痛症状以外，尿常规显示尿蛋白（＋）、尿白细胞（＋＋），尿培养细菌数≥10^5 CFU/ml；经静脉肾盂造影显示尿路结石，妇科检查无异常，其他检查均正常。请分析该患者复发的原因并推荐治疗方案。

（二）案例解析

1. 原因分析　泌尿道结石、肿瘤等是尿路感染的常见诱因和危险因素，初次发病时因感染症状较轻，容易造成漏诊，是造成尿路感染反复发作的常见原因。

2. 治疗方案　对抗菌药物治疗后复发的患者，急性期应根据药敏试验结果进行常规不低于6周的抗菌药物治疗，症状控制的同时还应积极去除尿路结石。

四、技能训练

（一）实训目的

1. 熟悉常见尿路感染的主要临床表现。
2. 学会正确推荐和介绍药品，提高对尿路感染患者用药指导和咨询能力。
3. 养成严谨细致的工作态度和关爱生命的人文情怀。

（二）实训准备

抗菌药物合理用药的宣传资料（手册、宣传单等）、模拟训练所用抗菌药物的药盒等。

（三）实训内容

学生分组，组内角色扮演，分别扮演药师、患者及患者家属等，根据所学知识和以下案例中提供的信息模拟问病荐药，得出可能的诊断，推荐合适的治疗药物，并进行用药指导和健康教育。

案例1　患者，女，35岁。发病时有尿频、尿急、尿痛等尿路刺激征及发热、腰痛、肾区叩击痛等表现。尿常规检查：尿略浑浊，白细胞（＋＋），细菌学检查：中段尿培养细菌数≥10^5CFU/ml。

案例2　患者，女，65岁。因"反复尿频、尿急5年，复发加重3日"就诊。患者自述初发时有明显尿痛，以后每次发作时仅有尿频、尿急，有时伴有恶寒、发热、腰痛、尿道灼热感，此次就诊时，血常规：WBC $11.2×10^9$/L；尿常规：尿蛋白（＋）；中段尿培养细菌数≥10^5CFU/ml。

（四）实训评价

项目		分值	要求	得分
职业礼仪 （15分）	仪态仪容	5分	1. 服饰整洁（药师着工作服）、仪表端庄、举止得体 2. 吐字清晰、声音适度	
	沟通礼仪	10分	1. 主动迎客、文明待客，使用正确的语言送客 2. 认真倾听患者诉求，采用恰当方式把话题引向正确的方向	
专业能力 （65分）	询问基本信息、病情	15分	1. 询问年龄、婚否、生活习惯等信息 2. 询问主要症状、既往病史、过敏史等	
	询问用药及检查	5分	询问发病后有无做检查或者使用药物等	
	正确推荐治疗药物	25分	根据患者的病情特点推荐治疗药物，介绍药品的适应证、用法用量等	
	用药指导	20分	指导患者合理安全服用抗菌药，包括药品服用注意事项、药品不良反应、药物贮存等	
人文关怀 （20分）		20分	1. 关心患者，语言及行为上体现人文关怀 2. 对患者进行健康生活方式的宣教，包括生活注意要点等	
总计				

（五）实训思考

1. 导致尿路感染反复发作的常见原因有哪些？

2. 在选择抗菌药物品种时应考虑哪些因素？

五、学习评价

（一）单项选择题

1. 尿路感染的主要途径是（　　　）

A. 血行感染　　　　　　B. 上行感染　　　　　　C. 下行感染

D. 淋巴感染　　　　　　E. 周围组织感染蔓延

2. 尿路感染最常见的病原体是（　　　）

A. 真菌　　　　　　　　B. 病毒　　　　　　　　C. 革兰阴性杆菌

D. 革兰阳性球菌　　　　E. 滴虫

3. 尿路感染时，下列哪种情况常采用单一药物短程治疗（　　　）

A. 急性膀胱炎　　　　　B. 急性肾盂肾炎　　　　C. 慢性肾盂肾炎

D. 复杂性尿路感染　　　E. 反复发作的尿路感染

参考答案

（二）多项选择题

1. 急性膀胱炎的临床表现包括（　　　）

A. 尿频、尿急、尿痛　　　B. 排尿不畅、下腹疼痛　　　C. 尿液浑浊

D. 可有血尿　　　E. 体温正常或低热

2. 尿路感染药物治疗原则包括（　　　）

A. 根据药敏试验结果选择药物

B. 首选对革兰阴性杆菌敏感的抗菌药

C. 一般选择尿中浓度高、肾毒性小的药物

D. 肾盂肾炎时选择血中、尿中浓度都高的药物

E. 使用抗菌药物时注意不同酸碱度对抗菌药物活性和不良反应的影响

3. 治疗尿路感染的常见抗菌药物包括（　　　）

A. 半合成青霉素类　　　B. 头孢菌素类　　　C. 磺胺类

D. 喹诺酮类　　　E. 硝基呋喃类

（三）案例分析题

患者，女，35岁，已婚。因尿频、尿急、尿痛、发热、畏寒3日就诊。经了解，患者每日排尿10次以上，每次量不多，并伴有腰痛及下腹胀痛。平时身体健康，无特殊病史。查体，体温39.0℃，心率100次/分，血压110/85mmHg，腹软，肝脾未触及，双肾区叩击痛。血常规检查：RBC 4.5×10^{12}/L，Hb 120g/L，WBC 12.5×10^{9}/L。尿常规：尿略浑浊，白细胞（＋＋＋），红细胞（＋），白细胞管型少许，中段尿培养细菌数$\geqslant 10^{5}$CFU/ml。临床诊断为急性肾盂肾炎。

根据所学知识，您觉得该患者应该如何进行药物治疗？并向患者进行用药指导。

（郑小红）

子项目2　良性前列腺增生的用药指导

PPT

一、学习目标

知识目标：

1. 掌握良性前列腺增生治疗药物的类别、应用特点与用药注意事项。

2. 熟悉良性前列腺增生治疗药物的选用与健康教育。

3. 了解良性前列腺增生的临床表现。

技能目标：

1. 能对良性前列腺增生进行初步判断，并指导患者合理应用药物。

2. 能对良性前列腺增生的治疗提出合理的建议，保证患者用药安全有效。

素质目标：

1. 通过对良性前列腺增生治疗药物的系统学习，培养学生关爱生命的人文情怀。

2. 通过小组合作完成良性前列腺增生的问病荐药和用药指导，培养学生严谨细致的工作态度和协同共进的团队精神。

二、基本知识

（一）概述

良性前列腺增生（benign prostatic hyperplasia，BPH）是一种与年龄相关的缓慢进展性疾病，简称前列腺增生。60 岁发病率大于 50%，80 岁发病率达 83%。BPH 是引起中老年男性排尿障碍原因中最常见的疾病，虽然疾病本身为良性病变，但严重影响生活质量，患者症状缓解愿望迫切。目前为止，该病确切病因及发病机制尚不明确，组织学上表现为前列腺间质和腺体成分增生；解剖学上表现为前列腺体积增大；尿动力学上表现为膀胱出口梗阻；临床症状上以下尿路症状为主。

前列腺增生的临床表现分为储尿期、排尿期和排尿后症状及相关并发症。储尿期症状主要表现为尿频、尿急、尿失禁及夜尿增多等，其中夜尿增多是最困扰患者的症状，可致睡眠障碍、跌倒等老年综合征的发生；排尿期症状包括排尿踌躇、排尿困难及间断排尿等；排尿后症状包括排尿不尽、尿后滴沥等。

诊断 BPH 需要根据临床症状、体格检查、影像学检查（前列腺 B 超）和血清前列腺特异性抗原（prostatic specific antigen，PSA）等指标综合判断。症状评估目前主要根据国际前列腺症状评分表（international prostatic symptoms score，IPSS），得分越高，患者生活质量越差。通常轻度（IPSS≤7 分）或中度（IPSS 为 8~19 分），但生活质量未受到明显影响者可随访观察。随着患者年龄增加，BPH 可逐渐进展导致生活质量进一步下降，甚至导致肾功能不全、尿路感染、血尿、膀胱结石等，后期通常需要接受外科干预。

（二）药物治疗

1. 药物治疗原则　BPH 的药物治疗首先应明确治疗指征，排除前列腺癌、前列腺炎、神经源性紊乱等类似疾病。根据患者临床症状选择治疗药物种类，起始单一药物或联合治疗；药物治疗短期目标是缓解临床症状，长期目标是延缓疾病进展，预防并发症，提高患者生活质量。

2. 常用药物简介　目前常用治疗药物包括 α_1 受体阻断剂、5α 还原酶抑制剂、M 受体阻断剂、中药植物制剂类等（表 3-7-1）。

表 3-7-1　常用良性前列腺增生治疗药物

种类	代表药物	作用机制	适应证	不良反应
α_1 受体阻断剂	选择性 α_1 受体阻断剂：多沙唑嗪、特拉唑嗪、阿夫唑嗪 高选择性 α_1 受体阻断剂：坦索罗辛、赛洛多辛等	阻滞位于前列腺和膀胱颈部平滑肌细胞表面的 α_1 受体，减轻前列腺张力，缓解膀胱出口动力梗阻，改善排尿症状	下尿路症状缓解愿望迫切患者	头痛、头晕、嗜睡、心悸、心动过速、眩晕、乏力、困倦和体位性低血压等
5α 还原酶抑制剂	非那雄胺 度他雄胺	通过抑制 5α 还原酶，从而抑制体内睾酮转化为有活性的双氢睾酮，使前列腺体积缩小，改善排尿症状	前列腺体积增大患者	男性勃起功能障碍、性欲下降、射精障碍、男性乳房发育、乳腺触痛、皮疹等

续表

种类	代表药物	作用机制	适应证	不良反应
M 受体阻断剂	奥昔布宁 托特罗定 索利那新	选择性作用于逼尿肌和膀胱的 M 受体，阻断乙酰胆碱介导的逼尿肌收缩，抑制逼尿肌不自主收缩，改善膀胱储尿功能	以尿频、尿急等储尿期症状为主的患者	口干、头晕、便秘、排尿困难和视物模糊等
中药植物制剂类	锯叶棕 普适泰	未明	良性前列腺增生，慢性、非细菌性前列腺炎	未明

3. 治疗药物的选用　采用单一药物治疗或联合治疗应充分考虑疾病临床进展危险性、患者意愿、经济状况等。

（1）单一药物治疗　α_1 受体阻断剂起效快，治疗数小时至数日后即可改善症状，不影响前列腺体积和血清 PSA 水平，IPSS 评分在持续用药 4～6 周后有明显降低；缺点在于不能减少急性尿潴留的发生。目前推荐 IPSS 在 19 分以下的轻、中度患者，单用 α_1 受体阻断剂作为初始治疗。

5α 还原酶抑制剂适用于前列腺体积增大的患者，长期服用可降低血清 PSA 水平，减少急性尿潴留发生和需要手术治疗风险，延缓疾病进展；缺点在于起效时间相对较慢，一般持续使用 6～12 个月可获得最大疗效。

（2）联合用药　IPSS 评分≥20 分、前列腺体积 >40ml 和（或）单一药物治疗效果不佳者可考虑联合用药。α_1 受体阻断剂与 5α 还原酶抑制剂长期（1 年以上）联合用药可产生协同作用，既可快速改善症状，同时能预防疾病进展，特别适用于有进展风险患者的长期治疗，但注意联合用药时不良反应也可能增加。在缩小前列腺体积方面，联合治疗与单用 5α 还原酶抑制剂效果相似。对于单用 α_1 受体阻断剂储尿期症状改善不明显患者，加用 M 受体阻断剂，可显著改善尿频、尿急和夜尿等症状，联合治疗疗程为 4～12 周。

（三）用药注意事项

1. α_1 受体阻断剂　老年人、合并心血管疾病或同时服用血管活性药物的患者使用 α_1 受体阻断剂容易发生体位性低血压。防治方法：初始治疗或停药后重新治疗，均宜从小剂量开始，缓慢增加剂量；服药后避免突然改变体位，推荐睡前服药；用药期间如出现体位性低血压，应立即减量、停药或更换药物，换药时可考虑使用坦索罗辛、赛洛多辛等心血管风险较低的高选择性 α_1 受体阻断剂。

2. 5α 还原酶抑制剂　该类药物需长时间使用以控制前列腺体积，其作用是可逆的，停药后其前列腺体积和血浆双氢睾酮水平可回升，建议进行长期维持治疗。

3. M 受体阻断剂　该类药物治疗过程中，可能出现急性尿潴留，应注意随访残余尿量变化，逼尿肌收缩无力者禁用，尿潴留、重症肌无力、闭角型青光眼等患者禁用。

📖 **关爱课堂** ⋯⋯⋯⋯⋯⋯⋯⋯⋯⋯⋯⋯⋯⋯⋯⋯⋯⋯⋯⋯⋯⋯⋯⋯⋯⋯⋯⋯⋯⋯⋯⋯⋯⋯⋯⋯⋯⋯

良性前列腺增生的健康教育

基于良性前列腺增生是一种进展性疾病，因此无论是否采用药物治疗，均需提醒患者按时随访。随访时间建议是开始观察等待治疗或开始服药后 6 个月进行第 1 次随访，此后每年随访 1 次，随访内容包括 IPSS 评分、尿流率检查和残余尿量测定；可选择每年 1 次直肠指诊和血清 PSA 测定。

指导患者在药物治疗期间同时注意行为治疗，包括：避免睡前大量饮水；减少摄入含咖啡因、酒精等饮料；以坐位排尿代替站立排尿；"二次排尿"有助于排空膀胱。此外，还应注意提醒患者保证营养充足、避免久坐、避免憋尿、戒烟限酒、禁食辛辣及寒凉食物、适度运动等。

三、案例引学

（一）案例描述

患者，男，62 岁。尿频、尿急两年，未用药物治疗，5 日前除白天尿频、尿急外出现不明原因夜尿增多，每晚 3~4 次。体格检查：腹平软、无压痛及反跳痛，双肾区无叩痛，双侧输尿管径无触痛点，尿道外口无异位、无分泌物，外生殖器发育正常。IPSS 评分 15 分。辅助检查：血清 PSA 6.46ng/ml，B 超显示前列腺左右径 3.2cm，前后径 3.4cm，上下径 4.8cm，形态饱满、边界清楚。诊断为良性前列腺增生。请根据患者情况推荐药物治疗方案。

（二）案例解析

该患者诊断结果为良性前列腺增生，IPSS 评分为 15 分，目前属于中度下尿路症状患者，由于夜尿增多，影响其生活质量，可考虑开始药物治疗。①推荐首选 α_1 受体阻断剂单药治疗改善症状，如夜尿问题改善不明显，可加用 M 受体阻断剂，联合治疗疗程为 4~12 周。②考虑患者血清 PSA 水平升高，应联合 5α 还原酶抑制剂进行长期治疗，以降低血清 PSA 水平，减少急性尿潴留发生和需要手术治疗风险。③用药指导时注意提醒患者首次用药后 6 个月随访，以后每年随访 1 次，必要时采用外科手术治疗。

四、技能训练

（一）实训目的

1. 学会为良性前列腺增生患者制订药物治疗方案。
2. 学会正确推荐和介绍药品，提高对良性前列腺增生患者用药指导和咨询能力。
3. 养成严谨细致的工作态度和关爱生命的人文情怀。

（二）实训准备

前列腺增生合理用药的宣传资料（手册、宣传单等）、模拟训练所用的药盒等。

（三）实训内容

学生分组，组内角色扮演，分别扮演药师、患者及患者家属等，根据所学知识和以下案例中提供的信息模拟问病荐药，推荐合适的治疗药物，并进行用药指导和健康教育。

案例 1 患者，男，82 岁。青光眼 10 年，平时一直使用毛果芸香碱滴眼治疗。因"尿频、尿急、尿痛逐渐加重"就诊。IPSS 评分 17 分，查体：血压 135/87mmHg，双肾区无叩痛，尿道口稍红肿、无分泌物；辅助检查：血清 PSA 0.78ng/ml；B 超检查：前列腺增生，双肾输尿管及膀胱未见明显异常，无其他病史。诊断结果为良性前列腺增生。

案例 2 患者，男，60 岁。高血压病史 15 年，平时一直服用氨氯地平降压。进行性加重排尿困难 5 年，主要表现为尿频、尿急、尿痛、尿线变细、尿滴沥和夜尿增多，每晚 3~5 次，每次尿量很少，无肉眼可见血尿。IPSS 评分 9 分；辅助检查：血清 PSA 5.35ng/ml，B 超检查：前列腺左右对称，包膜完整，形态饱满，体积增大，前列腺大小 3.2cm×4.7cm×5.3cm，无其他病史。诊断结果为良性前列腺增生。

（四）实训评价

项目		分值	要求	得分
职业礼仪 （15分）	仪态仪容	5分	1. 服饰整洁（药师着工作服）、仪表端庄、举止得体 2. 吐字清晰、声音适度	
	沟通礼仪	10分	1. 主动迎客、文明待客、使用正确的语言送客 2. 认真倾听患者诉求，采用恰当方式把话题引向正确的方向	
专业能力 （65分）	询问基本信息、病情	15分	1. 询问年龄、性别、职业等信息 2. 询问下尿路症状持续时间、既往病史、合并症等	
	询问用药及检查	5分	询问发病后有无做检查或者使用药物等	
	正确推荐药物	25分	根据前列腺增生患者的病情特点推荐治疗药物，介绍药品的适应证、用法用量等	
	用药指导	20分	指导患者合理安全服用前列腺增生治疗药物，包括药品服用注意事项、药品不良反应、药物贮存等	
人文关怀 （20分）		20分	1. 关心患者，语言及行为上体现人文关怀 2. 对患者进行健康生活方式的宣教，包括健康饮食、生活注意要点等	
总计				

（五）实训思考

1. 如何根据前列腺增生患者临床表现选择合适的药物治疗方案？

2. 如何解答患者关于前列腺增生是否需要手术问题咨询？

五、学习评价

（一）单项选择题

1. 前列腺体积增大患者适合选择以下哪种药物治疗（　　）

A. α_1 受体阻断剂　　　　　B. 5α 还原酶抑制剂　　　　　C. M 受体阻断剂

D. 去氨加压素　　　　　E. 中药植物制剂

2. 缓解下尿路症状首先考虑以下哪种药物（　　）

A. α_1 受体阻断剂　　　　　　　　　　B. 5α 还原酶抑制剂

C. α_1 受体阻断剂 + 5α 还原酶抑制剂　　　　D. M 受体阻断剂

E. α_1 受体阻断剂 + M 受体阻断剂

3. 一般 IPSS 评分大于等于多少可以采用联合用药（　　）

A. 8　　　　　　　　　B. 15　　　　　　　　　C. 20

D. 25　　　　　　　　　E. 30

（二）多项选择题

1. 下列可用于良性前列腺增生的药物是（　　）

A. 特拉唑嗪　　　　　　B. 多沙唑嗪　　　　　　C. 非那雄胺

D. 索利那新　　　　　　E. 托特罗定

参考答案

2. α₁受体阻断剂的常见不良反应包括（　　　）

A. 头痛、头晕、嗜睡　　　　　　　　　　B. 心悸、心动过速

C. 男性乳房发育　　　　　　　　　　　　D. 视物模糊

E. 体位性低血压

3. 体位性低血压防治方法包括（　　　）

A. 小剂量开始，缓慢增加剂量　　　　　　B. 首剂加倍

C. 服药后避免改变体位　　　　　　　　　D. 睡前服药

E. 出现后应减量或停药

（三）案例分析题

患者，男，70 岁，因"尿频、尿急、排尿不尽感 3 日"就诊，查体：无压痛及反跳痛，双肾区无叩痛，IPSS 评分 18 分。肛门指诊 1 度增生，B 超显示前列腺轻度增生，腺体包膜完整、规则，临床诊断结果为：良性前列腺增生。医生处方如下：特拉唑嗪 2mg，1 次/日；非那雄胺 5mg，1 次/日；索利那新 5mg，2 次/日。

根据所学知识，判断该患者是否需要联合用药并简述理由。

（郑小红）

项目 8　常见内分泌及代谢性疾病的用药指导

习题

子项目 1　糖尿病的用药指导

PPT　　微课

一、学习目标

知识目标：

1. 掌握糖尿病治疗药物的类别、应用特点与用药注意事项。

2. 熟悉糖尿病治疗药物的选用与健康教育。

3. 了解糖尿病的分类与临床表现。

技能目标：

1. 能判断不同类型的糖尿病，并指导患者合理应用药物。

2. 能对糖尿病的治疗和预防提出合理的建议，保证患者用药安全有效。

素质目标：

1. 通过对糖尿病治疗药物的系统学习，培养学生严谨规范的工作态度和严守药律的法规意识。

2. 通过小组合作完成糖尿病的问病荐药和用药指导，培养学生关爱生命的人文情怀。

二、基本知识

（一）概述

糖尿病（diabetes mellitus，DM）是由于胰岛素分泌不足和（或）胰岛素作用缺陷所导致的，以高血糖为特征，同时伴有糖、脂肪和蛋白质代谢失衡的一种慢性代谢性疾病。随着城市化进程加速、人口老龄化等，近年来我国成人糖尿病患病率已高达11.9%，且发病呈年轻化趋势。其中，男性患病率高于女性，城市高于农村，各民族患病差异较大，肥胖和超重患者比例明显增加。

1. 糖尿病分类 世界卫生组织（WHO）将糖尿病分为四种类型，即1型糖尿病（T1DM）、2型糖尿病（T2DM）、妊娠期糖尿病（GDM）及特殊类型糖尿病，以前两者多见，其中T2DM占90%以上（表3-8-1）。

表3-8-1 1型糖尿病与2型糖尿病区别

类别	T1DM	T2DM
发病原因	胰岛B细胞破坏，导致胰岛素绝对缺乏	胰岛素抵抗、胰岛B细胞功能缺陷导致胰岛素分泌相对不足
发病年龄	多发生于儿童及青少年，<30岁	发病年龄较大
起病方式	起病急	起病缓慢、隐匿
体型	多正常或消瘦	多肥胖或超重
"三多一少"症状	典型	不典型或无症状
酮症酸中毒	易发生	不易发生
治疗	终身应用胰岛素替代治疗	生活方式调整、口服或注射类降糖药

妊娠期糖尿病是指妊娠过程中所发生的糖代谢异常。特殊类型糖尿病是指由遗传缺陷、胰腺病变、内分泌疾病（库欣综合征、甲状腺功能亢进、肢端肥大症等）、感染、糖皮质激素等药物导致的糖尿病。

2. 临床表现 糖尿病患者具有典型的"三多一少"症状，即多饮、多尿、多食、消瘦，当出现酮症或酮症酸中毒时症状更为明显。

病情严重或应激状态下可出现急性并发症，主要包括糖尿病酮症酸中毒和高渗性高血糖状态，处理不当可导致昏迷甚至死亡。持续高血糖可导致各组织器官出现慢性损伤及功能障碍，引起慢性并发症，如糖尿病肾病、视网膜病变、神经病变、下肢动脉病变、糖尿病足等。

3. 诊断标准 糖尿病的诊断以空腹血糖、随机血糖、口服糖耐量试验（OGTT）及糖化血红蛋白（HbA1c）为主要指标（表3-8-2）。

表3-8-2 糖尿病诊断标准

诊断标准	静脉血浆葡萄糖或HbA1c水平
1. 典型糖尿病症状（多饮、多尿、多食、不明原因体重下降）伴有	
（1）随机血糖（不考虑上次用餐时间，一天中任意时间的血糖）	≥11.1mmol/L
（2）或空腹血糖（至少8小时没有进食）	≥7.0mmol/L
（3）或葡萄糖负荷后2h血糖	≥11.1mmol/L
（4）或糖化血红蛋白HbA1c	≥6.5%
2. 无典型糖尿病症状者，需另日重复检查明确诊断	

（二）药物治疗

1. 治疗原则 糖尿病的治疗应遵循综合治疗的原则，包括饮食控制、运动治疗、血糖监测、糖尿病教育及药物治疗。进行药物治疗时应根据患者的年龄、病程、血糖水平、并发症及用药依从性等确定个体化的血糖控制目标及用药方案，达到提高生存质量，延长预期寿命的目的。

2. 常用药物简介

（1）胰岛素　根据作用特点可分为速效、短效、中效、长效、超长效、预混胰岛素及双相胰岛素类似物。常用胰岛素制剂及用法用量见表3-8-3。

表3-8-3　常用胰岛素制剂

种类	代表药物	起效时间	维持时间（h）	用法用量
速效胰岛素类似物	赖脯胰岛素、门冬胰岛素、谷赖胰岛素	10~15分钟	4~6	餐前即刻皮下注射，3次/日
短效胰岛素	普通胰岛素	15~60分钟	5~8	餐前30分钟皮下或肌内注射，3~4次/日，可用于静脉注射
中效胰岛素	鱼精蛋白胰岛素	2.5~3.0小时	13~16	早餐或早、晚餐前30~60分钟皮下注射，1~2次/日
长效胰岛素	鱼精蛋白锌胰岛素	3.0~4.0小时	20	早餐或早、晚餐前30~60分钟皮下注射，1~2次/日
长效胰岛素类似物	甘精胰岛素	2.0~3.0小时	30	每日睡前皮下注射1次
	地特胰岛素	3.0~4.0小时	24	
超长效胰岛素类似物	德谷胰岛素	1小时	42	每日固定时间皮下注射1次
预混胰岛素	预混人胰岛素	30分钟	24	晚餐或早、晚餐前30~60分钟皮下注射，1~2次/日
双相胰岛素类似物	德谷门冬双胰岛素70/30	10~15分钟	>24	随主餐每日1次或每日2次皮下注射

（2）其他常用降糖药物　除胰岛素外，常用降糖药物包括双胍类、磺酰脲类、格列奈类、α-葡萄糖苷酶抑制剂、噻唑烷二酮类（TZDs）、二肽基肽酶-4抑制剂（DPP-4i）、钠-葡萄糖协同转运蛋白2抑制剂（SGLT-2i）及胰高血糖素多肽-1受体激动剂（GLP-1RA）。其中GLP-1RA需皮下注射给药，其他药物均可口服给药。具体见表3-8-4。

表3-8-4　其他常用降糖药物

种类	代表药物	作用机制及特点	不良反应	禁忌证
双胍类	二甲双胍	减少肝糖原输出，改善胰岛素抵抗，降低心血管事件风险，适应于肥胖型2型糖尿病经饮食和运动疗法仍未达标者	胃肠道反应；维生素B12缺乏	肝肾功能不全、急性或慢性代谢性酸中毒、严重感染、缺氧、接受大手术、酗酒者
磺酰脲类	格列本脲、格列齐特、格列吡嗪、格列美脲、格列喹酮	胰岛素促泌剂。降糖作用强，对正常人和胰腺功能尚存的糖尿病患者均有效	低血糖、体重增加	T1DM、T2DM伴酮症酸中毒或高渗性糖尿病状态、感染、外伤、重大手术等、严重肝肾功能不全及过敏者
格列奈类	瑞格列奈、那格列奈	胰岛素促泌剂。可降低餐后血糖	低血糖、体重增加	T1DM、糖尿病酮症酸中毒者，儿童、妊娠期、哺乳期妇女
α-葡萄糖苷酶抑制剂	阿卡波糖、伏格列波糖、米格列醇	适用于以碳水化合物为主要食物成分的餐后血糖升高患者	胃肠道反应如腹胀、排气增加	胃肠道疾病者，伴酮症酸中毒或高渗性糖尿病状态、严重肝肾功能不全及过敏者

续表

种类	代表药物	作用机制及特点	不良反应	禁忌证
TZDs	罗格列酮、吡格列酮	胰岛素增敏剂。可减慢动脉粥样硬化进程	体重增加、水肿、增加骨折和心衰风险	心衰、活动性肝病、严重骨质疏松及伴骨折病史者
DPP-4i	西格列汀、沙格列汀、维格列汀	可降低空腹及餐后血糖水平、餐后胰高血糖素分泌。降糖效果与基线 HbA1c 呈正相关	超敏反应、头痛、上呼吸道感染	对该药过敏者
SGLT-2i	达格列净、卡格列净	新型口服降糖药。可减轻体重、降低血压；有心血管及肾脏获益	泌尿及生殖系统感染、血容量不足相关不良反应	对该药严重过敏者、严重肾功能不全或需要透析者
GLP-1RA	艾塞那肽、利拉鲁肽	改善空腹及餐后血糖；减轻体重，改善血脂，降低血压；具有心血管获益	胃肠道反应如恶心、呕吐、腹胀、腹泻等	对该药过敏者、有甲状腺髓样癌病史或家族史者、2 型多发型内分泌腺瘤病患者

3. 治疗药物的选用

（1）T1DM　因胰岛素分泌绝对缺乏，T1DM 患者需补充外源性胰岛素。首选治疗方案为基础胰岛素 + 餐时胰岛素替代治疗，以模拟生理性胰岛素分泌。具体方法包括每日多次胰岛素注射（MDI）和持续皮下胰岛素输注（CSII）。MDI 治疗方案以中、长效胰岛素或长效胰岛素类似物提供基础胰岛素，以短效胰岛素或速效胰岛素类似物提供餐时胰岛素。CSII 通过智能输入设备胰岛素泵，持续皮下输注短效胰岛素或速效胰岛素类似物给予基础及餐时胰岛素。空腹血糖升高明显、进餐不规律、低血糖发生风险较高的患者，起始胰岛素治疗优先选择长效或超长效胰岛素类似物。

（2）T2DM　单纯生活方式干预不能有效控制血糖达标的 T2DM 患者，应及时开始药物治疗。无禁忌证者首选二甲双胍，有二甲双胍禁忌证或不耐受二甲双胍者，根据患者具体情况选用其他降糖药物。如患者低血糖发生风险较高或危害较大，如独居老人、驾驶员等，应选择低血糖发生风险较低的药物，如α-葡萄糖苷酶抑制剂、TZDs、DPP-4i、SGLT-2i 或 GLP-1RA。伴肥胖的患者应选择有降低体重作用的药物，如 SGLT-2i 或 GLP-1RA。血糖水平较高的患者，选择降糖作用强的胰岛素促泌剂或胰岛素。单纯餐后血糖升高的患者，则选用α-葡萄糖苷酶抑制剂、格列奈类或 DPP-4i。

单用二甲双胍治疗后血糖未达标者，应根据患者病情联用不同作用机制的口服或注射类降糖药物进行治疗。合并动脉粥样硬化性心血管疾病（ASCVD）或 ASCVD 高风险的患者，若无禁忌证，应联用二甲双胍及 GLP-1RA 或 SGLT-2i。合并慢性肾脏病（CKD）或心力衰竭的患者，若无禁忌证，应联用二甲双胍及 SGLT-2i。如不能使用 SGLT-2i，可选用 GLP-1RA。

二联治疗 3 个月不达标者，应在二联治疗的基础上加用一种不同作用机制的降糖药物进行三联治疗。如三联治疗仍不达标，应调整治疗方案为多次胰岛素治疗（基础胰岛素 + 餐时胰岛素或每日多次预混胰岛素）。采用多次胰岛素治疗者，不得同时应用胰岛素促泌剂。

（三）用药注意事项

1. 胰岛素使用注意事项　①注意常用制剂的种类、起效时间、维持时间及给药时间，具体见表 3-8-3。②目前常用的胰岛素注射装置为胰岛素注射笔（胰岛素笔或特充装置）、胰岛素注射器及胰岛素泵。患者及其家属应掌握胰岛素注射装置的正确使用方法。③注射部位应选取皮下脂肪丰富的部位，如腹部、大腿前外侧、上臂外侧及臀部外上侧。餐时胰岛素注射首选腹部注射，其吸收最快；基础胰岛素注射可选择臀部或大腿。注射时应定期变换注射部位，两次注射点至少间隔1cm，以确保胰岛素稳定吸收，防止皮下脂肪萎缩。④未开启的胰岛素应于2～8℃避光保存，不得冷冻。已开启的胰岛素室温下最长可保存28日。⑤患者使用胰岛素治疗期间应定时、定量进餐，餐前避免剧烈运动，防止出现低血糖。⑥通过教育指导，消除患者对胰岛素治疗的恐惧心理，使患者及其家属掌握胰岛素治疗的相关知识和技能，加强血糖监测，提高治疗效果和依从性。

2. 口服降糖药注意事项

（1）二甲双胍　①可用于10岁及以上人群，作为单药治疗或与胰岛素联合治疗。②二甲双胍的不良反应主要为恶心、呕吐、腹痛、腹泻等胃肠道反应，多数患者可自行缓解。饭后服药或从小剂量开始，缓慢增加剂量，可提高胃肠道耐受性。③单用二甲双胍一般不引发低血糖，但联用胰岛素或胰岛素促泌剂时应警惕低血糖风险，适当调整剂量。④肾功能不全、肺心病或败血症患者使用二甲双胍，可诱发乳酸性酸中毒。因此，服药期间应警惕可能引起肾功能急性受损的药物，如利尿药、非甾体抗炎药等；碘造影剂可引起造影剂肾病，使用前应暂停服用二甲双胍，检查完成后至少48小时且复查肾功能正常后可恢复用药。⑤长期服用二甲双胍可导致维生素B_{12}水平下降，应每年监测血清维生素B_{12}水平，必要时适当进行补充。⑥治疗初始及调整剂量期间可通过空腹血糖判断药物疗效，之后应每隔三个月监测糖化血红蛋白是否达标。

思辨课堂

您认为哪个药师的药学服务工作更好？

某消费者因在网络中看到二甲双胍用于减肥的文章，认为二甲双胍经济有效，故慕名来到药店进行选购。药师A以二甲双胍是处方药，不可在药店出售为理由拒绝向患者提供药物。药师B耐心向患者说明，二甲双胍针对伴肥胖的2型糖尿病患者有减轻体重的作用，但其适应证中并没有包含健康人群的减肥，并建议患者前往医院，查明肥胖原因后再选择合适的减肥方法。您认为哪个药师的药学服务工作更好？

答案解析

（2）磺酰脲类　①常见不良反应包括恶心、呕吐、腹痛、腹泻、消化不良等。偶见黄疸、粒细胞减少及肝损害，应定期检查肝功能及血常规。②长期服用磺酰脲类降糖药可引起继发性药物失效，联用双胍类、噻唑烷二酮类及胰岛素可改善。③磺酰脲类药物使用不当可导致严重低血糖，因此老年患者及肝、肾功能不全者建议选用作用温和的磺酰脲类药物，如格列齐特缓释制剂、格列吡嗪控释制剂。④餐后血糖升高为主者宜选用格列吡嗪、格列喹酮等短效制剂；病程较长且空腹血糖较高者，宜选用格列本脲、格列美脲、格列齐特等中长效制剂，或上述药物的缓、控释制剂；轻度肾功能不全者可选用不经肾脏排泄的格列喹酮。⑤咪康唑、保泰松、氯霉素、卡托普利、水杨酸类、双香豆素类药物等可增强磺酰脲类药物作用，导致严重的低血糖。

（3）格列奈类　①起效快，餐前即刻服用。②单用不引起严重的低血糖，与α-葡萄糖苷酶抑制剂或二甲双胍联用可增加降糖效果，但低血糖发生风险升高，应酌情减量。③不宜用于对磺酰脲类不敏感或疗效不佳者，不与磺酰脲类降糖药联用。④同时应用酮康唑、伊曲康唑、克拉霉素、氯吡格雷、吉非贝齐等可增强格列奈类降糖作用，利福平等可抑制其降糖作用。

（4）α-葡萄糖苷酶抑制剂　①餐前即刻吞服或随第一口主食同时嚼服，每日2～3次。②主要不良反应为腹胀、排气增加等。小剂量开始用药，逐步增加剂量，以提高胃肠道耐受性。③单用较少出现低血糖，合用胰岛素或磺酰脲类降糖药，低血糖风险增加。如发生低血糖，应静注或口服葡萄糖，服用蔗糖或淀粉类食物无效。

（5）DPP-4i ①单用不增加低血糖发生风险，对体重影响较小，安全性良好。与胰岛素联用可减少胰岛素用量。②适用于传统口服降糖药治疗效果不佳，肥胖、低血糖发生风险高、伴心血管疾病或心血管事件风险的T2DM患者。

（6）SGLT-2i ①可单用或联用其他降糖药物治疗成人T2DM，较少引起低血糖。与胰岛素或胰岛素促泌剂联用可增加低血糖风险，应适当减少胰岛素及胰岛素促泌剂的药物剂量。②用于轻、中度肝功能不全者无需调整剂量，不推荐用于重度肝功能不全者。③使用时应警惕急性肾损伤。

（7）GLP-1RA ①可单用或联用其他降糖药物。二甲双胍、磺酰脲类控制不佳的T2DM患者，可加用GLP-1RA进一步改善血糖；联用胰岛素可减少胰岛素给药剂量。②单用极少引发低血糖。主要不良反应为轻、中度胃肠道反应，如恶心、呕吐、腹胀、腹泻等，多见于用药初期，可逐渐耐受。

3. 低血糖反应　接受降糖药物治疗的糖尿病患者，其血糖 <3.9mmol/L 即属于低血糖。其临床表现包括心悸、出汗、头晕、手抖、饥饿感等，严重时可出现神志改变、认知障碍、抽搐甚至昏迷。因此，患者治疗过程中应采取相应措施预防低血糖发生，具体包括：①定时、定量进餐；②伴呕吐、腹泻症状者，及时调整药物剂量；③避免酗酒及空腹饮酒；④选择合适的运动方式；⑤严重低血糖或反复发生低血糖者、合并肝肾功能不全者及伴自主神经功能障碍者，可适当放宽血糖控制目标；⑥胰岛素及胰岛素促泌剂宜小剂量开始用药，逐渐增加剂量；⑦患者应随身携带碳水化合物类食物，发生低血糖时立即食用；⑧加强自我血糖监测及持续葡萄糖监测。

4. 慎用影响糖代谢的药物　糖皮质激素类药、拟交感神经药、噻嗪类等利尿药、阿司匹林等非甾体抗炎药、氯氮平等抗精神病药、甲状腺制剂、口服避孕药、钙通道阻滞药、苯妥英钠、异烟肼等药物服用后可能引起血糖升高，糖尿病患者应慎用。

📱 **关爱课堂** --

糖尿病的健康教育

药师在进行药学服务时，应告知患者非药物治疗的重要性，饮食控制和运动治疗是防治糖尿病的基础措施，应贯穿糖尿病治疗的始终。药师应叮嘱患者：①应选择营养均衡的膳食，控制总能量、胆固醇、碳水化合物、盐、蔗糖及果糖制品的摄入，选择低血糖生成指数的碳水化合物，增加膳食纤维摄入，适量补充微量元素，养成定时定量进餐的饮食习惯。②T2DM成年患者每周应进行至少150分钟中等强度的有氧运动，如打太极拳、健步走、骑车、羽毛球等。无禁忌者每周进行2~3次抗阻运动。运动过程中应及时补充水分，加强运动前后的血糖监测，避免低血糖。③应戒烟戒酒，规律作息，达到并长期维持理想体重，保持心情愉悦。

三、案例引学

（一）案例描述

患者，男，55岁，3年前无明显诱因情况下出现口干、多饮、多尿及体重下降，在当地社区医院被诊断为2型糖尿病，接受二甲双胍治疗，未控制饮食及监测血糖。服药2年后感觉上述症状缓解，自行停药。近日因体重明显下降来院就诊，既往高血压病史 5 年，口服降压药治疗，血压维持尚可。查体：体重 75kg，身高 165cm，血压 145/70mmHg，空腹血糖 8.3mmol/L，糖化血红蛋白 7.0%。请为患者推荐合理的治疗方案。

（二）案例解析

糖尿病的治疗是一个综合治疗的过程，其治疗包括非药物治疗和药物干预。

1. 非药物治疗　高血压、肥胖等可增加 T2DM 并发症发生风险、进展速度及危害程度，控制血糖应首先以调整生活方式为基础，少食多餐，合理膳食，适量运动，减轻体重。在控制血糖的同时，患者应控制血压 <130/80mmHg，体重指数 <24.0kg/m^2。

2. 药物干预　二甲双胍适用于肥胖型的 T2DM 患者，另外，患者体型肥胖且伴有高血压，为动脉粥样硬化性心血管疾病高危人群，因此，应在二甲双胍基础上，联用具有心血管事件收益的达格列净或艾塞那肽。

3. 患者教育　患者空腹血糖和糖化血红蛋白升高，提示近期血糖控制不理想。用药指导时应加强疾病教育，提高患者自我管理能力，定期进行血糖监测，避免自行停药或调整药物剂量。

四、技能训练

（一）实训目的

1. 学会为糖尿病患者合理选用药物。
2. 学会正确推荐和介绍药品，提高对糖尿病患者用药指导和咨询能力。
3. 养成严谨细致的工作态度和关爱生命的人文情怀。

（二）实训准备

血糖仪、采血针、血糖试纸、降糖药、合理用药的宣传资料（手册、宣传单等）、模拟训练所用降糖药的药盒等。

（三）实训内容

学生分成四组，组内角色扮演，分别扮演药师、患者及患者家属等，根据所学知识和以下案例中提供的信息模拟问病荐药，推荐合适的降糖药，并进行用药指导和健康教育。

案例 1　患者，女，45 岁。一年以来多饮、多尿，乏力，近日症状加重，来院就诊。查体：体重超重 12%，非同日两次空腹血糖分别为 9.2mmol/L、9.1mmol/L，HbA1c 8.3%。诊断为 2 型糖尿病。

案例 2　患者，男，50 岁。因多饮、多尿、多食、消瘦 3 个月来院就诊。患者 3 个月前无明显诱因下，食量逐渐增加，体重却逐渐下降，3 个月内体重减轻超过 2.5kg，同时伴有口渴，喝水量增加，尿量增多。实验室检查：尿糖（＋＋），空腹血糖 11.75mmol/L，HbA1c 9.5%。初步诊断：2 型糖尿病。

案例 3　患者，男，67 岁。糖尿病及痛风史 10 余年，因"呼吸道感染，下肢水肿原因不明"入院。入院后给予抗生素、利尿药氢氯噻嗪和呋塞米治疗。入院后，次日空腹血糖为 7.1mmol/L，尿糖（＋），入院 14 日后复查空腹血糖升至 15.4mmol/L，尿糖（＋＋＋）。

案例 4　患者，女，55 岁。一年前体检时发现患有糖尿病，遵医嘱服用二甲双胍进行治疗，空腹血糖控制在 6.5mmol/L 左右。近日由于工作繁忙，常常忘记监测血糖，出现视物模糊不清，遂来医院检查。查体，空腹血糖为 9.0mmol/L，餐后血糖为 13.9mmol/L。

（四）实训评价

项目		分值	要求	得分
职业礼仪（15分）	仪态仪容	5分	1. 服饰整洁（药师着工作服）、仪表端庄、举止得体 2. 吐字清晰、声音适度	
	沟通礼仪	10分	1. 主动迎客、文明待客，使用正确的语言送客 2. 认真倾听患者诉求，采用恰当方式把话题引向正确的方向	
专业能力（65分）	询问基本信息、病情	15分	1. 询问年龄、性别、职业等信息 2. 询问糖尿病持续时间、主要症状、既往病史、家族史、遗传史等	
	询问用药及检查	5分	询问发病后有无做检查或者使用药物等	
	正确推荐降糖药	25分	根据糖尿病患者的病情特点推荐合适的降糖药，介绍药品的成分、适应证、用法用量等	
	用药指导	20分	指导患者合理安全服用降糖药，包括药品服用注意事项、药品不良反应、药物贮存等	
人文关怀（20分）		20分	1. 关心患者，语言及行为上体现人文关怀 2. 对患者进行健康生活方式的宣教，包括健康饮食、生活注意要点等	
总计				

（五）实训思考

1. 治疗糖尿病过程中，如何提高患者依从性？

2. 某 T1DM 患者认为每天都需要注射胰岛素会产生依赖性，提出换药，应如何解答？

五、学习评价

（一）单项选择题

1. 对二甲双胍使用的描述，错误的是（　　　）

A. 用药指导时应叮嘱患者能自我识别低血糖症反应并采取一系列措施

B. 不良反应主要是食欲减退、恶心、呕吐等

C. 肾功能不全者易诱发乳酸性酸中毒

D. 服药期间不宜饮酒

E. 应保存在冰箱中

2. 对糖尿病患者的饮食控制教育，错误的是（　　　）

A. 戒烟戒酒　　　　　　　B. 少吃多餐　　　　　　　C. 低脂饮食

D. 定时进餐　　　　　　　E. 多吃含大量果糖的水果

3. 磺酰脲类降糖药最主要的不良反应为（　　　）

A. 乳酸性酸中毒　　　　　B. 低血糖　　　　　　　　C. 胃肠道反应

D. 过敏性皮疹　　　　　　E. 肝功能异常

4. 适用于 10 岁以上 2 型糖尿病患者的口服降糖药物是（　　　）

A. 阿卡波糖　　　　　　　B. 格列喹酮　　　　　　　C. 格列本脲

D. 二甲双胍　　　　　　　E. 瑞格列奈

参考答案

5. 使用中的胰岛素笔芯不宜冷藏,在室温下最长可保存（ ）

A. 1 周   B. 2 周   C. 3 周

D. 4 周   E. 6 周

（二）多项选择题

1. 使用胰岛素治疗时,以下哪些情况容易出现低血糖（ ）

A. 因胰岛素抵抗联用二甲双胍   B. 因胃痛服用法莫替丁

C. 服用噻嗪类利尿药   D. 中等至大量饮酒

E. 未按时进餐

2. 磺酰脲类使用时应注意（ ）

A. 合用保泰松等药时应调整用药量

B. 合用卡托普利时,本类药物降糖作用增强

C. 老年患者、肝肾功能不良者可发生低血糖反应

D. 轻度肾功能不全的糖尿病患者宜使用格列喹酮

E. 双香豆素合用磺酰脲类可使后者在血浆内游离型药物浓度升高,引起低血糖反应

3. 以下属于非胰岛素促泌剂的口服降糖药是（ ）

A. α-糖苷酶抑制剂   B. 噻唑烷二酮类   C. 磺酰脲类

D. 格列奈类   E. 双胍类

（三）案例分析题

患者,男,55 岁,因"四肢关节疼痛 10 年,多饮、多尿、多食及消瘦 6 个月"至医院治疗,既往类风湿关节炎病史 10 年,入院查体:空腹血糖 10.3mmol/L,诊断为 2 型糖尿病。医生给予格列齐特、保泰松口服,及其他对症支持治疗。患者首次服药后 1 小时后即出现饥饿、头晕、心悸、出汗,30 分钟后昏迷不醒。经查为低血糖昏迷。经静脉注射高渗葡萄糖后症状缓解,30 分钟后恢复正常。

根据所学知识,请分析患者出现低血糖昏迷的原因,并提出解决措施。

（胡亦沁）

子项目 2　痛风的用药指导

PPT　　　微课 1　　　微课 2

一、学习目标

知识目标:

1. 掌握痛风治疗药物的类别、应用特点与用药注意事项。

2. 熟悉痛风治疗药物的选用与健康教育。

3. 了解痛风的临床表现和并发症。

技能目标:

1. 能指导痛风患者合理应用药物。

2. 能对痛风的治疗和预防提出合理的建议,保证患者用药安全有效。

素质目标：

1. 通过对痛风治疗药物的系统学习，培养学生细致严谨的工作作风和勇于超越的创新精神。

2. 通过小组合作完成痛风的问病荐药和用药指导，培养学生关爱生命的人文情怀。

二、基本知识

（一）概述

高尿酸血症（hyperuricemia）是体内嘌呤代谢紊乱，引起尿酸生成增加和（或）排泄减少所导致的代谢性疾病。非同日 2 次血尿酸水平超过 420μmol/L（无论男性或女性），称为高尿酸血症。血尿酸超过其在血液或组织液中的饱和度后，在关节局部析出沉积，诱发炎症反应和组织破坏，即为"痛风"。

1. 临床表现 痛风患者根据病程可分为无症状高尿酸血症期、急性痛风性关节炎期、无症状间歇期以及慢性痛风石性关节炎期。

（1）无症状高尿酸血症期 患者仅表现为波动性或持续性高尿酸血症，从尿酸增高到出现临床症状可经历几年至几十年，甚至可能终身不出现临床症状。

（2）急性痛风性关节炎期 起病急，发展快，常于夜间发作。发作部位及周围软组织出现红、肿、热、剧烈疼痛。初次发病常累及单个关节，以第 1 跖趾关节最为常见，数日至 2 周可自然缓解。反复发作后受累关节数量逐渐增加，发作持续时间延长。

（3）无症状间歇期 两次痛风发作之间的时期，此时无临床症状。随病情进展，无症状间歇期缩短，发作持续时间延长，最终无法完全缓解，发展为慢性关节炎。

（4）慢性痛风石性关节炎期 尿酸清除速度长期慢于产生速度，则析出结晶沉积于软骨、滑膜、软组织中，形成痛风石。痛风石为大小不一的黄白色隆起的赘生物，是痛风的特征性临床表现，其典型发生部位在耳廓，可导致关节周围组织纤维化、关节软骨破坏、继发性退行性病变等。

2. 并发症 尿酸水平是慢性肾病、心脑血管疾病、高血压、糖尿病等疾病的独立危险因素。病程较长的患者，因尿酸结晶沉积于肾脏，可引起尿酸性肾石病、痛风性肾病、急性肾衰竭等。尿酸结晶附着于血管壁可阻碍血液流通，导致各种心脏疾病。多数患代谢综合症的患者同时患有高尿酸血症，两者相互影响。

（二）药物治疗

1. 药物治疗原则 痛风急性发作期应迅速缓解关节疼痛和炎症症状，防止痛风再次发作和关节损伤。发作间歇期纠正高尿酸血症，长期控制血尿酸水平达标，减少痛风急性发作频率，预防痛风石形成，防止骨破坏，降低死亡风险，改善患者生活质量。

2. 常用药物简介 目前常用的痛风治疗药物主要包括抗炎镇痛药物及降尿酸药物，其中降尿酸药物又分为促进尿酸排泄药及抑制尿酸生成药。此外，为了预防及溶解尿酸性肾结石，还可应用枸橼酸制剂和碳酸氢钠进行碱化尿液治疗（表 3 - 8 - 5）。

表 3 - 8 - 5　常用的痛风治疗药物

种类	代表药物	适应证	不良反应
抗炎镇痛药物	秋水仙碱	痛风急性发作的一线用药	胃肠道症状，肌肉、周围神经病变，骨髓抑制，休克，致畸等
	非甾体抗炎药（NSAIDs）	痛风急性期一线用药	胃肠道症状，急、慢性肾功能不全等

种类	代表药物	适应证	不良反应
抗炎镇痛药物	糖皮质激素	①痛风急性发作累及多个关节、大关节或合并全身症状；②秋水仙碱和非甾体抗炎药无效或有使用禁忌	长期应用会引起水、盐、糖、蛋白质及脂肪代谢紊乱，减弱机体抵抗力等
促进尿酸排泄药	苯溴马隆	尿酸排泄减少的高尿酸血症和痛风患者的一线用药	胃肠道反应、肝功能异常、颜面发红、皮肤瘙痒等
	丙磺舒	适用于高尿酸血症伴慢性痛风性关节炎及痛风石者	胃肠道反应、过敏反应，偶见白细胞减少、骨髓抑制等
抑制尿酸生成药	别嘌醇	尿酸生成增多型高尿酸血症和痛风患者的一线用药	超敏反应、胃肠道反应、白细胞减少、骨髓抑制等
	非布司他	痛风患者的一线降尿酸药物，尤其适用于慢性肾功能不全患者	肝功能异常、恶心、关节痛、皮疹等
常用碱化尿液药物	枸橼酸氢钾	用于合并尿酸性、胱氨酸结石的痛风患者	胃肠道症状
	碳酸氢钠	用于慢性肾功能不全合并代谢性酸中毒的痛风患者	长期大量服用可引起碱中毒、钠负荷增加

3. 治疗药物的选用

（1）降尿酸治疗时机与目标　见表 3-8-6。正常范围内的尿酸具有重要生理意义，因此不建议将血尿酸水平长期控制在 $180\mu mol/L$ 以下。

表 3-8-6　降尿酸治疗时机与目标

分类	治疗时机	控制目标
无症状高尿酸血症	血尿酸水平≥540μmol/L	血尿酸水平<420μmol/L
	血尿酸水平≥480μmol/L 且伴有以下合并症之一：高血压、糖尿病、脂代谢异常、肥胖、冠心病、脑卒中、心力衰竭、尿酸性肾石病、肾功能损害（≥CKD2 期）	血尿酸水平<360μmol/L
痛风	血尿酸水平≥480μmol/L	血尿酸水平<360μmol/L
	血尿酸≥420μmol/L 且合并以下情况之一：痛风发作次数≥2 次/年、痛风石、慢性痛风性关节炎、慢性肾脏疾病、肾结石、高血压、糖尿病、血脂异常、缺血性心脏病、心功能不全、脑卒中及发病年龄<40 岁	血尿酸水平<300μmol/L

（2）急性发作期的药物选用　尽早使用小剂量秋水仙碱或 NSAIDs，如吲哚美辛、布洛芬、双氯芬酸、萘普生等，足量、短疗程治疗。糖皮质激素停药易复发，仅在对以上药物不耐受、疗效不佳或存在禁忌者，可短期全身使用。严重发作时可联用 2 种或以上抗炎镇痛药治疗，如秋水仙碱与 NSAIDs，秋水仙碱与口服糖皮质激素联用，以及糖皮质激素关节腔注射与其他任何形式的组合。痛风合并肾功能不全者，不宜选用秋水仙碱及非甾体抗炎药，应选用糖皮质激素。

（3）降尿酸治疗的药物选用　无症状高尿酸血症患者的一线用药为别嘌醇或苯溴马隆。痛风患者的一线药物包括别嘌醇、非布司他或苯溴马隆，伴有肾功能不全患者优先选用非布司他。单药足量、足疗程治疗后，血尿酸水平仍未达标者，可联用两种不同作用机制的降尿酸药物。

降尿酸治疗初期，由于血尿酸水平波动可导致痛风急性发作，可首选联用小剂量秋水仙碱（0.5 ~ 1mg/d），或选用 NSAIDs（小于 50% 的常规剂量）或糖皮质激素（强的松≤10mg/d）进行预防，维持至少 3 ~ 6 个月。痛风急性症状完全缓解后 2 ~ 4 周方可开始降尿酸治疗。已服用降尿酸药物治疗的患者，若出现痛风急性发作，不建议停用降尿酸药物。

（4）碱化尿液　碱化尿液是预防及溶解尿酸性肾结石的主要方法，尤其正在使用促进尿酸排泄药的患者，可使用枸橼酸制剂或碳酸氢钠，维持晨尿 pH 为 6.2~6.9，患者可使用便携式 pH 仪进行自我监测。

创新课堂

难治性痛风的药物治疗进展

难治性痛风，是指具备以下条件中至少一条：①单用或联用常规降尿酸药物，足量、足疗程治疗，血尿酸仍 ≥360μmol/L；②经规范化治疗，每年痛风发作次数 ≥2 次；③存在多发性和（或）进展性痛风石。

难治性痛风的治疗原则主要包括降低血尿酸水平和改善临床症状。药物治疗可选用聚乙二醇重组尿酸酶制剂。疼痛反复发作、常规药物无法控制者，可考虑使用新型抗炎镇痛药物白细胞介素 1（IL-1）或肿瘤坏死因子 α（TNF-α）拮抗剂。对痛风石伴有局部并发症（破溃、感染、压迫神经等）或严重影响生活质量者，可考虑手术治疗。

（三）用药注意事项

1. 定期监测血尿酸水平　血尿酸水平升高是痛风及其相关并发症发生、发展的根本原因。患者应终身关注血尿酸水平及其影响因素，定期监测，始终维持血尿酸水平在目标范围内。

2. 防范各类抗痛风药物的不良反应　由于痛风需要长期治疗，药师应准确地告知患者所服药物的常见不良反应及处理方法。①胃肠道不良反应：秋水仙碱、非甾体抗炎药、苯溴马隆、别嘌醇、非布司他等，均可引起腹泻、恶心、呕吐和腹痛等胃肠道反应。其中秋水仙碱在推荐剂量下即可出现胃肠道反应，严重者应立即停药并就医，防止秋水仙碱中毒。②过敏反应：苯溴马隆、丙磺舒、别嘌醇等可见呼吸困难、发热、皮炎和皮肤瘙痒等过敏反应。若皮疹广泛而持久，且对症处理无效时应及时停药。③肝肾功能异常：秋水仙碱、别嘌醇、非布司他等，可导致肝肾功能异常等，用药期间应定期监测患者肝肾功能。④骨髓抑制：秋水仙碱、别嘌醇等药物可引起血小板减少、白细胞下降等骨髓抑制现象，用药期间应定期监测血象，严重时应及时停药。秋水仙碱不宜长期使用。

3. 提高患者用药依从性　药师在进行药学服务时，应加强对患者的疾病认知教育、健康教育、定期随访与管理，保证患者安全有效用药。同时强调持续的降尿酸治疗对控制痛风急性发作的重要性，即使尿酸达标也应持续服药。此外，患者应树立长期甚至终身治疗的观念，接受规范化治疗，严禁擅自停药或更改药物剂量，定期检查，改善生活方式，提高自我管理能力。

4. 避免应用可导致血尿酸水平升高的药物　①NSAIDs：如阿司匹林；②利尿药：氢氯噻嗪、呋塞米、托拉塞米等；③胰岛素；④免疫抑制剂：环孢素、巯嘌呤、他克莫司、巴利昔单抗等；⑤抗菌药物：青霉素、莫西沙星、乙胺丁醇；⑥维生素：B 族维生素、维生素 C；⑦抗肿瘤药。

关爱课堂

痛风的健康教育

药师在进行药学服务时，首先应告知患者非药物治疗的重要性。改变不健康的生活方式和遵医嘱服用药物是治疗痛风的主要方法，二者缺一不可。痛风是一种"生活方式疾病"，生活中许多日常行为习惯是痛风发病的危险因素。因此，应对痛风患者进行健康教育，倡导健康的生活方式：减少高嘌呤食物、富含果糖饮料的摄入，增加新鲜蔬菜的摄入；大量饮水；规律饮食、规律运动、控制体重；戒烟限酒；防止剧烈运动或突然受凉等。

三、案例引学

（一）案例描述

患者，男，40岁。三年来因全身关节疼痛伴低热反复就诊，被诊断为"风湿性关节炎"。经抗风湿和糖皮质激素治疗后，症状稍有好转。一个月前，因疼痛加剧，经抗风湿治疗无效来院就诊。查体：体温37.5℃，双足第1跖趾关节肿痛，右侧较明显，双侧耳廓触及绿豆大的结节数个。实验室检查：白细胞9.5×10^9/L，血尿酸450μmol/L。关节腔抽吸物可见尿酸盐结晶，足部X线显示非特征性软组织肿胀。诊断为痛风。请为患者推荐合理的药物治疗方案。

（二）案例解析

根据患者双足第1跖趾关节肿痛、双侧耳廓有痛风石、关节腔有尿酸盐结晶、血尿酸水平较高等临床表现，可诊断该患者处于痛风急性发作期。药物治疗方案如下。

1. 抗炎镇痛药物对症治疗 尽早使用抗炎镇痛药物进行对症治疗，可选用秋水仙碱或非甾体抗炎药如对乙酰氨基酚、吲哚美辛等，用至炎症症状完全消退。

2. 降尿酸治疗 待急性症状完全缓解2~4周后，应开始降尿酸治疗，可选择促进尿酸排泄药苯溴马隆和抑制尿酸生成药别嘌醇联用。降尿酸治疗初期，可联用小剂量秋水仙碱预防痛风急性发作。若患者晨尿pH<6.0，还应使用碳酸氢钠碱化尿液治疗，维持晨尿pH为6.2~6.9。

3. 患者教育 用药期间应定期检查患者肝肾功能、血象等。患者应长期监测并维持血尿酸水平<300μmol/L。同时，治疗期间应大量饮水，保持每日尿量大于2000ml，培养健康的生活方式。

四、技能训练

（一）实训目的

1. 学会为痛风患者合理选择药物。
2. 学会正确推荐和介绍药品，提高对痛风患者用药指导和咨询能力。
3. 养成严谨细致的工作态度和关爱生命的人文情怀。

（二）实训准备

痛风治疗合理用药的宣传资料（手册、宣传单等）、模拟训练所用治疗痛风药物的药盒等。

（三）实训内容

学生分组，组内角色扮演，分别扮演药师、患者及患者家属等，根据所学知识和以下案例中提供的信息模拟问病荐药，推荐合适的痛风治疗药物，并进行用药指导和健康教育。

案例1 患者，男，55岁。假期与朋友聚餐后4小时，突发右脚第1跖趾关节剧痛，2小时后局部出现红、肿、热、剧烈疼痛和活动困难，至医院就诊。实验室检查：血尿酸510μmol/L；双能CT显示关节尿酸盐沉积。

案例2 患者，男，60岁。于3年前出现手指、足趾关节肿痛。近1个月来经常外出饮酒，时感手指、足趾肿痛加剧，近日至医院就诊。查体：右手食指、中指肿痛变形，"痛风石"形成，左足姆趾内侧肿痛较甚。实验室检查：血尿酸610μmol/L。既往病史：胃溃疡。

案例3　患者，男，76岁。3年前运动后出现左足第1跖趾关节疼痛，伴皮肤红肿、发热，于当地医院门诊就诊，在发作关节液中可见尿酸盐结晶，诊断为痛风。10日前上述症状复发，来医院就诊。查体：四肢无畸形，右侧腕关节红肿，局部皮肤温度升高，轻度活动受限。实验室检查：白细胞7.5×10^9/L，血肌酐130μmol/L，血尿酸540μmol/L。

（四）实训评价

项目		分值	要求	得分
职业礼仪 （15分）	仪态仪容	5分	1. 服饰整洁（药师着工作服）、仪表端庄、举止得体 2. 吐字清晰、声音适度	
	沟通礼仪	10分	1. 主动迎客、文明待客，使用正确的语言送客 2. 认真倾听患者诉求，采用恰当方式把话题引向正确的方向	
专业能力 （65分）	询问基本信息、病情	15分	1. 询问年龄、性别、职业等信息 2. 询问痛风持续时间、主要症状、既往病史、家族史、遗传史等	
	询问用药及检查	5分	询问发病后有无做检查或者使用药物等	
	正确推荐抗痛风药	25分	根据痛风患者的病情特点推荐镇痛药或降尿酸药，介绍药品的成分、适应证、用法用量等	
	用药指导	20分	指导患者合理安全使用药物，包括药品使用注意事项、药品不良反应、药物贮存等	
人文关怀 （20分）		20分	1. 关心患者，语言及行为上体现人文关怀 2. 对患者进行健康生活方式的宣教，包括健康饮食、生活注意要点等	
总计				

（五）实训思考

1. 治疗痛风过程中，患者易出现哪些用药误区？

2. 患者进行降尿酸治疗一周后未再次出现痛风症状，提出停药，应如何解答？

五、学习评价

（一）单项选择题

1. 以下属于降尿酸药物的是（　　　）

A. 秋水仙碱　　　　　　　B. 吲哚美辛　　　　　　　C. 双氯芬酸钠

D. 盐酸小檗碱　　　　　　E. 别嘌醇

2. 患者，男，50岁，午夜突然发生右足第1跖趾关节剧痛，伴红肿、发热和活动障碍，到医院急诊，诊断痛风，首选治疗药物是（　　　）

A. 泼尼松　　　　　　　　B. 秋水仙碱　　　　　　　C. 别嘌醇

D. 苯溴马隆　　　　　　　E. 丙磺舒

3. 痛风的非药物治疗错误的是（　　　）

A. 控制体重　　　　　　　B. 大量饮水　　　　　　　C. 戒烟和控制饮酒

D. 增加运动　　　　　　　E. 多喝果汁

参考答案

4. 下列关于痛风的治疗，错误的是（　　　）

A. 痛风急性发作期，应尽早使用抗炎药

B. 降尿酸药物因其作用机制会加重急性痛风症状

C. 苯溴马隆应在痛风急性发作期使用

D. 秋水仙碱宜在痛风急性发作期使用

E. 痛风患者要定期监测血尿酸

（二）多项选择题

1. 痛风急性期禁用的药物是（　　　）

A. 丙磺舒　　　　　　　　　B. 别嘌醇　　　　　　　　　C. 非布司他

D. 苯溴马隆　　　　　　　　E. 阿司匹林

2. 痛风患者不宜应用的药物是（　　　）

A. 胰岛素　　　　　　　　　B. 氢氯噻嗪　　　　　　　　C. 环孢素

D. 青霉素　　　　　　　　　E. 吲哚美辛

3. 以下主要发挥促进尿酸排泄的药物是（　　　）

A. 丙磺舒　　　　　　　　　B. 泼尼松　　　　　　　　　C. 别嘌醇

D. 秋水仙碱　　　　　　　　E. 苯溴马隆

（三）案例分析题

患者，男，53岁，既往有高血压病史，服用吲达帕胺片治疗，至今已5年。一年前，患者间断出现腕、膝、踝关节疼痛伴肿胀，服用秋水仙碱后缓解，近日因症状发作逐渐频繁，至医院检查，非同日两次测量血尿酸值均高于420μmol/L，X线显示踝关节周围软组织肿胀，诊断为痛风。

根据所学知识推断，该患者为什么会出现血尿酸的升高？您会建议患者口服何种治疗药物？并向患者进行用药指导。

（胡亦沁）

子项目3　骨质疏松症的用药指导

PPT　　　微课

一、学习目标

知识目标：

1. 掌握骨质疏松症治疗药物的类别、应用特点与用药注意事项。

2. 熟悉骨质疏松症治疗药物的选用与健康教育。

3. 了解骨质疏松症的分类与临床表现。

技能目标：

1. 能判断不同类型的骨质疏松症，并指导患者合理应用药物。

2. 能对骨质疏松症的治疗和预防提出合理的建议，保证患者用药安全有效。

素质目标：

1. 通过对骨质疏松症治疗药物的系统学习，培养学生精益求精的工作态度和安全至上的用药理念。

2. 通过小组合作完成骨质疏松症的问病荐药和用药指导，培养学生关爱生命的人文情怀。

二、基本知识

（一）概述

骨质疏松症（osteoprosis，OP）是一种以骨量减少、骨组织微结构破坏为主要表现，引起骨脆性增加、骨折风险升高的全身性代谢性骨病。骨质疏松症是遗传因素和环境因素共同影响的复杂疾病，其危险因素包括可控因素和不可控因素。不可控因素主要为种族、高龄、脆性骨折家族史、女性绝经。可控因素主要为：不健康的生活方式，如体重过低、吸烟、过量饮酒、过量饮用含咖啡因的饮料、营养失衡、蛋白质摄入过多或不足、钙和（或）维生素 D 缺乏、高钠饮食等；影响骨代谢的疾病；影响骨代谢的药物。

1. 骨质疏松症的分类　骨质疏松症按病因可分为原发性骨质疏松症和继发性骨质疏松症。

（1）原发性骨质疏松症　包括妇女绝经后骨质疏松症（Ⅰ型）、老年性骨质疏松症（Ⅱ型）和特发性骨质疏松症（含青少年型）。绝经后骨质疏松症与女性绝经后体内雌激素水平下降有关，一般发生在绝经后 5~10 年；老年性骨质疏松症主要与增龄导致的器官功能减退有关，一般是指 70 岁以后发生的骨质疏松症；特发性骨质疏松症主要发生在青少年，病因尚不明确。

（2）继发性骨质疏松症　指由影响骨代谢的疾病和（或）药物及其他明确病因导致的骨质疏松症。疾病如胃肠道疾病、内分泌系统疾病、血液系统疾病、慢性肾病及心肺疾病等；药物以糖皮质激素最为常见，抗癫痫药物、抗病毒药物、性腺功能抑制剂、促性腺激素释放激素类似物等均可引起骨质疏松症。

2. 临床表现　骨质疏松症早期，患者通常无明显临床症状，仅在发生骨折等严重并发症后才被发现。随病情进展，患者可出现以下临床表现。

（1）骨痛　是最常见、最主要的症状，以腰背部痛最为多见。翻身、起坐时及长时间行走后常可出现，夜间、劳累或负重活动可加重，并可能伴有肌肉痉挛，甚至活动受限。

（2）脊柱变形　严重者可出现身高缩短或驼背等脊柱畸形、腹部脏器功能异常、胸廓畸形，甚至影响心肺功能等。

（3）脆性骨折　指受到轻微外力即可发生的骨折，常见的发生部位为胸椎、腰椎、髋部，尺、桡骨远端和肱骨近端，其他部位亦可见。患者发生一次脆性骨折后，再次骨折的风险明显增加。

（二）药物治疗

1. 药物治疗原则　骨质疏松症治疗的基本原则是：缓解疼痛症状、增加骨密度、减缓骨丢失、降低骨折风险。药物治疗以预防为主，防治结合，长期规范治疗。

2. 常用药物简介　目前常用的骨质疏松症治疗药物包括骨健康基本补充剂、骨吸收抑制剂、骨形成促进剂和其他机制类药物。

（1）骨健康基本补充剂　包括钙剂和维生素 D，是防治骨质疏松的基本药物。①钙剂：碳酸钙、枸橼酸钙、葡萄糖酸钙等。成人每日钙摄入的推荐量为 800mg（元素钙），50 岁及以上人群为 1000~1200mg。我国居民每日从饮食中摄入的元素钙大约为 400mg，仍需补充 500~600mg/d，首选通过饮食摄入，当饮食中钙摄入不足时，可通过钙剂补充。②维生素D：成人每日推荐维生素D摄入量为400IU；65岁及以上老年人因日照不足、摄入和吸收障碍等，维生素D普遍缺乏，推荐每日摄入量为600IU，口服维生素D推荐剂量为800～1200IU/d。绝经后及老年性骨质疏松症、肝肾功能不全患者，可使用活性维生素D及其类似物，如阿法骨化醇、骨化三醇。

（2）其他　骨吸收抑制剂包括双膦酸盐、降钙素、雌激素、选择性雌激素受体调节剂；骨形成促进剂主要为甲状旁腺素类似物；其他机制类药物包括锶盐和维生素K类药物（表3-8-7）等。

表3-8-7　常用骨质疏松治疗药物

种类	代表药物	适应证	不良反应	禁忌证
双膦酸盐	阿仑膦酸钠、利塞膦酸钠、唑来膦酸、依替膦酸二钠等	老年性骨质疏松症、绝经后骨质疏松症、男性骨质疏松症、糖皮质激素诱发的骨质疏松症	胃肠道不良反应、一过性"流感样"症状、肾脏毒性、下颌骨坏死、非典型股骨骨折等	对本品过敏者；肌酐清除率＜35ml/min者；妊娠期、哺乳期妇女；食管狭窄或不能松弛者、不能站立或坐直30分钟以上者禁用口服制剂
降钙素	鳗鱼降钙素类似物、鲑降钙素类似物	治疗骨质疏松症和骨质疏松引起的疼痛，其他药物治疗无效的骨质疏松症等	面部潮红、恶心等，偶见过敏反应	对本品过敏者
雌激素	己烯雌酚、尼尔雌醇等	围绝经期和绝经后女性，尤其伴有绝经相关症状、泌尿生殖道萎缩症状者；预防绝经后骨质疏松症	子宫内膜癌、乳腺癌、心血管疾病、血栓形成、体重增加等	乳腺癌、子宫内膜癌、血栓性疾病、不明原因的阴道出血、活动性肝病患者
选择性雌激素受体调节剂	雷洛昔芬	预防及治疗绝经后骨质疏松症	潮热、下肢痉挛等，可能增加静脉栓塞风险	有静脉栓塞病史及有血栓倾向者、肝功能不全者、对本品过敏者
甲状旁腺素类似物	特立帕肽	骨折风险较高的绝经后骨质疏松症	恶心、肢体疼痛、头痛和眩晕	肌酐清除率＜35ml/min者；18岁以下青少年；对本品过敏者
锶盐	雷奈酸锶	绝经后骨质疏松症	恶心、腹泻、头痛、皮炎、湿疹	缺血性心脏病、外周血管病和（或）脑血管疾病患者；未控制的高血压患者；重度肾功能不全者
维生素K类	四烯甲萘醌	提高骨质疏松症患者骨量	胃部不适、腹痛、皮肤瘙痒、水肿、转氨酶轻度升高	服用华法林者

3. 治疗药物选用　骨质疏松症主要是由于体内骨流失速度与骨形成速度失衡导致的。因此，骨质疏松症的防治应以补足钙剂和维生素D为基础，并贯穿整个治疗过程。根据患者具体病情，联合应用骨吸收抑制剂、骨形成促进剂等药物，但不建议联用作用机制相同的药物。

（1）老年性骨质疏松症　在补充钙剂和维生素D的基础上，首选联用双膦酸盐类药物，如口服阿仑膦酸钠。口服困难或依从性差者，可选用唑来膦酸注射给药。骨折风险较高并且双膦酸盐治疗效果不佳、存在禁忌或不耐受的老年患者，可选用甲状旁腺素类似物，停药后用其他骨吸收抑制剂进行序贯治疗。

（2）绝经后骨质疏松症　绝经激素治疗包括雌激素补充疗法和雌、孕激素补充疗法，可有效预防骨丢失，增加骨密度，是围绝经期和绝经后骨质疏松症防治的主要措施。在补充钙剂和维生素D的基础上，根据患者情况个体化选择药物：子宫切除者可单用雌激素；有完整子宫的患者应采用雌、孕激素配合的治疗方案，以对抗雌激素对子宫内膜的刺激。此外，还可选用雷洛昔芬、双膦酸盐、特立帕肽、降钙素等。

（3）继发性骨质疏松症　继发性骨质疏松症应在积极治疗病因的同时，选择适当的抗骨质疏松的药物（表3-8-8）。

表3-8-8　继发性骨质疏松症的药物选用

种类	抗骨质疏松药物的选用
糖皮质激素性骨质疏松症	（1）低骨折风险者：钙剂+（活性）维生素D （2）中高骨折风险者：除钙剂+（活性）维生素D外，首选口服或静脉注射双膦酸盐治疗，不耐受双膦酸盐者，可选用特立帕肽、雷洛昔芬 （3）高骨折风险者：钙剂+（活性）维生素D+双膦酸盐 注：若上述治疗过程中存在骨痛，可联用降钙素缓解
抗癫痫药性骨质疏松症	长期口服维生素D，400~800IU/d

（三）用药注意事项

1. 各类药物的注意事项

（1）骨健康基本补充剂　钙剂和维生素D不可单独用于骨质疏松症的治疗。过量补充钙剂可能导致肾结石和心血管疾病，大剂量或长期应用时应定期监测患者血钙、尿钙水平。高钙血症、高钙尿症患者避免使用钙剂。

（2）双膦酸盐　目前临床应用最广的抗骨质疏松药物。①低钙血症患者应慎用，严重维生素D缺乏者使用前应先补足维生素D。②为了避免口服双膦酸盐对上消化道黏膜的刺激，服药时应空腹服用，以足量温开水（200~300ml）送服，不可咀嚼或吸吮药片；服药后30分钟内保持站立或坐立姿势，不宜平卧和进食；若发生吞咽困难、疼痛、胃灼热等症状，应及时停药并就医。③静脉使用双膦酸盐前应检查患者肾功能，充分水化，控制输注时间（唑来膦酸不少于15分钟，伊班膦酸钠不少于2小时）。④首次使用含氮双膦酸盐可引起一过性"流感样"症状，表现为发热、骨痛、肌痛等，多数患者用药3日内可缓解，症状明显者可使用非甾体抗炎药对症治疗。⑤阿仑膦酸钠与抗酸药、导泻剂合用可影响其吸收，与氨基糖苷类抗生素合用可诱发低钙血症；利塞膦酸钠与钙剂、抗酸剂及含二价金属离子制剂同服可影响吸收，因此服药后2小时内避免服用含高钙食品、钙剂、抗酸药等。

（3）降钙素　降钙素为多肽类制剂，可能发生过敏反应。对怀疑过敏的患者应在治疗前进行皮肤敏感试验。临床常用剂型包括注射剂和鼻喷制剂。鲑降钙素鼻喷制剂长期使用可能增加患肿瘤风险，应尽量以最小有效量、短疗程进行治疗，连续使用一般不超过3个月。肌内注射时避开神经走向，反复注射时应左右交替调换注射部位。

（4）雌激素　患者于绝经早期（<60岁或绝经10年内）开始激素补充治疗收益更大。给药途径包括口服、经皮和阴道给药。治疗方案、给药剂量、制剂选择及治疗疗程等，应根据患者具体情况确定。小剂量开始用药，结合患者症状及不良反应耐受情况，尽可能采用最小有效量进行治疗。有子宫的妇女长期单用雌激素可增加子宫内膜癌风险，应联用孕激素，并做好雌激素水平、乳腺和子宫状况等的长期随访和安全性监测。

（5）雷洛昔芬　因疾病的自然过程，雷洛昔芬需要长期使用。药物作用不受进食影响，可在一日中的任一时间服药。可增加患者静脉血栓的风险，因此术后、长期卧床、久坐者禁用，患者能自由走动后方可应用。不推荐用于绝经前、妊娠期及哺乳期妇女，不适用于男性骨质疏松症患者。

2. 治疗疗程　骨质疏松症的治疗是一个长期、慢性的过程，所有治疗应维持至少1年，初始治疗3~5年后，应系统评估患者骨折的风险。双膦酸盐类药物停药后作用仍可维持数年，其他药物停药后疗效迅速下降。但双膦酸盐使用超过5年，可使下颌骨坏死或非典型股骨骨折的风险显著升高。因此，双膦酸盐类药物口服治疗5年、静脉治疗3年后应评估患者骨折风险，低风险者可考虑停药，高风险者应继续使用，或换用其他抗骨质疏松药物，如特立帕肽或雷洛昔芬。特立帕肽疗程最长不超过两年，且患者终身仅可接受一次为期两年的治疗。

思辨课堂

您认为哪个药师的药学服务工作更好？

某老年女性患者因"间断腰背痛，夜间及劳累时加重"来到药店购买药物。药师A推荐了布洛芬，针对患者腰背疼痛有对症治疗作用。药师B仔细询问患者疾病史、用药史、家族病史，综合考虑患者年龄、临床表现及生活习惯，建议患者前往医院，系统检查是否患有骨质疏松症，不要盲目使用药物。您认为哪个药师的药学服务工作更好？

答案解析

3. 关注患者心理健康　骨质疏松症及其引发的骨折对患者心理健康的影响往往被忽视，主要的心理异常包括睡眠障碍、惊恐、焦虑、抑郁、自信心丧失等。老年患者由于骨质疏松引起自主生活能力的丧失，以及骨折后缺乏与外界的沟通交流，也会造成社交障碍等心理问题。因此，在骨质疏松症的防治过程中，应关注和重视患者的心理状态评估。根据患者具体情况采取干预措施，如建议患者参加骨质疏松症病友会等，增进患者对疾病及治疗的正确认识，帮助患者消除心理负担。

关爱课堂

骨质疏松症的健康教育

药师在进行药学服务时，首先应告知患者非药物治疗的重要性。健康的生活方式是防治骨质疏松症的基础措施之一。包括：①加强营养，科学膳食：摄入富含钙、维生素D、低盐和适量蛋白质的均衡膳食，如奶制品、蔬菜、鱼、蛋、豆腐、菌菇、燕麦等。②保证充足的日照：每周至少两次，将皮肤暴露于紫外线下照射15~30分钟，可促进体内维生素D的合成。③适量运动，预防跌倒。④戒烟限酒，避免过量饮用咖啡、碳酸饮料。⑤伴有影响骨代谢的疾病，或服用影响骨代谢药物的患者，应定期监测骨密度，必要时进行抗骨质疏松治疗。

三、案例引学

（一）案例描述

患者，男，85岁，3年前体检时发现骨量减少，弯腰起立后腰痛1年，曾因体力劳动导致第三腰椎压缩性骨折1次。既往患有2型糖尿病20年，糖尿病肾病Ⅱ期10年，吸烟史约20年。近日因感冒打喷嚏、咳嗽后出现明显腰痛，活动时加重入院。实验室检查：肌酐清除率42ml/min，骨密度T值-2.1，骨钙素15.5ng/ml，25-羟维生素D [25-（OH）D] 13.5ng/ml，血甲状旁腺激素（PTH）

23.45pg/ml，腰椎 MRI 提示第 3 腰椎压缩性骨折，胸腰椎骨质稀疏。诊断为原发性骨质疏松症（Ⅱ型）。请为患者推荐合理的治疗方案。

（二）案例解析

患者为高龄老年男性，属于骨质疏松症的易患人群，既往有糖尿病及糖尿病肾病病史，且长期吸烟，均为骨质疏松症的危险因素。因此，其治疗应结合非药物治疗和药物干预。

1. 非药物治疗　告知患者多吃富含钙、低盐和适量蛋白质的均衡饮食；进行适当负重及肌肉强化运动，如散步、跳舞、器械训练；其他，如增加日照、戒烟等。

2. 药物干预　原发性骨质疏松症的药物治疗应建立在补充钙剂和维生素 D 的基础上，同时联用抗骨质疏松药物。①补充钙剂：可选用碳酸钙、葡萄糖酸钙等，每日摄入元素钙 1000mg；②补充维生素 D：患者是老年男性，且伴有肾功能不全，可选用活性维生素 D 及其类似物，骨化三醇 0.25μg，2 次/日；③抗骨质疏松药：首选双膦酸盐类，如阿仑膦酸钠 70mg/w，空腹站立或坐立服用，以 250ml 温开水送服；④短期应用鲑降钙素，缓解骨痛，用药时间不宜超过 3 个月。

四、技能训练

（一）实训目的

1. 学会为骨质疏松症患者合理选择药物。

2. 学会正确推荐和介绍药品，提高对骨质疏松症患者用药指导和咨询能力。

3. 养成严谨细致的工作态度和关爱生命的人文情怀。

（二）实训准备

骨质疏松症合理用药的宣传资料（手册、宣传单等）、模拟训练所用抗骨质疏松药的药盒等。

（三）实训内容

学生分组，组内角色扮演，分别扮演药师、患者及患者家属等，根据所学知识和以下案例中提供的信息模拟问病荐药，推荐合适的抗骨质疏松药，并进行用药指导和健康教育。

案例 1　患者，女，63 岁。腰背部疼痛 4 年余，身材变矮 3cm。近日来腰背部疼痛加剧。自述平时活动少，饮用牛奶后易腹泻。13 岁初潮，53 岁闭经，期间月经规律，未行激素替代治疗。入院后查体：骨密度 T 值 −2.6，血钙 2.24mmol/L，血磷 1.02mmol/L，25−(OH)D 10ng/ml，PTH 68pg/ml，胸腰椎 X 线片提示第 1 腰椎压缩性骨折，胸腰椎骨质稀疏。诊断为绝经后骨质疏松症。

案例 2　患者，女，70 岁，因"间断腰背痛 5 年，加重半年"就诊。患者自诉 5 年前出现劳累后腰背酸痛，休息可缓解，无明显活动受限；近半年来腰背痛渐加重，严重时翻身、上下楼受限，睡眠受影响；平时户外活动少，饮食以素食为主，无口干、多饮、多尿，无肉眼血尿或尿中排石。既往无糖皮质激素、甲状腺激素、抗癫痫药物等服用史。无药物过敏史。不嗜烟酒。

案例 3　患者，女，75 岁。近年来时常双腿乏力、腰背疼痛，伴有驼背。一个月前提重物时突发剧烈背痛，无法活动，被送至医院。实验室检查：肌酐清除率 34ml/min，骨密度 T 值 −2.9，血钙 2.46mmol/L，血磷 1.08mmol/L，25−(OH)D 13.23ng/mL，PTH 45.65pg/ml，胸腰椎侧位片提示腰 1 锥体（L_1）楔形变。诊断：重度骨质疏松症。

（四）实训评价

项目		分值	要求	得分
职业礼仪 （15分）	仪态仪容	5分	1. 服饰整洁（药师着工作服）、仪表端庄、举止得体 2. 吐字清晰、声音适度	
	沟通礼仪	10分	1. 主动迎客、文明待客，使用正确的语言送客 2. 认真倾听患者诉求，采用恰当方式把话题引向正确的方向	
专业能力 （65分）	询问基本信息、病情	15分	1. 询问年龄、性别、职业等信息 2. 询问骨质疏松症持续时间、主要症状、既往病史、家族史、遗传史等	
	询问用药及检查	5分	询问发病后有无做检查或者使用药物等	
	正确推荐抗骨质疏松药	25分	根据骨质疏松患者的病情特点推荐合适的抗骨质疏松药，介绍药品的成分、适应证、用法用量等	
	用药指导	20分	指导患者合理安全服用抗骨质疏松药，包括药品服用注意事项、药品不良反应、药物贮存等	
人文关怀 （20分）		20分	1. 关心患者，语言及行为上体现人文关怀 2. 对患者进行健康生活方式的宣教，包括健康饮食、生活注意要点等	
总计				

（五）实训思考

1. 治疗骨质疏松症过程中，患者易出现哪些用药误区？

2. 对骨质疏松症患者进行药学服务时，应如何提高患者依从性？

五、学习评价

（一）单项选择题

1. 下列属于骨吸收抑制剂的药物是（　　　）

A. 特立帕肽　　　　　　　B. 骨化三醇　　　　　　　C. 碳酸钙

D. 依替膦酸二钠　　　　　E. 雷奈酸锶

2. 下列属于选择性雌激素受体调节剂的药物是（　　　）

A. 雷洛昔芬　　　　　　　B. 阿法骨化醇　　　　　　C. 乳酸钙

D. 帕米膦酸二钠　　　　　E. 雌二醇

3. 皮下注射可能出现一过性"流感样"症状的药物是（　　　）

A. 降钙素　　　　　　　　B. 甲状旁腺素　　　　　　C. 双膦酸盐

D. 氟化钠　　　　　　　　E. 雌激素

4. 患者，男，70岁，近日因骨痛、疲乏、驼背入院，诊断为老年性骨质疏松症。该患者不宜选用的药物是（　　　）

A. 降钙素　　　　　　　　B. 维生素 D　　　　　　　C. 阿仑膦酸钠

D. 碳酸钙　　　　　　　　E. 雷洛昔芬

（二）多项选择题

1. 防治骨质疏松的药物按作用机制可分为（　　　）

A. 骨吸收抑制剂　　　　　B. 钙剂　　　　　　　　　C. 骨形成促进剂

D. 维生素 D　　　　　　　E. 双膦酸盐

参考答案

2. 下列属于双膦酸盐类的药物有 （　　）

A. 依替膦酸二钠 　　　　B. 利塞膦酸钠 　　　　C. 磷酸钙

D. 唑来膦酸 　　　　E. 阿仑膦酸钠

3. 防治老年性骨质疏松症可选用的药物有 （　　）

A. 双膦酸盐 　　　　B. 维生素 D 　　　　C. 钙制剂

D. 雌激素 　　　　E. 糖皮质激素

（三）案例分析题

一中年女性顾客到药店咨询："听说更年期女性的骨质疏松症发病概率较高，我现在已经绝经，正处于更年期，请问有什么药物可以预防骨质疏松吗？"

根据所学知识，您作为药店的药师应该如何做好药学服务？

（胡亦沁）

项目 9　其他常见疾病的用药指导

习题

子项目 1　变应性鼻炎的用药指导

PPT　　微课

一、学习目标

知识目标：

1. 掌握变应性鼻炎治疗药物的类别、应用特点与用药注意事项。

2. 熟悉变应性鼻炎的药物治疗原则与健康教育。

3. 了解变应性鼻炎的临床表现。

技能目标：

1. 能初步判断变应性鼻炎，并指导患者合理选用药物。

2. 能指导患者合理使用鼻喷雾剂等制剂，保证患者用药安全有效。

素质目标：

1. 通过对变应性鼻炎治疗药物的系统学习，培养学生精益求精的工作态度和安全至上的用药理念。

2. 通过小组合作完成变应性鼻炎的问病荐药和用药指导，培养学生关爱生命的人文情怀。

二、基本知识

（一）概述

变应性鼻炎（allergic rhinitis，AR）又称过敏性鼻炎，是个体接触致敏原后由 IgE 介导的炎性介质（主要是组胺）释放、有免疫活性细胞和细胞因子等参与的鼻黏膜慢性炎症反应性疾病。以突发和反复发作性鼻痒、喷嚏、鼻分泌亢进、鼻黏膜肿胀等为主要特点，其在普通人群的患病率为 10%～25%，近年来随着工业化程度的进展，该病的发病率有逐年增加的趋势。

变应性鼻炎的典型症状为阵发性打喷嚏、流清水样涕、鼻痒和鼻塞；可伴有眼部症状，包括眼痒、流泪、眼红和灼热感等，多见于花粉过敏患者，随着致敏花粉飘散季节的到来，花粉症患者的鼻、眼症状发作或加重，因此季节性变应性鼻炎也称为花粉症。如果致病因素以室内过敏原（尘螨、蟑螂、霉菌、动物皮屑等）为主，症状多为常年发作。

体征表现为双侧鼻黏膜苍白、肿胀，下鼻甲水肿，鼻腔有大量水样分泌物。眼部体征主要为结膜充血、水肿，有时可见乳头样反应。伴有哮喘、湿疹或特应性皮炎的患者有相应的肺部、皮肤体征。

（二）药物治疗

1. 药物治疗原则　变应性鼻炎的治疗原则以环境控制、药物治疗、免疫治疗和健康教育为主。首要治疗应是预防症状的发生，这可以通过避免接触过敏原、使用一种或多种药物联合来实现。针对每位患者的症状、病史和对治疗的反应实行个体化治疗，采用阶梯式治疗方法，即按照病情由轻到重，依次采用 H_1 受体阻断剂、糖皮质激素等进行治疗。

2. 常用药物及其选用　治疗变应性鼻炎主要为口服和局部用药治疗，具体见表 3 − 9 − 1。

表 3 − 9 − 1　变应性鼻炎治疗药物的分类

	种类	代表药物	作用特点	用法
一线药物	鼻用糖皮质激素	丙酸倍氯米松、布地奈德、丙酸氟替卡松、糠酸莫米松	对变应性鼻炎患者的所有鼻部症状均有显著改善作用，是目前临床推荐治疗变应性鼻炎的首选药物	轻度和中重度变应性鼻炎，按推荐剂量每日喷鼻 1～2 次，疗程不少于 2 周；中至重度持续性变应性鼻炎，疗程 4 周以上
	口服 H_1 受体阻断剂	氯雷他定、西替利嗪、地氯雷他定	首选第二代 H_1 受体阻断剂，作用持续时间较长，能明显缓解鼻部症状，对眼部症状也有效，但对改善鼻塞的效果有限	一般 1 次/日，疗程不少于 2 周
	鼻用 H_1 受体阻断剂	氮卓斯汀、立复汀	疗效相当于或优于第二代口服 H_1 受体阻断剂，特别是对鼻塞症状的缓解效果较好，比口服 H_1 受体阻断剂起效更快，通常用药后 15～30 分钟起效	一般 2 次/日，疗程不少于 2 周
	白三烯受体拮抗剂	孟鲁司特、扎鲁司特、普鲁司特	对鼻塞症状的改善作用优于第二代口服 H_1 受体阻断剂，可用于变应性鼻炎伴或不伴哮喘的治疗	1 次/日，晚上睡前口服，疗程 4 周以上
二线药物	口服糖皮质激素	泼尼松	中至重度持续性变应性鼻炎患者如通过其他治疗方法无法控制，可考虑短期口服糖皮质激素	5mg/次，3 次/日，不宜长期使用
	肥大细胞膜稳定剂	色甘酸钠	对缓解儿童和成人变应性鼻炎的喷嚏、流涕和鼻痒症状有一定效果，但对鼻塞的改善不明显	3.5～7.0mg/次，3～4 次/日
	鼻腔减充血剂	羟甲唑啉、赛洛唑啉、萘甲唑啉	可减轻鼻腔黏膜充血、肿胀状态，迅速缓解鼻塞	常用滴鼻剂，按需使用
辅助治疗药物	鼻腔盐水冲洗	0.9% 氯化钠溶液或 2% 高渗氯化钠溶液	清除鼻内刺激物、变应原和炎性分泌物等，减轻鼻黏膜水肿，改善纤毛 − 黏液屏障的防御与清除功能	鼻腔冲洗，按需使用

思辨课堂

您更赞同哪个药师的做法?

李女士的女儿患了变应性鼻炎,喷嚏不停、鼻涕不断,有时眼睛也发痒,有流泪症状,晚上睡觉时因为呼吸不畅,需张嘴呼吸,遂往药店咨询用药。张药师向李女士推荐使用布地奈德鼻喷雾剂,并告知日常注意事项;王药师发现李女士的女儿咽喉疼痛,可能伴有咽炎,推荐她使用布地奈德鼻喷雾剂的同时,建议她加用清咽利喉的药物以缓解症状,如症状加重,需立即就医。您更赞同哪个药师的做法?

答案解析

(三) 用药注意事项

对季节性变应性鼻炎应提前2～3周用药,季节过后,不能立即停药,应继续用药2周左右。另外治疗时间不宜过长,长期使用会引起药物性鼻炎,使病情更为复杂。

1. 鼻用糖皮质激素 ①安全性和耐受性良好,其局部不良反应主要有鼻腔干燥、刺激感、鼻出血、咽炎和咳嗽等,一般症状轻度。②对鼻腔和鼻旁窦伴有细菌感染者,应给予抗菌药物治疗。③对已全身应用糖皮质激素并造成肾上腺功能损伤者,改用鼻喷雾剂局部治疗时,也应注意检查垂体－肾上腺系统的功能。③注意鼻喷雾剂仅用于鼻腔,掌握正确的鼻腔喷药方法可以减少鼻出血的发生(具体使用方法详见工作领域4项目3子项目1呼吸道给药制剂的使用)。

2. 口服糖皮质激素 用药注意事项详见本工作领域项目2子项目3支气管哮喘的用药指导。

3. 白三烯受体拮抗剂 安全性和耐受性良好,但如有肝功能不全或出现恶心、呕吐、肝肿大及黄疸,应测定肝功能。

4. H_1受体阻断剂 ①第一代H_1受体阻断剂由于明显的中枢神经抑制,不推荐用于儿童、老年人以及从事高空作业的特殊人群。②口服H_1受体阻断剂罕见发生心脏毒性作用,但应引起重视,临床表现为Q－T间期延长、尖端扭转型室性心动过速等严重心律失常。

5. 鼻腔减充血剂 疗程过长或用药过频可导致反跳性鼻黏膜充血,易发生药物性鼻炎。鼻腔干燥、萎缩性鼻炎、正在接受单胺氧化酶抑制剂治疗的患者以及2岁以内患者禁用。

关爱课堂

变应性鼻炎的健康教育

变应性鼻炎的治疗原则为防治结合,其中环境控制是一个重要组成部分。药师应叮嘱变应性鼻炎患者尽可能避免接触已知的变应原,如当症状主要发生在户外,应尽可能限制户外活动,尤其是避免接触花草或者腐烂的树叶,以及柳絮和法国梧桐的果毛,外出时可以带口罩,或到过敏原较少的地区;不宜接触及喂养宠物,因动物的皮屑、唾液及尿中的蛋白质易引起过敏性症状。另外,变应性鼻炎的典型症状和感冒症状相似,患者须注意区分,如没有办法确定,要及时到医院确诊并进行合理治疗,不可自行用药。

三、案例引学

（一）案例描述

患者，男，35岁，近几日出现打喷嚏、流鼻涕、鼻痒等症状，鼻涕呈清水样，每日反复出现，时间超过1小时，同时有结膜水肿、含泪、眼痒等情况，体征检查可见鼻黏膜水肿，局部白斑及水样分泌物，进行特异性IgE（皮肤或血清）检测显示阳性。初步诊断为变应性鼻炎。请为患者推荐合适的治疗药物。

（二）案例解析

患者有打喷嚏、流鼻涕、鼻痒及眼部症状等，可推荐鼻用糖皮质激素和口服 H_1 受体阻断剂，鼻用糖皮质激素对变应性鼻炎患者的所有鼻部症状均有显著改善作用，口服 H_1 受体阻断剂除可缓解鼻部症状外，还能缓解眼部症状。具体可推荐布地奈德鼻喷雾剂，每日喷鼻1~2次，疗程不少于2周；盐酸左西替利嗪分散片，1次/日，疗程不少于2周。

四、技能训练

（一）实训目的

1. 学会为变应性鼻炎患者制订药物治疗方案。
2. 学会正确推荐和介绍药品，提高对变应性鼻炎患者用药指导和咨询能力。
3. 养成严谨细致的工作态度和关爱生命的人文情怀。

（二）实训准备

变应性鼻炎合理用药的宣传资料（手册、宣传单等）、模拟训练所用的药盒等。

（三）实训内容

学生分组，组内角色扮演，分别扮演药师、患者及患者家属等，根据所学知识和以下案例中提供的信息模拟问病荐药，推荐合适的药物，并进行用药指导和健康教育。

案例1　患者，男，18岁。既往无手术外伤史、无传染病和慢性疾病史，无药物过敏史。近日因"春游后出现鼻痒、喷嚏、流清涕，伴双侧鼻塞，有眼痒、咽痒，无咳嗽，无发热"就诊，体检：T 36.8℃，P 80次/分，R 19次/分，BP 120/70mmHg。诊断：变应性鼻炎。

案例2　患者，女，45岁。既往"子宫全切术"史，否认传染病和慢性疾病史，无药物过敏史。患者于20余年前因"受凉"后出现阵发性喷嚏，流清水样鼻涕，并感鼻塞，无涕中带血，无咳嗽咳痰，无发热畏寒，无胸闷心悸，无呼吸不畅，自服药物治疗（具体不详），当时病情有所缓解，之后反复发作。近日患者阵发性喷嚏，并有大量清水样鼻涕，伴有头痛头晕，遇冷风后加重，影响生活质量而就诊，体检：T 36.3℃，P 65次/分，R 16次/分，BP 127/76mmHg。诊断：变应性鼻炎。

（四）实训评价

项目		分值	要求	得分
职业礼仪 （15分）	仪态仪容	5分	1. 服饰整洁（药师着工作服）、仪表端庄、举止得体 2. 吐字清晰、声音适度	
	沟通礼仪	10分	1. 主动迎客、文明待客，使用正确的语言送客 2. 认真倾听患者诉求，采用恰当方式把话题引向正确的方向	

续表

项目		分值	要求	得分
专业能力 （65分）	询问基本信息、病情	15分	1. 询问年龄、性别、职业等信息 2. 询问过敏持续时间、主要症状、既往病史、家族史、遗传史等	
	询问用药及检查	5分	询问发病后有无做检查或者使用药物等	
	正确推荐变应性鼻炎治疗药物	25分	根据病情特点推荐合适的治疗药物，介绍药品的成分、适应证、用法用量等	
	用药指导	20分	指导患者合理安全使用药物，包括药品使用注意事项、药品不良反应、药物贮存等	
人文关怀 （20分）		20分	1. 关心患者，语言及行为上体现人文关怀 2. 对患者进行健康生活方式的宣教，包括健康饮食、生活注意要点等	
总计				

（五）实训思考

1. 治疗变应性鼻炎过程中，患者易出现哪些用药误区？

2. 患者症状缓解后提出停药，应如何解答？

五、学习评价

（一）单项选择题

参考答案

1. 季节性变应性鼻炎主要的诱因是（　　）

A. 冷　　　　　　　　　　B. 热　　　　　　　　　　C. 花粉

D. 光线　　　　　　　　　E. 精神紧张

2. 常年性变应性鼻炎主要的吸入性过敏原不包括（　　）

A. 蟑螂　　　　　　　　　B. 霉菌　　　　　　　　　C. 动物皮毛

D. 鱼虾　　　　　　　　　E. 尘螨

3. 按照现行变应性鼻炎诊断和治疗指南，变应性鼻炎药物治疗中首选的药物是（　　）

A. 鼻内 H_1 受体阻断剂　　　　　　　B. 鼻内糖皮质激素

C. 口服 H_1 受体阻断剂　　　　　　　D. 白三烯受体拮抗剂

E. 鼻腔减充血剂

（二）多项选择题

1. 变应性鼻炎的药物治疗包括（　　）

A. 鼻内糖皮质激素　　　　　　　　　B. 鼻内 H_1 受体阻断剂

C. 口服糖皮质激素　　　　　　　　　D. 口服 H_1 受体阻断剂

E. 肥大细胞稳定剂

2. 变应性鼻炎的一线治疗药物有（　　）

A. 鼻内 H_1 受体阻断剂　　　　　　　B. 鼻内糖皮质激素

C. 口服 H_1 受体阻断剂　　　　　　　D. 白三烯受体拮抗剂

E. 肥大细胞稳定剂

（三）案例分析题

患者自述最近几年一直有鼻塞、流鼻涕、鼻痒等症状，并自行服用一些抗过敏药物。经医生询问，该患者常年在灰尘严重地方工作，春季症状格外严重，对花粉过敏，平常饮食习惯不健康，作息时间不规律，导致身体免疫力下降。

根据所学知识，您会建议患者口服何种抗变应性鼻炎药物？并向患者进行用药指导。

（丁　旭）

子项目2　口腔溃疡的用药指导

PPT　　微课

一、学习目标

知识目标：

1. 掌握口腔溃疡治疗药物的类别、应用特点与用药注意事项。
2. 熟悉口腔溃疡的药物治疗原则与健康教育。
3. 了解口腔溃疡的临床表现。

技能目标：

1. 能指导口腔溃疡患者选用合适的治疗药物。
2. 能对口腔溃疡患者进行合理用药指导。

素质目标：

1. 通过对口腔溃疡治疗药物的系统学习，培养细致严谨的工作态度。
2. 通过小组合作完成口腔溃疡的问病荐药和用药指导，培养学生关爱生命的人文情怀。

二、基本知识

（一）概述

口腔溃疡（oral ulcer，OU）又称口疮，是一种最常见的口腔黏膜疾病，其发病率居口腔黏膜病之首。其特点是口腔黏膜溃疡小、深浅不等，为圆形或椭圆形损害，可反复和周期性复发。临床上分为复发性口腔溃疡、疱疹口炎型和损伤性溃疡。

胃肠功能紊乱、体内缺乏锌铁、微循环障碍、免疫功能低下、维生素缺乏、精神紧张、睡眠不足、肠道寄生虫病、局部创伤等可诱发口腔溃疡。

口腔溃疡好发于口腔非角化区，如唇、舌缘、颊、齿龈等处，为圆形或椭圆形，直径为 0.2～0.5cm，溃疡单个或由数个连成一片，溃疡表浅边缘整齐，外观呈灰黄色或灰白色，上覆盖黄白渗出膜，周围黏膜充血、水肿、有红晕，局部有烧灼样疼痛，于进餐时加重，影响进食、说话。严重溃疡直径可达 1～3cm，深及黏膜下层甚至肌层。口腔溃疡的发作有周期性和自愈性，病程一般 7～10 日，严重者可反复发作。

（二）药物治疗

1. 药物治疗原则　由于口腔溃疡病因及发病机制尚不明确，目前还没有根治口腔溃疡的特效方法，因此口腔溃疡的治疗以对症治疗为主，达到减轻疼痛、促进溃疡愈合、延长复发间歇期的治疗目的，同时注意对因治疗、减少复发。

2. 常用药物及其选用

（1）含漱液　0.5%甲硝唑含漱液或氯己定含漱液含漱，于早晚刷牙后含漱，15～20ml/次，2～3次/日，连续5～10日为1个疗程。

（2）含片　①西地碘含片可直接卤化细菌的体蛋白，杀菌力强，对细菌繁殖体、芽孢和真菌也有较强的杀菌作用，含服，1.5～3mg/次，3～5次/日。②溶菌酶含片，有抗菌、抗病毒和消肿止血作用，含服，20mg/次，4～6次/日。

（3）贴片　①甲硝唑口腔粘贴片粘于黏膜患处，1片/次，3次/日。饭后用，临睡前可加用1片。②地塞米松粘贴片用量较小但作用直接、持久，可促进溃疡愈合。外用贴敷于溃疡处，每处1片，一日总量不得超过3片，连续使用不得超过1周。

（4）中药散剂　冰硼咽喉散、青黛散等是中医治疗口腔溃疡的主要药物。应用时取少量，吹敷患处，2～3次/日。

（5）局部灼烧法　硝酸银可使溃疡面上蛋白质沉淀而形成薄膜，保护溃疡面，促进愈合。溃疡数目少、面积小且间歇期长者可采用烧灼法，用10%硝酸银溶液放于溃疡面上，至表面发白。

（6）镇痛用药　①0.5%～1%达克罗宁液，用时涂于溃疡面上，连续2次，用于进食前暂时止痛。②复方甘菊利多卡因凝胶涂布于溃疡局部，3次/日，每次约涂0.5cm凝胶。③对持久不愈或疼痛明显的溃疡，可于溃疡部位行黏膜下封闭注射，常用2.5%醋酸泼尼松龙混悬液0.5～1ml，加入1%普鲁卡因液1ml在溃疡基底部注射，1～2次/周，共用2～4次。

（7）口服维生素类药　口服维生素类药物可维持正常的代谢功能，促进病损愈合，在溃疡发作时给予维生素C，0.1～0.2g，3次/日；复合维生素B片，1片/次，3次/日。

思辨课堂

您更赞同哪个药师的做法？

李女士患有口腔溃疡到药店购买西地碘含片。药师A在销售药品的同时向李女士仔细交代了西地碘含片使用注意事项；药师B在服务过程中注意到李女士对药品使用方法很熟悉，进而了解到患者经常患口腔溃疡，经确认患者同时还有支气管哮喘，长期吸入布地奈德气雾剂治疗，于是向患者耐心科普吸入激素不当可能造成口腔溃疡的反复发作和激素吸入注意事项。您更赞同哪个药师的做法？

答案解析

（三）用药注意事项

口腔溃疡的治疗要注意去除诱发因素，例如含有激素类的吸入剂长期使用后没有及时漱口，易造成口腔溃疡，应告知患者养成吸入后即漱口的习惯，避免残留的药物对口腔黏膜的损伤。

1. 甲硝唑含漱液　使用后可有食欲不振、口腔异味、恶心、呕吐、腹泻等反应，偶见头痛、头晕、失眠、抑郁、皮疹、荨麻疹、白细胞减少，停药后可迅速恢复。长期应用可引起念珠菌感染。使用甲硝唑口颊片期间，不得饮酒或含酒精的饮料。

2. 氯己定含漱液　偶可引起接触性皮炎，高浓度溶液有刺激性，长期使用氯己定含漱液可使牙齿着色，舌苔变黑，味觉失调，儿童和青年口腔偶可发生无痛性浅表脱屑损害。一般牙膏中均含有阴离子表面活性剂，与氯己定可产生配伍禁忌，使用氯己定含漱液后至少需间隔30分钟后才可刷牙。

3. 西地碘口含片　有轻度刺激感，口含后偶见口干、胃部不适、头晕和耳鸣（发生率约2%），对碘过敏者禁用。

4. 中药散剂　注意喷药时不要吸气，以防药粉进入呼吸道而引起呛咳。

5. 地塞米松粘贴片　频繁应用地塞米松粘贴片可引起局部组织萎缩，使经皮肤、黏膜等部位侵入的病原菌不能得到控制，引起继发的真菌感染等。口腔内有真菌感染者禁用。

6. 硝酸银溶液　用烧灼法治疗时，应注意药液不能蘸得太多，不能烧灼到邻近健康组织。

📱 关爱课堂

口腔溃疡的健康教育

药师在进行药学服务时，除了介绍药物的用法用量和用药注意事项外，非药物指导也非常重要，尤其是口腔溃疡患者，需要注意进行以下生活指导。①选择细软的食物，如牛奶、豆浆、稀粥，减少对口腔黏膜刺激。②多吃富含维生素C、维生素B_2和核黄素的蔬菜、水果，如胡萝卜、冬瓜、小白菜、苹果、猕猴桃、火龙果、香蕉等。③建议食用高蛋白且富含膳食纤维的食物，如玉米、燕麦等。④不适合食用辣椒、姜、葱、蒜和醋等刺激性食物，尽量少吃鱼、肉、虾，会影响溃疡愈合。

三、案例引学

（一）案例描述

小王初入职场，工作时间为早晚班，经常需要熬夜。某日早晨起来漱口时，牙刷不小心碰到口腔，感到一阵痛感，痛感过后没有在意，也无忌口，后发展成为口腔溃疡。其病症表现起初为2个类圆形小泡，周围微微发红，时而伴有痛感。数日后，病情加重，患处扩大，表现为2个中心凹陷的类圆形小泡，中间可见黄色小泡，并且伴随疼痛明显、头晕发热等现象。进餐和喝水时痛感加重，伴有灼烧感，做吞咽动作时也伴随痛感，严重影响进食与正常交流。临床诊断为重型口腔溃疡。请推荐合适的治疗方案。

（二）案例解析

1. 药物治疗　该患者为重型口腔溃疡，采用甲硝唑含漱剂、西地碘含片、复合维生素B片/维生素C片联合治疗。甲硝唑含漱剂：早晚刷牙后含漱，15～20ml/次，2～3次/日；西地碘含片：口含，1片/次，4次/日，连续使用5日症状未缓解，应停药就医；复合维生素B片/维生素C片用法用量：吞服，1～3片/次，3次/日。

2. 患者教育　提醒患者清淡饮食，少吃生冷、油炸食物，忌烟酒，少熬夜，适量摄入蛋白质；保持口腔清洁，使用盐水漱口，进行物理杀菌；调整生物钟，每日保证8小时的充足睡眠；合理规划工作与生活，避免过度劳累。

四、技能训练

（一）实训目的

1. 学会为口腔溃疡患者制订药物治疗方案。

2. 学会正确推荐和介绍药品，提高对口腔溃疡患者用药指导和咨询能力。

3. 养成严谨细致的工作态度和关爱生命的人文情怀。

（二）实训准备

口腔溃疡合理用药的宣传资料（手册、宣传单等）、模拟训练所用治疗口腔溃疡的药盒等。

（三）实训内容

学生分组，组内角色扮演，分别扮演药师、患者及患者家属等，根据所学知识和以下案例中提供的信息模拟问病荐药，推荐合适的药物，并进行用药指导和健康教育。

案例 1　患者，女，26 岁。既往无手术外伤史，无传染病和慢性疾病史，无药物过敏史。近日口腔溃疡剧痛 2 日就诊。检查：下唇及舌前部可见小米粒大小的浅表溃疡 10 余个，溃疡中心微凹，周围红晕，散在分布。双侧颌下淋巴结肿痛。问诊得知，患者每年均有多次类似发作，但溃疡数目较本次少，且不治自愈。

案例 2　患者，男，10 岁。因"口腔溃疡 4 日，疼痛明显"就诊。患儿一周前因感冒突然发烧，并服用退烧药、阿莫西林等药物治疗，逐渐好转。4 日前口腔内开始出现多个溃疡，下唇部出现多个成簇小水疱，就诊时患儿已退热，但口腔溃疡疼痛明显，影响进食与说话，遂来就诊。

（四）实训评价

项目		分值	要求	得分
职业礼仪 （15 分）	仪态仪容	5 分	1. 服饰整洁（药师着工作服）、仪表端庄、举止得体 2. 吐字清晰、声音适度	
	沟通礼仪	10 分	1. 主动迎客、文明待客，使用正确的语言送客 2. 认真倾听患者诉求，采用恰当方式把话题引向正确的方向	
专业能力 （65 分）	询问基本信息、病情	15 分	1. 询问年龄、性别、职业等信息 2. 询问主要症状、既往病史、家族史、遗传史等	
	询问用药及检查	5 分	询问发病后有无做检查或者使用药物等	
	正确推荐药物	25 分	根据患者的病情特点推荐合适的治疗药物，介绍药品的成分、适应证、用法用量等	
	用药指导	20 分	指导患者合理安全使用口腔溃疡治疗药物，包括药品使用注意事项、药品不良反应、药物贮存等	
人文关怀 （20 分）		20 分	1. 关心患者，语言及行为上体现人文关怀 2. 对患者进行健康生活方式的宣教，包括健康饮食、生活注意要点等	
总计				

（五）实训思考

1. 口腔溃疡治疗过程中，使用含漱液时应注意什么问题？

2. 应如何正确使用地塞米松粘贴片？

五、学习评价

（一）单项选择题

1. 以下使用地塞米松粘贴片治疗口腔溃疡的主要不良反应是（　　　）

A. 食欲缺乏　　　　　　　　B. 偶见口干　　　　　　　　C. 强刺激性

D. 使牙齿着色　　　　　　　E. 频繁或长期应用引起继发的真菌感染

参考答案

2. 以甲硝唑口腔粘贴片治疗口腔溃疡，合理的用药方案是（　　　）

A. 三餐前粘于黏膜患处 　　　　　　　　　　B. 三餐后粘于黏膜患处

C. 三餐前 10 分钟粘于黏膜患处 　　　　　　D. 三餐前 1 小时粘于黏膜患处

E. 三餐后 1 小时粘于黏膜患处

3. 下列适宜选用硝酸银溶液治疗的口腔溃疡是（　　　）

A. 反复发作患者 　　　　B. 儿童/青年患者 　　　　C. 口腔内真菌感染者

D. 对碘过敏者 　　　　　E. 溃疡数目少、面积小且间歇期长者

4. 使用地塞米松粘贴片治疗口腔溃疡应注意（　　　）

A. 不宜超过 1 日 　　　　B. 不宜超过 2 日 　　　　C. 不宜超过 3 日

D. 不宜超过 5 日 　　　　E. 不宜超过 7 日

（二）多项选择题

1. 下列关于口腔溃疡的药物治疗叙述正确的是（　　　）

A. 甲硝唑含漱剂用后可有食欲缺乏、口腔异味、恶心、呕吐、腹泻等反应，长期应用可引起念珠菌感染

D. 氯己定可引起接触性皮炎

C. 氯己定可与牙膏中的阳离子表面活性剂产生配伍禁忌，故用药后应间隔 30 分钟再刷牙

D. 西地碘有轻度刺激感，对碘过敏者禁用

E. 频繁应用地塞米松粘贴片可引起局部组织萎缩，引起继发性的真菌感染

2. 口腔溃疡的临床表现包括（　　　）

A. 多发生于口腔非角化区 　　　　　　　　B. 直径多为 1～3cm

C. 溃疡周围有红晕 　　　　　　　　　　　D. 局部有烧灼样疼痛

E. 溃疡表浅、边沿整齐、外观呈灰黄色或灰白色，上覆盖黄白渗出膜

（三）案例分析题

患者，男，33 岁。主诉：口腔反复溃疡 8 年，近 4 日溃疡复发，舌尖小溃疡，灼痛明显，影响说话、进食，口内唾液黏稠。诊断：复发性口腔溃疡（轻型）。治疗：局部使用冰硼咽喉散，吹敷患处，2～3 次/日；补充维生素，3 次/日。

根据所学知识，请问该患者补充的是哪种维生素？并向该患者进行用药指导。

（丁　旭）

子项目 3　牙周炎的用药指导

PPT

一、学习目标

知识目标：

1. 掌握牙周炎治疗药物的类别、应用特点与用药注意事项。

2. 熟悉牙周炎的药物治疗原则与健康教育。

3. 了解牙周炎的临床表现。

技能目标：

1. 能对牙周炎进行初步判断，并指导患者合理应用抗菌药物。

2. 能对牙周炎患者进行合理用药指导。

素质目标：

1. 通过对牙周炎治疗药物的系统学习，培养学生细致严谨的工作作风和勇于超越的创新精神。

2. 通过小组合作完成牙周炎的问病荐药和用药指导，培养学生关爱生命的人文情怀。

二、基本知识

（一）概述

牙周炎主要是由局部因素引起的牙周支持组织的慢性炎症。发病年龄以 35 岁以后较为多见。如龈炎未能及时治疗，炎症可由牙龈向深层扩散到牙周膜、牙槽骨和牙骨质而发展为牙周炎。由于早期多无明显自觉症状而易被忽视，待有症状时已较严重，甚至已不能保留牙齿。因而必须加强宣教，使患者早期就诊和及时治疗。

临床表现早期症状不明显，患者常只有继发性牙龈出血或口臭的表现，与龈炎症状相似。检查时可见龈缘、龈乳头和附着龈的肿胀、质松软，呈深红色或暗红色，探诊易出血。随着炎症的进一步扩散，可出现下列症状。

1. 牙周袋形成 由于炎症的扩展，牙周膜被破坏，牙槽骨逐渐吸收，牙龈与牙根分离，使龈沟加深而形成牙周袋。可用探针测牙周袋深度。

2. 牙周溢脓 牙周袋壁有溃疡及炎症性肉芽组织形成，袋内有脓性分泌物存留，故轻按牙龈可见溢脓，并常有口臭。

3. 牙齿松动 由于牙周组织被破坏，特别是牙槽骨吸收加重时，支持牙齿力量不足，出现牙齿松动、移位等现象。此时患者常感咬合无力、钝痛、牙龈出血和口臭加重。

当机体抵抗力降低、牙周袋渗液引流不畅时，可形成牙周脓肿，是牙周炎发展到晚期、出现深牙周袋的一个常见的伴发症状。此时牙龈呈卵圆形突起，发红肿胀，表面光亮；牙齿松动度增加，有叩痛；患者伴有局部剧烈跳痛。同时，患者可有体温升高、全身不适、颌下淋巴结肿大、压痛等症状。

（二）药物治疗

1. 药物治疗原则 药物治疗是基础治疗和手术治疗的一种辅助手段，为了避免药物滥用，在药物治疗过程中应遵循以下原则。

（1）合理使用抗菌药物 一般情况下，龈炎和轻、中度的牙周炎不应使用抗菌药物，彻底的洁治和刮治可使龈炎痊愈，也可使大多数的牙周炎得到控制。在使用抗菌药物治疗前，应尽量做细菌学检查及药敏试验，以便有针对性地选择窄谱抗菌药物，以减少对口腔微生态环境的干扰。

（2）用药前应清除菌斑、牙石 进行抗菌药物治疗前或治疗的同时，必须尽量彻底地清除菌斑牙石，打乱生物膜的结构，使药物作用于残余的细菌，达到辅助治疗的目的。药物治疗应主要用于那些对常规牙周治疗反应不佳的患者，必要时可以选择联合用药。

（3）尽量采用局部给药途径 对抗菌药物，尽量采用局部给药方式，以避免或减少耐药菌株和毒副反应的产生。对于那些用于全身严重感染的强效抗菌药物，尽量不用于治疗牙周炎。

2. 常用治疗药物及其选用

（1）全身用药 全身用药不仅可以杀死牙周袋内的致病菌，还可通过血液到达牙周组织内和牙周袋外部区域，进一步抑制细菌的入侵，防止疾病复发。

1）硝基咪唑类 此类药物常用于治疗厌氧菌感染，包括甲硝唑、替硝唑、奥硝唑。其中甲硝唑因其廉价高效较为常用，妊娠及哺乳期妇女禁用，有血液疾病和肾功能不全者慎用。

2）四环素类 此类药物为广谱抗生素，可以抑制大多数牙周致病菌的生长，包括四环素、多西环素、米诺环素。其副作用有胃肠道反应、肝肾功能损害、牙齿着色等。孕妇及8岁以下儿童禁用。

3）青霉素类 此类药物属于β内酰胺类抗生素，最常用于牙周治疗的是阿莫西林，与甲硝唑联合使用可增强治疗侵袭性牙周炎的疗效。本药副作用少，偶有胃肠道反应、皮疹和过敏反应。对青霉素过敏者禁用。

4）大环内酯类 牙周治疗中常用螺旋霉素、罗红霉素、阿奇霉素。此类药物副作用少、偶有胃肠道反应。与抗厌氧菌药物联合使用，具有协同作用。

（2）局部用药 全身应用抗菌药虽然能提高牙周炎的治疗效果，但可能会产生耐药性和菌群失调等不良反应。局部用药则可有效控制、维持药物释放浓度及时间，以减轻全身用药不良反应及耐药性。

1）米诺环素凝胶 一种将药物贮存于特制注射器内的软膏状缓释剂，可通过针头将药物注入牙周袋的深部，软膏遇水变硬形成膜状，可在牙周袋内缓慢释放有效成分。

2）醋酸氯己定溶液 为广谱抗菌药，可减少菌斑的形成和牙龈炎症的发生，其副作用为味苦及长时间使用可使牙齿着色，停药后可自行消失。早晚刷牙后含漱，5~10日为一个疗程。

创新课堂

牙周病局部药物治疗的新选择——纳米粒子递药系统

由于牙周袋内龈沟液清除作用常导致药物流失，为了达到有效的抑菌浓度，通常需使用大剂量的抗菌药物，但不良反应、细菌对抗生素的耐药性等问题也随之产生。局部缓释给药一直都是牙周局部药物治疗的研究热点，而纳米粒子载药因其缓释、靶向等特点在牙周病药物治疗方面显示出较强优势。

纳米粒子递药系统由可降解的载体材料和药物组成，与传统的牙周局部递药系统相比，纳米粒子递药系统在生物学和药代动力学特性上具有特殊优势，包括可控释药物、长期维持药物浓度、具备生物可降解性和生物相容性等，药物能被吸附或溶解在纳米粒子中，脂质体和聚合物纳米粒子递送系统能够靶向细菌和特定的宿主细胞，在促进牙周组织再生和骨修复方面发挥重要作用。

（三）用药注意事项

1. 硝基咪唑类药物 对于厌氧菌的抑制有一定作用，但长期使用硝基咪唑类药物对于肾脏伤害很大，牙周炎患者要谨慎使用，服药期间应禁止饮酒。

2. 米诺环素凝胶 ①过敏反应须注意观察，一旦出现过敏征兆（搔痒、发红、肿胀、丘疹、水泡等），即停止用药。②注药后不得立即漱口及进食。③注药时，患部可能出现一时刺激或疼痛，缓慢注药可明显减轻此症状。

3. 氯己定含漱液 一般牙膏中均含有阴离子表面活性剂，与氯己定可产生配伍禁忌，使用氯己定含漱液后至少需间隔30分钟后才可刷牙。

牙周炎的健康教育

药师在进行药学服务时，除了介绍相关药物的用法用量和用药注意事项外，需要提醒牙周炎患者注意以下内容。①淡盐水漱口，食后必漱，漱口液反复在口内鼓动，以减少致病菌在口内存在。②膳食平衡能帮助维护牙齿和牙周组织健康：多吃青菜、水果、豆制品、牛奶、鱼、蛋类、粗粮、纤维多的食物，少吃辛辣食物，戒烟戒酒，注意口腔卫生。③定期进行洁牙（洗牙），每年1～2次。④掌握正确的刷牙方法，每天3次，每次3分钟；饭后、睡前漱口，保持口腔清洁；对不易去除的食物碎屑、软垢及菌斑，用牙线、牙签或牙刷进行清洁。

三、案例引学

（一）案例描述

患者，男，43岁，主诉为牙齿疼痛、牙结石过多、口腔异味、牙龈出血等。临床表现为牙龈红肿、充血、糜烂，大部分有牙结石，牙周袋深3～5mm，探诊牙龈出血，牙齿松动Ⅰ°～Ⅱ°，X线片显示牙槽骨有不同程度的吸收。经检查，患者无其他系统性疾病，血常规、尿常规、肝功能正常。临床诊断为牙周炎。请推荐合适的治疗方案。

（二）案例解析

1. 药物治疗　采用基础治疗和药物治疗相结合，在基础治疗（洗牙、刮治、牙周袋用药治疗等）的基础上，用药物局部治疗，如早晚用醋酸氯己定溶液刷牙后含漱，5～10日为一个疗程。

2. 患者教育　多吃青菜、水果、豆制品、牛奶、鱼、蛋类、粗粮、纤维多的食物，少吃辛辣食物；定期进行洁牙（洗牙）；掌握正确的刷牙方法，3次/日，3分钟/次；饭后、睡前漱口，保持口腔清洁。

四、技能训练

（一）实训目的

1. 学会为牙周炎患者制订药物治疗方案。

2. 学会正确推荐和介绍药品，提高对牙周炎患者用药指导和咨询能力。

3. 养成严谨细致的工作态度和关爱生命的人文情怀。

（二）实训准备

牙周炎合理用药的宣传资料（手册、宣传单等）、模拟训练所用药物的药盒等。

（三）实训内容

学生分组，组内角色扮演，分别扮演药师、患者及患者家属等，根据所学知识和以下案例中提供的信息模拟问病荐药，推荐合适的药物，并进行用药指导和健康教育。

案例1　患者，女，28岁。既往无家族遗传病史及药物过敏史，刷牙时牙龈出血，牙龈增生明显，就诊。体检：血压110/65mmHg；头颈部未见异常，血常规正常，口腔检查：全口牙龈明显肿胀，龈缘及龈乳头圆钝，增生达牙面，深覆合，牙齿无松动，龈沟内无溢脓，未见糜烂溃疡。诊断：慢性牙周炎。

案例2　患者，男，38岁。既往无家族遗传病史及药物过敏史，近日由于工作繁忙，长时间熬夜，刷牙时牙龈出血、疼痛，自行服用甲硝唑，未见好转，就诊。体检：血压125/75mmHg；头颈部未见异常，血常规正常。口腔检查：全口牙龈明显肿胀，充血明显，牙齿松动，质软。诊断：牙周炎。

（四）实训评价

项目		分值	要求	得分
职业礼仪 （15分）	仪态仪容	5分	1. 服饰整洁（药师着工作服）、仪表端庄、举止得体 2. 吐字清晰、声音适度	
	沟通礼仪	10分	1. 主动迎客、文明待客、使用正确的语言送客 2. 认真倾听患者诉求，采用恰当方式把话题引向正确的方向	
专业能力 （65分）	询问基本信息、病情	15分	1. 询问年龄、性别、职业等信息 2. 询问病情持续时间、主要症状、既往病史、家族史、遗传史等	
	询问用药及检查	5分	询问发病后有无做检查或者使用药物等	
	正确推荐药物	25分	根据病情特点推荐合适的治疗药物，介绍药品的成分、适应证、用法用量等	
	用药指导	20分	指导患者合理安全使用治疗牙周炎的药物，包括药品使用注意事项、药品不良反应、药物贮存等	
人文关怀 （20分）		20分	1. 关心患者，语言及行为上体现人文关怀 2. 对患者进行健康生活方式的宣教，包括健康饮食、生活注意要点等	
总计				

（五）实训思考

牙周炎治疗过程中，使用氯己定含漱液时应注意什么问题？

五、学习评价

（一）单项选择题

1. 以下关于氯己定含漱液的表述，不正确的是（　　　）

A. 广谱抗菌药　　　　　　　　　　　　　B. 长期含漱使牙面、舌背表面着色

C. 易使细菌产生耐药菌株　　　　　　　　D. 每日含漱2次

E. 有苦味

2. 牙周炎全身治疗的常用药物不包括（　　　）

A. 甲硝唑　　　　　　　B. 四环素　　　　　　　C. 阿莫西林

D. 螺旋霉素　　　　　　E. 多种维生素

3. 以下药物治疗牙周病的原则，不正确的是（　　　）

A. 轻度牙周炎不建议使用抗菌药物

B. 药物治疗应主要用于那些对常规牙周治疗反应不佳的患者

C. 用药前应清除菌斑、牙石

D. 尽量使用广谱抗生素

E. 尽量采用局部给药的途径

（二）多项选择题

1. 用于牙周炎全身治疗的药物有（　　　）

参考答案

A. 硝基咪唑类　　　　　　B. 四环素类　　　　　　C. 青霉素类

D. 大环内酯类　　　　　　E. 醋酸氯己定

2. 治疗牙周炎时需要注意（　　　）

A. 长期使用硝基咪唑类药物对于肾脏伤害很大

B. 少吃辛辣食物，戒烟戒酒

C. 定期进行洁牙

D. 正确的刷牙方法

E. 膳食平衡能帮助维护牙齿

（三）案例分析题

患者，男，35岁，无高血压、糖尿病等慢性病史。患者主述半个月前出现不明原因的右下颌疼痛，伴有头痛、眩晕、身体无力、畏冷等症状。随后服用甲硝唑自行治疗，相关症状有所缓解，但未完全治愈。3日前出现强烈的牙疼感，入院检查：左侧前磨牙部位周围牙龈肿胀、扁桃体发炎等。通过局部口腔CT检查，诊断为牙周炎。

根据所学知识，您会建议患者口服何种药物？并向患者进行用药指导。

（丁　旭）

子项目4　急性结膜炎的用药指导

PPT

一、学习目标

知识目标：

1. 掌握急性结膜炎治疗药物的类别、应用特点与用药注意事项。

2. 熟悉急性结膜炎的药物治疗原则与健康教育。

3. 了解急性结膜炎的分类和临床表现。

技能目标：

1. 能判断不同类型急性结膜炎，并指导患者合理选用药物。

2. 能指导患者合理使用眼用制剂，保证用药安全有效。

素质目标：

1. 通过对急性结膜炎治疗药物的系统学习，培养学生细致严谨的工作作风和勇于超越的创新精神。

2. 通过小组合作完成急性结膜炎的问病荐药和用药指导，培养学生关爱生命的人文情怀。

二、基本知识

（一）概述

急性结膜炎（火眼或红眼病）为结膜急性感染，易在春、夏或秋季流行，且传染性极强，可通过与患眼接触的毛巾、玩具或公共浴池、游泳池而相互传染，也易在家庭、学校和公共场所流行，但预后良好，一般几日内炎症即可消退。

　　临床常见急性结膜炎类型有急性卡他性结膜炎、过敏性结膜炎、流行性结膜炎及流行性出血性结膜炎等。

　　1. 急性卡他性结膜炎　通常是由于细菌感染造成的结膜炎，发病急剧，常同时累及双眼（或间隔1~2日），伴有大量的黏液性分泌物，夜间分泌较多，晨起时常会被分泌物糊住双眼。轻症者在眼内有瘙痒和异物感；重者眼睑坠重、灼热、畏光和流泪，结膜下充血、水肿或有小出血点，眼睑亦常红肿，角膜受累则有疼痛及视物模糊。

　　2. 流行性结膜炎　一般仅局限于单眼，流泪较多并伴有少量分泌物，分泌物初为黏液性，后为黏液脓化而呈脓性，耳前淋巴结肿大。流行性结膜炎传染性强，发病急剧。

　　3. 流行性出血性结膜炎　与流行性结膜炎特点相似，同时伴有结膜下出血，常为暴发流行。

　　4. 过敏性结膜炎　症状一般较轻，结膜可充血和水肿、瘙痒且伴有流泪，一般无分泌物或少有黏液性分泌物。

　　5. 春季卡他性结膜炎　多发生于春夏季节，可反复发作，以男性儿童及青年多见，双眼奇痒，睑结膜有粗大的乳头，角膜缘胶样增生。

　　（二）药物治疗

　　1. 药物治疗原则　针对病因治疗，局部给药为主，必要时全身用药。

　　（1）滴眼液滴眼　是治疗结膜炎最基本的给药途径。对于微生物引起的结膜炎，应选用敏感的抗菌药物和（或）抗病毒滴眼液。必要时可根据病原体培养和药敏试验选择有效的药物，重症患者在未行药物敏感试验前可用几种混合抗生素滴眼液滴眼。急性期应频繁使用滴眼液，每隔1~2小时一次。病情好转后可减少滴眼次数。

　　（2）眼膏涂眼　眼膏在结膜囊停留的时间较长，宜睡前使用，可发挥持续的治疗作用。

　　（3）冲洗结膜囊　当结膜囊分泌物较多时，可用无刺激性的冲洗液（生理盐水或3%硼酸水）冲洗，1~2次/日，以清除结膜囊内的分泌物。

　　（4）全身治疗　严重的结膜炎如淋球菌性结膜炎和衣原体性结膜炎，除了局部用药外，还需全身使用抗菌药。

　　2. 常用治疗药物及其选用　急性卡他性结膜炎、过敏性结膜炎、春季卡他性结膜炎、流行性结膜炎、流行性出血性结膜炎、铜绿假单胞菌性结膜炎因为致病因素不同，因此在用药上也有所差异，具体见表3-9-2。

表3-9-2　治疗急性结膜炎的常用药物及其选用

类型		治疗药物	用法用量
急性卡他性结膜炎（细菌引起）	局部抗菌治疗	滴眼液：磺胺醋酰钠滴眼液、氯霉素滴眼液、红霉素滴眼液、新霉素滴眼液、夫西地酸滴眼液等 眼膏：四环素眼膏、红霉素眼膏、金霉素眼膏等	滴眼液：滴眼，根据病情轻重，每隔1~3小时一次；眼膏：睡前涂敷
过敏性结膜炎	抗过敏治疗	非甾体抗炎药：双氯芬酸钠滴眼液 糖皮质激素：醋酸可的松滴眼液、醋酸氢化可的松眼液 肥大细胞稳定剂：奥洛他定滴眼液、色甘酸钠滴眼液	滴眼液：滴眼，2滴/次，3~4次/日；眼膏：睡前涂敷；连续应用不得超过2周

续表

类型		治疗药物	用法用量
春季卡他性结膜炎	抗过敏治疗	色甘酸钠滴眼液、泼尼松滴眼液	滴眼，1~2滴/次，4~6次/日
流行性结膜炎	局部抗病毒治疗	酞丁安滴眼液、阿昔洛韦滴眼液、碘苷滴眼液、更昔洛韦滴眼液等	滴眼，2滴/次，每隔2~3小时一次
流行性出血性结膜炎	局部抗病毒治疗	羟苄唑滴眼液、利巴韦林滴眼液	滴眼，2滴/次，每隔2~3小时一次
铜绿假单胞菌性结膜炎	局部抗菌治疗	妥布霉素滴眼液/眼膏	滴眼液：滴眼，2滴/次，每小时滴眼一次；眼膏：睡前涂敷

创新课堂

单剂量包装眼药水的开发

市场上的眼药水大多为多剂量包装，每支2~10ml，因为添加防腐剂，可多次使用。其中的防腐剂如果短期使用，不会有太大问题，但如果长期使用，可能会对角膜有损伤；而且还因为患者在使用时瓶口接触到眼睛，容易对滴眼液造成污染。

市场上开发的单剂量包装眼药水，开启后单次使用，避免了多次使用容易被微生物污染的风险，而且不含防腐剂，长期使用不会对眼睛造成损伤。

（三）用药注意事项

1. 糖皮质激素滴眼液的合理使用 糖皮质激素虽有抗炎作用强大的优点，但有诱发真菌或病毒感染、延缓创伤愈合、升高眼压和导致晶状体浑浊等风险，因此不应随意使用，除非患者是在眼病专科医师的密切监护下。特别是不能给尚未确诊的"红眼"患者开具这类药物，因为这种情况有时是由于难以诊断的单纯疱疹病毒感染所致，如必须使用此类制剂，不应超过10日，并在使用期间定期测量眼压。

2. 滴眼液（眼膏）的合理使用 ①同时使用两种及以上眼药水时，应间隔5~10分钟再使用，同时注意先使用刺激性小的再使用刺激性大的滴眼液。②治疗急性结膜炎时，白天宜用滴眼液，反复多次，睡前则用眼膏。眼膏不宜涂敷太多，以免粘住睫毛。③一般滴眼液为多剂量，打开后一周内即逐渐失效，应注意药品使用期限。

关爱课堂

结膜炎的健康教育

药师在进行药学服务时，除了进行必要的用药指导外，还要根据具体情况提醒患者注意以下事项：①勤洗手，勤剪指甲，不用别人的手帕或毛巾；提倡用流水洗脸、洗手，毛巾脸盆要分开，经常用肥皂洗手。②避免直接用手指揉眼睛，不要过度用眼。③结膜炎的患者忌食葱、韭菜、大蒜、辣椒、羊肉等辛辣、热性刺激食物。④过敏性结膜炎患者尽量避免或减少接触过敏原，改善生活环境有助于缓解和控制过敏性结膜炎病情。

三、案例引学

（一）案例描述

男童，26个月，因出现用手抓眼来医院就诊，查体发现右眼眼睑充血、水肿，结膜囊内分泌物增多，且眼睛有异物感、畏光流泪、烧灼感等不适症状。诊断为急性卡他性结膜炎。请推荐合适的治疗方案。

（二）案例解析

1. 推荐药物　急性卡他性结膜炎多由细菌引起。考虑到患者年龄小，涂敷眼膏会有不适感，容易用手抓眼，使右眼也受到感染，因此推荐用磺胺醋酰钠、红霉素等滴眼液；为了防止健康的眼睛遭受急性结膜炎的传染，同时应用滴眼液对健康的眼睛进行冲洗。

2. 生活指导　家长应注意常规家庭护理方法，在滴眼、冲洗以及睡觉时，家长应将患儿的头偏向患眼侧，这样可以有效防止患眼的分泌物流入健康眼睛，出现交叉感染。倘若患儿眼睛分泌物过多，家长需要采用干净的棉签对患儿的眼部进行擦拭，避免睁眼困难。

四、技能训练

（一）实训目的

1. 学会为急性结膜炎患者制订药物治疗方案。
2. 学会正确推荐和介绍药品，提高对急性结膜炎患者用药指导和咨询能力。
3. 养成严谨细致的工作态度和关爱生命的人文情怀。

（二）实训准备

急性结膜炎合理用药的宣传资料（手册、宣传单等）、模拟训练所用药物的药盒等。

（三）实训内容

学生分组，组内角色扮演，分别扮演药师、患者及患者家属等，根据所学知识和以下案例中提供的信息模拟问病荐药，推荐合适的药物，并进行用药指导和健康教育。

案例1　患者，女，18岁。既往无手术外伤史，无传染病和慢性疾病史。近几日，突发双眼眼红、痒涩刺痛、畏光流泪、分泌物黏稠等。初诊诉：双侧眼红，有眼眵，痒涩刺痛，伴头痛、鼻塞。问诊得知，曾自滴"利巴韦林滴眼液"无效。检查：视力右眼1.0，左眼1.0，双眼眼睑微肿，结膜充血（＋＋），分泌物多且黏稠。诊断：急性卡他性结膜炎。

案例2　患者，女，30岁。既往无手术外伤史，无传染病和慢性疾病史。近几日，双侧眼红，眼睑水肿、疼痛，眼眵多而胶黏。初诊诉：双侧眼红，分泌物多。检查：视力右眼0.8，左眼0.6，双眼眼睑红肿，结膜充血（＋＋），睑内见灰白色伪膜，热泪频流，分泌物多而黏稠，畏光。诊断：急性卡他性结膜炎。

（四）实训评价

项目		分值	要求	得分
职业礼仪（15分）	仪态仪容	5分	1. 服饰整洁（药师着工作服）、仪表端庄、举止得体 2. 吐字清晰、声音适度	
	沟通礼仪	10分	1. 主动迎客、文明待客，使用正确的语言送客 2. 认真倾听患者诉求，采用恰当方式把话题引向正确的方向	

续表

项目		分值	要求	得分
专业能力 （65分）	询问基本信息、病情	15分	1. 询问年龄、性别、职业等信息 2. 询问病情持续时间、主要症状、既往病史、家族史、遗传史等	
	询问用药及检查	5分	询问发病后有无做检查或者使用药物等	
	正确推荐药物	25分	根据患者的病情特点推荐合适的治疗药物，介绍药品的成分、适应证、用法用量等	
	用药指导	20分	指导患者合理安全使用药物，包括药品使用注意事项、药品不良反应、药物贮存等	
人文关怀 （20分）		20分	1. 关心患者，语言及行为上体现人文关怀 2. 对患者进行健康生活方式的宣教，包括健康饮食、生活注意要点等	
总计				

（五）实训思考

1. 治疗急性结膜炎过程中，如何选择药物？

2. 应如何合理使用滴眼液和眼膏？

五、学习评价

（一）单项选择题

1. 对由细菌感染引起的急性卡他性结膜炎宜选择（　　）

A. 磺胺醋酰钠滴眼液　　　　B. 双氯芬酸钠滴眼液　　　　C. 色甘酸钠滴眼液

D. 羟苄唑滴眼液　　　　　　E. 醋酸可的松滴眼液

2. 流行性出血性结膜炎宜选用的处方药是（　　）

A. 磺胺醋酰钠滴眼液　　　　B. 双氯芬酸钠滴眼液　　　　C. 色甘酸钠滴眼液

D. 羟苄唑滴眼液　　　　　　E. 醋酸可的松滴眼液

3. 以下不用于过敏性结膜炎治疗的是（　　）

A. 红霉素滴眼液　　　　　　　　　　　　　　B. 双氯芬酸钠滴眼液

C. 色甘酸钠滴眼液　　　　　　　　　　　　　D. 醋酸氢化可的松滴眼液

E. 醋酸可的松滴眼液

（二）多项选择题

1. 急性结膜炎的主要体征有（　　）

A. 结膜充血　　　　　　　B. 乳头增生　　　　　　　C. 球结膜水肿

D. 分泌物增多　　　　　　E. 滤泡形成

2. 急性卡他性结膜炎的治疗药物有（　　）

A. 氯霉素滴眼液　　　　　B. 红霉素滴眼液　　　　　C. 夫西地酸滴眼液

D. 四环素眼膏　　　　　　E. 妥布霉素滴眼液

（三）案例分析题

患者，男，35岁，眼睛发红3日。临床表现：眼睛发红、发痒、异物感、流泪、视物疲劳及不同程

参考答案

度视力下降、分泌物增多，体征有球结膜充血、水肿，穹窿有少许乳头及滤泡增生。眼科检查排除泪道和泪囊发育异常等先天性疾病。用药前结膜囊分泌物培养检查确诊，并未用过其他药物治疗。初步诊断为急性卡他性结膜炎。

根据所学知识，您会建议患者使用何种药物？并向患者进行用药指导。

（丁　旭）

子项目 5　痤疮的用药指导

PPT

一、学习目标

知识目标：

1. 掌握痤疮治疗药物的类别、应用特点与用药注意事项。

2. 熟悉痤疮的药物治疗原则与健康教育。

3. 了解痤疮的分类与临床表现。

技能目标：

1. 能判断不同类型的痤疮，并指导患者合理应用。

2. 能对痤疮的治疗和预防提出合理的建议，保证患者用药安全有效。

素质目标：

1. 通过对痤疮治疗药物的系统学习，培养学生细致严谨的工作作风和勇于超越的创新精神。

2. 通过小组合作完成痤疮的问病荐药和用药指导，培养学生关爱生命的人文情怀和安全至上的用药理念。

二、基本知识

（一）概述

痤疮俗称"粉刺"，是一种发生在皮肤毛囊皮脂腺的慢性炎症性皮肤病，是一种自限性疾病。通常指的是寻常型痤疮，可发生在各个年龄段，多自青春期发病（常被称为"青春痘"），至 20 多岁才缓慢停止，少数人可延迟至 30 多岁。痤疮的发生主要与皮脂分泌过多、毛囊皮脂腺导管堵塞、细菌感染和炎症反应等因素有关。青春期雄性激素分泌增多，引起皮脂腺肿大，皮脂分泌增多，同时毛囊皮脂腺的角化异常造成导管堵塞、皮脂排泄障碍，形成角质栓即微粉刺。毛囊中多种微生物尤其是痤疮丙酸杆菌在厌氧环境下大量繁殖，痤疮丙酸杆菌产生的脂酶分解皮脂生成游离脂肪酸，同时趋化炎症细胞和介质，最终诱导并加重炎症反应。

1. 分类　痤疮按其损害可分为非炎症性损害和炎症性损害。非炎症性的损害称为闭合性粉刺（"白头"）或开放性粉刺（"黑头"）。开放性粉刺上的黑色素沉着是因为皮脂和黑色素被氧化的结果。炎症性的损害包括红斑、脓疱（顶端带有脓液的损害）、丘疹（局限性隆起皮肤表面的实质性损害）、结节（较大较深的丘疹）和囊肿（脓肿）。

2. 临床表现

（1）好发于前额、颜面、胸背上部和肩胛部等皮脂溢出的部位。

（2）初起为多数散在与毛囊一致的黑色丘疹，用手挤压后可有黄白色的脂性栓排出来，有时可引起毛囊内及其周围炎症，若位置在皮肤的表浅部则形成炎性丘疹或脓疱，如位置较深或相互融合则形成结节、囊肿或脓肿。当皮质腺口完全闭塞形成皮疹，顶端可出现小脓疱，破溃或吸收后，遗留暂时性色素沉着或小凹状瘢痕。

（3）严重的痤疮除黑头粉刺、脓疱、丘疹外，可有蚕豆至指甲大小的炎性结节或囊肿；炎症较深时，可长久存在，亦可逐渐吸收或溃脓形成窦道。

（4）病程缓慢，一般青春期过后则可自愈，愈后可留有色素沉着斑、小瘢痕或瘢痕疙瘩。

（二）药物治疗

1. 药物治疗原则　痤疮的治疗原则为去除诱因、平衡激素分泌、减少皮脂分泌、溶解角质、抗菌及消炎。根据痤疮的严重程度，选择外治或内外兼治的方法。

2. 常用治疗药物　具体见表 3 - 9 - 3。

表 3 - 9 - 3　痤疮常用治疗药物

种类		代表药物	适应证	不良反应及禁忌
外用	维 A 酸	全反式维 A 酸、异维 A 酸、阿达帕林、他扎罗汀等的外用剂型	轻度痤疮的单独一线用药，中度痤疮的联合用药以及痤疮维持治疗的首选	轻度皮肤刺激反应，如局部红斑、脱屑，出现紧绷和烧灼感等
	抗菌药物 过氧化苯甲酰	2.5% ~ 10% 不同浓度的洗剂、乳剂或凝胶等不同剂型	炎性痤疮首选外用抗菌药物，可单独使用，也可联合外用维 A 酸类药物或外用抗生素使用	轻度刺激反应
	抗生素	红霉素、林可霉素、克林霉素、氯霉素、夫西地酸等的外用剂型	外用易产生耐药性，不推荐单独或长期使用，建议和过氧化苯甲酰、外用维 A 酸类联合应用	较少出现刺激反应
内服	抗菌药物	四环素类：多西环素、米诺环素 大环内酯类：红霉素、罗红霉素、阿奇霉素等	中重度痤疮患者首选及中度痤疮外用治疗效果不佳的备选治疗方法；炎症反应严重的重度痤疮患者的早期治疗；痤疮变异型的早期治疗	胃肠道反应、药疹、肝损害、光敏反应、色素沉着和菌群失调等，四环素类不宜用于孕妇、哺乳期妇女和 8 岁以下儿童
	维 A 酸类	异维 A 酸、维胺酯	结节囊肿型重度痤疮的一线治疗药物，有瘢痕或瘢痕形成倾向的患者需尽早使用，频繁复发的痤疮其他治疗无效和痤疮伴严重皮脂溢出等	最常见的不良反应是皮肤黏膜干燥，青春期前长期使用有可能引起骨骺过早闭合、骨质增生等，故 12 岁以下儿童尽量不用；异维 A 酸有明确致畸作用
	激素类 抗雄激素类	雌激素与孕激素 醋酸环丙孕酮 + 炔雌醇，屈螺酮 + 炔雌醇等	适用于女性痤疮患者：伴有高雄激素表现的痤疮，女性青春期后痤疮，经前期明显加重的痤疮，其他治疗反应较差者	少量子宫不规律出血、乳房胀痛、恶心、体重增加、静脉和动脉血栓形成、出现黄褐斑等
		螺内酯		高钾血症、月经不调、胃肠道反应、嗜睡、疲劳、头晕、头痛；有致畸作用
	糖皮质激素	泼尼松、地塞米松	重度炎性痤疮的早期治疗，暴发性痤疮、聚合性痤疮及较重炎症反应的重度痤疮联合异维 A 酸治疗	长期大剂量使用，易发生糖皮质激素的相关不良反应

除了以上治疗药物外，不同浓度与剂型的壬二酸、氨苯砜、二硫化硒、硫磺和水杨酸等药物也可作为痤疮外用治疗药物的备选。

3. 治疗药物的选用　不同类型的痤疮治疗药物的选用详见表 3 - 9 - 4。

表 3 - 9 - 4　不用类型痤疮的治疗药物选用

痤疮类型	治疗药物选用
皮脂腺分泌过多所致的寻常型痤疮	首选过氧化苯甲酰凝胶涂敷患部，1 ~ 2 次／日
轻、中度寻常型痤疮	可选维 A 酸乳膏或维 A 酸凝胶外搽，1 ~ 2 次／日，连续 8 ~ 12 周为 1 个疗程
炎症突出的痤疮轻中度者	维 A 酸和克林霉素磷酸酯凝胶外用治疗
痤疮伴感染显著者	应用红霉素 - 过氧化苯甲酰凝胶、克林霉素磷酸酯凝胶或溶液涂敷，1 ~ 2 次／日
中、重度痤疮伴感染显著者	推荐涂敷阿达帕林凝胶，1 次／日；或口服多西环素、米诺环素、红霉素等，连服 4 周
囊肿型痤疮	推荐口服维胺酯胶囊，50mg／次，3 次／日，或异维 A 酸，一日 0.5mg/kg 体重，连续 4 ~ 6 个月后，改为外用涂敷维持以控制复发

创新课堂

中药芳香疗法——痤疮治疗的新思路

痤疮是常见的损容性皮肤疾病，反复发作，迁延不愈，影响美观，给患者带来诸多困扰。中药芳香疗法即使用芳香类中药用于治疗痤疮，内服可解表、行气、化湿、活血、解郁，外用可辟秽、止痛、安神，针对痤疮发病的各个环节发挥相应的作用，同时芳香气味给患者带来良好的嗅觉体验，改善痤疮患者的用药体验，为痤疮的临床治疗带来了新思路。

（三）用药注意事项

1. 维 A 酸类用药注意事项　①部分患者在使用 2 ~ 4 周时会出现皮疹短期加重现象，通常为一过性表现，反应严重者需要减量甚至停药。②维 A 酸类药物存在光分解现象并可能增加皮肤敏感性，部分患者在开始使用 2 ~ 4 周内会出现短期皮损加重现象，可采取较低起始浓度（如果有可选择浓度）、小范围试用、减少使用次数以及尽量在皮肤干燥情况下使用等措施，同时配合使用皮肤屏障修复剂并适度防晒。③异维 A 酸有明确的致畸作用，育龄期女性患者应在治疗前 1 个月、治疗期间及治疗结束后 3 个月内严格避孕。

2. 过氧化苯甲酰用药注意事项　①使用中可能会出现轻度刺激反应，建议从低浓度开始及小范围试用。②药物对衣物或者毛发具有氧化漂白作用，应尽量避免接触。③过氧化苯甲酰释放的氧自由基可以导致全反式维 A 酸失活，二者联合使用时建议分时段外用。

3. 激素类用药注意事项　①雌激素和抗雄激素类药物长期使用可导致体内激素水平紊乱，雌激素还可致子宫内膜癌变，因而不作为常规治疗药物使用。②一般连续应用不宜超过 20 日，上述激素在月经前、后一周都要停药。

4. 口服抗菌药用药注意事项　①避免单独使用。②治疗 2 ~ 3 周后无效时要及时停用或换用其他治疗。③要保证足够的疗程，并避免间断使用，不可无原则地加大剂量或延长疗程，更不可以作为维持治疗甚至预防复发的措施。④四环素类药物不宜与口服维 A 酸类药物联用，以免诱发或加重良性颅内压增高。

📱 **关爱课堂** --

痤疮的健康教育

良好的生活习惯对于痤疮的防治具有重要的作用，药师在进行药学服务时注意对痤疮患者进行以下健康教育。①注意皮肤卫生，保持皮肤毛孔畅通，每天用温水洗脸，早起和睡前各一次，也可根据皮肤情况增加次数。使用中性、弱碱性或含有硫磺的香皂，也可用洗面奶，忌用碱性大的洗涤品。②日常使用水质类化妆品，不宜使用油质类及修饰性化妆品，不化浓妆，痤疮发生部位平时勿用手挤压，以免瘢痕形成。③饮食宜清淡，多吃新鲜的水果、蔬菜、高纤维素的食物，限制摄入高脂肪、糖类、酒精及辛辣食物，忌烟酒，多喝水，少喝碳酸类饮料。④对伴发炎症的痤疮，不要用手挤压粉刺和丘疹，对面部危险三角区尤应如此，以避免加重感染或遗留瘢痕。

三、案例引学

（一）案例描述

患者，男，20岁，"颜面粉刺，丘疹1个月"就诊。患者颜面部粟粒大小红色丘疹，密集分布白头粉刺及黑头粉刺，未见囊肿及结节。患者无便秘、精神紧张等诱发及加重因素。诊断：痤疮。请推荐合适的治疗方案。

（二）案例解析

1. 推荐药物 该患者所患痤疮为中度寻常痤疮并伴有丘疹炎症性皮肤损害，在减少皮脂分泌、溶解角质的同时应进行抗菌治疗，可采用阿达帕林凝胶和过氧化苯甲酰制剂联合外用。考虑到以上两种药物有皮肤刺激性，嘱患者皮损处局部点涂，尽量减少接触药物。同时告知患者如发生红斑、脱屑症状，应减少用药次数。

2. 患者教育 每日温水清洗皮肤两次，外用保湿剂，禁用粉质化妆品；多食水果蔬菜，少食辛辣刺激、油腻食物及甜品；不要用手挤压粉刺和丘疹，避免感染或遗留瘢痕。

四、技能训练

（一）实训目的

1. 学会为痤疮患者制订药物治疗方案。

2. 学会正确推荐和介绍药品，提高对痤疮患者用药指导和咨询能力。

3. 养成严谨细致的工作态度和关爱生命的人文情怀。

（二）实训准备

痤疮治疗合理用药的宣传资料（手册、宣传单等）、模拟训练所用治疗药物的药盒等。

（三）实训内容

学生分组，组内角色扮演，分别扮演药师、患者及患者家属等，根据所学知识和以下案例中提供的信息模拟问病荐药，推荐合适的治疗药物，并进行用药指导和健康教育。

案例1 患者，男，17岁。颜面部密集分布白头粉刺及黑头粉刺，未见丘疹、囊肿及结节，无便秘、精神紧张等诱发及加重因素。诊断：痤疮。

案例2 患者，女，16岁。面部"三角区"呈现粟粒大小红色丘疹及蚕豆大小囊肿，月经临近期尤甚。

（四）实训评价

项目		分值	要求	得分
职业礼仪（15分）	仪态仪容	5分	1. 服饰整洁（药师着工作服）、仪表端庄、举止得体 2. 吐字清晰、声音适度	
	沟通礼仪	10分	1. 主动迎客、文明待客，使用正确的语言送客 2. 认真倾听患者诉求，采用恰当方式把话题引向正确的方向	
专业能力（65分）	询问基本信息、病情	15分	1. 询问年龄、性别、职业等信息 2. 询问痤疮持续时间、主要症状、既往病史、家族史、遗传史等	
	询问用药及检查	5分	询问发病后有无做检查或者使用药物等	
	正确推荐治疗药物	25分	根据痤疮患者的病情特点推荐合适的治疗药物，介绍药品的成分、适应证、用法用量等	
	用药指导	20分	指导患者合理安全使用治疗用药，包括药品使用注意事项、药品不良反应、药品贮存等	
人文关怀（20分）		20分	1. 关心患者，语言及行为上体现人文关怀 2. 对患者进行健康生活方式的宣教，包括健康饮食、生活注意要点等	
总计				

（五）实训思考

1. 治疗痤疮过程中，患者易出现哪些用药误区？

2. 患者外用痤疮治疗药物后，出现皮肤红肿、病症加重，应如何解答？

五、学习评价

参考答案

（一）单项选择题

1. 以下为炎性痤疮首选外用抗菌药物的是（　　　）

A. 阿达帕林　　　　　　　　B. 过氧化苯甲酰　　　　　　C. 醋酸曲安奈德

D. 螺内酯　　　　　　　　　E. 红霉素

2. 口服有明确致畸作用的药物是（　　　）

A. 红霉素　　　　　　　　　B. 醋酸环丙孕酮　　　　　　C. 过氧化苯甲酰

D. 异维A酸　　　　　　　　E. 地塞米松

（二）多项选择题

1. 对中、重度痤疮伴感染显著者，推荐用药是（　　　）

A. 多西环素　　　　　　　　B. 阿达帕林　　　　　　　　C. 醋酸曲安奈德

D. 炔雌醇　　　　　　　　　E. 螺内酯

（石丽莉）

子项目6　手足癣的用药指导

一、学习目标

知识目标：

1. 掌握手足癣治疗药物的类别、应用特点与用药注意事项。

2. 熟悉手足癣的药物治疗原则与健康教育。

3. 了解手足癣的分类与临床表现。

技能目标：

1. 能判断不同类型的手足癣，并指导患者合理应用。

2. 能对手足癣的治疗和预防提出合理的建议，保证患者用药安全有效。

素质目标：

1. 通过对手足癣治疗药物的系统学习，培养学生精益求精的工作态度。

2. 通过小组合作完成手足癣的问病荐药和用药指导，培养学生关爱生命的人文情怀。

二、基本知识

（一）概述

手足癣是手癣和足癣的总称，是由皮肤癣菌引起的手足部浅表皮肤真菌感染。手癣又称鹅掌风，多发生在手掌、手指外的光滑皮肤；足癣又称脚癣或脚气，多发生于脚掌、跖趾间皮肤；真菌在指（趾）甲上生长，则发生甲癣，又称灰指甲。

1. 临床表现及诱因　手足癣临床常表现为脚趾（手指）间起水疱、脱皮或皮肤发白湿软，也可出现糜烂或皮肤增厚、粗糙、开裂，并可蔓延至足跖（手指）及边缘，剧痒，亦可伴局部化脓、红肿、疼痛，腹股沟淋巴结肿大等。由于自觉瘙痒，用手抓挠处，抓破后常继发感染，传染至手而发生手癣。真菌喜爱潮湿温暖的环境，夏季天热多汗，穿胶鞋、尼龙袜者更为真菌提供了温床；冬季病情多好转，表现为皮肤开裂。

诱发足癣的因素很多，下列人群极易发生。①多汗者：足跖部汗液明显增多，由于汗液蒸发不畅，皮肤表皮因而呈白色浸渍状，尤以趾间最明显，严重多汗者可起水疱，或角化过度，易继发真菌感染而致足癣。②肥胖者：指（趾）间隙变窄，十分潮湿，易诱发间擦型手（足）癣。③足部皮肤损伤者：因破坏了皮肤的防御屏障，真菌易于侵入。④妊娠期妇女：内分泌失调，使皮肤抵抗真菌的能力下降。⑤糖尿病患者：体内缺乏胰岛素使糖代谢紊乱，抵抗力下降，易诱发间擦型足癣。⑥长期服药者：长期服用抗生素、糖皮质激素、免疫抑制剂，使正常菌群失调，细菌被杀死而真菌大量繁殖，易诱发足癣。

2. 分类　根据皮损形态，足癣一般分为水疱型、间擦糜烂型、鳞屑角化型等，在临床不同阶段几种类型可能同时存在，或以某型较为显著。

（1）水疱型　通常见于足跖中部或趾间皮肤，足跟少见。原发损害以成群或散在分布的小水疱为主，疱壁厚、疱液清；水疱干燥吸收后发生脱屑，患者初期常有明显瘙痒或刺痛感。此型有较强的继发细菌感染和促发癣菌疹的倾向。

（2）间擦糜烂型　最常见于4～5和3～4趾间，好发于手足多汗、长期浸水或穿着不透气鞋的人群。皮损表现为：趾间糜烂、浸渍发白；除去表面浸渍发白部分，下方可见红色糜烂面，有时伴少量渗液，患者瘙痒感明显。此型夏季多发，易并发细菌感染所致的小腿丹毒或蜂窝组织炎等。

（3）鳞屑角化型　皮损多累及足跖，大片表皮增厚、粗糙、干燥脱屑，自觉症状轻微。足跟、足缘每到冬季易发生皲裂、出血，自觉疼痛。慢性病程，可合并有甲真菌病。

手癣与足癣临床表现大致相同，但分型不如足癣明显。皮损初起时常见散在小水疱，随后出现脱屑，病程长时可见角化增厚。一些单侧受累的手癣病例伴有鳞屑角化型足癣，呈现特殊的"两足一手型"表现，"一手"常为挠抓足部及趾甲的所用手，或是日常习惯用的优势侧手。

（二）药物治疗

1. 药物治疗原则　手足癣的治疗目标是清除病原菌、快速解除症状、防止复发。外用药、口服药或二者联合方案均可选用。选择治疗方案时，应充分考虑手足癣的临床分型、严重程度、合并疾病及患者依从性等因素。

2. 常用治疗药物及其选用

（1）常用药物介绍　治疗药物对轻症和早期的手足癣可采取局部外涂药物的方法。角化型、受累面积较大、局部治疗效果欠佳、反复发作的手足癣，以及伴有某些系统性疾病（如糖尿病、艾滋病等）的患者可以采取口服治疗或者联合用药的方式。常用联用方式是一种外用药和一种口服药的联合，也可选择两种抗真菌机制不同的外用药物相联合。手足癣常用治疗药物见表3-9-5。

表3-9-5　手足癣常用治疗药物

药物分类		药物名称	适应证	用法用量	用药疗程
外用	咪唑类抗真菌药物	咪康唑乳膏	轻症和早期的手足癣	涂抹患处，1～2次/日	4周
		酮康唑乳膏			
		益康唑乳膏			
		克霉唑乳膏			
		联苯苄唑乳膏			
		卢立康唑乳膏		涂抹患处，1次/日	2周
	丙烯胺类抗真菌药物	特比萘芬乳膏（喷雾剂）		涂抹（喷洒）患处，1～2次/日	2～4周
		特比萘芬凝胶		涂抹患处，2次/日	4～6周
		布替萘芬喷雾剂		喷洒患处，1次/日	4周
		萘替芬（乳膏、凝胶）		涂抹患处，1次/日	2周
	角质剥脱制剂	水杨酸、苯甲酸、十一烯酸等的制剂		涂抹（喷洒）患处，2次/日	4周
	中药制剂	复方土槿皮酊等		涂抹患处，1～2次/日	1～2周
内服	丙烯胺类抗真菌药物	特比萘芬	受累面积较大；角化增厚型皮损；浸渍糜烂型；顽固、多次复发者；外用治疗依从性差、疗效欠佳者；合并其他不利于手足癣治愈的系统疾患等	250mg/d	1～2周
	咪唑类抗真菌药物	伊曲康唑		100～200mg/次，2次/日	1～2周

（2）合并其他疾患时的药物选用　具体见表3-9-6。

表3-9-6　手足癣合并其他疾患时的药物选用

种类	药物选用
手足癣伴发癣菌疹	用抗真菌药治疗同时，口服抗过敏药，在癣菌疹的部位涂含有糖皮质激素的外用制剂
手足癣伴发细菌感染	首先选用敏感的抗菌药治疗，待细菌感染控制后再行抗真菌治疗
由念珠菌或皮肤癣菌以外的霉菌感染所致	选用广谱抗真菌药物，如咪康唑、酮康唑等
皮损炎症反应剧烈、瘙痒严重的手足癣	选用复方制剂（抗真菌药加糖皮质激素）治疗1~2周，待炎症及瘙痒缓解后，改换不含糖皮质激素的外用抗真菌药物

创新课堂

角化过度型手足癣的药物治疗进展

相较于普通手足癣，角化过度型手足癣存在角质层更厚、症状更重、病灶更难渗透等情况。传统治疗采用单独外用药物，不仅难以渗透，降低治疗效果，而且还会因皲裂、疼痛、瘙痒等降低患者对医嘱的执行情况，使得病情反复发作甚至出现癣病扩散。

新近文献报道，采用口服药伊曲康唑、外用药萘替芬酮康唑乳膏联合治疗，不仅可有效缩短治疗时间，而且可显著提升患者治疗信心及依从性。伊曲康唑在富含角蛋白的组织中，皮肤的药物浓度要远高于血浆浓度，且停药后皮肤中仍可保持治疗浓度以上达2~4周，可有效降低复发率；萘替芬酮康唑乳膏可相对提高患处皮肤的药物浓度，加强对真菌细胞膜结构的破坏作用，进而发挥抗菌、杀菌作用。

（三）用药注意事项

1. 足疗程、足剂量使用药物　手足癣是一种慢性感染，真菌寄生角质层中生长繁殖，需长期用药才能有效。为了达到治疗效果，应足疗程、足剂量使用药物。足疗程指的是医生和药品说明书均建议的用药时间（2~4周）和用药次数（每日1~2次），不应该在症状消失后就停药；足剂量指的是把药不仅涂在皮损处，应扩大涂药范围至皮损周边外观正常的皮肤上。

2. 选择合适的制剂和药物　①依据病变的具体情况选用合适的剂型，破溃处不能用酊剂；皮肤变厚或出现裂口处用软膏；皮肤有糜烂面，应首先应用洗剂而不能用乳膏；溃烂出血时应及时就医。②在体、股癣尚未根治前，禁止应用糖皮质激素制剂，如曲安奈德乳膏、氟西奈德乳膏，以免加重病变。③伊曲康唑、特比萘芬对水疱型足癣不如外用药效果好；对糜烂型足癣不提倡应用。

3. 科学合理涂搽药物　①在外用药治疗期间，对患部皮肤尽量不洗烫，少用或不用肥皂和碱性药物，少洗澡，以使抗真菌药在体表停留的时间延长，巩固和提高疗效。②若患者同时患有手癣、足癣，必须同时治疗，以免由搔抓引发再次感染。③外涂完药后，待药物吸收后再穿鞋袜，避免将药物擦除，影响治疗效果；如用手涂药时，涂药后清洗双手，避免造成传播。

关爱课堂

手足癣的健康教育

手足癣是一种与患者生活习惯密切相关的疾病，药师在进行药学服务时，要注意对手足癣患者进行健康教育，以增强药物治疗效果。①保持干燥，注意个人卫生，糜烂型足癣忌用热水洗烫，鞋袜应定期洗烫，在夏季潮湿的季节，宜在适宜场合经常解开鞋带而释放湿气，保持足、体、股、大腿部的皮肤干燥。②避免直接接触病兽、病猫、病犬，预防真菌的传播。③穿透气性好的鞋，保持鞋袜清洁干燥，鞋袜可使用短波紫外线或在阳光下暴晒消除致病菌，减少复发。不与他人共用日常生活用品，如拖鞋、袜子、指甲刀等。④避免长期将手足浸泡于水等液体中，汗多者可使用抑汗剂，如6.25%～20%的氯化铝溶液。

三、案例引学

（一）案例描述

患者，女，68岁，糖尿病患者。"足跖大片表皮厚茧、干燥脱屑，近日入冬发生足跟及足缘皲裂、出血，自觉疼痛"就诊。请推荐合适的治疗方案。

（二）案例解析

1. 推荐药物　糖尿病患者由于缺乏胰岛素导致物质代谢紊乱，足癣易感性增加，皮损程度较深，属鳞屑角化型足癣。根据病患情况，可以采用口服扰真菌药（伊曲康唑、特比奈分等）联合外用抗真菌乳膏剂的方案，同时必须有效控制血糖。

2. 患者教育　注意卫生，保持皮肤清爽干净；避免不适当的自疗，避免热水烫洗足部；饮食宜清淡，避免易诱发过敏、刺激性的食品。

四、技能训练

（一）实训目的

1. 学会为手足癣患者制订药物治疗方案。
2. 学会正确推荐和介绍药品，提高对手足癣患者用药指导和咨询能力。
3. 养成严谨细致的工作态度和关爱生命的人文情怀。

（二）实训准备

手足癣合理用药的宣传资料（手册、宣传单等）、模拟训练所用治疗药物的药盒等。

（三）实训内容

学生分组，组内角色扮演，分别扮演药师、患者及患者家属等，根据所学知识和以下案例中提供的信息模拟问病荐药，推荐合适的治疗药物，并进行用药指导和健康教育。

案例1　患者，男，17岁。平日爱运动，足部易出汗；脚趾间皮肤发白湿软，出现糜烂；足跖及足底散见水疱；诊断：足癣。

案例2　患者，女，48岁。主诉：左手红斑、水疱伴瘙痒10日。患者10日前发现左手指缝散在一些小水疱，痒甚；自行外涂曲安奈德乳膏，症状稍好转但仍反复；3日前洗碗后发现红斑、水疱增多，蔓延至手掌，呈簇集分布，局部糜烂渗液，瘙痒剧烈，可见左手指缝、手掌簇集性水疱，疱液清澈，局部渗液、糜烂。

（四）实训评价

项目		分值	要求	得分
职业礼仪（15分）	仪态仪容	5分	1. 服饰整洁（药师着工作服）、仪表端庄、举止得体 2. 吐字清晰、声音适度	
	沟通礼仪	10分	1. 主动迎客、文明待客，使用正确的语言送客 2. 认真倾听患者诉求，采用恰当方式把话题引向正确的方向	
专业能力（65分）	询问基本信息、病情	15分	1. 询问年龄、性别、职业等信息 2. 询问手足癣持续时间、主要症状、既往病史、家族史、遗传史等	
	询问用药及检查	5分	询问发病后有无做检查或者使用药物等	
	正确推荐治疗药物	25分	根据手足癣患者的病情特点推荐合适的治疗药物，介绍药品的成分、适应证、用法用量等	
	用药指导	20分	指导患者合理安全使用治疗用药，包括药品使用注意事项、药品不良反应、药品贮存等	
人文关怀（20分）		20分	1. 关心患者，语言及行为上体现人文关怀 2. 对患者进行健康生活方式的宣教，包括健康饮食、生活注意要点等	
总计				

（五）实训思考

1. 治疗手足癣过程中，患者易出现哪些用药误区？

2. 糖尿病患者合并手足癣，应如何进行健康生活方式指导？

五、学习评价

（一）单项选择题

1. 以下属于丙烯胺类抗真菌药物的是（　　）

A. 氟康唑　　　　　　　　B. 咪康唑　　　　　　　　C. 酮康唑

D. 特比萘芬　　　　　　　E. 水杨酸

2. 由念珠菌或皮肤癣菌以外的霉菌感染所致时，可选用的药物是（　　）

A. 咪康唑　　　　　　　　B. 特比萘芬　　　　　　　C. 水杨酸

D. 苯甲酸　　　　　　　　E. 萘替芬

（二）多项选择题

1. 口服抗真菌药包括（　　）

A. 特比萘芬　　　　　　　B. 酮康唑　　　　　　　　C. 伊曲康唑

D. 水杨酸　　　　　　　　E. 克霉唑

参考答案

（石丽莉）

238

子项目7　荨麻疹的用药指导

PPT　　微课

一、学习目标

知识目标：

1. 掌握荨麻疹治疗药物的类别、应用特点与用药注意事项。

2. 熟悉荨麻疹治疗药物的选用与健康教育。

3. 了解荨麻疹的分类与临床表现。

技能目标：

1. 能判断不同类型的荨麻疹，并指导患者合理应用。

2. 能对荨麻疹的治疗和预防提出合理的建议，保证患者用药安全有效。

素质目标：

1. 通过对荨麻疹治疗药物的系统学习，培养学生细致严谨的工作作风。

2. 通过小组合作完成荨麻疹的问病荐药和用药指导，培养学生协作共进的团队精神和关爱生命的人文情怀。

二、基本知识

（一）概述

荨麻疹俗称"风团""风疙瘩"，是因为皮肤、黏膜小血管扩张及渗透性增加出现的一种局限性水肿反应。

1. 分类　根据荨麻疹发病模式，结合临床表现，可将其分为自发性和诱导性两类，详见表3-9-7。

表3-9-7　荨麻疹分类

类型		定义
自发性	急性自发性荨麻疹	自发性风团和（或）血管性水肿发作≤6周
	慢性自发性荨麻疹	自发性风团和（或）血管性水肿发作＞6周
诱导性（物理性）	人工荨麻疹（皮肤划痕症）	机械性切力后1~5分钟内局部形成条状风团
	冷接触性荨麻疹	遇到冷的物体（包括风、液体、空气等），在接触部位形成风团
	延迟压力性荨麻疹	垂直受压后30分钟至24小时局部形成红斑样深在性水肿，可持续数日
	热接触性荨麻疹	皮肤局部受热后形成风团
	日光性荨麻疹	暴露于紫外线或可见光后发生风团
	振动性血管性荨麻疹	皮肤被振动刺激后数分钟内出现局部红斑和水肿
	胆碱能性荨麻疹	皮肤受产热刺激如运动、摄入辛辣食物或情绪激动时发生直径2~3mm的风团，周边有红晕
诱导性（非物理性）	水源性荨麻疹	接触水后发生风团
	接触性荨麻疹	皮肤接触一定物质后发生瘙痒、红斑或风团

2. 临床表现　荨麻疹以风团和瘙痒为主要表现，不同类型荨麻疹临床表现有一定差异。临床上常见大小不等的风团，约20%的患者伴有血管性水肿；风团和（或）血管性水肿发作形式多样，风团的

大小和形态不一，多伴有瘙痒；部分病例治疗效果不佳，易复发；病情严重的急性荨麻疹还可伴有发热、恶心、呕吐、腹痛、腹泻、胸闷及喉梗阻等全身症状。

通常急性荨麻疹常可找到病因，而慢性荨麻疹的病因多难以明确，且很少由变应原介导的Ⅰ型变态反应所致。急性荨麻疹大多数属于Ⅰ型（速发型）变态反应，可由接触过敏物质引起，如动物蛋白（蛋、肉、虾、蟹等）、细菌、病毒、寄生虫、异种血清（如破伤风抗毒素）、毛皮、羽毛、花粉、尘螨、油漆、染料、化学纤维和药物（阿司匹林、阿托品、吗啡、青霉素、磺胺、B族维生素）等。此外，物理因素（光、冷、热）、体内病灶（龋齿、扁桃体炎）、胃肠功能障碍、内分泌失调以及精神紧张等均可引发。

（二）药物治疗

1. 药物治疗原则　荨麻疹治疗药物选择应遵循安全、有效和规律使用的原则，旨在完全控制荨麻疹症状，提高患者的生活质量。根据患者的病情和对治疗的反应制定并调整治疗方案。

2. 治疗药物简介　荨麻疹的常见治疗药物见表3-9-8。

表3-9-8　荨麻疹常见治疗药物

种类	代表药物	适应证	不良反应
第二代H$_1$受体阻断剂	西替利嗪、左西替利嗪、氯雷他定、地氯雷他定、非索非那定、依巴斯汀、阿伐斯汀、依匹斯汀、咪唑斯汀、苯磺贝他斯汀、奥洛他定等	治疗荨麻疹的首选药	常见腹痛、腹泻、腹胀、消化不良等胃肠道系统反应
糖皮质激素	泼尼松、曲安西龙、地塞米松、倍他米松	治疗荨麻疹的二线用药，用于H$_1$受体阻断剂不能有效控制症状时、严重急性荨麻疹、荨麻疹性血管炎、慢性荨麻疹严重激发时	长期大剂量使用，易发生糖皮质激素的相关不良反应
免疫抑制剂	环孢素	只用于严重的、对任何剂量抗组胺药均无效的患者	不良反应发生率高，常见肝毒性、肾毒性、高血压、红细胞增多症等
	生物制剂，如奥马珠单抗	对多数难治慢性荨麻疹有较好疗效	局部出现疼痛或者红斑、肿胀、瘙痒等症状
其他	局部用药：炉甘石洗剂、薄荷酚洗剂	止痒和收敛	较少
	辅助用药：维生素C、钙剂等	降低血管通透性	

3. 治疗药物选用

（1）急性荨麻疹的治疗　①去除病因，标准剂量的第二代H$_1$受体阻断剂是荨麻疹的首选药，是一线治疗药物。②在明确并祛除病因以及第二代H$_1$受体阻断剂不能有效控制症状时，可选择糖皮质激素，如泼尼松或相当剂量的地塞米松静脉或肌内注射，特别适用于重症或伴有喉头水肿的荨麻疹患者；肾上腺素注射液皮下或肌内注射，可用于急性荨麻疹伴休克或严重的荨麻疹伴血管性水肿患者。

（2）慢性荨麻疹的治疗　①一线治疗：首选第二代H$_1$受体阻断剂，治疗有效后逐渐减少剂量，以达到有效控制风团发作为标准，以最小的剂量维持治疗。慢性荨麻疹疗程一般不少于1个月，必要时可延长至3~6个月，或更长时间。②二线治疗：第二代H$_1$受体阻断剂常规剂量使用1~2周后不能有效控制症状时，可采用第二代H$_1$受体阻断剂的剂量加倍、更换同类药物，或联合同类药物以提高抗炎作用；或联合第一代H$_1$受体阻断剂异丙嗪、苯海拉明、赛庚啶、氯苯那敏等，睡前服用以延长患者睡眠时间。

③三线治疗：在第二代 H_1 受体阻断剂基础上加用生物制剂奥马珠单抗。

（3）诱导性荨麻疹的治疗 ①基本治疗原则同自发性荨麻疹，首选第二代 H_1 受体阻断剂，效果不佳时酌情增加剂量。②奥马珠单抗可用于寒冷性荨麻疹、延迟压力性荨麻疹、热接触性荨麻疹、日光性荨麻疹及人工荨麻疹等的治疗。

📱 **思辨课堂**

您觉得药师的推荐对吗？

某塔吊司机突发荨麻疹，自主到药店购买"熟识"的氯苯那敏，药店药师询问了其职业并了解到该患者无任何其他病史后，推荐了价格稍高一些的氯雷他定。理由是氯苯那敏属于第一代抗组胺药，会使人体产生嗜睡的不良反应，所以对需集中精力的工作者来说，应谨慎服用；而氯雷他定属于第二代抗组胺药，几乎无嗜睡不良反应，更适合他服用，您觉得药师的推荐对吗？

答案解析

（三）用药注意事项

1. H_1 受体阻断剂的用药注意事项 ①鉴于 H_1 受体阻断剂可透过血 - 脑屏障，对中枢神经系统组胺受体产生抑制作用，引起镇静、困倦、嗜睡等反应，多数人都能在数日内耐受，但对驾车、高空作业、精密机械操作者，在工作前不得服用或服用后休息 6 小时以上。②对于合并肝肾功能异常的荨麻疹患者，应在充分阅读药物使用说明书后，根据肝肾受损的严重程度合理调整 H_1 受体阻断剂的种类和剂量。如依巴斯汀、氯雷他定等主要通过肝脏代谢，西替利嗪等则经由肾脏代谢，在出现肝肾功能不全时，这些药物应酌情减量或换用其他种类抗组胺药物。③对于慢性荨麻疹的治疗，使用同一种药物剂量增加到2~4倍，比使用不同 H_1 受体阻断剂常规剂量联合用药的疗效更好；但是在临床上由于说明书用法用量的限制，多种第二代 H_1 受体阻断剂联合用药还是比较普遍的现象；在这种情况下要注意选择结构相似的 H_1 受体阻断剂联用，可能同样具有类似加倍剂量的效果，但是这样也有可能会加重嗜睡等不良反应，应权衡使用。④第二代 H_1 受体阻断剂无论是加倍剂量还是联合用药均需考虑药物代谢的问题，尤其对小孩、老人、孕妇等特殊人群，以及肝肾有问题患者，要根据患者个人具体情况，选择不同的用药方案。

2. 糖皮质激素的用药注意事项 详见本工作领域项目2子项目3支气管哮喘的用药指导。

📱 **关爱课堂**

荨麻疹的健康教育

荨麻疹是一种常见病，但部分患者对荨麻疹的防治存在一定的误区，药师进行药学服务时，应同时进行患者教育：①荨麻疹具有自限性，荨麻疹患者尤其是慢性荨麻疹患者，因病因不明，病情反复发作，病程迁延，除极少数并发呼吸道或其他系统症状，绝大多数呈良性经过，避免过于忧心。②抗过敏药的应用必须及时。③如感觉到皮疹加剧，或喉头黏膜水肿、胸闷、呼吸困难或窒息时，或应用抗过敏药物3日后仍不见疗效时请及时去医院诊治。④用药期间宜清淡饮食，忌辛辣或腥膻食物，避免搔抓皮肤或热水洗烫，并暂停使用肥皂。

三、案例引学

（一）案例描述

患者，女，28岁，妊娠6个月有余，突发手臂及腰间风团，瘙痒难忍且反复发作延续数日，严重影响生活而就诊。诊断：急性荨麻疹。请推荐合适的治疗方案。

（二）案例解析

患者妊娠期患荨麻疹，需先排除诱导性因素，去除病因。对诱导性荨麻疹，避免相应刺激或诱发因素可改善临床症状，甚至自愈。若为自发性，原则上，妊娠期应尽量避免使用抗组胺药。但如症状反复发作，严重影响患者生活和工作，必须采用抗组胺药治疗，应先告知患者目前无绝对安全可靠的药物。在权衡利弊情况下可选择相对安全可靠的药物，缓解瘙痒等症状，以提高患者的生活质量。

1. 推荐药物　现有的研究仅为西替利嗪的小样本研究和氯雷他定的荟萃分析，尚无由于怀孕期间使用第二代 H_1 受体阻断剂而导致婴儿出生缺陷的报道，因此在权衡利弊情况下可选择相对安全可靠的 H_1 受体阻断剂，如氯雷他定、西替利嗪和左西替利嗪。

2. 患者教育　避免接触诱导性因素，用药期间宜清淡饮食，忌辛辣或腥膻食物，避免搔抓皮肤或热水洗烫，并暂停使用肥皂。

四、技能训练

（一）实训目的

1. 学会为荨麻疹患者制订药物治疗方案。
2. 学会正确推荐和介绍药品，提高对荨麻疹患者用药指导和咨询能力。
3. 养成严谨细致的工作态度和关爱生命的人文情怀。

（二）实训准备

荨麻疹合理用药的宣传资料（手册、宣传单等）、模拟训练所用治疗药物的药盒等。

（三）实训内容

学生分成四组，组内角色扮演，分别扮演药师、患者及患者家属等，根据所学知识和以下案例中提供的信息模拟问病荐药，推荐合适的治疗药物，并进行用药指导和健康教育。

案例1　患者，男，7岁。家人主诉，儿童误食虾蟹，皮肤瘙痒难忍，手及手臂可见条痕状风团隆起，大片皮肤红肿。

案例2　患者，女，66岁。不明原因腰部呈现红斑样水肿及风团，瘙痒反复数月。医生询问，主诉未接触过敏原。

（四）实训评价

项目		分值	要求	得分
职业礼仪 （15分）	仪态仪容	5分	1. 服饰整洁（药师着工作服）、仪表端庄、举止得体 2. 吐字清晰、声音适度	
	沟通礼仪	10分	1. 主动迎客、文明待客，使用正确的语言送客 2. 认真倾听患者诉求，采用恰当方式把话题引向正确的方向	

项目		分值	要求	得分
专业能力 （65分）	询问基本信息、病情	15分	1. 询问年龄、性别、职业等信息 2. 询问患者荨麻疹持续时间、主要症状、既往病史、家族史、遗传史等	
	询问用药及检查	5分	询问发病后有无做检查或者使用药物等	
	正确推荐治疗药物	25分	根据荨麻疹患者的病情特点推荐合适的治疗用药，介绍药品的成分、适应证、用法用量等	
	用药指导	20分	指导患者合理安全使用治疗用药，包括药品使用注意事项、药品不良反应、药品贮存等	
人文关怀 （20分）		20分	1. 关心患者，语言及行为上体现人文关怀 2. 对患者进行健康生活方式的宣教，包括健康饮食、生活注意要点等	
总计				

（五）实训思考

1. 治疗荨麻疹过程中，应对患者进行哪些生活指导？

2. 患荨麻疹的特殊人群用药应注意哪些问题？

五、学习评价

参考答案

（一）单项选择题

1. 患者，23岁，篮球运动暴汗后，突现皮肤红肿剧痒，皮损特点为直径 1～3mm 小风团，周围有红晕，疏散分布，不相融合，该患者患的是（　　）

　　A. 热接触性荨麻疹　　　　　　B. 冷接触性荨麻疹　　　　　　C. 延迟压力性荨麻疹

　　D. 振动性血管性荨麻疹　　　　E. 胆碱能性荨麻疹

2. 下列用于治疗急性荨麻疹的首选药物是（　　）

　　A. 甲硝唑　　　　　　　　　　B. 泼尼松　　　　　　　　　　C. 氯雷他定

　　D. 奥马珠单抗　　　　　　　　E. 氯丙嗪

（二）多项选择题

下列导致诱导性荨麻疹发生的因素有（　　）

　　A. 冷空气　　　　　　　　　　B. 花粉　　　　　　　　　　　C. 油漆

　　D. 虾蟹　　　　　　　　　　　E. 强日光

（石丽莉）

项目1　特殊人群的用药指导

子项目1　妊娠期和哺乳期妇女的用药

习题

PPT　　微课

一、学习目标

知识目标：

1. 掌握药物对妊娠的危险性分级和代表性药物。

2. 熟悉妊娠期妇女和哺乳期妇女的药动学特点，妊娠期妇女的用药注意事项。

3. 了解哺乳期妇女的用药注意事项。

技能目标：

1. 能指导妊娠期和哺乳期妇女合理选择药品。

2. 能够对妊娠期和哺乳期妇女进行用药风险评估和开展合理用药指导。

素质目标：

1. 通过对妊娠期和哺乳期妇女用药的系统学习，培养学生严谨规范的工作态度和勇于创新的科学精神。

2. 通过小组合作完成妊娠期和哺乳期妇女的问病荐药和合理用药指导，培养学生关爱生命的人文情怀和安全至上的用药理念。

二、基本知识

（一）妊娠期妇女的药动学特点

妊娠期与非妊娠期的健康成年女性相比，药物在体内的药动学有较大差异。因胎儿、胎盘会影响母体的内分泌系统，妊娠期妇女心血管、消化、内分泌等系统都会出现各种各样的生理变化，导致药物的吸收、分布、代谢、排泄也发生相应变化。

1. 吸收　妊娠早期出现的恶心、呕吐等消化道症状，使口服药物吸收减少。雌激素、孕激素等可减少胃酸分泌，影响弱酸类药物的吸收。妊娠期妇女胃肠蠕动减慢，会延长药物吸收过程，特别是具有肝肠循环的药物，容易出现明显的二次吸收。妊娠晚期血流动力学的改变，也可能会影响药物的吸收。

2. 分布　妊娠期妇女体重平均增长 10~20kg，血浆容积相应增加约 50%，体液总量和细胞外液也都有所增加，对血药浓度呈现"稀释"作用，同一药物的同一剂量，妊娠期妇女的血药浓度低于非妊娠期妇女。同时，血浆容积增加导致血浆白蛋白浓度降低，形成生理性血浆蛋白缺少症。随着药物血浆蛋白结合率的下降，解离型药物比例明显提高，药物作用强度增大，且易于通过胎盘屏障进入胎儿体内；如苯巴比妥、地西泮、哌替啶、地塞米松等。

3. 代谢　妊娠期妇女肝血流量改变不大，但肝脏酶系统功能下降，易产生蓄积性中毒。另外，受妊娠期高雌激素水平的影响，使胆汁排出减慢，药物从肝脏清除速度减慢，进入肠道的药物可能进入肝肠循环。

4. 排泄　妊娠期妇女的肾血流量增加 25% ~ 50%，肾小球滤过率增加 50%，导致尿量明显增加，加速水溶性药物（氨基酸、葡萄糖、水溶性维生素等）的排出。但由于葡萄糖醛酸转移酶活力降低，需要水化结合的药物数量减少，不能迅速经肾排泄。

（二）药物在胎盘的转运

1. 药物在胎盘的转运　妊娠期母体 – 胎盘 – 胎儿构成一个共同的生物学单位，胎盘作为连接体，不仅具有代谢和内分泌功能，还具有生物膜特性，进入胎儿体内的药物必须通过胎盘屏障。主要转运方式有单纯扩散、主动转运、胞饮作用、经膜孔或细胞间裂隙转运等。

2. 影响药物经胎盘转运的因素

（1）药物的理化性质　与一般跨膜转运作用机制相同，脂溶性化合物经胎盘转运较快，水溶性药物如琥珀胆碱、肝素等则通过胎盘转运非常缓慢，而硫酸镁等离子型药物则难以通过。相对分子质量越小的物质，在胎盘扩散速度越快。结合型药物相对分子质量较大，不易通过胎盘，故药物在母体的血浆蛋白结合率与通过胎盘的量呈反比。

（2）母体 – 胎盘循环情况　妊娠期母体 – 胎盘循环是依靠两者间循环系统压力差来实现的，如果母体血压正常，血流量充足，血流速度快，则母胎间药物转运速率相对较快。但是在妊娠期高血压等病理状态下，由于母体血管和胎盘血管均呈收缩趋势，母胎间循环障碍，药物转运减少。

（3）胎儿 – 胎盘循环情况　胎儿心脏将胎血经脐动脉排入胎盘绒毛毛细血管，经过与母体进行物质交换后经脐静脉回到胎儿体内，可分为两条途径：一条途径是经胎儿肝脏 – 下腔静脉到达胎儿右心房；另一条途径是经静脉导管直接进入胎儿循环，无需经过肝脏。由于胎儿肝脏自第 16 周开始具有较强的生物转化能力，可以氧化分解经过的药物，改变其药理活性。因此，采用第二条途径转运的药物，未经胎儿肝脏代谢，药理作用较强，对胎儿影响较大。

（三）胎儿的药动学特点

1. 药物在胎儿体内的吸收　大多数药物经过胎盘屏障转运到胎儿体内，并经羊膜进入羊水。羊水中的蛋白质含量仅为母体的 1/20 ~ 1/10，药物在羊水中主要以游离型为主。妊娠 12 周后，胎儿吞饮羊水，药物也随羊水进入胃肠道，后经胎儿尿液排出的药物再次被胎儿吞饮，形成羊水 – 肠道循环。另外，有的药物也会经胎盘转运进入脐静脉，然后经过胎儿肝脏进入循环系统，部分药物会在肝脏发生生物转化，药理活性降低，药物作用下降。

2. 药物在胎儿体内的分布　胎儿血浆蛋白含量比母体低，胎儿血浆蛋白与药物的结合率比成人低，游离型药物的比例较高，药物作用相对较强，但持续时间较短。胎儿的肝、脑等器官重量所占身体比例相对较大，血流量较大，因此药物有 60% ~ 80% 进入肝脏。胎儿的血 – 脑屏障功能较差，其中中枢神经系统更容易受到药物影响，尤其是呼吸中枢发育不完全，对具有呼吸抑制的药物尤为敏感，这在胎儿分娩前 1 周左右最为明显。

3. 药物在胎儿体内的代谢　胎儿肝脏是药物生物转化的主要器官，具有催化氧化、还原和水解反应的各种酶类，但与成人相比，其活性较低。大多数药物在肝脏中进行代谢，胎盘和肾上腺也承担了某些药物的代谢任务。多数药物经胎儿体内代谢后活性下降，但因胎儿对药物的代谢能力低，有些药物代谢后其降解产物仍具有毒性。

4. 药物在胎儿体内的排泄 胎儿肾脏排泄药物的功能很差，其肾小球滤过率比较低，可明显延长代谢产物在体内残留时间。11~14周胎儿的肾虽有排泄功能，但降解排泄缓慢，尤其代谢后形成的极性大的物质，较难通过胎盘屏障向母体转运，进而在胎儿体内蓄积，造成中毒，严重者可导致死胎等现象。

（四）药物对妊娠的危险性分级

美国食品和药品管理局（FDA）根据药物对胎儿的危害，将妊娠用药分为 A、B、C、D、X 五个级别，A~X 级致畸系数递增（表4-1-1）。

表4-1-1 药物妊娠毒性分级

级别	影响及危害	代表药物
A 级	在有对照组的早期妊娠妇女中未显示对胎儿有危险（并在中、晚期妊娠中也无危险的证据），可能对胎儿的伤害极小	正常剂量的维生素：脂溶性维生素 A 和维生素 D、各种水溶性维生素等
B 级	在动物生殖实验中并未显示对胎儿的危险，但无孕妇的对照组或动物生殖实验显示有副反应（较不育为轻），但在早期妊娠妇女的对照组中并不能肯定其不良反应（并在中、晚期妊娠也无危险的证据）	抗菌药物：阿莫西林、青霉素、氨苄西林-舒巴坦、哌拉西林-三唑巴坦、苄星青霉素、多黏菌素 B、头孢呋辛、头孢克洛、头孢拉定、头孢哌酮钠-舒巴坦钠、头孢曲松钠、红霉素、克林霉素、美罗培南、美洛西林等 抗病毒药：阿昔洛韦等 降糖药：二甲双胍、阿卡波糖、门冬胰岛素等 解热镇痛药：对乙酰氨基酚等 消化系统用药：法莫替丁、雷尼替丁、泮托拉唑等
C 级	在动物研究中证实对胎儿有不良反应（致畸或使胚胎致死或其他），但在妇女中无对照组或在妇女和动物研究中无可以利用的资料，药物仅在权衡对胎儿的利大于弊时给予	抗病毒药：奥司他韦、更昔洛韦、金刚烷胺等 抗菌药：阿米卡星、咪康唑、氯霉素、万古霉素、去甲万古霉素、环丙沙星、氧氟沙星、莫西沙星、利奈唑胺等 降糖药：瑞格列奈、格列吡嗪、罗格列酮、吡格列酮等 消化系统用药：奥美拉唑、多潘立酮等
D 级	对人类胎儿的危险有肯定的证据，仅在对孕妇肯定有利时，才能应用（如生命垂危或疾病严重而无法应用较安全的药物或药物无效）	抗菌药：伏立康唑、妥布霉素、链霉素等 降压药：卡托普利、依那普利、比索洛尔、美托洛尔在妊娠中晚期使用时亦属此类
X 级	在动物或人的研究中已证实可使胎儿异常，或基于人类的经验知其对胎儿有危险，对人或对两者均有害，而且该药物对孕妇的应用危险明显大于其益处，该药物禁用于已妊娠或将妊娠的妇女	抗病毒药：利巴韦林等 降脂药：洛伐他汀、辛伐他汀、氟伐他汀、阿托伐他汀、瑞舒伐他汀等 激素类药物：非那雄胺、炔诺酮、缩宫素、戈舍瑞林、米非司酮等

（五）妊娠期妇女用药的注意事项

1. 尽量选用对妊娠期妇女及胎儿较安全的药物 妊娠期用药应权衡利弊，尽量选用对妊娠期妇女及胎儿比较安全的药物（表4-1-2），并且注意用药时间、疗程和剂量的个体化。必要时测定妊娠期妇女血药浓度，以及时调整剂量。凡属于临床试验或验证的药物，及疗效不确定的药物，都禁止用于妊娠期妇女。

表 4-1-2　妊娠期用药参考

妊娠所处阶段	推荐用药	减少使用或遵医嘱使用药	禁用药物
妊娠早期（前3个月）	青霉素、头孢菌素、红霉素、甲硝唑（4~9个月）、呋喃妥英、普萘洛尔、胰岛素、甲基多巴、水合氯醛、硫酸镁、美克洛嗪、塞克利嗪、泼尼松、泼尼松龙	阿司匹林、呋塞米、庆大霉素、吲哚美辛、铁盐、烟酰胺、口服降血氨药、磺胺甲基异噁唑、甲氧苄啶、维生素C（大量）、维生素D（大量）	抗感染药：氟喹诺酮类、甲硝唑（前3个月）等 神经系统用药：抗癫痫药、镇静催眠药等 循环系统用药：降脂药、ACEI和ARB等 呼吸系统用药：祛痰镇咳药等 泌尿系统用药：利尿药
妊娠中、晚期（4~9个月）		万古霉素、紫霉素、维生素C（大量）、维生素K（合成品）、卡马西平、多黏菌素E、麦角胺、环磷酰胺、卡那霉素、苯妥英钠、普萘洛尔、奎尼丁、利血平	皮肤科用药：维A酸、阿达帕林 血液及造血用药：抗凝药、去纤酶 激素、内分泌用药：性激素、口服降糖药、二磷酸盐类 抗过敏及免疫调节用药：免疫抑制剂 生物制品：各种疫苗等

2. 慎重使用可致子宫收缩的药物　神经垂体素、缩宫素等药物小剂量即可使子宫阵发性收缩，大剂量可使子宫平滑肌强直收缩，临床上主要用于不完全流产、引产、产程中加强宫缩及宫缩应激试验。用于催产时，如果产妇骨盆小、阴道粘连变形、胎儿大、分娩有困难者，用此类药引产则有子宫破裂的危险，故禁用。对催产素有禁忌证的产妇不能应用，对适合用缩宫素的产妇，应用时也要特别谨慎，如果发现子宫收缩过强、过频，或胎心不好时，应立即停用。

3. 权衡利弊，谨慎使用抗菌药物　对疑有感染的妊娠妇女，必须进行详细的临床检查及细菌学检查，并对分离出的致病菌进行药敏试验，根据药敏试验结果选药。选用抗菌药物，其原则是首先考虑对患者的利弊，并注意对胎儿的影响。对致病菌不明的重症感染患者，宜联合用药，一般多采用青霉素类、头孢菌素类抗生素，不建议使用氨基糖苷类，禁止使用喹诺酮类。

📱 关爱课堂

妊娠期妇女的用药教育

药师在对妊娠期妇女进行用药教育时，应嘱其树立正确的用药观念：①能少用的药物绝不多用；可用可不用的，则不用。②切忌自己滥用药物或听信"偏方""秘方"，以防发生意外。③避免应用广告药品或不了解的新药。④服用药物时，注意包装上的孕妇"慎用""忌用""禁用"字样。同时，倡导健康的生活方式，注意饮食均衡、情绪稳定、避免过度紧张，妊娠中后期可适量运动。

（六）哺乳期妇女的用药注意事项

乳母服药后，药物可通过乳汁转运到婴儿体内。一些药物在乳汁中的排泄量较大，如磺胺甲噁唑、红霉素、巴比妥类和地西泮等，乳母应避免滥用。

1. 权衡利弊，慎重选药　哺乳期妇女用药时，尽量选择对母亲和婴儿影响小的药物（表4-1-3）。如所用药物弊大于利，则应停药或选用其他药物和治疗措施，或终止哺乳；对可用可不用的药物尽量不用。例如，乳母患泌尿系统感染时，避免使用磺胺类或喹诺酮类药物，而选用青霉素类、头孢菌素类抗生素，既可有效地治疗乳母泌尿道感染，又可减少对婴儿的危害。

2. 防止蓄积，适时哺乳　避免使用长效药物及多种药物联合应用，应尽量选用短效药物，以单剂量疗法代替多剂量疗法，以减少药物在婴儿体内的蓄积。避免在乳母血药浓度高峰期间哺乳，可采取乳母用药前血药浓度较低时哺喂婴儿。如果乳母必须使用某种药物进行治疗，而此种药物对婴儿的危害不可避免时，可考虑暂时采用人工喂养。

表 4 - 1 - 3　哺乳期妇女慎用和禁用药物

慎用药物	禁用药物
克林霉素、异烟肼、三环类抗抑郁药、水合氯醛、巴比妥类、肝素、西咪替丁、甾体激素类、阿司匹林、吲哚美辛、乙醇、甲状腺素	红霉素、卡那霉素、四环素、氯霉素、磺胺类、甲丙氨酯、苯二氮䓬类、甲氨蝶呤、他巴唑

3. 药物有害时应暂停哺乳　如果乳母必须使用某种药物进行治疗，而此种药物又会给婴儿带来危害时，可考虑暂时采用人工喂养。避免在乳母血药浓度高峰期间哺乳，可采取乳母用药前血药浓度较低时哺喂婴儿。

思辨课堂

哺乳期患者如何服药？

产妇李女士，妊娠期伴有高血压，一直服药，血压控制良好，产后医生建议继续用药治疗，但李女士担心药物进入乳汁影响孩子，拒绝继续服药，血压急剧升高。针对以上情况，王药师建议李女士可继续服药治疗，如担心影响孩子，可尽量延长母乳喂养和服药的间隔时间，至少 4 小时以上；如果还是有担忧，也可在用药期间暂停哺乳。您觉得王药师的建议对吗？

答案解析

三、案例引学

（一）案例描述

患者，女，28 岁，妊娠 10 周。两天前受凉后出现鼻塞、打喷嚏、流清涕，随后感到头痛、咽痛、全身发冷。查体：T 38℃，P 81 次/分，R 17 次/分，BP 120/80mmHg，咽部充血，心肺及其他未见异常。实验室检查：WBC 7×10^9/L，N 66%，M 3%。诊断：上呼吸道感染。医生所开处方如下。

Rp：利巴韦林注射液　　　0.5g

　　5% 葡萄糖注射液　　500ml

　　　Sig.　i. v. gtt　bid

　　复方氨酚烷胺胶囊　10 粒

　　　Sig.　1 粒　bid　po

请判断处方是否适宜，并给出理由。

（二）案例解析

妊娠 3~12 周胎儿各器官处于高度分化、迅速发育阶段，对药物高度敏感，该患者妊娠 10 周，最易受到药物的影响导致某些器官和系统畸形。处方中复方氨酚烷胺胶囊中所含的盐酸金刚烷胺为 C 类药品，利巴韦林为 X 类药品，有较强的致畸作用，妊娠期或哺乳期妇女应慎用或不用。如果用，应尽量选择使用 A 类或 B 类药品。

四、技能训练

（一）实训目的

1. 学会为妊娠期和哺乳期妇女合理选择药物。
2. 学会正确推荐和介绍药品，提高对妊娠期及哺乳期妇女的用药指导能力。
3. 养成严谨细致的工作态度和关爱生命的人文情怀。

（二）实训准备

外配模拟处方、问病荐药模拟训练所用药的药盒等。

（三）实训内容

学生分组，组内角色扮演，分别扮演药师、患者及患者家属等，根据所学知识和以下案例中提供的信息模拟并判断处方用药的适宜性。

案例 1　哺乳期妇女，26 岁，因"咳嗽、咳痰 5 日"就诊，停经 3 个月，诊断为急性支气管炎。

Rp：左氧氟沙星注射液

　　　Sig.　0.2g　bid　iv, gtt

案例 2　患者，女，41 岁，孕 16 周，诊断：失眠障碍。

Rp：艾司唑仑　1mg×7 片

　　　Sig.　1mg　qn　po

案例 3　患者，女，23 岁，因"发作性喘息 1 个月"就诊，停经 4 个月，诊断：支气管哮喘；宫内孕 4 个月。

Rp：泼尼松片　5mg×42 片

　　　Sig.　10mg　tid　po

（四）实训评价

项目		分值	要求	得分
职业礼仪 （15 分）	仪态仪容	5 分	1. 服饰整洁（药师着工作服）、仪表端庄、举止得体 2. 吐字清晰、声音适度	
	沟通礼仪	10 分	1. 主动迎客、文明待客，使用正确的语言送客 2. 认真倾听患者诉求，采用恰当方式把话题引向正确的方向	
专业能力 （65 分）	询问基本信息、病情	15 分	1. 询问年龄、性别、职业等信息 2. 询问妊娠情况、主要症状、既往病史、家族史、遗传史等	
	询问用药及检查	5 分	询问发病后有无做检查或者使用药物等	
	正确评价处方并推荐用药	25 分	正确评价处方用药的适宜性，如用药存在不适宜，可根据患者的病情特点推荐 1～2 种药，介绍药品的成分、适应证、用法用量等	
	用药指导	20 分	指导患者合理安全使用药物，包括药物使用注意事项、药物不良反应、药物贮存等	
人文关怀 （20 分）		20 分	1. 关心患者，语言及行为上体现人文关怀 2. 对患者进行健康生活方式的宣教，包括健康饮食、生活注意要点等	
总计				

（五）实训思考

1. 妊娠期妇女易出现哪些用药误区？

2. 妊娠期妇女如果发生较严重的感染，可以选用的抗感染药有哪些？

五、学习评价

（一）单项选择题

1. 妊娠期用药对胎儿的危害，可将药物分为（　　）个级别

A. 5 　　　　　　　　　B. 4 　　　　　　　　　C. 3

D. 6 　　　　　　　　　E. 2

2. 下列药物中，会导致子宫收缩的是（　　）

A. 万古霉素 　　　　　　B. 神经垂体素 　　　　　C. 利血平

D. 维生素 C 　　　　　　E. 利福平

3. 妊娠初 3 个月，可以推荐用的药是（　　）

A. 阿司匹林 　　　　　　B. 呋塞米 　　　　　　　C. 吲哚美辛

D. 苯妥英钠 　　　　　　E. 青霉素

4. 妊娠晚期需要用解热镇痛药，可以选用（　　）

A. 阿司匹林 　　　　　　B. 对乙酰氨基酚 　　　　C. 甲硝唑

D. 微量元素 　　　　　　E. 喹诺酮类

5. 利巴韦林属于妊娠用药毒性分级的（　　）

A. A 级 　　　　　　　　B. B 级 　　　　　　　　C. C 级

D. D 级 　　　　　　　　E. X 级

（二）多项选择题

1. 妊娠妇女禁用药物有（　　）

A. 喹诺酮类 　　　　　　B. 利尿剂 　　　　　　　C. 各种疫苗

D. 抗凝剂 　　　　　　　E. 红霉素

2. 哺乳期妇女禁用药物有（　　）

A. 乙醇 　　　　　　　　B. 青霉素 　　　　　　　C. 磺胺甲噁唑

D. 红霉素 　　　　　　　E. 地西泮

3. 以下药物中，哺乳期妇女应慎用的是（　　）

A. 克林霉素 　　　　　　B. 异烟肼 　　　　　　　C. 雷尼替丁

D. 西咪替丁 　　　　　　E. 吲哚美辛

（三）案例分析题

哺乳期妇女，23 岁，产后第 10 日，因"体温 38.0℃、咽痛 2 日"就诊，诊断为急性扁桃体炎。

Rp：青霉素 V 钾片 0.236g×10 片

　　　Sig. 　0.236g 　tid 　po

请判断处方是否适宜，并给出理由。

（舒　炼）

子项目 2　儿童的用药

一、学习目标

知识目标：

1. 掌握儿童不同发育阶段用药特点。

2. 熟悉儿童用药的注意事项。

3. 了解儿童用药禁忌及危害。

技能目标：

1. 能根据儿童群体特征开展合理用药指导。

2. 能综合运用专业知识解决儿童群体用药相关问题。

素质目标：

1. 通过对儿童用药特点和注意事项的系统学习，培养学生严谨规范的工作态度和勇于创新的科学精神。

2. 通过小组合作完成儿童常见疾病的用药指导，培养学生关爱生命的人文情怀和安全至上的用药理念。

二、基本知识

儿童按年龄一般分为胎儿期、新生儿期、婴儿期、幼儿期、学龄前期（幼童期）、学龄期、青春期七个阶段，习惯上将 18 岁以内的人群均作为儿科诊疗对象，儿童处于生长发育的高峰期，也是健康问题较多的时期，在进行药物治疗时，要高度重视其特有的生理、生化特征，特别是早产儿、新生儿、婴儿、幼儿等低龄儿童在用药时，相比成人用药，具有更加明显的独特规律，具有不良反应隐匿性的特点，造成的危害往往是终身的。

（一）儿童不同发育阶段用药特点

1. 新生儿期用药特点　新生儿胃肠道正处于发育阶段，胃黏膜发育不完全，胃酸分泌量少，胃内酸度较低，胃排空慢，肠蠕动不规则，胆汁分泌功能不完全，因此对通过胃吸收的药物吸收较完全。新生儿、婴幼儿的体液量大，新生儿总体液量占体重的 80%（成人为 60%），相对成人较高，因此，水溶性药物的表观分布容积增大、药物峰浓度降低、药物消除减慢、药物作用维持时间延长。新生儿酶系统尚未发育成熟，某些药物的代谢酶分泌量少、活性低，如葡萄糖醛酸转移酶（肝、肾中）活性仅为成人的 1%。随着年龄增长，酶系统迅速发育。

因此，新生儿用药应注意以下几方面。

（1）静脉给药无吸收环节，起效快，但新生儿体液容量小，因此要控制新生儿静脉输液量，输液速度不能过快。新生儿的相对体表面积较成人大，皮肤角化层薄，皮肤对外部用药吸收快而多，尤其在皮肤黏膜有破损时，因此局部用药过多可致中毒。

（2）新生儿、婴幼儿的脑部占身体比例较成人大，而脑组织富含脂质，血－脑屏障发育又不完全，脂溶性药物容易进入大脑，出现中枢神经系统反应。新生儿的血浆蛋白结合力低，如应用蛋白结合率高的药物，将产生高游离血药浓度，容易引起不良反应。磺胺药与血浆蛋白结合可与胆红素相竞争，容易造成核黄疸。

（3）新生儿使用氯霉素后，由于缺乏葡萄糖醛酸转移酶而无法结合成无活性的衍生物，造成血中游离的氯霉素增多，引起中毒，使新生儿皮肤呈灰色，即灰婴综合征。磺胺类、呋喃类药物可使葡萄糖醛酸酶缺乏的新生儿出现溶血。

（4）新生儿肾小球滤过率低，肾血流量少，代谢缓慢，对所有经肾排泄的药物或活性代谢物的体内消除慢，使其半衰期显著延长，如青霉素 G、氯霉素、氨基糖苷类、地高辛、呋塞米等。因此，新生儿用药量宜少，间隔应适当延长。

2. 婴幼儿期用药特点 与新生儿相比，婴幼儿的消化系统开始有了胃蠕动，但胃酸较低，胃肠蠕动不规则，且婴幼儿药物吞咽能力差，口服给药血药浓度较低。婴幼儿期的药物代谢比新生儿期显著成熟，但从其解剖生理特点来看，发育依然未完全，用药仍需予以注意。

（1）选用合适的剂型 口服给药时以糖浆剂为宜，口服混悬剂在使用前应充分摇匀；由于婴儿吞咽能力差，且大多数不肯配合家长服药，在必要时或对垂危患儿可采用注射方法，但肌内注射可因局部血液循环不足而影响药物吸收，故常用静脉注射和静脉滴注。

（2）谨慎用药 婴幼儿期神经系统发育未成熟，患病后常有烦躁不安、高热、惊厥，可适当加用镇静剂，对镇静剂的用量，年龄越小，耐受力越大，剂量可相对偏大。但是，婴幼儿使用吗啡、哌替啶等镇痛药易引起呼吸抑制，不宜应用。氨茶碱有兴奋神经系统的作用，使用时应谨慎。

3. 儿童期用药特点 儿童调节水、电解质代谢的能力较差，在内外环境的水和电解质情况发生剧烈变化如长时间缺水、大汗淋漓时，容易出现水、电解质代谢紊乱，重者可危及生命。儿童处于一生中的骨发育高峰期，钙盐代谢旺盛，易受干扰钙盐代谢和成骨细胞生长的药物的影响，如四环素类、喹诺酮类、抗代谢药等，特别是儿童对激素类药物非常敏感，如长期使用，可能会影响儿童的生长发育以及智力生长等。

儿童特别是低龄儿童神经系统发育不健全，血－脑屏障通透性高，对中枢系统药物相对敏感。一方面，呼吸中枢和血管运动中枢容易被中枢抑制药所抑制，从而导致呼吸抑制、血压降低，甚至休克；另一方面，儿童的大脑皮质特别容易受到中枢兴奋药的影响，一旦过量，易发生惊厥，抢救不及时可发生呼吸麻痹、死亡等严重后果。因此，对使用中枢神经系统药物的儿童要加强用药安全方面的指导，常规的解热镇痛药、氨茶碱等也有类似情况，对长期使用该类药的患儿也应高度重视。

（二）儿童用药注意事项

1. 明确诊断，严格掌握适应证 治疗之前应尽可能明确诊断，选择疗效确切、不良反应较小的药物，尽可能少用或不用对中枢神经系统、肝肾功能有损害的药物。

2. 根据儿童特点，选择适当的给药途径 根据儿童年龄、疾病及病情严重程度选择适当的给药途径、剂型及用药次数，以保证药效和尽量减少对患儿的不良影响（表 4-1-4）。

表 4 - 1 - 4　儿童给药途径及剂型

给药途径	剂型举例	影响
口服给药	片剂、糖浆剂、口服溶液剂、颗粒剂	最方便、最安全、最经济的给药途径，但吞咽能力差的婴幼儿使用受限
注射给药	注射剂	比口服给药奏效快，但对小儿刺激大
透皮给药	软膏、混悬剂	皮肤吸收较好，透皮给药方便且痛苦小。用药时注意防止小儿用手抓摸药物，误入眼、口易引起意外
直肠给药	栓剂、灌肠剂	从直肠下部吸收，不经过肝脏直接进入体循环

创新课堂

新型儿童给药制剂的研发

随着世界人口的增加，儿童人口数量也随之增多，儿童药物市场的发展越来越受关注，一些新型儿童给药制剂的研发解决了儿童用药过程中存在的接受度低、吞咽困难、剂量不准等问题。

口崩片是指一种放在舌面上 30 秒内即能自动崩解成无数微粒且口感香甜的新型药物制剂，由于它崩解速度快、吸收迅速，且服药后无须喝水，故非常适合儿童及其他特殊患者服用；口溶膜剂作为一种新的药物剂型，可克服儿童用药群体服用固体药物容易堵塞喉咙、给药剂量不准确等问题，增加用药安全性；咀嚼胶具有起效快、味觉好、顺应性高和儿童接受度高等优点，不需用水送服、不需吞咽。

3. 根据儿童不同阶段，严格掌握用药剂量　儿童期组织器官逐步成熟，功能逐步完善，用药剂量应根据儿童的年龄、体重等进行调整，特别是新生儿、婴幼儿用药，应严格掌握剂量。目前儿童剂量的计算方法很多，可选择使用。

4. 密切监护儿童用药，忌滥用药物

（1）忌滥用抗生素　抗生素虽有抑制或杀灭细菌的突出效果，但如果使用不当，会对人体造成较严重的后果，主要损伤肝、肾、听神经，甚至对血液系统也有损害，所以不能滥用。如喹诺酮类抗生素，可影响小儿骨骼发育；链霉素、庆大霉素等氨基糖苷类抗生素，会对听神经造成影响，引起眩晕、耳鸣，甚至耳聋；使用氯霉素可引起再生障碍性贫血，因此，对上述药要做到慎用或禁用。

（2）忌滥用糖皮质激素　儿童应用糖皮质激素时应严格掌握用药指征，根据儿童的年龄、体重、病情等确定治疗方案，权衡用药利弊，个体化合理用药。用药后应密切观察不良反应，以避免或降低药物对儿童生长发育的影响以及其他常见糖皮质激素不良反应的发生。停药时应逐渐减量，避免骤停导致肾上腺皮质功能不全。

（3）儿童用药禁忌　儿童应用磺胺类、水杨酸类、维生素 K 等药物时，可产生高铁血红蛋白血症、核黄疸或溶血反应；儿童缺铁性贫血口服铁剂应采用儿童专用剂型，并注意铁剂可引起黑便、牙齿轻微染色，婴幼儿口服铁剂 1g 即可引起严重中毒，2g 以上可致死亡；维生素 D 服用过量易引起婴儿高血压；苯妥英钠长期应用时不良反应较多，可引起牙龈增生、巨幼红细胞贫血等；丙戊酸钠、卡马西平长期应用时肝毒性较大。有的药物会对儿童造成无法挽回的巨大伤害，应禁止使用（表 4 - 1 - 5）。

表 4-1-5 儿童禁用药物

禁用范围	药物举例
18 岁以下儿童	喹诺酮类
14 岁以下儿童	吲哚美辛
8 岁以下儿童	四环素类
3 岁以下幼儿	左旋多巴
2 岁以下幼儿	丙磺舒、芬太尼
1 岁以下幼儿	吗啡
6 个月以下婴儿	地西泮、硫喷妥钠
新生儿	氯霉素、磺胺类、去甲万古霉素、呋喃妥因

关爱课堂

儿童用药教育

调查显示，当前国内适宜的儿童药品的剂型、规格较为缺乏，给儿童疾病治疗带来一定困难，造成儿童用药成人化。药师在进行药学服务时，应做好以下两点：①告知家长关于儿童的生理特点和用药的特殊性，结合儿童的病情和药物品种、剂量、剂型、规格、用法等方面做出全面的考虑。②叮嘱家长，应熟悉儿童用药特点、谨遵医嘱、严格掌握剂量、注意时间间隔、避免使用小儿禁忌用药等。

三、案例引学

（一）案例描述

患儿，男，8 个月，体重 6.2kg。因"发热、咳嗽 1 日"就诊，咳嗽后出现呕吐、腹泻，体检时，肺部有不固定的、散在的干湿性啰音。血常规检查，中性粒细胞升高，诊断为急性支气管炎。

Rp：5% 葡萄糖注射液　　100ml×3
　　庆大霉素注射液　　6 万 U×3
　　　Sig.　6 万 U　qd　iv. gtt

请分析该处方是否正确并推荐替代方案。

（二）案例解析

1. 原因分析　患儿 8 个月，肝肾功能尚未发育成熟，庆大霉素属于氨基糖苷类抗菌药物，这类药物有耳毒性、肾毒性等不良反应，不建议 8 个月的婴幼儿注射使用。

2. 替代方案　可选择其他类抗菌药物如头孢菌素类或大环内酯类等替代。另外可通过做雾化治疗（或服用中成药止咳糖浆）、服用布洛芬等解热镇痛药缓解患儿咳嗽、发热的症状。

四、技能训练

（一）实训目的

1. 学会为儿童患者合理选择药物。

2. 学会正确推荐和介绍药品，提高针对儿童患者的用药指导和咨询能力。

3. 养成严谨细致的工作态度和关爱生命的人文情怀。

（二）实训准备

外配模拟处方、问病荐药模拟训练所用药的药盒等。

（三）实训内容

学生分组，组内角色扮演，分别扮演药师、患者及患者家属等，根据所学知识和以下案例中提供的信息模拟问病荐药，判断用药的适宜性，并给出理由。

案例 1　患儿，男，17 日龄，因"体温 37.5℃、咳嗽 1 日"就诊，出现咳嗽、喘息、流鼻涕的症状，经检查发现双肺里有痰鸣音、喘鸣音，胸片提示肺纹理增粗，诊断为支气管炎。

Rp：复方磺胺甲噁唑片　2 片

　　　Sig. 1/5 片　bid　po

案例 2　患儿，男，7 岁，因"体温 38.1℃ 2 日"就诊，出现打喷嚏、鼻塞、流鼻涕、咳嗽、咽喉疼痛、乏力等症状。血常规检查，白细胞计数偏低，淋巴细胞计数升高，诊断为上呼吸道感染。

Rp：贝诺酯片　　0.5g×9 片

　　　Sig. 0.25g tid　po

　　　小儿氨酚黄那敏片　18 片

　　　Sig. 2 片　tid　po

　　　酚麻美敏片　6 片

　　　Sig. 1 片　tid　po

（四）实训评价

项目		分值	要求	得分
职业礼仪 （15 分）	仪态仪容	5 分	1. 服饰整洁（药师着工作服）、仪表端庄、举止得体 2. 吐字清晰、声音适度	
	沟通礼仪	10 分	1. 主动迎客、文明待客，使用正确的语言送客 2. 认真倾听患者诉求，采用恰当方式把话题引向正确的方向	
专业能力 （65 分）	询问基本信息、病情	15 分	1. 询问年龄、性别等信息 2. 询问持续时间、主要症状、既往病史、家族史、遗传史等	
	询问用药及检查	5 分	询问发病后有无做检查或者使用药物等	
	正确评价处方并推荐用药	25 分	正确评价处方用药的适宜性，如用药存在不适宜，可根据患者的病情特点推荐 1~2 种药，介绍药品的成分、适应证、用法用量等	
	用药指导	20 分	指导患儿及家长合理安全使用药物，包括药物使用注意事项、药物不良反应、药物贮存等	
人文关怀 （20 分）		20 分	1. 关心患儿及家长，语言及行为上体现人文关怀 2. 对患儿及家长进行健康生活方式的宣教，包括健康饮食、生活注意要点等	
总计				

（五）实训思考

1. 对发热的儿童患者，您会推荐哪种解热镇痛药？

2. 儿童患者选用对乙酰氨基酚栓剂会有哪些益处？

五、学习评价

（一）单项选择题

1. 新生儿总体液量占体重的（ ）

A. 60% B. 65% C. 70%

D. 75% E. 80%

2. 婴幼儿口服（ ）铁剂，可引起严重中毒

A. 2.5g B. 3g C. 1g

D. 2g E. 1.5g

3. 儿童应用以下哪类药物，可产生高铁血红蛋白血症、核黄疸或溶血反应（ ）

A. 氯丙嗪 B. 磺胺类 C. 四环素

D. 卡马西平 E. 补锌制剂

4. 新生儿使用以下哪种药物容易引起中毒，使皮肤呈灰色，即灰婴综合征（ ）

A. 激素 B. 阿司匹林 C. 扑热息痛

D. 氯霉素 E. 安乃近

5. 8岁以下儿童，禁用的药物是（ ）

A. 阿司匹林 B. 对乙酰氨基酚 C. 四环素

D. 吗啡 E. 环丙沙星

（二）多项选择题

1. 儿童用药特点包括（ ）

A. 脂溶性药物的血浆蛋白结合率高于成人

B. 葡萄糖醛酸结合酶活性低，易发生核黄疸

C. 弱酸性药物重吸收增多

D. 容易发生水、电解质代谢紊乱或脱水现象

E. 容易发生惊厥和呼吸抑制

2. 以下儿童用药方法或观点不正确的是（ ）

A. 经常口服抗生素预防儿童消化及呼吸系统感染

B. 根据儿童体重和用药史确定使用剂量

C. 定期给儿童补充维生素等药物

D. 每年春秋季节给儿童服用胎盘等滋补品

E. 儿童呼吸道感染首选新型抗感染药物

（舒　炼）

子项目 3　老年人的用药

PPT　　微课

一、学习目标

知识目标：

1. 掌握老年人合理用药的基本原则。

2. 熟悉老年人适宜选用的剂型和给药方法。

3. 了解老年人的身心变化和药动学特点。

技能目标：

1. 能根据老年群体特征开展合理用药指导。

2. 能综合运用专业知识解决老年群体用药相关问题。

素质目标：

1. 通过对老年人用药的系统学习，培养学生善于思考、严谨规范的工作态度和勇于创新的科学精神。

2. 通过小组合作完成老年人常见疾病的用药指导，培养学生关爱生命的人文情怀和安全至上的用药理念。

二、基本知识

老年人一般指年满 65 岁及以上者。尽管老年人身体结构与青年成人相同，但器官功能进入衰退期，生理、生化过程也发生了改变（表 4-1-6），机体的免疫、更新、修复能力明显降低，患病概率升高，同时对药物的反应呈现出与青壮年不同的规律。

表 4-1-6　老年人身心变化情况

老年人身心变化		变化情况
身体	身体形态	毛发髓质和角质退化，可发生毛发变细和脱发；黑色素合成障碍，可出现毛发、胡须变白；皮肤弹性减退，皮下脂肪量减少，细胞内水分减少，出现皮肤松弛和明显的皱纹；机体代谢和解毒能力下降，免疫功能减退，抗体产生速度和数量变慢、变少
	消化功能	牙周和口腔组织萎缩性变化，影响咀嚼和消化功能，同时会出现味觉和嗅觉功能降低，甚至出现味嗅觉功能障碍。胰岛分泌调节能力降低，对葡萄糖的耐量减退。肝小叶萎缩
	神经系统功能	神经细胞数量逐渐减少，神经元突触分支逐渐稀疏，神经元轴突、树突之间的相互联系出现"孤岛化""松散化"，脑重量减轻。氧及营养素的利用率下降，脑功能衰退并出现某些神经系统症状，如判断认知能力下降，记忆力减退、健忘，失眠等
	心血管功能	心肌细胞数量减少，心肌组织萎缩，逐渐发生纤维样变化，泵效率下降。血管脆性增加，血流速度减慢，易发生血管破裂等心血管意外事件，如脑出血、脑梗死等
	呼吸功能	肺活量及肺通气量明显下降，肺泡、气管及支气管弹性下降，不能有效维持肺泡形态，易发生肺泡经常性扩大而出现肺气肿
	肾脏功能	肾脏萎缩变小，肾血流量减少，肾小球滤过率及肾小管重吸收能力下降，肾功能减退
心理		喜静厌动，反应迟缓，对新事物兴趣低，适应能力较差，生活逐渐失去自理能力，部分老年人出现进食、排便、排尿功能障碍

（一）老年人的药动学特点

1. 药物吸收　老年人胃肠道活动减缓，药物在胃肠道停留的时间延长，有利于药物吸收；同时，因内脏血流量降低，吸收面积减小，不利于药物的吸收。对于通过主动转运吸收的药物（维生素 B_1、维生素 B_6、维生素 B_{12}、维生素 C、铁剂、钙剂等），因需要载体参与吸收而导致吸收减少。

2. 药物分布　老年人体内脂肪组织随着年龄增长而增加，总体液及非脂肪组织则逐渐减少，从而引起药物分布的变化。亲脂性药物如巴比妥、地西泮等，因其分布容积增大，使其血药浓度降低，在脂肪组织内蓄积，产生持久作用。另外，随着年龄的增长，老年人血浆蛋白浓度降低，使药物蛋白结合率下降，导致游离型药物浓度增加，尤其是与血浆蛋白高度结合的药物更为突出，如华法林，给老年人正常剂量后，由于游离药物浓度高，可增加出血的危险。

3. 药物代谢　药物代谢的主要器官是肝脏。老年人肝血流量减少，功能性肝细胞数量减少，肝微粒体酶系的活性降低，导致老年人肝脏代谢药物能力下降，药物血浆半衰期延长。由于老年人肝血流量减少及代谢能力下降，一些药物（如普萘洛尔）的首关消除效应消除量减少，生物利用度提高，可能出现不良反应。因此，老年人给药剂量更应强调个体化。

4. 药物排泄　老年人肾功能降低，肾小球滤过率和肾血流量减少，从而使主要经肾排泄的药物代谢减慢、半衰期延长、血药浓度增加，容易产生药物毒性反应。例如地高辛、氨基糖苷类、苯巴比妥、四环素类、第一代头孢菌素类、磺胺类、普萘洛尔等，老年人应用这类药物时应适当减少剂量，根据血药浓度制定个体化给药方案。

（二）老年人的药效学特点

1. 对大多数药物敏感性增高、药物作用增强　老年人高级神经系统功能减退，脑血流量、脑细胞数量和脑代谢均降低，因此对中枢神经系统药物敏感性增高，包括镇静催眠药、镇痛药、抗精神病药、抗抑郁药等，特别是在缺氧或发热时更为明显。老年人对肝素及口服抗凝药非常敏感，易发生出血并发症。

2. 少数药物敏感性降低、反应减弱　老年人对 β 受体激动剂及其阻断剂的敏感性均减弱。老年人对同等剂量的异丙肾上腺素加速心率的反应比青年人弱，β 受体阻断剂普萘洛尔等减慢心率的作用亦钝化。

📱 **思辨课堂**

该药师的做法对吗？

一位老年患者因咽喉肿痛自行到药店购买药物，药师询问了他的慢性患病情况，得知其患有 2 型糖尿病，正在服用降糖药，因此给他推荐了无糖型的复方草珊瑚含片，请问该药师的做法对吗？体现了什么理念？

答案解析

（三）老年人合理用药的基本原则

1. 尽可能选用少的药物　老年人出现的许多不适症状是机体功能的退行性改变，如睡眠减少、食欲减退等，一般无需用药治疗，可以通过生活调理、适当锻炼、心理治疗来改善或消除病症。除急症或器质性病变外，以缓解症状、减轻痛苦或纠正病理过程为目的，选择不良反应少或轻的药物。若需联用药物，应优化组合，不宜超过 3~4 种，尽可能减少药物配伍所造成的不良后果。

2. 用药方案个体化 老年人对内、外环境的适应能力明显下降，自身调节能力也较低，不同个体之间的健康状况差异很大，应制定个体化的用药方案：①给药剂量和方法应缓和、平稳，老年人的常规剂量为成年人 1/2～3/4，一般应从小剂量开始。②老年人治疗慢性疾病时，在达到理想个体化剂量后，应定期检测有关指标，及时调整剂量。③出现新发疾病或配伍其他药物时，要及时调整给药方案。

3. 选择适宜的剂型和给药方法 针对老年人生理和心理特点，选取适宜的剂型和给药方法，避免选用对胃肠道刺激性较大的制剂，可采用无蔗糖的糖浆剂、缓控释制剂、局部润滑剂等；用药方法要简单易记，给药时间最好固定在早上或晚上，便于老年人记忆，避免老年人因健忘、混淆而漏服或错服。

4. 提高用药依从性 老年人用药依从性较差主要与独居生活、记忆力减退、文化程度相对较低、对药物了解不够、忽视按医嘱服药的重要性等多方面因素有关，药物疗程的长短、服药种类、用药次数及患者的精神状态等因素也会影响依从性。因此，应注意简化治疗方案，详细交代给药方法，教育患者遵照医嘱服药，提高老年患者的用药依从性。

关爱课堂

老年人用药提醒

药师在进行药学服务时，针对老年人生理和心理特点，应进行简单易懂的介绍和说明：①选取合适的剂型，标注并说明给药方法；剂型的选取要便于识别、易于使用。②用药方法应简单和易于记住，可通过制作一个简易的用药台历，把药名、服药时间和次数都备注在上面，每吃完一次，就在相应的位置上打一个勾，或使用老年人专用分装药盒，以防止老年人漏服、多服或错服药。

三、案例引学

（一）案例描述

患者，男，76岁，体重85kg。入院诊断为冠心病、心功能不全。实验室检查：N型脑利钠肽（BNP）1212pg/ml；谷草转氨酶（AST）19U/L；谷丙转氨酶（ALT）11U/L；尿素 4.77mmol/L；肌酐 95.7μmol/L；给予口服地高辛、氢氯噻嗪和螺内酯对症治疗。请根据老年人用药特点分析该患者用药监护的要点。

（二）案例解析

用药监护分析：①地高辛安全浓度范围较窄，与螺内酯合用可延长其半衰期。用药期间须监测患者地高辛血药浓度，一旦出现食欲减退、恶心呕吐、心慌不适、心率过快或过慢等情况时，应立即就医。②氢氯噻嗪为中效利尿药，老年人应用易引发低血压，因此，服药期间应监测血压变化。③螺内酯为低效利尿药，作用较慢，维持时间较长，老年人应用易引发高钾血症和利尿过度，用药期间应注意监测电解质。④两种利尿药合用，应关注患者每日尿量和下肢水肿情况，一旦尿量增加，水肿减轻，即减少利尿药用量。

四、技能训练

（一）实训目的

1. 学会为老年患者合理选择药物。

2. 学会正确推荐和介绍药品，提高针对老年患者的用药指导和咨询能力。

3. 养成严谨细致的工作态度和关爱生命的人文情怀。

（二）实训准备

老年人常用药的宣传资料（手册、宣传单等）、模拟训练所用药盒等。

（三）实训内容

学生分三组，组内角色扮演，分别扮演药师、患者及患者家属等，根据所学知识和以下案例中提供的信息模拟问病荐药，判断用药适宜性，并给出理由。

案例1 患者，男，70岁。因"多饮、多尿、多食、体重下降4年"就诊，体重80kg，空腹血糖：9.1mmol/L。诊断为老年2型糖尿病。

Rp：苯乙双胍片　25mg×42片

　　　Sig. 50mg　tid　po

案例2 患者，男，71岁。因"尿频、尿急、尿痛3日"就诊，检查：尿常规白细胞计数15个/HP，有红细胞，但无管型；中段尿培养：菌落$1.1×10^8$/L。诊断为急性膀胱炎。

Rp：10%葡萄糖注射液　500ml×6

　　　阿米卡星注射液　0.4g×6支

　　　Sig. bid　iv. gtt

案例3 患者，男，70岁。高血压病史8年，一周前开始用卡托普利口服治疗，近日出现头痛、头晕，刺激性咳嗽。检查：血压160/100mmHg。连续两天随机血糖和葡萄糖负荷后2h血糖高于11.1mmol/L，糖化血红蛋白6.5%。诊断为高血压伴糖尿病。

Rp：缬沙坦　40mg×24片

　　　Sig. 80mg　qd　po

（四）实训评价

项目		分值	要求	得分
职业礼仪 （15分）	仪态仪容	5分	1. 服饰整洁（药师着工作服）、仪表端庄、举止得体 2. 吐字清晰、声音适度	
	沟通礼仪	10分	1. 主动迎客、文明待客，使用正确的语言送客 2. 认真倾听患者诉求，采用恰当方式把话题引向正确的方向	
专业能力 （65分）	询问基本信息、病情	15分	1. 询问年龄、性别、职业等信息 2. 询问持续时间、主要症状、既往病史、家族史、遗传史等	
	询问用药及检查	5分	询问发病后有无做检查或者使用药物等	
	用药适宜性评价	25分	判断用药的适宜性，如用药存在不适宜，可根据患者的病情推荐其他药物，介绍药品的成分、适应证、用法用量等	
	用药指导	20分	指导患者合理安全使用药物，包括药物使用注意事项、药物不良反应、药物贮存等	
人文关怀 （20分）		20分	1. 关心患者，语言及行为上体现人文关怀 2. 对患者进行健康生活方式的宣教，包括健康饮食、生活注意要点等	
总计				

（五）实训思考

1. 老年患者用药易出现哪些误区？

2. 如何提高老年患者的用药依从性？

五、学习评价

参考答案

（一）单项选择题

1. 一般认为，老年的年龄标准是（　　）

A. 男性 60 岁，女性 55 岁

B. 男性 65 岁，女性 50 岁

C. 男性 60 岁，女性 60 岁

D. 男性 65 岁，女性 65 岁

E. 男性 70 岁，女性 65 岁

2. 老年人的身体形态变化一般有（　　）

A. 牙周和口腔组织萎缩性变化

B. 药物的血浆蛋白结合率降低

C. 毛发髓质和角质退化可发生毛发变细及脱发

D. 神经细胞数量逐渐减少

E. 心肌细胞数量减少

3. 老年人的消化功能变化一般有（　　）

A. 药物的血浆蛋白结合率降低

B. 牙周和口腔组织萎缩性变化

C. 降压应平稳，维持生理性波动

D. 肺活量及肺通气量明显下降

E. 肾脏萎缩变小，肾血流量减少

4. 老年人的呼吸功能变化一般有（　　）

A. 出现皮肤松弛和明显的皱纹

B. 药物的血浆蛋白结合率降低

C. 尽量不用胰岛素治疗

D. 肺活量及肺通气量明显下降

E. 肾脏萎缩变小，肾血流量减少

5. 以下老年人用药方法或措施，不合理的是（　　）

A. 退行性功能减退一般不采用药物治疗

B. 尽可能选用少的药物

C. 减少药物的配伍

D. 可采用与青年成年人相同的剂量

E. 尽可能采用口服剂型

（二）多项选择题

1. 老年人的药动学特点有（　　）

A. 老年人胃肠道活动减缓，药物在胃肠道停留的时间延长

B. 老年人体内脂肪组织随着年龄增长而增加

C. 随着年龄的增长，老年人血浆蛋白浓度降低

D. 随着年龄的增长，老年人血浆蛋白浓度增加

E. 老年人肝血流量减少，功能性肝细胞数量减少

2. 以下所列药物中，老年人对其药理作用敏感性增强的药物有（　　）

A. 镇静催眠药

B. 抗精神病药

C. 抗抑郁药

D. β 受体激动剂

E. β 受体阻断剂

3. 以下所列药物中，老年人对其药理作用敏感性降低的药物有（　　　）

A. 利尿药　　　　　　　　B. 抗凝血药　　　　　　　　C. 抗高血压药

D. β 受体阻断剂　　　　　E. β 受体激动剂

（三）案例分析题

患者，女，65 岁，近一年来尿量明显增多，容易饥饿、口渴，体重下降明显，入院检查，空腹血糖 10.1mmol/L，诊断为老年 2 型糖尿病。

Rp：盐酸二甲双胍片　　0.5 g×20 片

　　　Sig. 0.5g　tid　po

　　清胃黄连丸　　　　　9g×10 袋

　　　Sig. 9g　　bid　po

根据所学知识，请判断该处方用药的合理性，并说明理由。

（舒　炼）

子项目 4　肝肾功能不全患者的用药

PPT　　微课

一、学习目标

知识目标：

1. 掌握肝肾功能不全患者的用药原则。

2. 熟悉肝肾功能不全患者的药动学特点。

3. 了解肾功能不全时药物剂量的调整。

技能目标：

1. 能对肝肾功能不全患者开展合理用药指导。

2. 能综合运用专业知识解决肝肾功能不全患者用药相关问题。

素质目标：

1. 通过对肝肾功能不全患者用药的系统学习，培养学生务实严谨的工作态度和勇于创新的科学精神。

2. 通过小组合作完成肝肾功能不全患者常见疾病的用药指导，培养学生关爱生命的文情怀和安全至上的用药理念。

二、基本知识

（一）肝功能不全的药动学特点

一般来说，不同程度的肝功能损害时，药动学均有不同程度的改变。主要改变是药物的吸收、体内分布及代谢清除。

1. 药物吸收　肝功能不全时，肝脏血流减少、肝脏清除率下降，肝脏首过效应减弱，使经肝脏代谢的药物血药浓度升高，生物利用度增加，从而提高药效或增加不良反应发生率。因此肝功能不全患者在使用普萘洛尔、阿司匹林、对乙酰氨基酚、利多卡因、硝酸甘油等首过效应明显的药物时，应适当减少给药剂量并延长给药间隔时间。

2. 药物分布　药物在体内的分布主要借助与血浆蛋白结合而转运。在肝脏疾病时，随着肝脏的蛋白合成功能减退，血浆中白蛋白浓度下降，药物的血浆蛋白结合率亦随之下降，使血中游离型药物的浓度增加，有可能导致该药物的药效增强和不良反应增加，且其对血浆蛋白结合率高的药物影响更为显著。

3. 药物代谢　药物代谢最重要的器官是肝脏。在肝脏疾病时，肝细胞的数量减少，肝细胞功能受损，而肝细胞内的多数药物酶，特别是细胞色素 P450 酶系的数量和活性均可有不同程度地减少，导致主要通过肝脏代谢清除的药物代谢速度降低，清除半衰期延长，血药浓度增高，长期用药还可引起蓄积性中毒。另一方面，某些需要在体内代谢后才具有药理活性的前体药，因肝脏的生物转化功能减弱，使其活性代谢产物的生成减少，药理效应也降低。

4. 药物排泄　肝脏疾病可影响一些药物经胆汁的排泄，如健康者 7 日内的地高辛胆汁排出量为给药量的 30%，而肝病患者可减至 8%。肝功能减退时胆汁排出减少的药物有螺内酯、四环素、红霉素、利福平及甾体激素等。

（二）肝功能不全患者用药原则

1. 明确诊断，合理选药。
2. 注意药物相互作用，特别应避免与肝毒性的药物合用。
3. 肝功能不全而肾功能正常的患者可选用对肝毒性小、并且经肾脏排泄的药物。
4. 避免或减少使用对肝脏毒性大的药物。
5. 初始剂量宜小，必要时进行治疗药物监测，做到给药方案个体化。
6. 定期检测肝功能，及时调整治疗方案。

📱 **关爱课堂** --

肝功能不全患者的健康教育

药师在对肝功能不全患者进行药学服务时，要告知患者健康生活方式的重要性。包括：①戒烟戒酒，不吃辛辣刺激、油腻、生冷的食物，多吃蔬菜和水果，少吃海鲜。不要熬夜、劳累、受凉。②多补充维生素、矿物质和微量元素，适当参与锻炼，增强身体抵抗力。

（三）肾功能不全的药动学特点

肾功能可分为正常、轻度损害、中度损害、较重损害、严重损害 5 类，也可按肌酐清除率分类，即将肾功能损害程度分为轻度、中度、重度。不同程度的肾脏损害，引起药物排泄的改变不同，应根据个体情况调整或递减药量，改变治疗方案，从而使药物既能有效地治疗疾病，又可避免肾脏病变加重。

1. 药物吸收　肾功能不全患者肾单位数量减少、肾小管酸中毒。如维生素 D 羟化不足，可导致肠道钙吸收减少。慢性尿毒症患者常伴有胃肠功能紊乱，如腹泻、呕吐，这些均减少药物的吸收。

2. 药物分布　肾功能损害能改变药物与血浆蛋白的结合率。一般而言，酸性药物血浆蛋白结合率下降（如苯妥英钠）；而碱性药物血浆蛋白结合率不变（如普萘洛尔）或降低（如地西泮、吗啡）。另一方面，血浆蛋白结合率改变，使药物分布容积也有所改变：大多数药物表现为分布容积增加，某些蛋白结合率低的药物，如庆大霉素、异烟肼等分布容积无改变，而地高辛的分布容积则减少。

3. 药物代谢 肾脏含有多种药物代谢酶，氧化、还原、水解及结合反应在肾脏均可发生，所以肾脏有疾病时，经肾脏代谢的药物存在生物转化障碍，如尿毒症患者维生素 D_3 的第二次羟化障碍。由于肾功能受损，药物的代谢也可能发生改变，如药物的氧化反应加速，还原和水解反应减慢，对药物的结合反应影响不大。

4. 药物排泄 肾功能损害时，主要经肾脏排泄的药物消除减慢，血浆半衰期延长，药物在体内蓄积作用加强，产生毒性反应。其作用机制如下。

（1）肾小球滤过减少 如地高辛、普鲁卡因胺、氨基糖苷类抗生素都主要经肾小球滤过而排出体外。急性肾小球肾炎及严重肾缺血患者肾小球滤过率下降，上述药物排泄减慢。

（2）肾小管分泌减少 尿毒症患者体内蓄积的内源性有机酸可与弱酸性药物在转运上发生竞争，使药物经肾小管分泌减少。轻、中度肾衰竭时，这种竞争所致的有机酸排出减少可能比功能性肾单位减少更重要。

（3）肾小管重吸收增加 肾功能不全患者体内酸性产物增加，尿液 pH 下降，弱酸性药物离子化减少，重吸收增加。

（4）肾血流量减少 某些疾病，如休克、心力衰竭、严重烧伤，均可致肾血流量减少。由于肾血流量减少，肾小球滤过、肾小管分泌、重吸收功能均可能发生障碍，从而导致药物经肾排泄减少。

另外，肾功能不全常伴有电解质紊乱及酸碱失衡，对药物的敏感性也会变化。如尿毒症患者，低钾血症可降低心脏传导性，因而增加了洋地黄类、奎尼丁、普鲁卡因胺等药物的传导抑制作用；酸血症和肾小管酸中毒可对抗儿茶酚胺的升压作用。

（四）肾功能不全患者用药原则

1. 明确诊断，合理选药。

2. 避免或减少使用肾毒性大的药物。

3. 注意药物相互作用，特别应避免与有肾毒性的药物合用。

4. 肾功能不全而肝功能正常者可选用双通道（肝、肾）排泄的药物。

5. 根据肾功能的情况调整用药剂量和给药间隔时间，必要时进行治疗药物监测，设计个体化给药方案。

肾功能减退时，药物在体内的代谢能力下降，半衰期延长，若按常规给药易引起蓄积中毒。因此，肾功能不全患者使用主要经肾排泄且毒性较大的药物，应先评估患者的肾功能，最常用的评价指标是肌酐清除率（能反映肾小球滤过功能和粗略估计有效肾单位的数量）。根据患者实际的肾功能受损程度，通过减少药物剂量、延长给药间隔时间或两种方法同时采用，调整给药方案。表 4－1－7 为肾功能不全时的剂量调整方案。

表 4－1－7 肾功能不全时药物剂量调整

检测项目	轻度损害	中度损害	重度损害
肌酐清除率（ml/min）	40～60	10～40	<10
血肌酐（μmol/L）	177	177～884	>884
药物剂量（正常量的百分比）	75%～100%	50%～75%	25%～50%

📱 **关爱课堂** ··

肾功能不全患者的健康教育

药师在对肾功能不全患者进行药学服务时，同样要对其进行生活健康的宣教：①要求患者不能摄入过多盐分，否则会出现水肿、高血压等情况，另外还要注意低脂、低蛋白饮食。②叮嘱患者要注意休息，不能劳累，不能受凉，因为肾功能不全患者感染后，可能促进肾功能不全的进展。

三、案例引学

（一）案例描述

患者，女，43岁，因"肾功能异常3年余，畏寒发热、咳嗽2周"入院，诊断为慢性肾功能不全、维持血液透析状态、支气管感染，血肌酐升至601～700.5μmol/L。注射头孢哌酮钠-他唑巴坦7日后出现突发抽搐、神志不清。立即停用头孢哌酮钠-他唑巴坦，给予苯巴比妥钠注射液，至出院患者再无抽搐发作。请分析原因。

（二）案例解析

本案例为药物在体内蓄积导致的急性药物中毒。注射用头孢哌酮钠-他唑巴坦为复方制剂，其中他唑巴坦药动学变化与肾功能减退程度相关，该患者为中度肾功能损害，致使他唑巴坦的半衰期延长，机体对他唑巴坦的敏感性增高，患者出现的突发抽搐、神志不清为药物引起的严重不良反应。因此应根据患者肾功能情况调整给药剂量和给药间隔，同时注意药物的疗程不宜过长，密切关注患者临床症状，一旦出现不良反应及时停药。

四、技能训练

（一）实训目的

1. 学会为肝、肾功能不全患者合理选择药物。

2. 学会正确推荐和介绍药品，提高针对肝、肾功能不全患者的用药指导和咨询能力。

3. 养成严谨细致的工作态度和关爱生命的人文情怀。

（二）实训准备

肝肾功能不全患者合理用药的宣传资料（手册、宣传单等）、模拟训练所用药盒等。

（三）实训内容

学生分组，组内角色扮演，分别扮演药师、患者及患者家属等，根据所学知识和以下案例中提供的信息模拟问病荐药，判断该处方的适宜性，并说明理由。

患者，36岁，患乙型肝炎"大三阳"10余年，肝功能酶学指标正常，未采取治疗，近期感到疲乏、厌食，经朋友介绍服用了某种滋补保健品，服用3个月后，发现尿液颜色呈浓茶水色，乏力、厌食症状加重，经检查：天门冬氨酸氨基转移酶（AST）48U/L，丙氨酸氨基转移酶（ALT）147U/L。经了解，该保健品中含有较多剂量的维生素D。医生诊断为：轻度肝损伤。

Rp：五灵丸　81g/瓶

　　　Sig.　9g　tid　po

（四）实训评价

项目		分值	要求	得分
职业礼仪（15分）	仪态仪容	5分	1. 服饰整洁（药师着工作服）、仪表端庄、举止得体 2. 吐字清晰、声音适度	
	沟通礼仪	10分	1. 主动迎客、文明待客，使用正确的语言送客 2. 认真倾听患者诉求，采用恰当方式把话题引向正确的方向	
专业能力（65分）	询问基本信息、病情	15分	1. 询问年龄、性别、职业等信息 2. 询问肝肾功能不全患者主要症状、既往病史、家族史、遗传史等	
	询问用药及检查	5分	询问发病后有无做检查或者使用药物等	
	正确评价处方并推荐用药	25分	正确评价处方用药的适宜性，如用药存在不适宜，可根据患者的病情特点推荐1~2种药，介绍药品的成分、适应证、用法用量等	
	用药指导	（20分）	指导患者合理安全使用药物，包括药物使用注意事项、药物不良反应、药物贮存等	
人文关怀（20分）		20分	1. 关心患者，语言及行为上体现人文关怀 2. 对患者进行健康生活方式的宣教，包括健康饮食、生活注意要点等	
总计				

（五）实训思考

1. 治疗肝、肾功能不全患者过程中，患者易出现哪些用药误区？

2. 肾功能不全而肝功能正常患者如何选用药物？

五、学习评价

（一）单项选择题

1. 肝功能不全对药物吸收的影响有（   ）

A. 肝脏首过效应增加   B. 肝脏清除率上升

C. 经肝脏代谢的药物血药浓度降低   D. 肝内血流阻力降低

E. 肝脏血流减少

2. 肝功能减退时经胆汁排出减少的药物有（   ）

A. 普萘洛尔   B. 异烟肼   C. 地高辛

D. 庆大霉素   E. 螺内酯

3. 肾功能损害能改变药物与血浆蛋白的结合率，下列药物与血浆蛋白结合率不变的是（   ）

A. 普萘洛尔   B. 地西泮   C. 吗啡

D. 呋塞米   E. 苯妥英钠

（二）多项选择题

1. 肝肾功能不全患者影响药物作用的主要因素有（   ）

A. 药物的消除速率   B. 药物的生物转化

C. 药物的半衰期   D. 药物的血浆蛋白结合率

E. 药物的吸收率

参考答案

2. 肾功能不全患者用药原则为（　　　）

A. 明确诊断，合理选药

B. 避免或减少使用肾毒性大的药物

C. 注意药物相互作用，特别应避免与有肾毒性的药物合用

D. 肾功能不全而肝功能正常者可选用双通道（肝、肾）排泄的药物

E. 配伍使用利尿药可以减轻大多数药物对肾脏的损害

3. 肝功能不全患者用药原则为（　　　）

A. 初始剂量宜小，必要时进行治疗药物监测，做到给药方案个体化

B. 避免或减少使用对肝脏毒性大的药物

C. 注意药物相互作用，特别应避免与肝毒性的药物合用

D. 不定时检测肝功能

E. 禁止使用对肝脏毒性大的药物

（三）案例分析题

患者，男，33岁。因"乏力、腹胀9年，加重1个月"入院。既往有乙肝史。B超检查大量腹水，肝实质回声增强，体积缩小硬化，脾大。经医生诊断为乙肝后肝硬化。

Rp：恩替卡韦片　　　　0.5mg×28

　　　Sig.　0.5mg　qd　po

　　　复方鳖甲软肝片　　0.5g×72

　　　Sig.　2g　tid　po

根据所学知识，对该处方进行用药适宜性判断，并简述理由。

（舒　炼）

子项目5　透析患者的用药

PPT

一、学习目标

知识目标：

1. 掌握透析患者的用药原则。

2. 熟悉透析患者的常用药物。

3. 了解透析疗法的分类。

技能目标：

1. 能根据透析患者群体特征开展合理用药指导。

2. 能综合运用专业知识解决透析患者用药相关问题。

素质目标：

1. 通过对透析患者用药的系统学习，培养学生积极进取的工作态度和勇于创新的科学精神。

2. 通过小组合作完成透析患者常见疾病的用药指导，培养学生关爱生命的人文情怀和安全至上的用药理念。

二、基本知识

（一）透析疗法的分类

透析（dialysis）是利用小分子经过半透膜扩散到水（或缓冲液）的原理，将小分子与生物大分子分开的一种分离纯化技术。透析疗法是使体液内的成分（溶质或水分）通过半透膜排出体外的治疗方法。一般可分为血液透析和腹膜透析两种（表4-1-8）。用于医学上的透析大致分为三大类：血液透析、腹膜透析、结肠透析。

1. 血液透析　血液透析（hemodialysis，HD）是急慢性肾功能衰竭患者肾脏替代治疗方式之一。其根据半透膜原理，利用人造透析膜两侧小分子溶质，通过弥散、对流将体内的代谢废物和过多的电解质移出体外，达到净化血液和纠正水、电解质及酸碱平衡的目的。标准的血液透析常分为慢性（维持性）血透和急性（短期）血透两种形式。

2. 腹膜透析　腹膜透析（peritoneal dialysis，PD）是利用人体自身的腹膜作为透析膜的一种透析方式。通过灌入腹腔的透析液与腹膜另一侧的毛细血管内的血浆成分进行溶质和水分的交换，清除体内潴留的代谢产物和过多的水分，同时通过透析液补充机体所必需的物质。通过不断地更新腹透液，达到肾脏替代或支持治疗的目的。

腹膜透析适用于急慢性肾衰竭、高容量负荷、电解质或酸碱平衡紊乱、药物和毒物急性中毒的患者，尤其是有血液透析禁忌证或无条件进行血液透析的患者，以及急性胰腺炎、肝衰竭的辅助治疗。

表4-1-8　通过血液或腹膜透析清除的药物

类别	代表药物
能由血液透析清除但不能由腹膜透析清除的药物	头孢唑林、阿莫西林、氯霉素、甲硝唑等
血液和腹膜透析均可清除的药物	阿米卡星、氟胞嘧啶、异烟肼、阿司匹林等
不能由透析清除的药物	咪康唑、利福平、两性霉素B、万古霉素等
可由血液透析清除，但是否可由腹膜透析清除尚无可靠资料的药物	阿糖腺苷、依那普利等
不能由血液透析清除，但是否可由腹膜透析清除尚无可靠资料的药物	胺碘酮、美托洛尔等
可由腹膜透析清除，但是否可由血液透析清除尚无可靠资料的药物	头孢替坦
不能由腹膜透析清除，但是否可由血液透析清除尚无可靠资料的药物	头孢唑肟、环丙沙星等

3. 结肠透析　结肠透析是通过向人体结肠注入过滤水，去除结肠内的毒素，以及在结肠内灌注药物来进行体内毒素排出的一种疗法。在结肠中利用结肠黏膜吸收药物有效成分，对肾脏起到治疗作用，同时降低血肌酐和尿素氮、尿酸等尿毒症毒素。

（二）透析患者的用药原则

血液透析患者临床用药要严格遵医嘱用药，尽量减少药物种类，并且使用时应达到药效的最低剂量及保证维持药效的给药时间。

透析是一个基于浓度梯度的被动扩散过程，对药物具有一定的清除作用。影响药物通过透析膜的因素主要为药物的特性、透析器的特性和血液成分阻力及透析液成分阻力。常规的血液透析只能清除小分子、水溶性、不与蛋白质结合的药物；腹膜透析因透析液流速缓慢，对药物的清除低于血液透析。一般来说，分子量大于500、水溶性低、血浆蛋白结合率高、分布容积大的药物不易透过透析膜被清除。能明显被透析清除的药物应在透析治疗之后给予补充一定的剂量。

思辨课堂

小王的建议是否合理？

患者，男，58岁，患尿毒症，近日因透析出现骨和关节疼痛，现来药店购买止痛药。药师小王接待了他，并给他推荐了葡萄糖酸钙口服液，并告知他，透析患者全身关节疼痛一般是由于低钙血症引起。嘱其平时生活中注意多晒太阳，避免在室内呆过长的时间，对于身体内钙剂的吸收有积极作用；建议其治疗期间注意合理饮食，多吃一些绿色蔬菜，或者是钙含量丰富的食物。请结合患者的情况分析小王的建议是否合理？

答案解析

（三）透析患者常用药物

1. 维生素 腹膜透析患者易从透析液中丢失水溶性维生素，如维生素 B_1、维生素 B_6 和维生素 C，应每日补充维生素 C 1g，维生素 B_1 和维生素 B_6 各 10mg。肾脏功能发生衰竭时，便会缺乏活性形式的维生素 D，部分透析患者需要服用活性维生素 D，目前临床常用的药物是骨化三醇和阿法骨化醇，应在晚上睡前服用。

2. 磷结合剂 健康的肾脏可以清除额外的磷，并将其从尿液排出。肾脏受损的患者体内多余的磷不能被及时清除而蓄积，引起高磷血症。长期高磷血症可能导致心血管钙化，引起心力衰竭、心律失常等并发症。磷结合剂在透析患者中应用较为广泛，包括含钙磷结合剂、碳酸司维拉姆、碳酸镧等。

3. 缓泻药 透析过程中由于饮食及服用药物的缘故，有时难以维持肠道的正常运动而导致便秘。

4. 铁剂 铁剂帮助身体合成红细胞，是肾性贫血治疗过程中最常用的药物之一。铁剂宜空腹服用，并且不宜与茶水、食物或钙剂同服，否则降低药效。

5. 促红细胞生成素（EPO） 正常情况下，肾脏可以产生 EPO 帮助身体合成红细胞。肾性贫血是慢性血液透析患者的常见并发症，可导致患者疲乏、体能下降，甚至加重心脏负担，影响心脏功能。肾脏生成 EPO 的减少，是导致血透患者发生贫血的最主要原因。在进行 EPO 治疗时，应同时补充足够的铁剂以及叶酸、维生素 B_{12} 等造血原料。

6. 非甾体抗炎药 透析患者有时可出现头痛或骨关节疼痛，缓解疼痛可采用非甾体抗炎药，如布洛芬。

7. 其他药物 许多透析患者因特殊情况而使用的其他药物有胰岛素、肝素、抗高血压药、抗生素。

（1）胰岛素 糖尿病腹膜透析患者可通过皮下注射胰岛素控制血糖水平，也可以在灌液前将胰岛素注入透析液袋内，使胰岛素随透析液从腹腔吸收入血从而降低血糖。

（2）肝素 血液透析中纤维蛋白有时会堵塞导管，造成透析液排出困难，应用抗凝剂可以减少排出液中的纤维蛋白。目前血液透析常用的抗凝剂是肝素。

（3）抗高血压药 水负荷过重是肾衰竭患者高血压的主要原因之一。为了更好地控制血压，患者应限制盐和水的摄入，保持理想的干体重，同时每天测量血压，并做好记录，以便及时调整抗高血压药物的使用，防止低血压的发生。

（4）抗生素 若透析患者患有腹膜炎或创口感染，可口服抗生素或将抗生素注射液注入透析液中给药。

📱 **关爱课堂** ....

透析患者的健康教育

透析患者每次透析都非常痛苦。药师应叮嘱透析患者做到：按时规律透析，适当身体锻炼，按时服药，定期复查相关化验，了解病情变化。另外药师在关注患者病情及各种身体反应同时，还应为患者普及一定的医疗知识，开导安慰患者，缓解患者的心理压力，使患者在心理上受到积极的鼓励，加强自我管理和预防保健，提高生活质量，增强信心和勇气，实现自我价值。

....

三、案例引学

（一）案例描述

患者，男，36 岁，患尿毒症，近日感觉腿抽筋，关节稍显疼痛。

请简述原因并为该患者推荐用药。

（二）案例解析

1. 原因分析　尿毒症患者缺钙在临床上非常常见，由于肾脏受损的患者体内多余的磷不能被及时清除，引起高磷血症，磷跟钙结合导致血钙降低。

2. 推荐用药　使用药物调节，通常使用维生素 D_3 和碳酸钙片剂。碳酸钙片是一种原料，而维生素 D_3 是一种载体，它可以通过肠道将钙转运到血液中，达到补钙的效果。另外可辅助采用饮食补充，如采用多喝骨头汤等方式。

四、技能训练

（一）实训目的

1. 学会为透析患者合理选择药物。

2. 学会正确推荐和介绍药品，提高针对透析患者的用药指导和咨询能力。

3. 养成严谨细致的工作态度和关爱生命的人文情怀。

（二）实训准备

透析患者合理用药的宣传资料（手册、宣传单等）、模拟训练所用药盒等。

（三）实训内容

学生分组，组内角色扮演，分别扮演药师、患者及患者家属等，根据所学知识和以下案例中提供的信息模拟问病荐药，判断处方用药合理性，并给出理由。

案例 1　女，42 岁，2 年前查体血肌酐 144μmol/L，无肉眼血尿，排尿不适，未进一步检查及治疗。1 年前查血肌酐结果为 508μmol/L，2 周前无明显诱因出现水肿，胸闷气短，活动后明显。5 日前上述症状明显加重，渐出现夜间不能平卧、伴咳嗽、咳少量白痰，在某医院考虑"呼吸道感染"，给予头孢类药物静滴 5 日，血肌酐由 540μmol/L 上升至 890μmol/L。经医生诊断为肾功能不全。

Rp: 尿毒清颗粒　　　　5g×18 袋

　　　Sig.　5g　qid　po

　　呋塞米片　　　　20mg×10 片

　　　Sig.　20mg　qd　po

案例2　女，74岁。因药物致慢性肾衰竭，经右侧颈内静脉半永久置管行血液透析治疗9年，因胸闷、憋气4小时于近日急诊入院。检测情况：患者神志清，精神萎靡，T 36.6℃；P 70次/分；R 70/分；BP 124/87mmHg，双肺呼吸音低，可闻及湿性啰音。

Rp：尿毒清颗粒　　　5g×18袋

　　　　Sig.　5g　qid　po

　　α－酮酸片　　　　0.63g×96片

　　　　Sig.　4片　tid　po

（四）实训评价

项目		分值	要求	得分
职业礼仪（15分）	仪态仪容	5分	1. 服饰整洁（药师着工作服）、仪表端庄、举止得体 2. 吐字清晰、声音适度	
	沟通礼仪	10分	1. 主动迎客、文明待客，使用正确的语言送客 2. 认真倾听患者诉求，采用恰当方式把话题引向正确的方向	
专业能力（65分）	询问基本信息、病情	15分	1. 询问年龄、性别、职业等信息 2. 询问持续时间、主要症状、既往病史、家族史、遗传史等	
	询问用药及检查	5分	询问发病后有无做检查或者使用药物等	
	正确评价处方并推荐用药	25分	正确评价处方用药的适宜性，如用药存在不适宜，可根据患者的病情特点推荐1~2种药，介绍药品的成分、适应证、用法用量等	
	用药指导	20分	指导患者合理安全使用药物，包括药物使用注意事项、药物不良反应、药物贮存等	
人文关怀（20分）		20分	1. 关心患者，语言及行为上体现人文关怀 2. 对患者进行健康生活方式的宣教，包括健康饮食、生活注意要点等	
总计				

（五）实训思考

1. 透析患者为什么需要纠正代谢性酸中毒？

2. 透析患者降磷的方法有哪些？

五、学习评价

（一）单项选择题

1. 用于医学上的透析大致可分为（　　　）种

A. 3　　　　　　　　　　　B. 2　　　　　　　　　　　C. 4

D. 5　　　　　　　　　　　E. 6

2. 肾脏受损的患者体内不能被及时清除而蓄积的元素是（　　　）

A. 钙　　　　　　　　　　　B. 镁　　　　　　　　　　　C. 磷

D. 铁　　　　　　　　　　　E. 硫

3. 易于透过透析膜的药物是（　　　）

A. 水溶性低　　　　　　　　B. 血浆蛋白结合率高　　　　C. 分布容积大

D. 大分子　　　　　　　　　E. 分子量小于500

参考答案

4. 属于水溶性维生素的是（　　　　）

A. 维生素 A　　　　　　　　　B. 维生素 B　　　　　　　　C. 维生素 E

D. 维生素 D　　　　　　　　　E. 维生素 K

（二）多项选择题

1. 水溶性维生素包括（　　　　）

A. 维生素 B_1　　　　　　　　B. 维生素 B_6　　　　　　　C. 维生素 C

D. 维生素 D　　　　　　　　　E. 维生素 E

2. 血液透析患者控制血压的措施有（　　　　）

A. 确定合适的干体重　　　　　　　　　　　B. 控制盐的摄入量

C. 限制水的摄入量　　　　　　　　　　　　D. 每天测量血压，并做好记录

E. 保持愉悦就可以了

（舒　炼）

项目 2　药品不良反应报告

子项目 1　药品不良反应认知

习题

PPT　　微课

一、学习目标

知识目标：

1. 掌握药品不良反应的概念和影响药品不良反应的因素。

2. 熟悉药品不良反应的分类和临床表现。

技能目标：

1. 能辨别常见的药品不良反应类型。

2. 能对药品不良反应的影响因素进行分析。

素质目标：

1. 通过对药物不良反应相关知识的系统学习，培养学生细致严谨的工作作风和精益求精的工作态度。

2. 通过小组合作完成药品不良反应的患者教育和用药指导，培养学生安全至上的用药理念和关爱生命的人文情怀。

二、基本知识

（一）药品不良反应的概念

1. 药品不良反应　合格药品在正常用法用量下出现的与用药目的无关的有害反应称为药品不良反应。药品不良反应是药品固有特性，任何药品都有可能引起不良反应。

2. 严重药品不良反应　指因使用药品引起以下损害情形之一的反应。

（1）导致死亡。

（2）危及生命。

（3）致癌、致畸、致出生缺陷。

（4）导致显著的或者永久的人体伤残或者器官功能的损伤。

（5）导致住院或者住院时间延长。

（6）导致其他重要医学事件，如不进行治疗可能出现上述所列情况的。

3. 新的药品不良反应　指药品说明书中未载明的不良反应。说明书中已有描述，但不良反应发生的性质、程度、后果或者频率与说明书描述不一致或者更严重的，按照新的药品不良反应处理。

4. 药品群体不良事件　指同一生产企业生产的同一药品（剂型和规格都相同）在使用过程中，在相对集中的时间、区域内，对一定数量人群的身体健康或者生命安全造成损害或者威胁，需要予以紧急处置的事件。

（二）药品不良反应的临床表现与分类

1. 药品不良反应的临床表现　药品不良反应可发生在人体的各个系统、器官，其临床表现与常见疾病表现相似，难以区分。药品不良反应常见临床表现见表 4-2-1。

表 4-2-1　药品不良反应涉及系统与临床表现

涉及系统	临床表现
消化系统	恶心、呕吐、腹痛、腹泻、上腹部不适、便秘、肝功能异常
神经系统	头晕、头痛、惊厥、谵妄、失眠、烦躁、兴奋、感觉异常
泌尿系统	尿痛、尿血、尿频、少尿
循环系统	心悸、胸闷、胸痛、血压异常、心力衰竭、心律失常、静脉炎
内分泌系统	血糖升高、血糖降低、月经紊乱
皮肤及附件	皮疹、荨麻疹、瘙痒、色素沉着、过敏性紫癜
血液系统	血细胞计数变化
全身性反应	寒战、发热、全身不适、过敏样反应、过敏性休克

2. 药品不良反应的分类　世界卫生组织（WHO）将药物不良反应分为 A、B、C 三种类型。

（1）A 型药品不良反应　即剂量相关性不良反应。A 型不良反应是药物常规药理作用的延伸和持续所致，与药物剂量明确相关，具有可预期性、发生率高、致死率低的特点。A 型不良反应的发生与用药者的个体状况（如年龄、性别、机体状态等）有很大关系，包括副作用、毒性反应、继发效应、首剂效应、停药反应等。例如苯二氮䓬类镇静催眠药引起服药者次日早晨困倦、头晕和乏力属于后遗效应。哌唑嗪首次给药易出现体位性低血压，称为首剂效应。

（2）B 型药品不良反应　即剂量不相关性不良反应。B 型不良反应是与药物正常药理作用和用药剂量完全无关的异常反应，由药物异常或用药者体质异常引起，具有不可预期性、发生率低、致死率高的特点。

本类型不良反应包括特异质反应和过敏反应：①特异质反应，大多具有遗传药理学基础，由于机体内某些代谢酶的不足使药物或其代谢物在体内蓄积，引起不良反应。例如琥珀胆碱的特异质反应，先天性缺乏血浆假性胆碱酯酶的患者，在应用琥珀胆碱后会延长肌肉的松弛作用持续时间而引起呼吸暂停。②过敏反应，是药物作为外来抗原性物质与体内抗体发生的异常免疫反应，个体差异大，与机体状态密切相关。

（3）C型药品不良反应 本类型不良反应发生机制尚不明确，大多具有用药时间长、潜伏期长，且与反应发生无固定时间关系的特征，难以预测。例如，孕妇妊娠期服用己烯雌酚，子代女婴甚至第三代女婴青春期后患阴道腺癌。本类型不良反应包括"三致"作用，即致突变、致畸、致癌。

创新课堂

药品不良反应分类进展

新的药品不良反应分类方法将不良反应分为 A~H 和 U 九类。

1. A类——扩大反应 为最常见不良反应类型，药物对机体呈剂量相关性不良反应，可根据药物或赋形剂的药理学和作用模式来预知，停药或减量可部分或完全改善。

2. B类——过度反应或微生物反应 由于药物促进某些微生物生长引起，这类反应可预测。如抗菌药物引起的肠道菌群失调。

3. C类——化学反应 取决于赋形剂或药物的化学性质，以化学刺激为基本形式，其严重程度主要与药物浓度有关，如静脉炎、药物外渗反应等，可根据药物的物理化学性质预测。

4. D类——给药反应 由给药方式引起。改变给药方式，不良反应停止发生。如注射液中的微粒引起血管栓塞。

5. E类——撤药反应/依赖性 停止给药或剂量减少时，出现"生理依赖性"与"心理依赖性"，再次用药症状改善。常见的引起该类反应的药物有阿片类镇痛药、苯二氮䓬类镇静催眠药等。

6. F类——家族性反应 仅发生在由遗传基因缺陷所致的代谢障碍的敏感个体中，具有家族性。如苯丙酮尿症、镰状细胞贫血症等。

7. G类——基因毒性反应 引起基因损伤的不良反应，如致畸、致癌。

8. H类——过敏反应 作用机制不明，与剂量无关，必须停药。如光敏性皮炎。

9. U类——未分类反应 机制不明的反应。如吸入性麻醉药引起的恶心、呕吐。

（三）影响药品不良反应的因素

1. 药物因素 药物本身的影响因素较多，具体包括药物的药理作用、药物制剂辅料的影响、药物结构因素的影响以及药物中某些特定杂质的影响，具体如下。

（1）药物药理作用 某些药物能与多个受体结合，当用于治疗某种疾病时，一些非治疗目的的作用就成为了不良反应。如氨基糖苷类抗生素的耳毒性、肾毒性；胃肠痉挛时注射解痉药阿托品会导致口干、视物模糊、排尿困难等症状。

（2）药物制剂辅料 药品的安全性不仅和其主要成分有关，也和制剂中的辅料有一定关联。我国成年人肠乳糖酶缺乏较为常见，若制剂中含有乳糖，服用后可出现腹痛、腹胀、肠鸣、腹泻等消化系统症状。防腐剂如尼泊金，色素如柠檬黄等可引起荨麻疹等过敏反应。

（3）药物结构与理化性质 药物结构与不良反应关系密切。如洛美沙星由于在喹诺酮类原有结构中 8 位引入了氟原子，使光敏反应发生率较高；而巴罗沙星、帕苏沙星等由于在结构上有所改变，因此基本上不会引起光敏反应。药物的理化性质也是药品不良反应产生的重要因素，例如硫酸亚铁片中 Fe^{2+} 对胃肠道有一定的刺激性；阿司匹林又名乙酰水杨酸，其化学结构中有游离羧基，对胃肠道有刺激性。

（4）药物杂质 药物生产过程中使用的原料药难以避免地混有极少量杂质；此外在药品贮存过程中，药物会发生缓慢的分解反应，有些不良反应正是这些分解产物和副产物所引起的。因不同厂家对同种药物的原料选择、生产工艺、制作、运输以及储存等方面均存在较大差别，故不良反应的发生情况也有明显差异。如阿司匹林制剂中含有原料合成的副产物——乙酰水杨酰水杨酸和乙酰水杨酸酐，可引起哮喘、荨麻疹等变态反应；青霉素在生产、贮存或使用过程中产生的青霉素烯酸、青霉素噻唑酸及青霉素聚合物等物质是引起过敏反应的重要原因。

2. 机体因素　药品的不良反应在不同种族间存在一定的差异，另外年龄、性别也会产生影响，而不同个体对同一剂量的相同药物也会具有不同的反应。

（1）种族　不同种族之间由于存在基因多态性而使药物在体内代谢存在差异，不良反应的发生也存在差异。如药物进入机体需经过乙酰化过程被代谢转化，乙酰化过程在不同人种间存在差异，有快型和慢型之分。黄种人慢乙酰化者占 10%～20%，高加索人慢乙酰化者约占 50%，爱斯基摩人则仅占 5%。患有结核病的慢乙酰化者在使用一次常规剂量的异烟肼后约有 23% 的人发生周围神经炎，而快乙酰化者发生率则较低。

（2）年龄　不同年龄患者对药物的反应存在较大差异，老年人和婴幼儿表现得更为明显。婴幼儿的脏器功能发育不健全，对药物的敏感性高，肾脏排泄功能差，药物容易通过血 - 脑屏障，所以不良反应发生率高，而且其临床表现也可与成年人不同。儿童往往对中枢抑制药、影响水盐代谢和酸碱平衡的药物容易出现不良反应。老年人由于体质和各脏器功能逐渐衰退，药物的代谢和排泄减慢，药物疗效增强且作用时间延长，较中青年人更易发生不良反应。据国家药品不良反应监测年度报告（2021 年）统计，65 岁及以上老年患者药物不良反应报告数占当年全部报告数的 31.2%。

（3）性别　部分药物不良反应存在性别差异。一般来说，女性群体不良反应发生率高于男性群体，如保泰松、氯霉素引起粒细胞缺乏症，其发生率女性为男性 3 倍；而氯霉素引起的再生障碍性贫血，女性发生率是男性的 2 倍。另外，女性在月经期、妊娠期、哺乳期等特殊生理阶段服用药物时，要更加注意药品不良反应。

（4）个体差异　不同个体对同一剂量的相同药物具有不同反应，这是正常的生物学差异现象。个体的差异性、体质的特异性都会在很大程度上影响药物不良反应的发生率。如过敏体质的人群容易发生药物的变态反应；三环类抗抑郁药，如阿米替林、多塞平等，代谢环节个体差异大，造成血药浓度的个体差异较大，发生的不良反应也会表现有所不同。

（5）病理状态　当患者患有某些基础性疾病时，药物不良反应也较易出现。患者处于病理状态时会影响体内药物的进程，减缓药物吸收的速率，极易造成用药部位的药物大量堆积，引发不良反应。如对于肝、肾功能不全者，药物的代谢和排泄受到影响，患者的血药浓度和作用时间增加，药物不良反应的发生率亦增高，甚至发生严重后果。如肝功能减退时慎用氯霉素、利福平、红霉素酯化物等药物；肾功能减退时避免使用氨基糖苷类抗生素。

📱 **思辨课堂**

这位药师的做法对吗？

　　某患者因中暑，自行到药店购买藿香正气水，驻店药师小王询问近日有无服用头孢类药物，患者告知正在服用，该药店又恰无藿香正气水的替代剂型，因此小王不建议患者购买藿香正气水。有人觉得 OTC 药物是患者可自行根据需要选购的，无需多问，小王的做法影响了药店的药品销售。您觉得小王的做法对吗？并简述一下原因。

答案解析

3. 给药因素 药物的不同给药方式、给药时间、给药剂量和是否联用药物都会对药物的不良反应产生一定的影响。

（1）给药途径 研究表明，注射给药发生不良反应的概率要高于口服给药，其中静脉注射发生不良反应的概率远高于其他注射方式。静脉注射引发不良反应发生率较高的主要原因可能与该给药方式将药物直接注入体内，没有通过胃肠道吸收、肝脏代谢等过程存在较大关系。因此，能口服给药的尽量不注射给药。另外静脉滴注速度过快也可能导致药物的血药浓度上升过快，尤其对于儿童、老人或体质虚弱的患者而言，滴速过快引发不良反应的几率更高。因此，选择给药途径时，应遵循"能口服不肌注，能肌注不输液"的原则。

（2）用药时间与剂量 用药时间的长短与不良反应的发生有关，长期使用某种药物，有可能蓄积中毒。服药量在药品说明书所载剂量范围内时，不良反应发生率较低，随着剂量增加，发生不良反应的可能性随之增加。如长期或大剂量使用非甾体抗炎药会增加心血管不良事件和胃肠道出血的风险；长期或大剂量服用广谱抗菌药可致肠道菌群失调，引发腹泻、真菌感染或伪膜性肠炎。

（3）联合用药 临床上常将两种或两种以上药物同时或相继使用，药物之间或者药物与机体之间可能产生相互影响，引起不良反应；不合理的联合用药会加重不良反应。两种常见的因药物联用导致不良反应发生率增加的情况如下：①药理作用相似或有关联的药物联用，如血小板聚集抑制剂氯吡格雷与抗凝药华法林联用可增加出血倾向；②代谢途径拮抗或者药物与血浆蛋白结合间存在竞争的药物联用，如特非那定的代谢途径能被唑类抗真菌药、大环内酯类抗生素等阻断，使特非那定的不良反应加重。

4. 生活与环境影响因素 患者的生活习惯、营养状况、所处环境等可能影响药物作用，引起不良反应。长期吸烟或饮酒可诱导肝药酶，加速某些药物如氨茶碱、咖啡因等代谢；服用头孢菌素类药物、硝基咪唑类药物、降糖药以及氯霉素、琥乙红霉素等药物，如果同时服用含酒精的食物或药物，可引起双硫仑样反应。

关爱课堂

正确看待不良反应

药师在提供药学服务时，应告知患者服用药物可能出现的不良反应以及预防措施。出现疑似的不良反应时，应及时咨询医生。当出现疑似严重不良反应时必须马上就医，由首诊医生评估后做出决定。我们还应告知患者：不良反应是药物的固有属性，任何药品包括高价的药品也会引发不良反应，应以正确的方法和准确的剂量服用药物并保持健康生活方式，让本可以避免的不良反应不再发生。

三、案例引学

（一）案例描述

患者，女，42岁。近期因鼻痒、流涕去某医院就诊。患者自述最近出现鼻痒，流大量清水样鼻涕，伴打喷嚏症状。鼻内镜检查见鼻黏膜苍白无光泽、水肿，鼻腔有水样分泌物，鼻甲肿大，初步诊断为过敏性鼻炎。医生给予特非那片（60mg/片），1片/次，2次/日。服药5日后在家突然晕厥，紧急送往医院。查体，心电图Q-T间期延长，被诊断为室性心动过速，静注利多卡因后缓解。询问患者后得知该患者前几日出现咳嗽、有痰，未就诊自行服用阿奇霉素。请根据药品不良反应影响因素分析该患者出现室性心动过速的原因。

（二）案例解析

该药品不良反应属于不合理的联合用药后引发的不良反应。特非那定是第二代外周 H_1 受体阻断剂，其不良反应发生率低，不良反应轻微，偶见室性心动过速和室性心律不齐。特非那定主要通过肝细胞色素 P450 同工酶 3A4（CYP3A4）进行代谢，该代谢途径能被某些物质阻断，像唑类抗真菌药如酮康唑、伊曲康唑，大环内酯类抗生素如红霉素、阿奇霉素等。如果在服用特非那定时合用唑类抗真菌药或大环内酯类抗生素，会造成患者体内特非那定的蓄积。当积蓄过多时可影响心脏再极化，引发室性心动过速或其他的心律失常。

因此，药师在指导患者服用特非那定时应提醒不得与唑类抗真菌药、大环内酯类抗生素等药物同时使用。

四、技能训练

（一）实训目的

1. 学会识别、分析药品不良反应。
2. 能为患者解释不良反应发生的原因。
3. 培养学生安全至上的用药理念。

（二）实训准备

模拟训练所用药品等。

（三）实训内容

学生分成四组，组内角色扮演，分别扮演药师、患者或患者家属等，根据所学知识和以下案例中提供的信息模拟用药咨询，为患者解释何为不良反应，并进行用药指导。

案例 1　患者，男，73 岁。患者因原发性高血压入院，医生给予硝苯地平片 10mg，3 次/日。服药 1 个月后，患者出现双下肢水肿，并逐渐发展为全身性水肿，表现为头面部、双上肢、双下肢可凹性水肿。给予呋塞米片口服，第 3 日水肿症状缓解。1 周后再次出现上述症状，来医院复诊。

案例 2　患者，男，35 岁。患者数日前牙痛，去某口腔诊所诊断为牙龈炎。医生给予人工牛黄甲硝唑胶囊（甲硝唑 200mg，人工牛黄 5mg），2 粒/次，3 次/日，嘱其服药期间不得饮酒或含酒精饮料。某日朋友聚会，因朋友劝酒难以推辞喝了约 500ml 啤酒，旋即出现头晕头痛、恶心呕吐、出汗、呼吸困难，被朋友送到医院就诊。测血压为 84/55mmHg，心率 110 次/分。经抢救患者生命体征恢复正常，诊断为双硫仑样反应。

案例 3　患者，女，24 岁。近段时间出现尿频、尿急、尿痛等症状。去医院检查，白细胞计数 12.5×10^9/L，中性粒细胞比率 85%，尿常规检查蛋白（＋），诊断为尿路感染。给予司帕沙星分散片口服，2 片/次，1 次/日。三天后症状缓解。某日陪男友外出游玩，回来后发现脸部及手臂发红、发痒，有小水泡。入院经检查诊断为光敏性皮炎。

案例 4　患者，女，77 岁，因失眠 2 日来医院门诊就诊。该患者既往无失眠病史，无其他疾病史，查体正常。医生给予艾司唑仑片，1 片/次，1 次/日，睡前口服。近日该患者突然出现走路时步履不稳、肢体摇晃，说话时发音含糊不清，故来院复诊。医生诊断为共济失调。

（四）实训评价

项目		分值	要求	得分
职业礼仪 （15分）	仪态仪容	5分	1. 服饰整洁（药师着工作服）、仪表端庄、举止得体 2. 吐字清晰、声音适度	
	沟通礼仪	10分	1. 主动迎客、文明待客，使用正确的语言送客 2. 认真倾听患者诉求，采用恰当方式把话题引向正确的方向	
专业能力 （65分）	询问基本信息、病情	15分	1. 询问年龄、性别、职业等信息 2. 询问主要症状、既往病史、家族史、遗传史等	
	询问用药及检查	15分	询问发病后有无做检查或者使用药物等	
	正确分析并解释不良反应	35分	根据患者具体情况分析不良反应出现的原因，为其解释何为不良反应，如何预防及看待药品不良反应	
人文关怀 （20分）		20分	1. 关心患者，语言及行为上体现人文关怀 2. 对患者进行健康生活方式的宣教，包括健康饮食、生活注意要点等	
总计				

（五）实训思考

1. 案例1中患者服用硝苯地平后出现水肿应如何应对？

2. 哪些药物会导致双硫仑样反应？如何避免双硫仑样反应？

五、学习评价

（一）单项选择题

1. 以下有关 B 型药物不良反应的叙述中，正确的是（　　）

A. 可预期　　　　　　　　B. 发生率低　　　　　　　　C. 致死率低

D. 与用药剂量有关　　　　E. 包括副作用、毒性反应等

2. 下列属于特异质反应的是（　　）

A. 青霉素导致的过敏性休克　　　　　　　B. 肾上腺皮质激素撤药后症状反跳

C. 琥珀胆碱引起呼吸暂停　　　　　　　　D. 吗啡引起呼吸抑制

E. 长期服用双氯芬酸钠造成胃肠道出血

3. 某人因失眠，睡前服用艾司唑仑片（1mg）1 片，次日早晨感觉困倦、头晕和乏力属于（　　）

A. 后遗效应　　　　　　　B. 停药反应　　　　　　　C. 过敏反应

D. 毒性反应　　　　　　　E. 继发反应

4. 肾功能不全者应慎用的药物包括（　　）

A. 乳酸菌素　　　　　　　B. 蒙脱石散　　　　　　　C. 琥乙红霉素

D. 庆大霉素　　　　　　　E. 美托洛尔

5. 长期使用非甾体抗炎药容易导致哪种不良反应（　　）

A. 头痛　　　　　　　　　B. 尿潴留　　　　　　　　C. 胃肠道出血

D. 神经系统障碍　　　　　E. 视力下降

（二）多项选择题

1. 药物不良反应的发生原因包括（　　）

A. 性别　　　　　　　　　B. 用药时间　　　　　　　C. 病理状态

D. 遗传差异　　　　　　　E. 药物杂质

参考答案

2. 发生药品不良反应的机体方面原因包括（　　　）

A. 种族差别　　　　　　　　B. 个体差别　　　　　　　　C. 病理状态

D. 生理状态　　　　　　　　E. 性别

3. 下列说法正确的是（　　　）

A. 口服给药引起药品不良反应的几率要高于其他给药途径

B. 药品生产过程中引入的微量杂质不会导致不良反应

C. 女性在月经期、妊娠期、哺乳期要特别注意用药安全

D. 老年人和婴幼儿相比青年成人更容易发生药品不良反应

E. 长期吸烟或饮酒可诱导肝药酶，加速某些药物如氨茶碱代谢

（三）案例分析题

患者，男，76 岁，因原发性高血压加重来门诊就诊。查体：T 37.1℃，P 74 次/分，R 20 次/分，静息状态下血压 174/100mmHg。患者否认其他疾病史和药物过敏史。原来服用吲达帕胺片（2.5mg/片），1 片/次，1 次/日。医生将药物调整为比索洛尔片（2.5mg/片）+吲达帕胺片（2.5mg/片）。吲达帕胺片用法用量照旧；比索洛尔片，1 片/次，1 次/日。患者服药 4 日后突然出现轻微喘息、呼吸不畅，前来复诊。

根据所学知识，分析该患者出现喘息的原因。

（许光宇）

子项目 2　药品不良反应收集与上报

PPT　　微课

一、学习目标

知识目标：

1. 掌握药品不良反应关联性评价的标准。

2. 熟悉药品不良反应的监测体系、监测方法和监测范围。

3. 了解药品不良反应的报告程序。

技能目标：

1. 能对药品不良反应进行关联性分析并正确填写药品不良反应报告单。

2. 能按相关制度进行药品不良反应的监测和报告。

素质目标：

1. 通过对药品不良反应收集与上报的系统学习，培养学生细致严谨的工作作风和精益求精的工作态度。

2. 通过小组合作完成药品不良反应关联性分析并填写药品不良反应报告单，培养学生安全至上的用药理念和关爱生命的人文情怀。

二、基本知识

（一）药品不良反应的监测

1. 监测体系　我国药品不良反应监测报告系统由国家药品监督管理局主管，主要由国家药品不良

反应监测中心、各省（包括自治区、直辖市）级药品不良反应监测机构、市级及县级药品不良反应监测机构、药品生产企业、药品经营企业和医疗机构组成。

2. 监测方法 药品不良反应的发现有三种途径：一是药物上市前的非临床和临床试验研究，尤其是针对药物药理、毒理、临床安全性等方面设计的试验；二是基于药理学分类效应的安全风险推演，包括临床前研究对药物作用机制的认识和基于对同类或类同药物认识的推论演绎；三是药品上市后大规模人群使用安全数据的监测。

无论是药物上市前的非临床和临床试验研究还是上市前安全风险推演，均因为种种局限性很难在第一时间真实而全面地捕捉到药品不良反应危险信号。通过对药品上市后规模人群使用安全性数据的监测可以更及时、真实而且全面地获取药品安全性信息，具体可分为两种模式，即主动监测和被动监测。

（1）**主动监测** 是指由主体方（如药品生产企业）针对某一药品，为探索某个或某些安全性问题的性质和（或）程度等，基于各种适宜的科学方法而展开的各种活动、行为和研究。通常由政府提出要求，药品生产企业、研究机构等作为主要实施者进行监测；某些情况下，政府也可组织实施。由此所监测到的数据称为主动监测数据。

通常情况下，主动监测目的明确，组织、实施方相对单一，故其收集到的数据对于解决或确认某一问题的帮助很大。但这种方式采集到的数据不能全面、客观地反映或提示某一药品的所有安全性问题。

在美国、欧盟等地，由于药物警戒、风险管理等制度的设立以及历史发展等客观因素，使得这些国家或地区的药品生产企业十分重视本企业产品的安全性，尤其是新药上市前几年的安全性，主动监测的方法被普遍采用。在我国，自2011年《药品不良反应报告和监测管理办法》颁布以来，我国的药品生产企业作为药品安全第一责任人，已开始承担药品上市后主动监测的责任。

（2）**被动监测** 是指药品在上市后使用过程中，由医药卫生专业人员（医师、护士、药师等）、药品生产和经营者、患者等所发现、获知或经历的可能与药品安全有关的信息，并将相关信息进行采集，按照一定的程序上报给药品监管机构的过程。

为了规范上述过程中的各种行为，各国政府均制定了相应的制度，包括信息采集内容、报告方式等。同时，许多政府对于医药卫生专业人员、消费者上报药品不良反应信息均采取自发报告的方式；对于药品生产企业，则强制要求报告其掌握的所有与本企业产品有关的不良反应/事件。

从近几年国家药品不良反应监测年度报告来看，医疗机构是药品不良反应/事件监测报告的主力军，其次是药品经营企业。来自药品上市许可持有人的药品不良反应/事件报告在逐年增加，2020年药品上市许可持有人共报送药品不良反应6.6万份，2021年这个数字是8.1万份，同比增长22.3%，说明药品上市许可持有人对药品不良反应更加关注，更积极地参与药品不良反应监测和报告。

3. 监测范围 我国药品不良反应的监测范围：①上市5年以内的药品和列为国家重点监测的药品，应监测并报告该药品引起的所有可疑不良反应；②上市5年以上的药品，监测和报告该药品引起的严重、罕见或新的不良反应。

📱 创新课堂

药物警戒

药物警戒是指与发现、评价、认识和防范不良反应或其他任何可能与药物相关问题的科学研究与活动。药物警戒不仅涉及药物的不良反应，还涉及与药物相关的其他问题，如不合格药品、用药错误、缺少药物功效报告、在科学数据缺乏的情况下扩大适应证用药、急慢性中毒病例报告、药品致死率估计、药物的滥用与误用、中药与化学药物或食品合并使用时的不良相互作用。

药物警戒扩展了药品不良反应监测工作的内涵——积极主动地开展与药物安全性有关的各项评价工作，是药品不良反应监测工作的发展趋势。

（二）药品不良反应报告

1. 药品不良反应关联性分析　药品不良反应关联性评价是不良反应监测工作的重要内容。由于药品不良反应的机理和影响因素错综复杂，遇到可疑的不良反应时，需要进行严谨认真的因果关系分析，判断其是否属于不良反应。主要依据以下五个标准。

（1）用药时间与不良反应出现的时间有无合理的先后关系。即要有用药在前、不良反应在后的关系，用药时间与出现可疑不良反应的时间要有合理的间隔。

（2）可疑不良反应是否符合该药已知的不良反应类型。需要注意的是，如果疑似不良反应不属于该药已知的不良反应，不能轻易否定二者之间的联系。因为很多药物，尤其是新药，不良反应还没有被完全了解，使用多年的老药也有可能出现新的不良反应。

（3）可疑不良反应是否可用患者的病理状态、合并用药、并用疗法的影响来解释。许多不良反应是由于原患疾病本身与药物的相互作用，或药物与其他疗法的相互作用所引起。因此应详细了解患者接受的合并用药及并用疗法进行综合分析。

（4）停药或减少剂量后，可疑不良反应是否减轻或消失。发现可疑不良反应，尤其是严重的反应时，应停药或减少剂量。若不良反应消失或减轻，则有利于因果关系的分析判断。

（5）再次使用可疑药物是否再次出现同样反应。不良反应的再次出现可以肯定因果关系，但再次用药可能会给患者带来风险，应慎用。

根据上述五条标准，不良反应的评价结果有6级，即肯定、很可能、可能、可能无关、待评价、无法评价。药品不良反应因果关系评价见表4-2-2。

表4-2-2　药品不良反应因果关系评价表

评价结果	①	②	③	④	⑤
肯定	+	+	+	+	−
很可能	+	+	+	?	−
可能	+	±	±?	?	±?
可能无关	−	−	±?	?	±?
待评价	需要补充材料才能评价				
无法评价	评价的必须资料无法获得				

注：+表示肯定，−表示否定，±表示难以肯定或否定，?表示不明
①用药时间与不良反应/事件的出现时间有无合理的前后关系；②不良反应是否符合该药已知的不良反应类型；③停药或减量后不良反应是否消失或减轻；④再次使用可疑药品是否再次出现同样反应/事件；⑤不良反应/事件是否可用合并用药的作用、患者病情的进展或其他治疗的影响来解释

2. 药品不良反应报告程序　2011年实施的《药品不良反应报告和监测管理办法》要求，药品生产、经营企业和医疗机构获知或者发现可能与用药有关的不良反应或事件，应当通过国家药品不良反应监测信息网络真实、完整、准确报告；不具备在线报告条件的，应当通过纸质报表报所在地药品不良反应监测机构，由所在地药品不良反应监测机构代为在线报告。

（1）个例药品不良反应　医疗机构、药品生产企业和药品经营企业发现或获知药品不良反应或事

件应详细记录、分析、处理，并填写《药品不良反应/事件报告表》，于 30 日内向所在地的市级药品不良反应监测中心报告，其中新的、严重的药品不良反应或事件应于发现或获知之日起 15 日内报告，死亡病例须立即报告，有随访信息的应及时报告；新药监测期内的国产药品应当报告该药品的所有不良反应；其他国产药品，报告新的和严重的不良反应；进口药品自首次获准进口之日起 5 年内报告该进口药品的所有不良反应，满 5 年的报告新的和严重的不良反应；个人发现药品引起的新的或严重的不良反应可直接报告给经治医师，也可向药品生产、经营企业或者当地的药品不良反应监测机构报告。

（2）药品群体不良事件　药品生产、经营企业和医疗机构获知或者发现药品群体不良事件后，应当立即上报所在地的县级药品监督管理部门、卫生行政部门和药品不良反应监测机构，必要时可以越级报告；同时填写《药品群体不良事件基本信息表》，对每一病例还应当及时填写《药品不良反应/事件报告表》，通过国家药品不良反应监测信息网络报告。同时，药品生产企业立即开展调查与自查，分析事件发生的原因，必要时应当暂停生产、销售、使用和召回相关药品；并于 7 日内完成调查报告，报所在地省级药品监督管理部门和药品不良反应监测机构。药品经营企业协助药品生产企业采取相关控制措施；医疗机构应积极开展救护，必要时可采取暂停药品的使用等紧急措施。

（3）境外发生的严重药品不良反应　进口药品和国产药品在境外发生的严重药品不良反应，药品生产企业应当填写《境外发生的药品不良反应/事件报告表》，自获知之日起 30 日内报送国家药品不良反应监测中心；必要时于 5 日内提交原始报表及相关信息。国家药品不良反应监测中心应当对收到的药品不良反应报告进行分析、评价，每半年向国家药品监督管理局及国家卫生健康委员会报告，发现提示药品可能存在安全隐患的信息应当及时报告。进口药品和国产药品在境外因药品不良反应被暂停销售、使用或者撤市的，药品生产企业应当在获知后 24 小时内书面报告国家药品监督管理局和国家药品不良反应监测中心。

报告药品生产企业应当对本企业生产药品的不良反应报告和监测资料进行定期汇总分析，汇总国内外的安全性信息，进行风险和效益评估，撰写定期安全性更新报告。设立新药监测期的国产药品与首次进口的药品，应当自取得批准证明文件之日起每满 1 年提交 1 次定期安全性更新报告，直至首次再注册，之后每 5 年报告 1 次；其他国产药品每 5 年报告 1 次。国产药品与进口药品（包括进口分包装药品）的定期安全性更新报告分别向省级药品不良反应监测机构和国家药品不良反应监测中心提交。

3. 药品不良反应报告要求　不良反应报告采用国家药品监督管理局制定的统一格式。一份填报完整的药品不良反应/事件报告内容应包括时间的发生、发展的完整过程，即不良反应表现、动态变化、持续时间、相关治疗和有关的实验室辅助检查结果；应能反映出事件的时间联系、病程进展、合并用药、既往病史、撤药和再次用药以及其他混杂因素。

4. 药品不良反应报告表的填写　填写药品不良反应的表现过程既要简明扼要，又要包括整个反应过程的动态变化，同时注意使用规范的医学术语。所提供的内容必须达到足以使评价人凭借该报告进行药源性疾病的诊断和鉴别诊断。具体表格见表 4-2-3，报表中的内容必须填写齐全和确切，不能缺项，相关内容填写说明如下。

（1）不良反应/事件过程描述　主要是对不良反应的主要临床表现和体征进行明确、具体的描述，如皮疹的类型、性质、部位、面积大小等。

（2）引起不良反应的怀疑药品　主要填写报告人认为可能引起不良反应的药品，如认为有几种药品均有可能，可将这些药品的情况同时填上；药品名称要求填写通用名和商品名；生产厂家要求填写全名；一定要有批号；用法用量准确明确，用法应填口服、肌内注射、静脉滴注或静脉注射等。

（3）用药起止时间　指药品同一剂量的起止时间，均需填写某月某日。用药过程中剂量改变时应另行填写或在备注栏中注明，如某药只用一次或只用一天可具体写明。

（4）用药原因　应填写具体，如患卵巢囊肿合并肺部感染注射头孢曲松引起的不良反应，此栏应填写肺部感染。

（5）合并用药　主要填写可能与不良反应有关的同时合并用药。

（6）不良反应/事件　指本次药品不良反应经采取相应的医疗措施后的结果，不是指原患疾病的结果。例如患者的不良反应已经好转，后又死于原患疾病或与不良反应无关的并发症，此栏仍应填"好转"。如有后遗症，需填写其临床表现。

表4-2-3　药品不良反应/事件报告表

首次报告□　　　　跟踪报告□　　　　　　编码：＿＿＿＿＿＿
报告类型：新的□　严重□　一般□
报告单位类别：医疗机构□　经营企业□　生产企业□　个人□　其他□

患者姓名：	性别：男□女□	出生日期：年　月　日 或年龄：	民族：	体重（kg）：	联系方式：
原患疾病：	医院名称： 病历号/门诊号：		既往药品不良反应/事件：有□＿＿＿无□不详□ 家族药品不良反应/事件：有□　　无□不详□		
相关重要信息：吸烟史□　饮酒史□　妊娠期□　肝病史□　肾病史□　过敏史□＿＿　其他□＿＿					

药品	批准文号	商品名称	通用名称（含剂型）	生产厂家	生产批号	用法用量（次剂量、途径、日次数）	用药起止时间	用药原因
怀疑药品								
并用药品								

不良反应/事件名称：　　　　　　　　　不良反应/事件发生时间：　年　月　日

不良反应/事件过程描述（包括症状、体征、临床检验等）及处理情况（可附页）：

不良反应/事件的结果：痊愈□　好转□　未好转□　不详□　有后遗症□　表现：＿＿＿＿＿
死亡□　直接死因：＿＿＿＿＿　死亡时间：　年　月　日

停药或减量后，反应/事件是否消失或减轻？　是□否□不明□未停药或未减量□
再次使用可疑药品后是否再次出现同样反应/事件？　是□否□不明□未再使用□

对原患疾病的影响：不明显□　病程延长□　病情加重□　导致后遗症□　导致死亡□

关联性评价	报告人评价：　肯定□　很可能□　可能□　可能无关□　待评价□　无法评价□　签名： 报告单位评价：　肯定□　很可能□　可能□　可能无关□　待评价□　无法评价□　签名：
报告人信息	联系电话：　　　　　职业：医生□　药师□　护士□　其他□＿＿＿
	电子邮箱：　　　　　　　签名：
报告单位信息	单位名称：　　联系人：　　电话：　　报告日期：　年　月　日
生产企业请填写信息来源	医疗机构□　经营企业□　个人□　文献报道□　上市后研究□　其他□＿＿＿
备注	

🔗 关爱课堂 ∙∙

向患者收集不良反应信息时应注意什么？

药师在为患者提供药学服务时，应注意收集可疑的药品不良反应信息，尤其是上市监测期内药品所有不良反应或上市5年以上药品的严重不良反应。在收集时，药师应如实告诉患者所发生的一切，详细解答患者的各种疑问，缓解患者焦虑、紧张情绪。当患者对可疑不良反应的表述前后矛盾、反映的信息有误，或者是臆想的情况时，药师不要急于否认患者的主观感受，应站在患者的角度，用浅显的语言为患者解释何为不良反应，打消他们心中的疑虑。必要时建议患者做进一步检查，排除可疑不良反应。

三、案例引学

（一）案例描述

患者，女，18岁，因急性肾小球肾炎、肾性高血压、局灶性心肌损害而急诊收住入院。入院后出现频发多源性室性早搏，伴尖端扭转型室性心动过速而静脉注射苯妥英钠注射液100ml，患者躯干出现麻疹样皮疹，停药后皮疹消退，改用口服苯妥英钠（50mg/片）2片后又出现新皮疹。请根据患者基本情况进行药品不良反应关联性分析。

（二）案例解析

按五项关联性评价标准进行分析：患者用药时间与皮疹的出现时间有合理的前后关系、皮疹符合苯妥英钠已知的不良反应类型、停药后不良反应消失、再次使用苯妥英钠又出现同样不良反应。对照药品不良反应因果关系评价表，得出结论：该药品不良反应肯定是苯妥英钠所致不良反应。

四、技能训练

（一）实训目的

1. 能对药品不良反应进行关联性分析。
2. 学会正确填写药品不良反应报告单。
3. 培养学生安全至上的用药理念。

（二）实训准备

模拟训练所用药品、药品不良反应报告单等。

（三）实训内容

学生分组，组内角色扮演，分别扮演药师、患者或患者家属等，根据所学知识和以下案例中提供的信息模拟用药咨询，填写药品不良反应报告表并进行药品不良反应关联性分析。

案例1 患者，男，11岁，家长反映其近期频繁出现跌倒伴随四肢抽搐，呼叫不应。清醒后对刚才发生的事无意识。查体，T 36.6℃，P 68 次/分，R 18 次/分，BP 120/86mmHg，RBC 4.6 × 10^{12}/L，血钙2.45mmol/L。脑电图检查初步诊断为癫痫。据患者家长反映，患者无药物过敏史，曾在打篮球过程中跌倒，伤到头部。当时做脑电图和核磁共振未见明显异常。患者父母身体健康，无癫痫家族史。医生给予苯妥英钠片（0.1g），1片/次，2次/日。一周后患者出现牙龈肿胀，自述有轻微头痛，前来复诊。

案例 2 患者，女，53 岁，因"咳嗽 2 日、有痰"来医院门诊就诊。该患者平素体健，无严重疾病史，否认药物过敏史，不吸烟，不喝酒。查体结果：WBC $14 \times 10^9/L$，中性细胞比率 76%，CRP 88mg/L，PCT 0.3ng/ml。医生初步诊断为细菌导致的上呼吸道感染，给予罗红霉素分散片（50mg/片），2 片/次，2 次/日，盐酸氨溴索缓释胶囊（75mg/粒），1 粒/次，1 次/日。患者次日身上出现红斑、瘙痒，前往医院复诊。医生考虑可能是药物导致的荨麻疹，停用盐酸氨溴索缓释胶囊改用复方愈创木酚磺酸钾口服溶液，同时停用罗红霉素分散片改用头孢克洛缓释胶囊。患者 1 日后荨麻疹消失，4 日后咳嗽缓解。

（四）实训评价

<table>
<tr><th colspan="2">项目</th><th>分值</th><th>要求</th><th>得分</th></tr>
<tr><td rowspan="2">职业礼仪
（15分）</td><td>仪态仪容</td><td>5分</td><td>1. 服饰整洁（药师着工作服）、仪表端庄、举止得体
2. 吐字清晰、声音适度</td><td></td></tr>
<tr><td>沟通礼仪</td><td>10分</td><td>1. 主动迎客、文明待客，使用正确的语言送客
2. 认真倾听患者诉求，采用恰当方式把话题引向正确的方向</td><td></td></tr>
<tr><td rowspan="3">专业能力
（65分）</td><td>询问基本信息、病情</td><td>（15分）</td><td>1. 询问年龄、性别、职业等信息
2. 询问主要症状、既往病史、家族史、遗传史、用药史等</td><td></td></tr>
<tr><td>询问用药及检查</td><td>（15分）</td><td>询问有无做检查，目前正在使用的药物等</td><td></td></tr>
<tr><td>正确分析并填写药品
不良反应报告表</td><td>35分</td><td>根据患者具体情况填写药品不良反应报告表并进行关联性评价</td><td></td></tr>
<tr><td>人文关怀
（20分）</td><td></td><td>20分</td><td>关心患者、语言及行为上体现人文关怀</td><td></td></tr>
<tr><td colspan="2">总计</td><td></td><td></td><td></td></tr>
</table>

（五）实训思考

1. 病例 1 中患者出现牙龈肿胀伴随轻微头痛应如何处理？

2. 如何区分药物导致的荨麻疹还是其他原因导致的荨麻疹？

五、学习评价

（一）单项选择题

参考答案

1. 我国药品不良反应监测报告系统的主管单位是（　　）

A. 国务院　　　　　　　　　　　　　　B. 国家卫生健康委员会

C. 国家药品监督管理局　　　　　　　　D. 国家疾控中心

E. 国家药品不良反应监测中心

2. 药品不良反应监测的数据来源主要是（　　）

A. 药品上市前非临床试验研究　　　　　B. 药品上市前安全风险推演

C. 药品上市前临床试验研究　　　　　　D. 药品上市后规模人群使用安全性数据的监测

E. 基于对同类或类同药物认识的推论演绎

3. 不良反应主动监测的实施者通常是（　　　）

A. 药品经营企业

B. 药品生产企业

C. 医疗机构

D. 药品经营企业和医疗机构

E. 患者

4. 个例药品不良反应应当自发现之日起多长时间以内上报市级药品不良反应监测中心（　　　）

A. 7 日

B. 14 日

C. 21 日

D. 30 日

E. 10 日

（二）多项选择题

1. 对于主动监测，下列说法正确的是（　　　）

A. 主动监测目的明确

B. 主动监测实施方相对单一，一般为药品生产企业

C. 药品不良反应主动监测也可以由政府组织实施

D. 主动监测采集到的数据全面、客观地反映某一药品的所有安全性问题

E. 主动监测也可由患者实施

2. 我国药品不良反应监测报告系统的组成包括（　　　）

A. 国家药品不良反应监测中心

B. 省（包括自治区、直辖市）级药品不良反应监测机构

C. 市级、县级药品不良反应监测机构

D. 药品生产企业、经营企业　　　E. 医疗机构

3. 药品不良反应关联性评价的标准是（　　　）

A. 用药时间与不良反应出现的时间有无合理的先后关系

B. 可疑不良反应是否符合该药已知的不良反应类型

C. 可疑不良反应是否可用患者的病理状态、合并用药、并用疗法的影响来解释

D. 停药或减少剂量后，可疑不良反应是否减轻或消失

E. 再次使用可疑药物是否再次出现同样反应

（三）案例分析题

患者，男，55 岁，因"头晕、心悸"入院就诊。患者自述最近有轻微呼吸困难，易疲劳，否认药物过敏史，吸烟史 30 年，平均 5 支/日。查体：静息状态下 BP 154/98mmHg，P 114 次/分，听诊可闻肺部啰音；心脏彩超提示左心室射血分数 42%，左心室壁变薄，心室腔扩大；血浆脑钠肽 1000pg/ml。医生诊断为高血压合并左心衰。给予卡托普利片（12.5mg/片），1 片/次，2 次/日。患者服药 2 周后出现咳嗽、失眠，来医院复诊。查体：T 37.2℃，RBC 4.8×10^{12}/L，WBC 7.5×10^{9}/L，中性粒细胞比率 62%。医生将卡托普利片换成缬沙坦片（40mg/片），2 片/次，1 次/日。换药后患者血压恢复正常，呼吸困难缓解，未出现咳嗽。

根据所学知识填写药品不良反应/事件报告表并进行药品不良反应关联性评价。

（许光宇）

项目 3 特殊剂型的使用指导

子项目 1 呼吸道给药制剂的使用

PPT   微课

习题

一、学习目标

知识目标：

1. 掌握鼻喷雾剂、吸入气雾剂和粉吸入剂的使用方法与使用注意事项。

2. 熟悉鼻喷雾剂、吸入气雾剂和粉吸入剂的作用特点。

技能目标：

1. 能判断不同类型的呼吸道给药制剂。

2. 能对呼吸道给药制剂的使用提出合理的建议，保证患者用药安全有效。

素质目标：

1. 通过对呼吸道给药制剂使用的系统学习，培养学生严谨规范的工作态度和勇于超越的创新精神。

2. 通过小组合作完成呼吸道给药制剂的问病荐药和用药指导，培养学生关爱生命的人文情怀和安全至上的用药理念。

二、基本知识

呼吸系统疾病是常见病、多发病，主要病变在气管、支气管、肺部及胸腔，如支气管哮喘、鼻炎等。合理选用合适的制剂是有效治疗呼吸系统疾病的关键。临床多选用气雾剂、粉雾剂、喷雾剂等剂型，将具治疗作用的气体或挥发性液体药物通过呼吸道吸收发挥作用。此类呼吸道给药制剂主要有鼻喷雾剂、吸入气雾剂和粉吸入剂三种。

（一）鼻喷雾剂

1. 概述 鼻喷雾剂将原料药物或与适宜辅料填充于特制的装置中，借助于手动泵的压力将内容物呈雾状释出，直接喷至鼻黏膜，充分发挥药效。鼻喷雾剂使用操作简单、吸收效果好，主要用于治疗鼻部疾病。鼻内给药，药液可直接接触病灶，如布地奈德鼻喷雾剂用于局部抗炎，适用于季节性、顽固性等各种过敏性鼻炎。

2. 使用方法 鼻喷雾剂正确使用方法如下：①清洁鼻腔；②摇匀药液，解开瓶盖（圈夹）；③头部前倾，喷嘴垂直向上，喷嘴少许插入鼻孔，远离鼻中隔，略朝外侧眼角，以免接触黏膜污染药液或损伤黏膜，另一手需按住对侧鼻孔；④快速喷压药液，同时用鼻吸气 2~3 次，由口呼气，药物最大限度布满鼻腔，每侧鼻孔 1~3 喷；⑤喷雾剂移出鼻孔，移出前始终按压住喷雾剂，以免鼻中的黏液和细菌进入药瓶；⑥换另一鼻孔重复整个程序，即完成一次喷雾；⑦清洁喷嘴，盖回盖子（或将圈夹推回），垂直放置药瓶。

3. 使用注意事项 使用鼻喷雾剂时，应叮嘱患者注意如下事项：①喷完药液后，15 分钟内尽量不要擤鼻涕。②如喷雾剂停用 14 日以上，则下次使用前需重新启动。③鼻内给药 3 日以上不起作用或效果渐差时应及时找专科医生治疗，以免耽误病情。④不要多人使用同一鼻喷雾剂，防止交叉感染。⑤婴幼儿尽量不鼻内给药，以免刺激娇嫩的鼻黏膜；儿童用较低浓度的药物，高血压者慎用肾上腺素类等缩血管药，以免血压上升。⑥鼻外伤致鼻出血时不要随便鼻内给药，部分患者会颅内感染，导致严重并发症。

另外，激素鼻喷雾剂不宜长期使用，激素鼻喷雾剂是预防和治疗常年性及季节性过敏性鼻炎的常用药，其最大优点是既可以发挥强大的抗炎作用，是一种过敏性炎症的强效抑制剂，又有抗水肿的效果，可有效改善气道通气及鼻窦口的引流。但是在症状得到控制后，应逐渐减少激素喷雾剂药物用量，调整为控制症状所需的最小剂量，待出现最佳疗效后可短期停药。

（二）吸入气雾剂

1. 概述 吸入气雾剂通过给药装置中的按压产生高压气体推动药物雾化，经口鼻吸入气雾以治疗疾病。吸入气雾剂有助于呼吸道的黏膜排出分泌物、脓液和病原菌，并有刺激呼吸道自清洁的作用。在哮喘、支气管炎、肺气肿、囊性纤维化、肺泡蛋白质沉积和支气管肺炎等疾病中，吸入一定的气溶胶，可解除支气管痉挛、减少黏膜水肿和液化支气管分泌物，促进支气管炎症过程的控制和通气功能的改善。如硫酸沙丁胺醇吸入气雾剂。

2. 使用方法 吸入气雾剂的正确使用方法如下：①移去喷口的盖，使用前轻摇贮药罐使之混匀；②头略后仰并缓慢呼气，尽可能呼出肺内空气，将喷口放进口内，闭上嘴唇含着喷口并屏住呼吸；③以食指和拇指紧按吸入器，使药物释出，并同时做与喷药同步的缓慢深吸气，最好大于5秒；④屏住呼吸5～10秒或在没有不适的感觉下尽量延长屏气时间，使药物充分分布到下呼吸道，以达到良好的治疗效果，然后缓慢呼气；⑤将盖子套回喷口上，用清水漱口，去除上咽部残留药物。

3. 使用注意事项 使用吸入气雾剂时，应叮嘱患者注意如下事项：①正确掌握吸入方法，保证按压与吸气同步，以及吸入药物后要尽可能延长屏气时间，保证药物被吸入气道内。②吸入药物后要用清水漱口，以避免或减少药物不良反应。如使用激素类药物，应多漱几次或刷牙，避免药物对口腔黏膜和牙齿的损伤。③气雾剂储存时应注意避光、避热、避冷冻、避摔碰，气雾剂药罐中有一定的内压，遇热和受撞击有可能发生爆炸，即使药品已用完的容器也不可弄破、刺穿或燃烧。

📱 **创新课堂** ··

雾化吸入式疫苗

雾化吸入式疫苗是指不通过注射，而通过雾化吸入方式接种的疫苗。其利用的是雾化吸入免疫原理：采用雾化器将疫苗雾化成微小颗粒，通过吸入的方式进入呼吸道和肺部，从而激发黏膜免疫。其只需注射用疫苗的1/5的剂量，且不用小剂量分装，可以解决疫苗包装的瓶颈问题；此外，使用雾化吸入方式免疫具无痛性，将拥有更高的可及性。

（三）粉吸入剂

1. 概述 粉吸入剂利用患者的呼吸气流将定量药物粉末雾化后传递至肺部。粉吸入剂是被动递送给药，它通过使用者主动吸入空气的动能分散药物微粒，靠吸气产生的气流，借助干粉吸入器，将药物带入管路并随着气流进入呼吸道。由于粉吸入剂具有使用简单、易于携带、无感官刺激、患者顺应性好等特性，在临床应用广泛。国内常用的干粉吸入器有两种：储存剂量型涡流式干粉吸入器，如布地奈德福莫特罗粉吸入剂；另一种为准纳器，如沙美特罗替卡松粉吸入剂。

2. 使用方法 储存剂量型涡流式干粉吸入器和准纳器由于装置不同，在使用方法上也存在差异，具体如表4-3-1所示。

表 4-3-1 两种不同粉吸入装置的使用方法

环节	储存剂量型涡流式干粉吸入器	准纳器
吸药准备	旋转并移去瓶盖，检查剂量指示窗，看是否还有足够剂量的药物；一手拿吸入器，另一手握住底盖，先向右转到底再向左转到底，听到"咔"一声，即完成一次剂量的充填	一手握住准纳器外壳，另一手的大拇指向外推动准纳器的滑动杆直至发出"咔哒"声，表明准纳器已做好吸药的准备
吸入药物	吸入之前，先轻轻地呼出一口气（勿对吸嘴吹气），将吸嘴含于口中，并深深地吸口气，即完成一次吸入动作	
调整呼吸	将吸嘴从口中拿出，继续屏气 5～10 秒后，慢慢恢复呼气	
装置复位	用完后将瓶盖盖紧	将拇指放于手柄上，向后拉手柄，听到"咔哒"声表明准纳器已关闭，滑动杆自动复位

3. 使用注意事项 使用粉吸入剂时，应叮嘱患者注意如下事项：①每次使用粉吸入剂后应用纸巾或干布擦拭吸嘴，切忌用水清洗。②粉吸入剂上部有计量窗口显示剩余药量，数目 0～5 将显示为红色，警告剩余计量已不多，需及时更换。③使用粉吸入剂 10 分钟后，用温水漱口以保持口腔清洁。④粉吸入剂经口吸入，切勿入鼻。

关爱课堂

吸入性糖皮质激素使用后为什么要漱口？

吸入性糖皮质激素类药物的使用比较方便，但是要求患者在吸入糖皮质激素时，需进行慢而深的吸气，吸气末屏气片刻，然后缓慢呼气，故会有部分药物沉积在口腔，这些沉积在口腔的糖皮质激素会引起局部不良反应，主要表现为念珠菌性口腔炎和咽喉炎等局部真菌感染，以及口腔内小血肿、局部刺激感、口周皮炎等，所以建议患者吸入药物后要用清水深度漱口，把残存的药物量降低到最低，减少喷药之后局部的不良反应，保证患者用药的安全性。

三、案例引学

（一）案例描述

患者，女，69 岁，诊断为哮喘。医师为其开具沙美特罗-替卡松粉吸入剂（50μg/250μg），1～2 吸/次，2 次/日。药师在为患者做宣教时请其演示吸入方法。患者打开装置外壳，推动装置的滑动杆直至发出"咔哒"声，对准装置呼气后，患者将吸嘴放入口中，深深地吸气后，将装置从口中拿出，屏气约 10 秒后，关闭装置，最后用水清洗装置的吸嘴。请分析该患者操作中的错误之处，并演示正确的操作方法。

（二）案例解析

1. 错误分析 患者对准装置呼气以及用水清洗装置的吸嘴都是不正确的操作，这些操作会使装置内的干粉受潮结块，影响干粉药物吸入，影响药物的治疗效果。

2. 操作演示 沙美特罗-替卡松粉吸入剂为准纳器，其正确使用方法：①一手握住准纳器外壳，另一手的大拇指向外推动准纳器的滑动杆直至发出"咔哒"声，表明准纳器已做好吸药的准备。②握住准纳器并使远离嘴，在保证平稳呼吸的前提下，尽量呼气（切忌对准装置呼气）。③将吸嘴放入口中，深深地平稳地吸气，将药物吸入口中。④将准纳器从口中拿出，继续屏气 5～10 秒后，慢慢恢复呼气。⑤用纸巾或干布擦拭吸嘴（切忌用水清洗）。⑥将拇指放于手柄上，向后拉手柄，听到"咔哒"声表明准纳器已关闭，滑动杆自动复位。

四、技能训练

(一) 实训目的

1. 能正确演示呼吸道给药制剂的使用方法。
2. 能指导呼吸系统疾病的患者合理使用呼吸道给药制剂。
3. 养成严谨细致的工作作风和安全至上的用药理念。

(二) 实训准备

呼吸道给药制剂合理使用的宣传资料（手册、宣传单等），模拟训练所用鼻喷雾剂、粉吸入剂、吸入气雾剂等。

(三) 实训内容

学生分组，组内角色扮演，分别扮演药师、患者及患者家属等，根据所学知识和以下案例中提供的信息模拟用药推介，介绍或示范呼吸道给药制剂的正确使用方法。

案例1　患者，女，36岁。近日因"打喷嚏、鼻塞鼻痒、鼻涕较多、嗅觉下降、眼睛红痒、头晕头痛"就诊，皮肤点刺试验 SI = 1.1，血清特异性 IgE = 2.1kU/L。诊断：过敏性鼻炎。处方：糠酸氟替卡松鼻用喷雾剂，110μg/次，1次/日（每侧鼻孔一喷）。

案例2　患者，男，6岁。存在哮喘家族史，肺通气功能检测 $FEV_1/FVC = 68\%$，抗哮喘治疗有效，停药后反复。诊断：儿童支气管哮喘。备用硫酸沙丁胺醇吸入气雾剂缓解哮喘急性发作。

案例3　患者，女，65岁。慢性咳嗽、咳痰、胸闷、喘息，迁延多年；胸部 X 线征象见肺外周纹理纤细稀疏，肺野透亮度增高；$FEV_1/FVC = 60\%$。诊断：慢性阻塞性肺病。遵医嘱使用布地奈德–福莫特罗粉吸入剂治疗，（160μg·4.5μg）/吸，1~2吸/次，2次/日。

(四) 实训评价

项目		分值	要求	得分
职业礼仪 (15分)	仪态仪容	5分	1. 服饰整洁（药师着工作服）、仪表端庄、举止得体 2. 吐字清晰、声音适度	
	沟通礼仪	10分	1. 主动迎客、文明待客，使用正确的语言送客 2. 认真倾听患者诉求，采用恰当方式把话题引向正确的方向	
专业能力 (65分)	询问基本信息、病情	15分	1. 询问年龄、性别、职业等信息 2. 询问患者病情持续时间、主要症状、既往病史、家族史、遗传史等	
	询问用药及检查	5分	询问发病前后有无做检查或者使用药物等	
	正确推介用药	25分	根据患者病情及医嘱推介用药，介绍药物剂型的正确使用方法、药物的用法用量等	
	用药指导	20分	指导患者正确安全使用药物，包括使用注意事项、药品不良反应、药物贮存等	
人文关怀 (20分)		20分	1. 示教呼吸道给药制剂的使用方法时，语言通俗易懂，示范动作标准规范 2. 关心患者，语言及行为上体现人文关怀	
总计				

（五）实训思考

1. 使用粉吸入剂过程中，患者易出现哪些用药误区？

2. 患者使用呼吸道给药制剂时，易因紧张打乱呼吸节奏导致用药过程不畅，应如何解决？

五、学习评价

参考答案

（一）单项选择题

1. 粉吸入剂给药途径属于（　　　）

A. 吸气主动递送　　　　　　B. 吸气被动递送　　　　　　C. 抛射剂雾化

D. 手动泵按压　　　　　　　E. 口服

2. 下列使用方法有误的是（　　　）

A. 鼻外伤致鼻出血时尽量不要鼻内给药

B. 气雾剂药罐储存时应注意避光、避热、避冷冻、避摔碰

C. 粉吸入剂经口吸入，切勿入鼻

D. 每次使用粉吸入剂后应及时用水清洗吸嘴，保持清洁

E. 粉吸入剂使用简单、易于携带、无感官刺激、患者顺应性好

（二）多项选择题

关于呼吸道给药制剂，使用方法正确的有（　　　）

A. 使用吸入气雾剂吸入药物后要尽可能长时间屏气，保证药物吸入到气道内

B. 不要多人使用同一鼻喷雾剂，防止交叉感染

C. 使用粉吸入剂时，需对准装置吸入口调整呼吸

D. 使用吸入性激素类药物后，应多漱几次或刷牙，避免药物对口腔黏膜和牙齿的损伤

E. 使用吸入气雾剂应快速呼吸，避免不适

（石丽莉）

子项目 2　其他特殊制剂的使用

PPT　　　微课 1　　　微课 2　　　微课 3

一、学习目标

知识目标：

1. 掌握其他特殊制剂的使用方法与使用注意事项。

2. 熟悉其他特殊制剂的作用特点。

技能目标：

1. 能根据其他特殊制剂的特点进行剂型的判断。

2. 能对其他特殊制剂的使用提出合理的建议，保证患者用药安全有效。

素质目标：

1. 通过对其他特殊制剂使用的系统学习，培养学生严谨规范的工作态度和勇于超越的创新精神。

2. 通过小组合作完成其他特殊制剂的问病荐药和用药指导，培养学生关爱生命的人文情怀和甘于奉献的职业道德。

二、基本知识

随着现代科学技术的发展，药物新剂型日益增多，对提高药物疗效、减轻不良反应及方便用药方面发挥了极大作用，同时使用方法是否正确直接影响到药物疗效的发挥。现对临床上常用特殊制剂的使用要点进行逐一介绍。

（一）缓控释制剂

1. 概述　缓释制剂系指用药后能在长时间内持续释药以达到长效作用的制剂，其药物释放主要是一级速率过程。控释制剂系指药物能在预定的时间内自动以预定的速度释放，使血药浓度长时间恒定维持在有效浓度范围之内的制剂，其药物释放主要是在预定的时间内以零级或接近零级速率释放。无论是缓释制剂还是控释制剂都能使血药浓度平稳、峰谷现象减小、服药次数减少、毒副作用降低，从而提高患者服药的依从性。

2. 缓控释制剂的合理使用　服用缓控释片剂或胶囊时应注意：①服药前一定要阅读说明书或遵医嘱或询问药师，避免出现用药次数过多或不足、嚼碎服用等错误。②缓控释制剂每日仅用 1~2 次，服药时间宜固定。③除另有规定外，一般应整片或整丸吞服，严禁嚼碎和击碎分次服用。目前绝大多数已上市的缓控释片是通过单层膜溶蚀系统、渗透泵系统实现缓控释作用的，是不可以掰开、咀嚼或碾碎服用的。当然，也有少数厂家的缓控释片，是通过多单元、独特的微囊技术实现缓释效果的（通常厂家在生产时已做好明显的划痕可供掰成半片服用），这些制剂可以掰开服用，但同样不可咀嚼或碾碎服用。例如，琥珀酸美托洛尔缓释片可以掰开服用。

关爱课堂

对服用缓控释制剂患者的人文关怀

在对服用缓控释制剂的患者进行药学服务时，除了告知不可以咀嚼或碾碎服用、大多数缓控释制剂不可以掰开服用外，针对服用该类制剂老年患者较多的情况，还应注意以下 2 点：①服药时尽量让老人站位或坐位，慢慢用温开水送服，并适当多喝水。②叮嘱在某个特定的时间准时用药，以适应人体生物钟变化规律。如提前服药会导致药物在体内的累积，增加不良反应；延迟服药会导致药物的有效浓度降低，影响治疗效果。

（二）肠溶制剂

1. 概述　肠溶制剂包括肠溶片和肠溶胶囊，制备成肠溶制剂的目的是避免药物对胃有直接刺激或药物在胃液中分解失效，肠溶衣或经过特殊处理的囊壳在胃液酸性条件下不溶解，而在碱性条件下可溶解释放出药物有效成分。

2. 肠溶制剂的合理使用　服用肠溶片或胶囊时：①为了使药物发挥更好的作用，建议在饭前服用，可使药物较快通过胃部到达小肠发挥作用。②肠溶制剂应整片或整丸吞服，不能掰开，更不能咀嚼和碾碎。因为掰开、咀嚼和碾碎服用肠溶制剂，会把肠溶衣破坏掉，使药物到达肠道前，先在胃中被吸收，被胃液破坏降效或失效并对胃产生刺激作用。另外，药物的不良味道也可能会引起恶心、呕吐、增加药物不良反应等。③肠溶衣或经过特殊处理的囊壳容易受潮，不可暴露于空气中，应放置于密闭容器中。

（三）口崩片

1. 概述 口崩片是指一种放在舌面上 30 秒内即能自动崩解成无数微粒且口感香甜的新型药物制剂。口崩片服用方便、吸收快、生物利用度高，例如布洛芬口崩片。

2. 口崩片的合理使用 使用口崩片时，不必用水送服，唾液即可使其崩解或溶解，尤其适用于老人、小儿、吞咽困难的患者及取水不便患者服用。

（四）泡腾片

1. 概述 泡腾片是含碳酸氢钠和有机酸，遇水可放出大量二氧化碳而呈泡腾状的片剂。泡腾片崩解快速、服用方便、起效迅速。

2. 泡腾片的合理使用 使用泡腾片时应注意：①供口服的泡腾片一般宜用 100～150ml 凉开水或温开水浸泡，即可迅速崩解和释放药物，待药片完全溶解或气泡消失后再饮用。②严禁直接服用或口含，若直接吞服泡腾片，尤其儿童，在口中或胃中产生大量二氧化碳可导致窒息死亡。③药液中如有不溶物、沉淀、絮状物时不宜服用。

（五）口腔贴片

1. 概述 口腔贴片指粘贴于口腔，经黏膜吸收后起局部或全身作用的片剂。

2. 口腔贴片的合理使用 使用口腔贴片时应注意：①先将口腔内的唾液吮吸吞咽干净，用棉签擦干黏膜。②将贴片背面粘在手指尖处，对着镜子，将贴片轻轻贴于患处，手指轻压 10～15 秒，使贴片粘牢，不须取出，直至全部贴片溶化。③溶化后可咽下。④口腔贴片应饭后使用，保持口腔卫生。

（六）舌下片

1. 概述 舌下片指含在口腔舌下用的片剂，药物通过舌下口腔黏膜而吸收进入体循环，分布至全身，发挥治疗作用，无首过作用。例如，硝酸甘油舌下片。

2. 舌下片的合理使用 使用舌下片时应注意：①给药宜迅速，含服时把药片放置于舌下。②含服时间一般控制在 5 分钟左右，以保证药物充分吸收。③不能用舌头在嘴中移动舌下片以加速其溶解；不能咀嚼药物；含服过程中不要吸烟、进食、嚼口香糖；保持安静，不宜多说话。④含服后 30 分钟内不宜进食或饮水。

（七）栓剂

1. 概述 栓剂指药物与适宜基质制成的具有一定形状的供人体腔道内给药的固体制剂。栓剂在常温下为固体，塞入腔道后，在体温下能迅速软化熔融或溶解于分泌液中，逐渐释放药物而产生局部或全身作用。栓剂依据施用腔道的不同，分为直肠栓、阴道栓和尿道栓。

2. 栓剂的合理使用 在外界温度较高时，栓剂容易变软、变形而影响使用。以下以直肠栓为例说明注意事项：①将栓剂放入冰箱、冰水或流动的凉水中，直到其基质变硬为止（通常只需几分钟）。②在插入栓剂时，患者取左侧卧位并弯曲右膝。③将栓剂尖端朝前，推入直肠中的适宜深度；给药后 1 小时内不宜排便（刺激性泻药的栓剂除外）。④如果插入有困难或有疼痛感，可将栓剂表面涂上一层薄的凡士林或矿物油。

（八）透皮贴剂

1. 概述 透皮贴剂指经皮肤贴敷方式用药，药物由皮肤吸收后进入全身血液循环并达到有效血药浓度、实现疾病治疗或预防的薄片状制剂。具有无肝脏首过效应、不受胃排空速率等影响、生物利用度高、使用方便、给药剂量准确、血药浓度稳定、对皮肤刺激性小、能延长作用时间和减少用药次数等优点。

2. 透皮贴剂的合理使用 使用透皮贴剂应注意：①不宜热敷。②皮肤有破损、溃烂、渗出、红肿的部位不要贴敷。③不要贴在皮肤的皱褶处、四肢下端或紧身衣服底下，应选择一处不进行剧烈运动的部位，如胸部或上臂。④定期或遵医嘱更换，若发现贴药部位出现红肿或刺激症状，可向医师咨询。

关爱课堂

可以"剪"的透皮贴剂

慢性疼痛对患者可产生多方面的负面影响，严重影响患者的生活质量。对于长期持续的慢性疼痛，镇痛药透皮贴剂可持续、稳定地释放药物，特别适合长期的慢性持续性疼痛的治疗。而储库型透皮贴剂属于充填封闭性给药系统，存在药液渗漏的风险，因此不可通过剪切调整剂量。在原有储库型透皮贴片的基础上，镇痛药的骨架型透皮贴剂应运而生，相较储库型剂量调整灵活，可以通过剪切贴片实现镇痛药剂量的调整，保证了慢性疼痛患者的用药安全性，体现了"以患者为中心"的药物开发理念。

（九）眼用制剂

1. 概述 眼部给药系统是一种具有局部治疗作用特征的药物传递系统，临床上主要用于眼部杀菌、消炎、散瞳、麻醉、降低眼内压等。例如，妥布霉素滴眼液、红霉素眼膏等。

2. 眼用制剂的合理使用 眼用制剂常见的有滴眼剂和眼膏剂，其使用方法有所区别，具体见表4-3-2。

表4-3-2 眼用制剂的使用

用药环节	滴眼剂	眼膏剂
给药前	清洁双手，将头部后仰，眼向上望，用食指轻轻将下眼睑拉开成一钩袋状	
给药	将药液从眼角侧滴入下眼袋内，一次1~2滴；滴药时应距眼睑2~3cm，勿使滴管口触及眼睑或睫毛，以免污染	挤压眼膏剂尾部，使眼膏呈线状溢出，将约1cm长的眼膏挤进下眼袋内，轻轻按摩2~3分钟以增加疗效，但注意眼膏管口不要直接接触睫毛或眼睑
给药后	滴后轻轻闭眼1~2分钟，用药棉或纸巾擦拭流溢在眼外的药液，用手指轻轻按压眼内眦，以防药液分流致眼内局部药物浓度降低及药液经鼻泪管流入口腔而引起不适	眨眼数次，尽量使眼膏分布均匀，然后闭眼休息2分钟；用脱脂棉擦去眼外多余眼膏，盖好管帽
贮存	多次打开和连续使用超过1个月的眼用制剂不宜再用	

（十）鼻用制剂

1. 概述 鼻用制剂系指直接用于鼻腔，发挥局部或全身治疗作用的制剂。鼻用制剂可分为鼻用液体制剂（滴鼻剂、洗鼻剂）、鼻用半固体制剂（鼻用软膏剂、鼻用乳膏剂、鼻用凝胶剂）、鼻用固体制剂（鼻用散剂、鼻用粉雾剂、鼻用棒剂）等。鼻用液体制剂也可以固态形式包装，配套专用溶液，在临用前配成溶液或混悬液。

2. 鼻用制剂的合理使用 以滴鼻剂为例说明注意事项：①如滴鼻液流入口腔，可将其吐出。②过度频繁使用或延长使用时间可引起鼻塞症状的反复，连续用药3日以上症状未缓解者应向医师咨询。③如同时使用几种滴鼻剂时，应首先滴用鼻腔黏膜血管收缩剂，再滴入抗菌药物。

三、案例引学

（一）案例描述

患者，女，65 岁，体检：血压 160/100mmHg，诊断为高血压。医师为其开具硝苯地平控释片，1 片/次（30mg），1 次/日，每日定时服用。正常使用一段时间，血压监测显示平稳。近日入夏，环境逐渐升温，患者自感血压控制较好，自行将硝苯地平控释片掰开，减半服用。请指出该用药的不当之处并分析原因。

（二）案例解析

硝苯地平控释片应整片吞服，不可以掰开、咀嚼或碾碎服用。硝苯地平控释片被掰开服用时，原有的渗透泵结构被破坏，使硝苯地平快速释放，达不到缓释和长效的目的，而且这种快速释放还可导致体内硝苯地平浓度骤然上升，使硝苯地平的不良反应增大，出现头晕、头痛等症状。

四、技能训练

（一）实训目的

1. 能指导患者合理使用缓控释制剂、肠溶制剂、泡腾片、栓剂等特殊制剂。
2. 养成严谨细致的工作作风和安全至上的用药理念。

（二）实训准备

模拟训练所用缓控释制剂、肠溶制剂、泡腾片、栓剂等特殊制剂及其合理使用的宣传资料（手册、宣传单等）。

（三）实训内容

学生分组，组内角色扮演，分别扮演药师、患者及患者家属等，根据所学知识和以下案例中提供的信息模拟用药推介，介绍或示范缓控释制剂、肠溶制剂、泡腾片、栓剂等特殊制剂的正确使用方法。

案例1　患者，女，46 岁。近日因"外阴瘙痒、白带异味、黄色阴道分泌物、尿频尿急"就诊，阴道 pH 6.1，阴道分泌物镜检见大量白细胞，PCR 检测需氧菌载量增加 10 倍以上。诊断：需氧菌性阴道炎。处方：卡那霉素阴道栓 100mg，阴道用药，1 次/日，共 6 日。

案例2　患者，男，61 岁。因"上腹痛、腹胀、消化不良、早饱感"而就诊。内镜下发现黏膜红白相间，以白相为主，伴黏膜颗粒；活检病理显示固有层腺体萎缩。诊断：慢性萎缩性胃炎。处方：胰酶肠溶胶囊 0.3～1g，3 次/日，餐前服。

案例3　患者，女，5 岁。使用维生素 C 泡腾片，用于过敏性疾病的辅助治疗，提高身体的免疫力。

（四）实训评价

项目		分值	要求	得分
职业礼仪（15分）	仪态仪容	5分	1. 服饰整洁（药师着工作服）、仪表端庄、举止得体 2. 吐字清晰、声音适度	
	沟通礼仪	10分	1. 主动迎客、文明待客，使用正确的语言送客 2. 认真倾听患者诉求，采用恰当方式把话题引向正确的方向	

续表

项目		分值	要求	得分
专业能力 (65分)	询问基本信息、病情	15分	1. 询问年龄、性别、职业等信息 2. 询问患者病情持续时间、主要症状、既往病史、家族史、遗传史等	
	询问用药及检查	5分	询问发病后有无做检查或者使用药物等	
	正确推介用药	25分	根据患者病情及医嘱推介用药，介绍剂型的正确使用方法、药物的用法用量等	
	用药指导	20分	指导患者正确安全使用药物，包括使用注意事项、药品不良反应、药物贮存等	
人文关怀 (20分)		20分	1. 示范剂型的正确使用方法时，语言通俗易懂，示范动作标准 2. 关心患者，语言及行为上体现人文关怀	
总计				

（五）实训思考

1. 使用缓控释制剂、肠溶制剂的患者易出现哪些用药误区？

2. 如何正确使用口崩片、口腔贴片、舌下片等特殊制剂？

五、学习评价

（一）单项选择题

1. 下列可以避免肝脏首过效应的是（   ）

A. 缓释片　　　　　　　　　B. 控释片　　　　　　　　　C. 泡腾片

D. 舌下片　　　　　　　　　E. 口崩片

2. 下列使用方法有误的是（   ）

A. 使用透皮贴剂可热敷，促进药效发挥

B. 多次打开和连续使用超过1个月的滴眼剂不宜再用

C. 肠溶胶囊壳是经过特殊处理的囊壳，容易受潮，应放置于密闭容器中

D. 泡腾片一般宜用100～150ml凉开水或温开水浸泡，即可迅速崩解和释放药物

E. 滴鼻剂不宜过度频繁使用，否则可能引起鼻塞症状的反复

（二）多项选择题

1. 下列不能掰开或咀嚼、碾碎，需整片吞服的有（   ）

A. 口崩片　　　　　　　　　B. 缓释片　　　　　　　　　C. 肠溶片

D. 舌下片　　　　　　　　　E. 控释片

（石丽莉）

参考答案

项目　常见医疗器械的使用指导

习题

PPT

子项目 1　体温计的使用

一、学习目标

知识目标：

1. 掌握常见体温计的使用方法与使用注意事项。

2. 熟悉常见体温计的种类及其特点。

3. 了解常见体温计的基本结构与原理。

技能目标：

1. 能指导患者正确使用常见体温计。

2. 能根据患者情况选择合适的体温计和恰当的方式进行测量。

素质目标：

1. 通过对常见体温计的系统学习，培养学生严谨细致的工作态度和勇于超越的创新精神。

2. 通过应用体温计测量体温的实践活动，培养学生待患如亲的沟通能力和关爱生命的人文情怀。

二、基本知识

根据体温计的结构和原理，体温计可以分为玻璃体温计、电子体温计、红外体温计、液晶体温计及皮肤体温计等。目前市场常见的是玻璃体温计、电子体温计和红外体温计三种。而根据体温计的使用形式和外观不同，玻璃体温计又可分为三角型棒式、新生儿棒式、元宝型棒式、内标式；电子体温计可以分为硬质棒式、软质棒式及奶嘴式；红外体温计又分为红外耳腔式体温计、红外表皮式体温计（图 5 - 1 - 1）。

（一）玻璃体温计

1. 基本结构与原理　玻璃体温计由感温泡（水银球）、细径（毛细管）和真空腔组成，其中感温泡和细径之间是由曲颈（缩口）连接。感温泡中贮存有水银，水银具有热导率大、比热容小、膨胀系数均匀、在较大温度范围内体积随温度变化呈直线关系等优点。玻璃温度计就是利用水银在感温泡与细径内的热膨胀作用来测量体温，当测量体温时，感温泡内水银受热后体积膨胀，水银经曲颈上升至细径内某位置，当感温泡内水银与体温达到热平衡时，水银柱长度恒定。当测量结束体温计离开人体后，水银遇冷体积收缩，但由于感温泡与细径连接处的特殊结构，曲颈能阻碍水银柱下降，保持所测温度的指示位置。

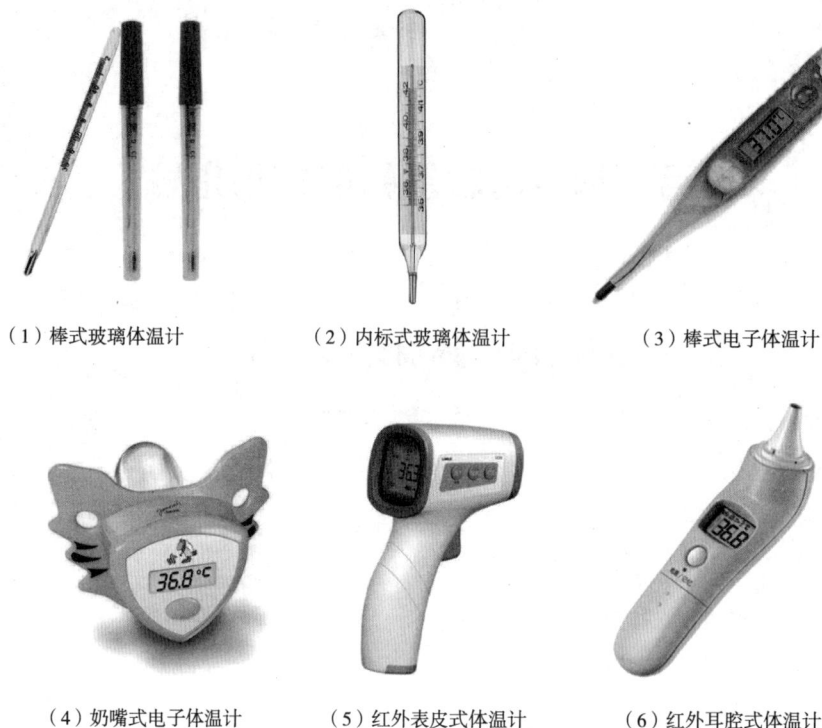

（1）棒式玻璃体温计　　　　　（2）内标式玻璃体温计　　　　　（3）棒式电子体温计

（4）奶嘴式电子体温计　　　　（5）红外表皮式体温计　　　　　（6）红外耳腔式体温计

图 5-1-1　常见体温计的种类

2. 特点　玻璃体温计具有结构简单、使用方便、价格低廉、测量准确、测量范围大（测量范围：新生儿棒式 30~40℃，其余 35~42℃）及稳定性高等优点，深受医务工作者及大众的欢迎。但玻璃体温计采用玻璃结构，如保管使用不当易发生破碎；且玻璃体温计以水银为工作物质，存在汞泄漏和污染的可能；另外，玻璃体温计测量时间较长，不适合急重症患者、婴幼儿使用。

3. 使用方法　①取出已消毒好的玻璃体温计，将水银柱甩至 35.0℃ 以下。②受测者应擦干腋窝汗液，如测体温前有喝热饮、剧烈运动、情绪激动或洗澡等行为，应安静 30 分钟后再进行测量。③受测者应将体温计感温泡紧贴腋窝正中深处，夹紧体温计，屈臂过胸。④腋窝紧闭，使腋窝温度稳定，测量 5~10 分钟，若测量时间未到，松开腋下，则需重新测量，时间应重新计算。⑤取出体温计，读取数据后，用卫生纸擦拭干净。

4. 使用注意事项　①婴幼儿、精神障碍、昏迷及不能用鼻呼吸者禁止测口腔温度，可选择测量肛温。②使用后的玻璃体温计应用卫生纸擦拭干净，再浸泡于 75% 乙醇中备用，再次使用之前用 75% 乙醇棉球擦拭消毒。③禁止将玻璃体温计置于超过 42.0℃ 的环境中。

关爱课堂

对发热患者的人文关怀

药师在进行药学服务时，要让患者或患者家属对发热有正确的理解。应告知患者，发热是人体对致病因子的一种全身性防御反应，但过高温度对机体有明显的伤害作用，如婴幼儿体温超过 41℃，脑细胞有可能造成损伤，甚至出现抽搐，另外，温度过高、时间过久的发热还可引起水、电解质紊乱等。在发热用药时，应告知患者或患者家属，除非高热或患者严重不适，通常不急于使用解热镇痛类药物；而对于高热患者需要适度降温，以把发热对机体的不良影响降至最低；同时针对病因进行治疗，尽快恢复体温的正常水平。

（二）电子体温计

1. 基本结构与原理　电子体温计由探测器（内含传感器）、1.5V 纽扣电池及液晶显示器等元件组成。传感器可以采用半导体热敏电阻、热电偶、金属丝电阻、石英晶体等技术，目前较为常用的是半导体热敏电阻。

2. 特点　电子体温计不仅具有玻璃体温计稳定、可靠等特点，而且克服了玻璃体温计的缺点。具体特点有：①电子体温计测量灵敏、速度快，可以直接读取数值。②不含水银，跌落或误咬嚼时不会发生危险，可避免汞污染。③无须甩下水银，操作方便、省时省力。④具有贮存功能，有良好的重现性等。

3. 使用方法　①电子体温计使用前应先用 75% 乙醇对探测器部分进行消毒，禁止采用浸泡式消毒。②按下开机键后，蜂鸣器发出蜂鸣音，显示屏显示上次测量的温度值约 2 秒。③温度计进入测量状态后开始测量，将探测器置于测温部位（口腔、腋窝等），当传感器温度达到平衡时（16 秒内升温小于 0.1℃），显示屏闪烁符号停止闪烁，蜂鸣器会再次发出蜂鸣音，表示测温完成，此时显示屏读数保持不变。④测量肛温时，将探测器插入直肠，进入深度不可超过电子体温计总长的 1/2。

4. 使用注意事项　①电子体温计具有自动关机功能，但为延长电池使用寿命，建议测量结束后，按下关机键关闭电源，若长期不用建议取出电池。②电子体温计显示屏不宜承受过高温度，所以不能放置在热源处。③禁止摔打电子体温计，以免影响体温计性能和准确度。④硬质棒型电子体温计不能扭曲或折弯，不能受外力作用。⑤婴幼儿、儿童、精神障碍者、老年人等特殊人群使用时应加强监护。

（三）红外体温计

1. 基本结构与原理　红外体温计主要由红外线传感器、放大电路、A/D 转换器、CPU、液晶显示器等元件组成。红外体温计可以将人体所发出的红外线所具有的辐射能，转变成电信号，通过测定电信号的大小获得人体的温度数值。

2. 特点　红外体温计具有快速检测的特点，单次测量时间仅需 1~3 秒，大大提高了工作效率。但红外体温计在精度和稳定性上尚有欠缺，环境温度对其影响较大，导致测量结果可能高于或低于实际体温，导致假阳性或假阴性结果出现。

3. 使用方法　红外体温计根据使用形式不同分为耳腔式和表皮式两种，两者使用方法有所不同。

（1）耳腔式红外体温计　移除耳温枪头盖，按开机键开机。将受测者耳廓轻轻向后拉，充分暴露耳孔，将测温探头置于耳朵深处。按住测量开关开始测量，持续 1~3 秒，当体温计蜂鸣器提示后测量结束，读取显示屏体温数值。

（2）表皮式红外体温计（额式）　将受测者额头、面颊汗液擦干。然后将红外体温计的感应端置于额头正中眉心上方 3~5cm 处，保持垂直状态，按压测量开关，待测量结束后体温计以光或蜂鸣器等方式提示，读取显示屏体温数值。

创新课堂

扫描式红外体温检测仪——高效的体温异常筛查设备

在人流量较大的场所中，扫描式红外体温检测设备被逐渐应用。扫描式系列包括门式自动扫描红外体温检测仪、悬挂式自动扫描红外体温检测仪、立式扫描红外体温检测仪等。这些设备系利用红外热成像技术，对所有通过安检门的人员进行无感红外人体温度筛查。设备一旦监测到体温超标的目标就会自动报警并拍照留存，可应用于大面积排查人群中的发热人员，同时具备数据存储能力和云端接入能力，测温效率比一般的手持式红外体温检测仪更高。

三、案例引学

（一）案例描述

某大型连锁药店内，一位女士来到医疗器械区，想购买一款体温计为家中刚满 1 周岁的幼儿测量体温用。作为药师，请您选择合适的体温计推荐给顾客。

（二）案例解析

传统的玻璃温度计，虽测量比较精确，但由于测温对象年龄小，而测温的时间又较长，有可能存在不配合情况，同时存在汞泄漏和污染的可能，不推荐使用。可以选择：①红外体温计，红外体温计比较安全，而且测量速度更快，只需 1~3 秒即可完成测量，而且即使在婴幼儿睡觉时也可以测量，方便家长随时监测儿童体温。②电子体温计，相对玻璃体温计来说安全性更高，使用更便捷，而且还有不同样式供不同人群选择，所以这位顾客可以选择针对婴幼儿的奶嘴型体温计，但此温度计在婴幼儿睡觉时无法进行测量。

四、技能训练

（一）实训目的

1. 能正确使用玻璃体温计、电子体温计、红外体温计测量体温。

2. 能根据患者具体情况选择合适的体温计和方式进行测量。

3. 养成严谨细致的工作态度和关爱生命的人文情怀。

（二）实训准备

玻璃体温计、电子体温计、红外体温计、75% 乙醇棉球、镊子、弯盘、纱布、医用垃圾桶。

（三）实训内容

学生分组，组内角色扮演，分别扮演药师及发热患者，根据所学知识分别选择不同体温计，并用正确方法为患者测量体温。

1. 检查体温计　检查三种体温计的结构，是否符合质量要求。

2. 评估患者　询问患者是否有影响测量结果的现象，如是否有刚喝过热饮、剧烈运动、情绪激动等行为。

3. 体温测量　分别按要求依次用三种体温计为患者进行腋温测量。

4. 用物处理　对体温计进行消毒、一次性用物处理。

5. 结果判断并记录　正确进行结果判断并正确记录测量结果。

（四）实训评价

项目		分值	要求	得分
职业礼仪（15分）	仪态仪容	5分	1. 服饰整洁（药师着工作服）、仪表端庄、举止得体 2. 吐字清晰、声音适度	
	沟通礼仪	10分	1. 主动迎客、文明待客，使用正确的语言送客 2. 认真倾听患者诉求，采用恰当方式把话题引向正确的方向	
专业能力（75分）	检查体温计	5分	按照不同体温计的质量要求对教师提供的体温计进行检查	
	评估患者	15分	询问患者是否有影响测量结果的现象：是否有刚喝过热饮、剧烈运动、情绪激动等行为，如有，能进行正确的处理	
	进行腋温测量并记录数据	40分	1. 根据不同体温计的使用方法，正确对患者进行腋温测量 2. 正确进行结果判断并记录测量结果	
	用物处理	15分	能够正确对体温计进行消毒，消毒的一次性用物能合理处理	
人文关怀（10分）		10分	1. 关心患者，语言及行为上体现人文关怀 2. 对患者进行健康生活方式的宣教，包括健康饮食、生活注意要点等	
总计				

（五）实训思考

测量体温过程中，水银温度计打碎了应如何处理？

五、学习评价

（一）单项选择题

1. 关于玻璃体温计及其使用，下列说法错误的是（　　）

A. 玻璃温度计系利用水银在感温泡与细径内的热膨胀作用来测量体温

B. 玻璃体温计可放置于沸水中进行消毒

C. 测量前需将水银柱甩到35℃以下

D. 新生儿棒式玻璃体温计的测量范围为30～40℃

E. 测量前受测者应擦干腋窝汗液

2. 以下不属于电子体温计特点的是（　　）

A. 可以直接读取数值　　　　　B. 可避免汞污染　　　　　C. 有贮存功能

D. 测量速度快　　　　　E. 可以放置在热源处

3. 关于红外体温计，以下说法正确的是（　　）

A. 红外体温计是将人体的热辐射信号转换为电信号再处理转换成人体温度显示出来

B. 红外体温计单次测量时间需5～10秒

C. 红外体温计对受测者周围的气流、温度、湿度具有较强的抗干扰性

D. 使用额式体温计测量体温时，体温计应紧贴额头

E. 红外体温计具有很强的稳定性

参考答案

（二）多项选择题

1. 玻璃体温计基本结构包括（　　）

A. 感温泡　　　　　　　　B. 细径　　　　　　　　C. 真空腔

D. 探测器　　　　　　　　E. 曲径

2. 红外体温计的特点包括（　　）

A. 检测快速　　　　　　　B. 避免汞污染　　　　　C. 精度和稳定性高

D. 有良好的的重现性　　　E. 结构简单、价格低廉

（张艳青）

子项目 2　血压计的使用

PPT　　　　　微课

一、学习目标

知识目标：

1. 掌握常见血压计的使用方法与使用注意事项。

2. 熟悉常见血压计的种类及其特点。

3. 了解常见血压计的基本结构与原理。

技能目标：

1. 能用水银柱式血压计和电子血压计进行血压测量。

2. 能指导患者正确使用常见血压计。

素质目标：

1. 通过对血压计的系统学习，培养学生细致严谨的工作作风。

2. 通过应用血压计测量血压的实践活动，培养学生关爱生命的人文情怀。

二、基本知识

根据血压计的结构和原理不同，血压计分为水银柱式血压计、气压表式血压计及电子血压计三类。其中，水银柱式血压计又可分为立式、台式两种；电子血压计分为臂式、腕式及手表式三种。目前临床工作中采用台式水银血压计为主，而家庭自测血压常采用电子血压计（图 5 - 1 - 2）。

（一）水银柱式血压计

1. 基本结构与原理　水银柱式血压计由输气球、压力阀门、袖带和测压计组成，其中测压计由玻璃管、示值管和贮汞瓶三部分组成。水银血压计的工作原理是根据流体静力平衡原理，由连通器把贮汞瓶与示值管连通，当贮汞瓶内水银表面受压后，迫使示值管内水银升高而指示出压力值。在进行血压测量时，通过输气球对袖带进行加压，当袖带内压力大于心收缩力时，动脉血管处于完全闭阻状态；随后开启放气阀，使袖带内压力缓慢下降，当袖带内压力等于或稍低于收缩压时，血液即冲开被阻断的血管形成涡流，此时如用听诊器听诊肱动脉部位，即可闻及搏动音，此时的血压示值即为收缩压；继续通过输气球缓慢放气，袖带内压力继续降低，当压力等于或稍低于舒张压时，血液复流，肱动脉搏动音消

失，此时血压示值即为舒张压。

2. 特点 水银柱式血压计具有耐用、测量血压值稳定、精确度较高的优点，目前仍是间接测量方法的"金标准方法"。但是水银柱式血压计在使用过程中存在一些局限性：①测量完全依赖人的主观性，重复性及准确度依赖临床医师的经验。②外界噪声干扰对博动音的识别。③不易携带，玻璃管部分易破裂，如因保存或使用不当可能导致水银泄露。此外，水银血压计对操作者技术要求高，不适合家庭使用，故目前主要在临床活动中使用。

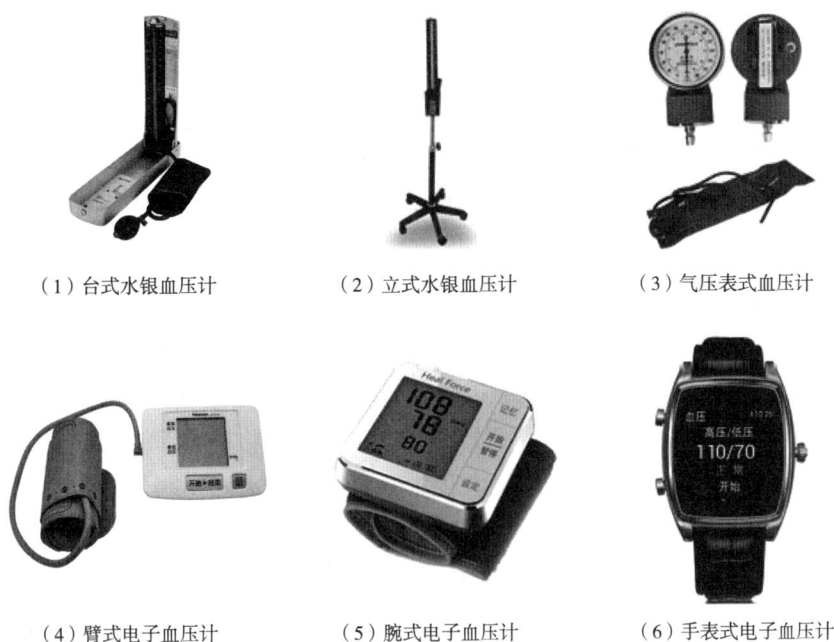

（1）台式水银血压计　　　　（2）立式水银血压计　　　　（3）气压表式血压计

（4）臂式电子血压计　　　　（5）腕式电子血压计　　　　（6）手表式电子血压计

图 5 - 1 - 2　常见血压计的种类

3. 使用方法 使用水银柱式血压计测量血压时应注意受测者的体位、袖带位置、听诊器放置方法等的要求。

（1）**体位** 受测者可取坐位或仰卧位，但上臂要与心脏处于同一水平位置。

（2）**袖带** 受测者卷袖露臂，掌心向上，肘部伸直，袖带中心与心脏位置处于同一高度。袖带气嘴的出口应与手掌面的小手指对齐。准备血压计，开启贮汞槽开关，驱尽袖带内空气，平整地缠于上臂中部，袖带下缘距肘窝 2 ~ 3cm，松紧以能放进一根手指最为合适。

（3）**听诊器** 戴听诊器，将胸件贴于肱动脉搏动最明显处。

（4）**袖带内注入气压** 关闭输气球活门，开始注气加压至肱动脉搏动消失后再升高 20 ~ 30mmHg。

（5）**缓慢放气减压听取博动音** 缓缓松开输气球活门，以 2mmHg/s 的下降速度放气减压，当压力降低至收缩压时听到第一个博动音，此时汞柱指示刻度为收缩压，当博动音突然减弱或消失时，汞柱指示刻度为舒张压，之后迅速排气至零。

4. 使用注意事项

（1）**受测者及环境的要求** ①测量前 30 分钟内禁止饮浓茶、吸烟、喝咖啡，禁止剧烈运动。静坐10 分钟以上再行测量，以消除兴奋、紧张等情绪。②测量血压时要求室温在 20℃ ±5℃，保持血液正常循环，冷热刺激均影响测量准确性，所以冬天、夏天测量血压差异较大。③需要多次测量血压的患者应做到"五定"，即定时间、定部位、定体位、定人员、定血压计。

（2）测量时的注意事项　①袖带宽度和长度应符合标准，袖带太宽测得血压偏低，袖带太窄测得血压偏高；袖带松紧要适当，太紧测得血压偏低，太松测得血压偏高，以能伸入一根手指为宜，听诊器的胸件不能完全放入袖带内。②血压听不清时，应先将袖带内气体放尽，使汞柱降至"0"刻度，稍等片刻后再测。

（3）避免汞外溢的措施　①使用时，打气不要过猛，搬动水银血压计应竖直（即水银槽在下面），用后及时将血压计往右倾斜45°，使汞液全部回到贮汞瓶后，然后关闭水银阀，否则水银很可能溢出，造成污染。②使用血压计时，加压不得超过300mmHg，否则汞液可能堵塞通气孔，严重时还会发生汞外溢，影响测量示值。

（二）电子血压计

1. 基本结构与原理　电子血压计一般由主机（包括加压气泵、压力传感器、放气阀、电源供应电路、按键控制电路、显示模块、CPU控制模块、嵌入式软件等）和袖带（或腕带）组成。其工作原理按测量方式可分为降压测量和升压测量。①降压测量：血压计使用气泵对袖带进行充气加压，利用充气袖带压迫动脉血管，使动脉血管处于完全闭阻状态。随后开启放气阀，使袖带内压力缓慢下降，随着袖带内压力的下降，动脉血管呈完全阻闭－渐开－全开的变化过程。②升压测量法：血压计使用气泵对袖带进行充气加压，利用充气袖带压迫动脉血管，随着袖带压力的上升，动脉血管呈全开－半闭－完全阻闭的变化过程。压力传感器采集大小变化的袖带内压力，将其转化为数字信号送入CPU，通过嵌入式软件辨别动脉血流受阻过程中相应压力点，得出人体的舒张压和收缩压并用数字显示出来。

2. 特点　电子血压计的优点有：不需要掌握搏动音听诊技术，小巧轻便，使用简便、易掌握，噪声小，无水银外漏，适合家庭自测或出差旅途中测量。但电子血压计灵敏度高，抗干扰性较差，容易受到受检者的体位、运动和袖带（或腕带）缠扎部位等因素的影响，如患者咳嗽、肢体活动都可导致实测血压值偏高，使用过程中应注意避免这些干扰因素。

3. 使用方法

（1）臂式电子血压计　被测者的体位和袖带绑法同水银柱式血压计，绑好袖带后，打开电源开关，全显示2~3秒后气泵开始充气，自动从0mmHg开始加压，充气结束后血压计自动开始测量，泄气阀自动进行慢速排气，压力值不断下降。测量结束后袖带内空气自动排出，血压计显示血压值和脉搏数。如需重复测量，按下电源开关关机，然后再次打开开关。

（2）腕式电子血压计　被测者保持坐立位，将腕带直接套在裸露的手腕上，紧贴手腕并卷上，注意不要卷得太紧，腕带距离手掌1.0~1.5cm，显示屏朝向掌心一侧。测量时将手腕抬高，保持腕带的中部与心脏高度一致，此时可在手臂下方垫一块软垫，以防身体和手腕抖动。按下电源开关键，血压计开始工作并自动加压，屏幕显示数字不断上升，测量结束后，腕带自动排气，血压计显示血压值和脉搏数。

4. 使用注意事项

（1）根据需求选购合适的血压计　电子血压计分为臂式和腕式，臂式血压计适用范围广、稳定性优于腕式血压计，但是臂式血压计体积较大，使用时需要暴露上臂，适宜居家使用；而腕式血压计携带方便，不需要暴露上臂，适宜寒冷地区或户外使用，但操作要求较高，不适用于老年人及有血液循环障碍患者。故在选购时应根据需求选择合适的血压计。

（2）测量时的注意事项　电子血压计使用过程中不能靠近处于开机状态的手机、电视机等电子设备，以免影响测量结果的准确性。血压计长时间不用时应在关机状态下取下电池或拔掉电源插头。当血压计在充气过程中出现充气不停的现象时，要立即按下紧急排气按钮进行排气，以免造成不必要的损伤。

（3）受测者的要求　在进食、饮酒、抽烟、运动和淋浴后，至少等 30 分钟才开始测量；测量前应排空膀胱，至少休息 10 分钟以上，以消除兴奋、紧张等情绪；连续测量时，应至少间隔 2 分钟以上。测量时需保持正确测量姿势，并在温度适宜的房间内测量血压。

🔘 关爱课堂

动态血压监测的科普宣教

药师在进行药学服务时，应积极向患者科普动态血压监测的意义，应告知患者，通过动态血压监测可以评估一个人日常生活状态下的血压，排除"白大衣"效应；可以测量全天的血压水平，包括清晨、睡眠过程中的血压，发现隐蔽性高血压；相较于诊室血压，动态血压监测能够更准确地预测心脑血管事件。同时，动态血压监测还可以评估不同环境、体位及情绪状态下血压的变化趋势与短时变异情况。在患者理解动态血压监测意义的基础上，药师应积极鼓励患者主动进行动态血压监测。

三、案例引学

（一）案例描述

王女士，65 岁，身体一直比较健康，近一个月来因家庭琐事与老伴时常怄气，感觉头晕、头痛、疲劳，感觉患了高血压，请邻居李大妈帮忙用电子血压计测量了血压为 160/105mmHg。请分析王女士血压测定中存在的不合理之处。

（二）案例解析

用电子血压计测量血压时，应保持情绪稳定，因为情绪的波动有可能使测得的血压值不准确。王女士与老伴怄气，情绪处于紧张、激动和焦虑中，在此种情况下测得的血压值会偏高。因此，用电子血压计测量血压前，应叮嘱受测者休息 10 分钟以上，可采用听舒缓音乐等方式让心情平复下来后再进行测定；另外，为了消除测量的不稳定性，可采取多次测量取平均值的方式，但两次测量应间隔 2 分钟以上。

四、技能训练

（一）实训目的

1. 学会用水银柱式血压计和电子血压计进行血压测量。
2. 能指导患者正确使用电子血压计进行血压测量。
3. 养成严谨细致的工作态度和关爱生命的人文情怀。

（二）实训准备

水银柱式血压计、电子血压计、听诊器、记录单等。

（三）实训内容

学生分组，组内角色扮演，分别扮演药师及被测对象，进行血压测量。

1. 检查血压计　检查两种血压计的结构，是否符合质量要求。

2. 评估患者　测量者与被测对象进行沟通，询问是否需要大小便，测量前 30 分钟内有无运动、进食、饮酒、抽烟和淋浴的情况，若有，休息 10 分钟以上再进行测量。

3. 血压测量　按照水银柱式血压计的使用方法为被测对象进行血压测量，同时指导被测对象自行用电子血压计自测血压，测量 3 次后取平均值。

4. 用物处理　能够正确关闭血压计，第一次使用时能正确拆卸听诊器。

5. 结果判断并记录　正确进行结果判断并正确记录测量结果。

（四）实训评价

项目		分值	要求	得分
职业礼仪（15分）	仪态仪容	5分	1. 服饰整洁（药师着工作服）、仪表端庄、举止得体 2. 吐字清晰、声音适度	
	沟通礼仪	10分	1. 主动迎客、文明待客，使用正确的语言送客 2. 认真倾听患者诉求，采用恰当方式把话题引向正确的方向	
专业能力（75分）	检查血压计	5分	按照血压计的质量要求对教师提供的血压计进行检查	
	评估患者	15分	询问患者是否有影响测量结果的现象：是否需要大小便，测量前 30 分钟内有无运动、进食、饮酒、抽烟和淋浴的情况，如有，能进行正确的处理	
	进行血压测量并记录数据	40分	1. 能正确对被测对象进行血压测量，并指导患者正确使用电子血压计进行血压测量 2. 正确进行结果判断并记录测量结果	
	用物处理	15分	能够正确关闭血压计，第一次使用时能正确拆卸听诊器	
人文关怀（10分）		10分	1. 关心患者，语言及行为上体现人文关怀 2. 对患者进行健康生活方式的宣教，包括健康饮食、生活注意要点等	
总计				

（五）实训思考

若被测者测量时由于凳子过高或过低导致肱动脉与心脏不在一个高度，会对结果造成什么影响？

五、学习评价

参考答案

（一）单项选择题

1. 水银柱式血压计在缓慢放气减压听取搏动音的过程中，放气减压的下降速度应是（　　　）

A. 4mmHg/s　　　　　　　B. 0.5mmHg/s　　　　　　　C. 1mmHg/s

D. 2mmHg/s　　　　　　　E. 3mmHg/s

2. 关于电子血压计的使用，下列说法错误的是（　　　）

A. 腕式电子血压计测量时腕带距离手掌 1.0~1.5cm

B. 臂式电子血压计袖带绑法同水银柱式血压计

C. 腕式电子血压计测量时将手腕自然放于桌面上

D. 有血流循环障碍的患者不宜选用腕式电子血压计

E. 电子血压计使用过程中不能靠近处于开机状态的手机、电视机等电子设备，以免影响测量结果的准确性

3. 受测者在进食、运动和淋浴后，至少多长时间才可以开始测量血压（   ）

A. 10 分钟   B. 30 分钟   C. 20 分钟

D. 5 分钟   E. 1 小时

（二）多项选择题

1. 关于水银柱式血压计的使用，下列说法正确的是（   ）

A. 绑袖带时，袖带下缘距肘窝 2～3cm

B. 情绪激动时不宜测量，应待被测者安静 10 分钟后再进行测量

C. 测量时往袖带内注气加压至肱动脉搏动消失后再升高 20～30mmHg

D. 测量时将听诊器胸件贴于肱动脉搏动最明显处

E. 用后及时将血压计往右倾斜 45°，然后关闭水银阀，防止水银溢出

2. 以下属于电子血压计特点的是（   ）

A. 测量稳定，结果精确   B. 体积较大，不易携带

C. 无水银泄漏风险   D. 灵敏度高

E. 抗干扰性差

（张艳青）

子项目 3　试纸型血糖仪的使用

PPT　　微课

一、学习目标

知识目标：

1. 熟悉试纸型血糖仪的使用方法及使用注意事项。

2. 了解试纸型血糖仪的基本结构与原理。

技能目标：

1. 能正确、规范地使用血糖仪为患者测量血糖。

2. 能指导患者正确使用试纸型血糖仪。

素质目标：

1. 通过对试纸型血糖仪的系统学习，培养学生细致严谨的工作作风。

2. 通过应用试纸型血糖仪测量血糖的实践活动，培养学生关爱生命的人文情怀。

二、基本知识

试纸型血糖仪是用于即时检测血糖的仪器，是目前普及率最高的床旁检测仪器，根据检测原理不同可分为电化学式和光化学式两大类。因其携带方便、操作简单、监测速度快、非专业技术人员也可完成测量等优点，被医护人员和糖尿病患者广泛采用。

（一）试纸型血糖仪的结构及原理

试纸型血糖仪一般由检测模块、信号放大模块、AD 采集模块、数据处理模块、显示模块、嵌入式软件、电源电路以及按键控制电路等组成。其工作原理包括以下两种。

1. 电化学法　通过检测酶反应过程中产生的电流信号来反映血糖值。具体如下：首先酶与葡萄糖反应产生电子，然后电流计数设备读取电子数量，再转化成葡萄糖浓度值并显示。

2. 光化学法　通过检测反应过程中试纸的颜色变化来反映血糖值。具体如下：首先血糖测试纸上的酶与葡萄糖反应产生中间产物（带颜色的物质），反应后试纸颜色发生改变，运用检测器检测试纸反射面的吸光度，根据朗伯－比尔定律即可求出血糖浓度并显示。

（二）试纸型血糖仪的使用方法

1. 测试前准备　检查试纸的贮存是否恰当、试纸是否在有效期内，同时清洁血糖仪。

2. 调节代码　将试纸插入血糖分析仪指定位置，确认仪器显示代码与血糖试纸单片包或罐装标签上代码是否一致，如不一致进行调整。

3. 标本采集　按摩需要采血的部位，从指根到指尖按摩 2 ~ 3 次，用 75% 乙醇擦拭采血部位进行消毒，待酒精挥发干后，使用采血器采集指尖或足跟两侧末梢毛细血管全血，第一滴血用干棉签擦去，待第二滴血血量充足时，将试纸吸血区靠近血滴，试纸靠虹吸作用将血液吸入。

4. 测定　严格按照血糖仪制造商提供的操作说明书要求和操作规程进行检测，读取血糖数值。

5. 测试后处理　完成测试后，拔出试纸，血糖仪自动关机。将使用过的采血针、试纸、消毒棉签等按照医疗器材废弃物法规要求处理。

（三）试纸型血糖仪的使用注意事项

1. 血糖仪与试纸匹配性检查　血糖仪必须配合使用同一品牌试纸，不能和其他品牌试纸混用。试纸不能分装，并于开封后 3 个月内使用完毕。同一品牌不同批次的试纸，在使用之前要把新的试纸条形码数字输入仪器，以免影响测试结果。

2. 测试时的注意事项　应注意采血前消毒时不能使用碘伏进行消毒，因碘伏会导致测试结果不准；测试时应远离电话、电脑、电视机等产生电磁干扰的设备。

3. 血糖仪的保管与维护　不能将血糖仪放置于阳光直射或高温潮湿的场所，避免碰撞。应定期对血糖仪进行校准，检查血糖仪的准确性。

📖 **关爱课堂**

血糖自我监测患者的健康教育

作为药师，我们首先应告知患者糖尿病是终身性疾病，早期规律进行自我监测、控制好血糖，不仅能提高生活质量，更能节省治疗并发症的费用。其次是指导患者学会自我监测血糖方法，向患者详细介绍空腹血糖、餐前血糖、餐后血糖、睡前血糖、夜间血糖的意义及监测的具体时间点，强调血糖仪需要定期矫正及试纸需正确保存。同时在生活习惯和饮食习惯方面给予糖尿病患者一定的干预和指导，使其养成良好的饮食习惯与规律的作息，提醒患者避免高糖、高盐、高脂饮食，并根据身体状况进行适当的运动。

三、案例引学

（一）案例描述

患者，女，72 岁，2 型糖尿病史 2 年，先后服用二甲双胍等多种降糖药。为更好地进行血糖的自我监测，患者购买了某品牌试纸型血糖仪。一段时间后购买的配套血糖试纸使用完，于是患者便自行购买了相对便宜的另一品牌试纸继续使用。请问患者的做法是否合理？

（二）案例解析

患者的做法不合理。因为试纸型血糖仪使用时必须选用与之配套的血糖试纸，否则会影响检测结果。血糖仪的生产厂家为每一种血糖仪配备了相应的试纸，不同品牌的血糖仪使用的试纸是不同的，即使是同一厂家生产的血糖仪，不同的型号也可能要用不同的试纸。如果强行使用和血糖仪不匹配的试纸，不仅无法保证检测结果的准确性，还有可能由于检测结果的错误，给患者带来不良影响。

四、技能训练

（一）实训目的

1. 了解血糖仪测定血糖含量的原理和方法。

2. 能够独立、正确、规范地操作血糖仪。

3. 养成严谨细致的工作态度和关爱生命的人文情怀。

（二）实训准备

血糖仪、同型号血糖试纸、采血笔、一次性消毒采血针、75% 乙醇、棉签、弯盘、医用垃圾桶、医用口罩、医用手套、记录单等。

（三）实训内容

学生分组，组内角色扮演，分别扮演药师及被测对象，进行血糖测量。

1. 用物准备　测量者清洗双手，将物品准备齐全，放置于桌面上，摆放合理，检查乙醇、棉签、血糖试纸是否在有效期内，血糖仪是否完好、干净，试纸型号是否匹配。打开采血笔盖子，将采血针安装于笔上，调整刻度。

2. 评估患者　测量者佩戴医用口罩、医用手套，被测对象采取坐位，测量者与被测对象进行沟通，获取被测对象年龄、病情、意识、皮肤状况、活动能力、用餐情况等信息。

3. 血糖测量

（1）按摩　按摩需要采血的部位，从指根到指尖按摩 2~3 次。

（2）消毒　取一支棉签蘸取 75% 乙醇，消毒穿刺部位待干。

（3）校验　血糖仪开机，核对校验码，放于待测部位旁。

（4）采血　穿刺指腹两侧采血，待血液自然流出，用棉签擦干第一滴血，将第二滴血吸入试纸测试孔，使测试孔全部被血充满。

（5）按压　立即用干棉签按压穿刺部位 1~2 分钟。

（6）读数　不要涂抹、移动试纸，等待屏幕上显示血糖的测定值，读数并记录。

4. 操作后处理　采血针放于锐器盒、试纸棉签放医疗垃圾桶，75% 乙醇擦拭血糖仪、采血笔，洗手。

（四）实训评价

	项目	分值	要求	得分
职业礼仪 （15分）	仪态仪容	5分	1. 服饰整洁（药师着工作服）、仪表端庄、举止得体 2. 吐字清晰、声音适度	
	沟通礼仪	10分	1. 主动迎客、文明待客，使用正确的语言送客 2. 认真倾听患者诉求，采用恰当方式把话题引向正确的方向	
专业能力 （75分）	用物准备及检查	15分	能够正确准备实训所需物品，摆放整齐，并能进行相关检查	
	评估患者	5分	正确评估被测对象年龄、病情、意识、皮肤状况、活动能力、用餐情况等	
	进行血糖测量 并记录数据	40分	1. 能正确对被测对象进行血糖测量 2. 正确进行结果判断并记录测量结果	
	用物处理	15分	能够正确处理操作后的用物	
人文关怀 （10分）		10分	1. 关心患者，语言及行为上体现人文关怀 2. 对患者进行健康生活方式的宣教，包括健康饮食、生活注意要点等	
总计				

（五）实训思考

1. 如何判断被测者的血糖是否正常？

2. 进行血糖测量前，是否可以采用碘伏消毒液进行消毒？

五、学习评价

参考答案

（一）单项选择题

1. 进行血糖测量前，应选用下列哪一种消毒剂进行消毒（　　　）

A. 双氧水　　　　　　　　　B. 75% 乙醇　　　　　　　　　C. 碘伏

D. 次氯酸钠　　　　　　　　E. 95% 乙醇

2. 关于试纸型血糖仪的使用，下列说法错误的是（　　　）

A. 局部消毒部位干燥后可使用第一滴血进行血糖检测

B. 试纸不能分装，并应于开封后 3 个月内使用完毕

C. 同一品牌不同批次试纸，在使用之前要把新的试纸条形码数字输入仪器

D. 使用时应远离电话、电脑、电视等产生电磁干扰的设备

E. 应定期对血糖仪进行校准，检查血糖仪的准确性

（二）多项选择题

血糖仪检测前的准备工作包括（　　　）

A. 清洁血糖仪　　　　　　　　　　　　　B. 检查试纸贮存是否恰当

C. 检查试纸条形码与血糖仪是否符合　　　D. 检查试纸有效期是否符合

E. 发出检测结果报告

（张艳青）

参考文献

[1] 许杜娟. 药学服务实务 [M]. 北京：中国医药科技出版社，2021.

[2] 蒋红艳，向敏，范高福. 药学服务 [M]. 北京：高等教育出版社，2020.

[3] 陈地龙，姚晓敏. 药学服务实务 [M]. 北京：中国医药科技出版社，2019.

[4] 秦红兵. 药学服务实务 [M]. 北京：人民卫生出版社，2019.

[5] 张庆，曹红. 药学服务综合实训 [M]. 北京：中国医药科技出版社，2019.

[6] 国家食品药品监督管理总局执业药师资格认证中心. 药学综合知识与技能 [M]. 8 版. 北京：中国医药科技出版社，2022.

[7] 吴新荣，杨敏. 药师处方审核培训教材 [M]. 北京：中国医药科技出版社，2019.

[8] 葛淑兰，黄欣. 药学综合知识与技能 [M]. 北京：中国医药科技出版社，2019.

[9] 李振新，彭电. 实用药学服务技术 [M]. 北京：化学工业出版社，2021.

[10] 万春艳. 药品经营质量管理规范（GSP）实用教程 [M]. 3 版. 北京：化学工业出版社，2018.

[11] 万春艳，耿秀美. 药学服务技术 [M]. 2 版. 北京：化学工业出版社，2021.

[12] 叶真，丛淑芹. 药品购销技术 [M]. 北京：化学工业出版社，2020.

[13] 姜远英. 临床药物治疗学 [M]. 北京：人民卫生出版社，2018.

[14] 吴浩，吴永浩，屠志涛. 全科临床诊疗常规 [M]. 北京：中国医药科技出版社，2018.

[15] 文爱东，王靖雯，卢健. 最新实用药物手册 [M]. 北京：中国医药科技出版社，2021.

[16] 陈俊荣，陈淑瑜. 实用药学服务知识与技能 [M]. 北京：人民卫生出版社，2021.

[17] 苏湲淇，刘文艳. 临床药物治疗学 [M]. 北京：中国医药科技出版社，2021.

[18] 苏湲淇，熊存全，周艳萍. 临床药物治疗学 [M]. 北京：高等教育出版社，2020.

[19] 孟焕新. 牙周病学 [M]. 5 版. 北京：人民卫生出版社，2020.

[20] 王琪，苏绍玉. 儿童发热管理临床实践指南解读和内容分析 [J]. 护理学杂志，2021，07.36（14）.

[21] 史曼曼，周峰然. 小儿毛细支气管炎的中医治疗进展 [J]. 湖南中医杂志，2021，37（11）.

[22] 顾霜，何伟明. 中医治疗女性复发性尿路感染研究进展 [J]. 山西中医，2022，38（2）：68-70.

[23] 李玉坤，刘大胜，任聪，等. 中医芳香疗法的研究进展 [J]. 中国中医急症，2020，29（1）：178-181.

[24] 于洪礼，逢瑜，邵波等. 我国基本药物不良反应报告与监测情况浅析 [J]. 中国药物警戒，2021，18（08）：766-768+775.

[25] 吴宏辉，宋海波，张力等. 欧盟药品上市后有效性研究管理制度简介 [J]. 药物评价研究，2021，44（06）：1134-1140.